JN104451

365日のゆる養生

体とこころの不調をなくす

阪口珠未

X-Knowledge

養生とは、つながりを大切にすること

こんにちは、この本を手に取ってくれたあなた。少し不調を感じていたり、これからも元気でいたいと願ったり、いろいろな理由で選んでくださったことでしょう。

私たちは、効率的に結果を出したり、自立することが大切だと言われます。でも、それを追うばかりでは健康で幸せでいることはできません。私たちは、四季折々の食べ物で命を養い、家族や友人に支えられ、役割や表現を通して生きる意味を知ります。体の中では、細胞が私たちの健康を保つ環境を整えてくれます。細胞はこころと行動で変わります。「養生」とは、あなた自身とあなたにつながる人やものを大切にすること。自分をもう少し見つめてみませんか。

本書では、中国医学の考え方をもとに、心身ともに健康で幸せでいられるための養生の考え方、暮らし方のコツなどをつづりました。ゆるく、ムリなく、実践できるものばかりなので肩の力を抜いてお付き合いくださいね。この本を通して、あなたとつながれたことに感謝します。お役に立てたらうれしいです。

漢方・薬膳研究家　阪口珠未《すみ》

目次

本書の使い方

毎日ひとつずつ養生のアイデアを紹介します。気になる見出しから読んでも大丈夫です。各日付には、内容別のマークがあります。

- 食材の知識
- 体をいたわる
- 中国医学の知識
- 季節と暮らし
- こころや考え方

※二十四節気の日付は目安です。年によって前後することがあります。

STAFF

イラスト…小野寺美恵
動物イラスト……………ヤマモトナオキ
ブックデザイン……………工藤亜矢子（OKAPPA DESIGN）
DTP………長谷川慎一（ZEST）
執筆協力…菅原嘉子
編集協力…吉原朋江、藤門杏子（スリーシーズン）
編集………別府美絹（エクスナレッジ）

ゆる養生をはじめる前に

◀中国医学とは？

西洋医学が病気を見る医学である一方、中国医学は人を見る医学だといわれています。科学的に分析し、症状を局所的に治療するのが西洋医学。総合的に考え、症状と全身のバランスを判断して治療するのが中国医学です。

中国医学をはじめとする、東洋医学の考え方では、季節や環境の変化に自己治癒力で対応できる状態が健康であると考えています。

体のバランスの偏った状態が長く続くと、不調や病気の原因になると考えているので、食材や薬によって「元の自然な状態」に戻すというのが、中国医学の特徴です。

◀生命活動に必要な「気」「血」「水」

中国医学では、人体を構成し、生命を維持する基本的な要素を「気」「血」「水」と考えます。3つの要素のバランスがとれていると、健康な状態でいられます。

気	生命活動を維持し、活動させるエネルギーの源。絶えず動いて全身を巡り、体を温める。
血	栄養を運ぶ赤い液。全身を巡りながら各器官が円滑に動くように栄養を届ける。
水	津液ともいう。血以外の体液のこと（鼻水、涙、汗、尿など）。全身に潤いを与えて滋養する。

◀陰陽論とは？

中国には人や自然や宇宙といった存在するすべてのものは、「陰」と「陽」という、相反するものに分けられると考えられ、お互いにバランスをとっているという概念があります。陰は静的で寒性、陽は活動的で熱性です。

たとえば体の症状でいうと、冷え症の人は「寒」の気が強くなり、バランスが偏っていると考えるので、「陽」の性質の食材を取ります。中国医学では、体もこころも陰陽のバランスを整えることを重視しているのです。

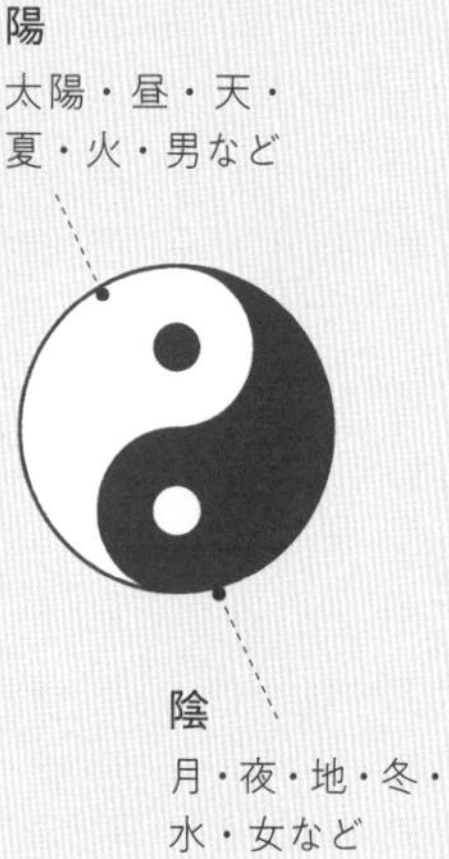
陽
太陽・昼・天・夏・火・男など
陰
月・夜・地・冬・水・女など

◀五行論とは？（↓P70）

五行論とは、自然界に存在するすべてのものを、「木」「火」「土」「金」「水」の5つの要素に分類する考えです。5つの元素は、相性、相克の関係を持ち、お互いに助け合ったり、抑制し合ったりして、バランスを保ちながら万物を構成しています（P6参照）。

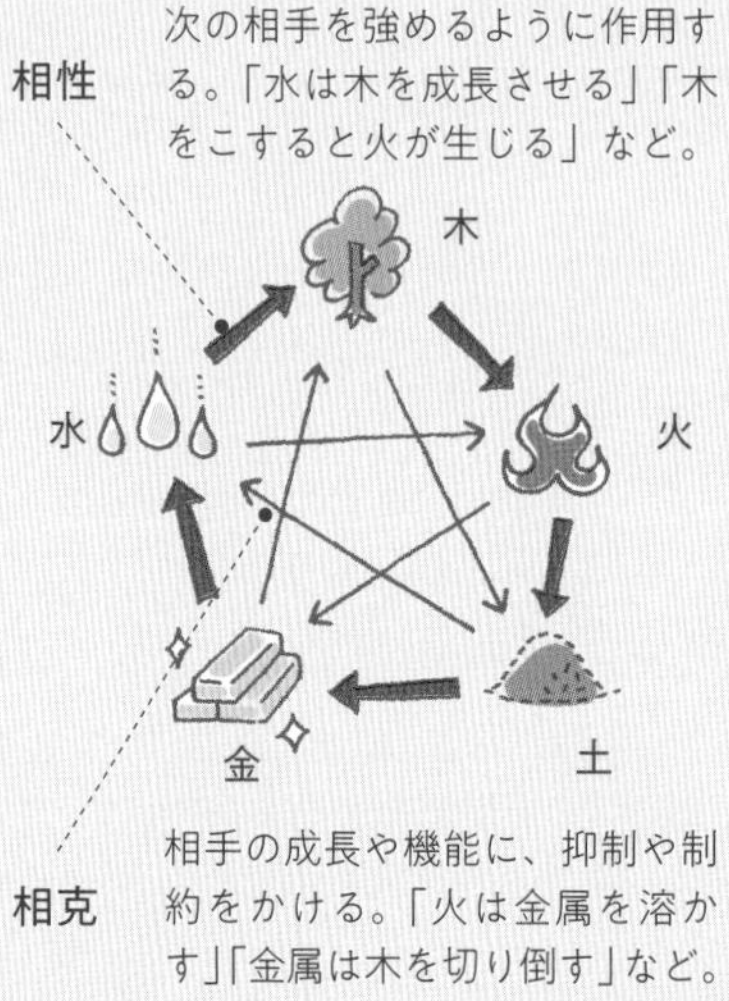
相性
次の相手を強めるように作用する。「水は木を成長させる」「木をこすると火が生じる」など。
木
火
土
金
水
相克
相手の成長や機能に、抑制や制約をかける。「火は金属を溶かす」「金属は木を切り倒す」など。

◀五行色体表（→P13、47、88、98、131）

人体や自然などの万物を五行に当てはめたもの。養生の指針になります。

五行	木	火	土	金	水
五臓	肝	心	脾	肺	腎
五腑	胆	小腸	胃	大腸	膀胱
五官	目	舌	口	鼻	耳
五体	筋	血脈	肌肉	皮毛	骨
五液	涙	汗	涎	鼻水	唾
五支	爪	面	唇	毛	髪
五志	怒	喜	思	悲	恐・驚
五季	春	夏	長夏	秋	冬
五悪	風	熱	湿	燥	寒
五方	東	南	中	西	北
五色	青	赤	黄	白	黒
五味	酸	苦	甘	辛	鹹（かん）

◀五行の性質

五行にはそれぞれの要素があります。その考え方をベースに、臓器を5つに分類したのが「五臓」です。

木　肝

木々が伸びやかに成長するように、全身に気を巡らせる。五臓は「肝」。

火　心

燃え上がる火のような温熱や上昇する作用を持ち、全身に血を送り出す。五臓は「心」。

土　脾

植物を育てる土のように、飲食物から気血をつくり出す。五臓は「脾」。

金　肺

金属でできた刃物のように取捨選択する。必要な清気を取り入れ不必要な濁気を排出する。五臓は「肺」。

水　腎

水のように潤いと湿り気を与え、体に必要な水液代謝を行う。五臓は「腎」。

◀五臓の働き

西洋医学でいう解剖学的な臓器と、中国医学でいう五臓六腑は別物です。中国医学では解剖学的な意味合いだけではなく、機能や働きを表します。「肝」「心」「脾」「肺」「腎」の五臓は、お互いに関係し合っていると考えています。

五臓	働き
肝	全身に気を巡らせる。血の貯蔵をし血液量を調節する。精神や情緒を安定させる。消化吸収を促進する。中枢神経、自律神経、循環器系の作用を持つ。眼の働きや、筋肉の働きをコントロールしている。
心	循環器系に関係する臓器、機能。血の循環をつかさどり、全身に巡らせている。感情、思考、意識などのすべての精神活動をコントロールし、正常に保つ。
脾	食物や水分の消化吸収をつかさどり、気血をつくる。水分の吸収と排泄を促進する。内臓の位置を支える。血が血管外にもれないように管理する。
肺	呼吸器系の機能だけではなく、皮膚や鼻、喉、気管支の働きを含む。体温調節、免疫機能を担う。体液（津液）を巡らせ汗を発散させる。衛《え》気《き》というバリア（P26参照）を全身にはり巡らせ、外邪（P173参照）の侵入を防ぐ。
腎	泌尿器系、生殖器系、ホルモン系などのエネルギーの貯蔵庫。「精」を貯蔵し、発育、成熟、老化のリズムと生殖機能をコントロール。脾や肺と協力し、水液代謝を行い尿を排出。腎が弱ると更年期障害や不妊につながる。

▼季節に合わせて

中国医学は季節も五行に対応しています。春夏秋冬に、長夏（夏の終わり）を加え、5つの季節と考えています。それぞれの季節には、**五臓**（P7参照）が対応しています。季節の変化に合わせた食材を選び、暮らしのコツを取り入れてみましょう。

春

「肝」にトラブルが起きやすい季節。気を巡らせることが大切。

〈肝をいたわる食材〉
➡芽の食材（ふきのとう、タラの芽、アスパラ）、魚介類（イカ、アサリ、ハマグリ）

〈快適な暮らしのコツ〉
➡軽めの運動で体を動かす、ストレスをこまめに発散する

夏　長夏

「心」と「脾」のバランスが崩れる季節。

〈心と脾をいたわる食材〉
➡心には、赤い食材（トマト、パプリカ）、苦味の食材（ゴーヤ、緑茶）
➡脾には、薬味（ショウガ、ネギ）、ウリ科やナス科の食材（キュウリ）

〈快適な暮らしのコツ〉
➡水分代謝を上げる、おなかを冷やさない

秋

乾燥と急激な気温の変化により「肺」の機能が弱る季節。

〈肺をいたわる食材〉
➡白い食材（梨、レンコン、大根、ゆり根）

〈快適な暮らしのコツ〉
➡乾燥しがちなので体に潤いを与える、日光をたくさん浴びる

冬

芽吹きの春に向けて「腎」に生命力をたくわえる季節。

〈腎をいたわる食材〉
➡黒い食材（海藻、黒ごま、黒豆）、山芋、里芋

〈快適な暮らしのコツ〉
➡睡眠時間をいつもより長くとる、予定を詰め込みすぎない

▼体質に合わせて

各ページのチェックシートで自分の体質のタイプを知り、養生しましょう。

気虚タイプ→P36	気滞タイプ→P50	血虚タイプ→P80
エネルギー不足の状態。疲れやすくなっていませんか。	気の巡りが悪い状態。ストレスが多くありませんか。	血の栄養が不足している状態。めまいはありませんか。
瘀血タイプ→P110	**陰虚タイプ→P144**	**陽虚タイプ→P174**
血がドロドロの状態。月経痛や慢性的な肩こりはありませんか。	体の潤い不足の状態。喉が渇き、肌が乾燥していませんか。	体を温める熱が不足している状態。常に冷えていませんか。
水毒タイプ→P202	**陽亢タイプ→P230**	**痰飲タイプ→P268**
体に余分な水分がたまっている状態。むくみがありませんか。	体に余分な熱がたまっている状態。口内炎はありませんか。	消化しきれずにできた毒がたまった状態。食べ過ぎていませんか。

▼症状に合わせて

食材には**五性**（P69 参照）や**五味**（P131 参照）という性質があります。改善したい症状に合わせて食材を選ぶことも、養生のポイントのひとつです。

冷え

体を温める性質である「熱性」「温性」の食材を。
〈例〉ニンニク、
トウガラシなど

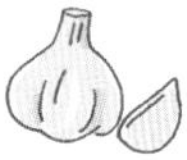

のぼせ

体を冷やす性質である「涼性」「寒性」の食材を。
〈例〉セロリ、
大根など

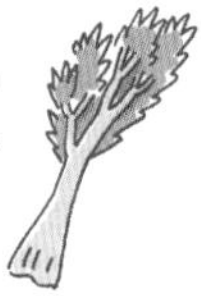

※お悩み別インデックス（P380 参照）も活用してください。同じ症状でも、原因によって効果的な食材や対策は異なるので、各ページでチェックしましょう。

1月1日

元日《がんたん》

薬膳料理は身近な食材でつくれる

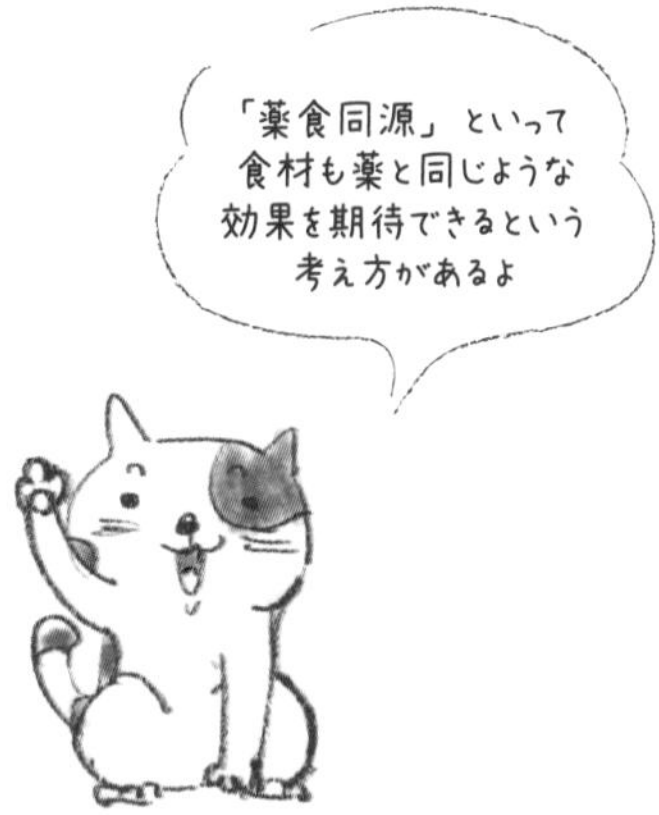
「薬食同源」といって食材も薬と同じような効果を期待できるという考え方があるよ

中国には、昔から「食医」という、食事で体を治療する医師が存在していました。食医は医療職の中でもっとも高い地位だったのです。食は私たちの細胞をつくり維持するもので、食事で治療することができれば副作用が少なく、毎日おいしく続けることができるからです。

薬膳料理というと、漢方薬が入っているのでは、と思われる方もいらっしゃるかもしれませんが、そうではありません。じつは私たちが普段食べている肉や魚や野菜にも、薬と同じように薬効があります。食材は、ひとつひとつに特徴があり、体質や季節に合わせてうまく使いこなすと、人間が本来持っている免疫力や治癒力を高めてくれるのです。

最近、体がスッキリしない、疲れやすいなど、不調を抱えていませんか。そんな人は、今日からゆるーく養生をはじめてみましょう。毎日少しずつ、体を癒やす暮らしをすることで、今よりも快適な毎日を送れるようになるはずです。

1月2日

おせち料理の黒豆は老化防止に◎

おせち料理でおなじみの黒豆は、血や生命力を補って血液の循環をよくするので、老化防止が期待できる食材です。腰痛や月経不順、疲労回復にも効果的。また、利尿作用を促し、全身のむくみを改善します。アントシアニンやサポニンなどの抗酸化作用の高い成分が多く含まれているので、生活習慣病の予防にもいい食材ですよ。

さらに、黒豆の煮汁は、喉の炎症を解消するといわれています。咳や喉の痛みを改善したいときや、声を美しくしたい人には、黒豆茶がおすすめです。

血を補い、体を温める

黒豆と黒ごまのホットドリンク

①黒豆きなこ（小さじ2）、ねり黒ごま（小さじ1）、水（80cc）を小鍋に入れて弱火にかけ、混ぜながらよく溶かす。

②豆乳（80cc）、ショウガの搾り汁（少々）、ハチミツ（小さじ1）を加えて温め、ふつふつとしたら、火からおろす。

③好みで黒すりごま、シナモンパウダーをふる。

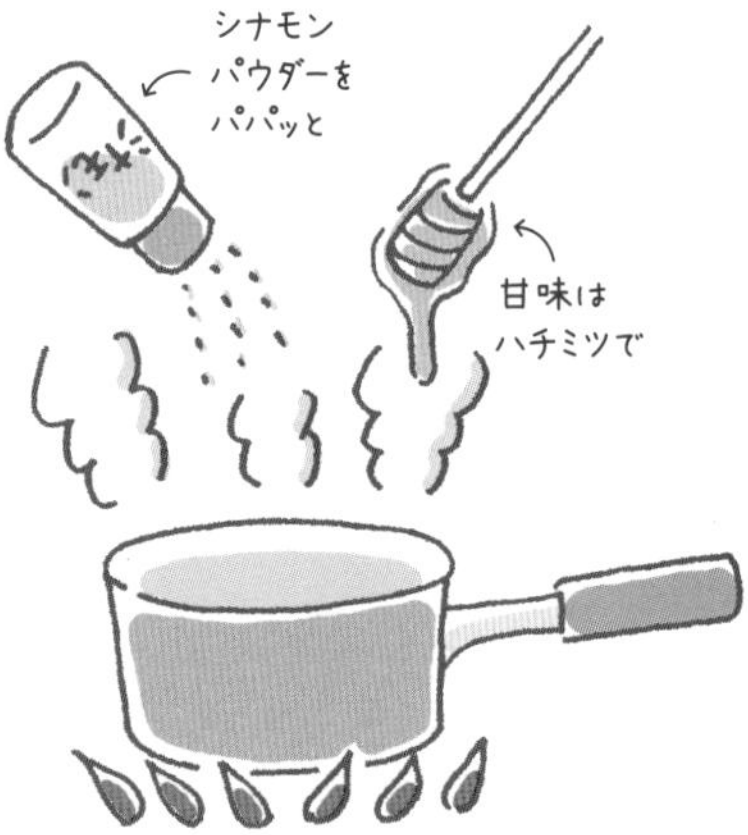
シナモンパウダーをパパッと
甘味はハチミツで

1月3日

体がよろこぶ昆布のすすめ

おせち料理に欠かせない食材のひとつに昆布があります。「よろこぶ」との語呂合わせで、縁起がよいものとされていますが、実際に体がよろこぶ栄養素がたくさん入っています。

　中国では、昔から体のしこりをほぐしてリンパ腫や子宮筋腫に効果的な食材とされています。体の熱を冷まして、余分な水分を代謝させてくれるので、むくみや高血圧を改善するともいわれています。

　だしに使った後の昆布は食物繊維がたっぷり含まれているので、捨てずに食べてくださいね。便秘の改善やコレステロール値の低下、動脈硬化の予防にもなります。

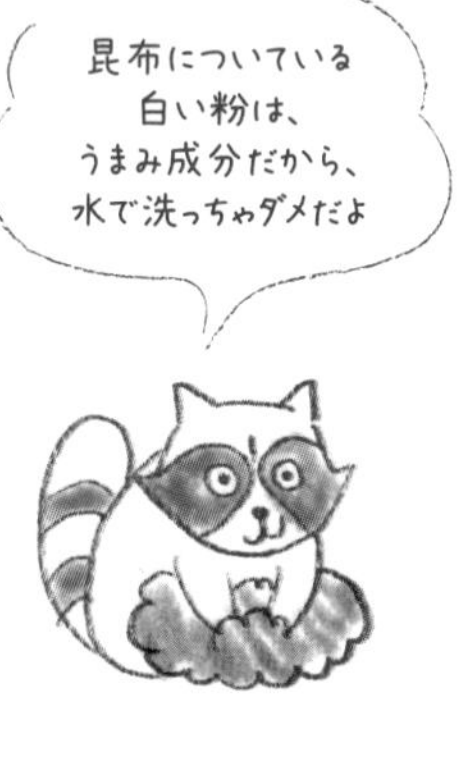
昆布についている
白い粉は、
うまみ成分だから、
水で洗っちゃダメだよ

一言レシピ

たき込みごはん＆サバそぼろ

だしをとった後の昆布は千切りにして、薄味（しょうゆなど）をつけて、たき込みごはんに♪　もしくは、フライパンにきざんだ昆布、サバのみそ煮缶、ショウガのすりおろしを入れ、サバの身をほぐしながら炒り、軽く水分を飛ばすと、おいしいサバそぼろに。

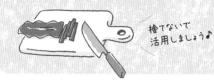

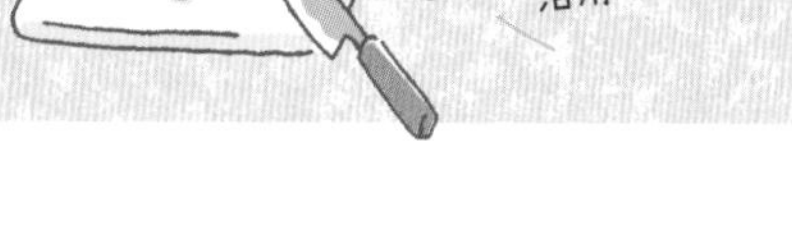
捨てないで
活用しましょう♪

1月4日

季節によって大切にしたい臓器がある

中国医学では1年を5つの季節に分け、人間の体や心が自然界の変化とシンクロすると考えられています。その考え方をまとめたのが下記の図です。

季節によって影響を受けやすい体の部位が変わります。また、味覚や心のありようも変化もします。いちばん影響が出やすいのが五臓（P7参照）です。たとえば、春は肝が影響を受けやすく、弱りやすいといわれています。夏は心、長夏（夏の終わり）は脾、秋は肺、冬は腎です。旬の食材は五臓の働きをサポートしてくれます。季節の巡りに合わせて旬の食材を取り入れ、心身のケアをしていきましょう。

中国医学の宇宙観の図

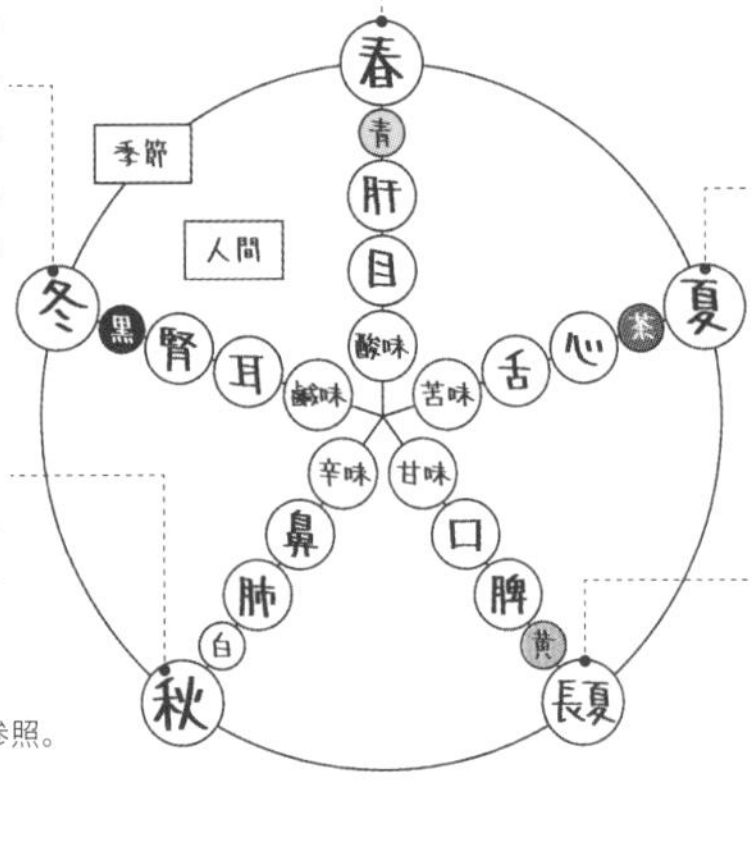

肝のケアを。イライラ、肩こり、頭痛、目のかすみなどの症状が出やすい時期。

心のケアを。睡眠障害、動悸、口内炎、イライラ、不安感などの症状が出やすい時期。

脾のケアを。食欲不振、疲れやすい、体のだるさ、湿疹、むくみなどの症状が出やすい時期。

腎のケアを。腰や膝の痛み、体の冷え、骨の弱り、やる気の低下などの症状が出やすい時期。

肺のケアを。咳、喉の痛み、鼻、口、肌の乾燥や湿疹などの症状が出やすい時期。

※五臓の詳細はP7を参照。

1月5日

旬の食材は体を整えてくれる

春には山菜やタケノコ、夏にはトマトやスイカ、秋には栗やブドウ、冬には里芋やレンコン。四季折々においしい食材がありますね。旬の食材は栄養価が高いだけではなく、その季節に起こりやすい症状を防いだり（P13参照）、治したりする栄養素が含まれています。

中国医学が提唱する5つの季節ごとに、積極的に取りたい食材を紹介します。

春

芽の食材は気を巡らせ、冬にたまった老廃物を体外に出す。

セリ、セロリ、アスパラガス、ふきのとう、春菊、三つ葉、タケノコ

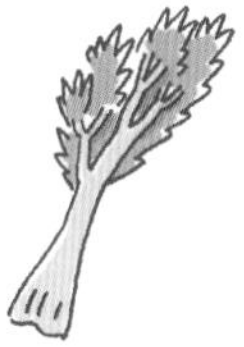

夏

苦味の食材はのぼせを鎮める。赤い食材は「心」をサポートする。

ゴーヤ、緑茶、クレソン、オクラ、トマト、小豆、パプリカ

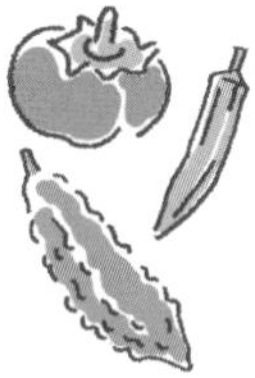

長夏（夏の終わり）

体内にたまりやすい熱や水分を取り除き、消化を助ける食材を。

スイカ、トウモロコシ、冬瓜、ショウガ、青ネギ、シソ、ミョウガ

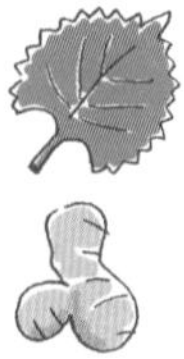

秋

乾燥が気になる季節は潤いを保つ食材を。

栗、クルミ、松の実、梨、柿、ブドウ

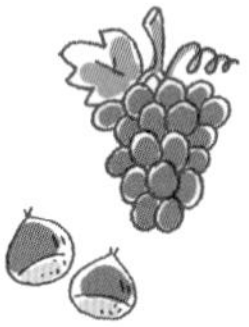

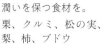

冬

生命のバッテリー「腎」のエネルギーを補充するものを。

里芋、山芋、レンコン、黒ごま、黒米

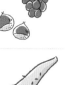

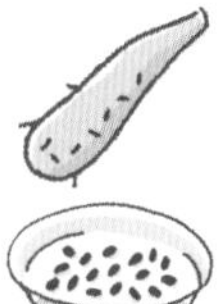

1月6日

小寒《しょうかん》

胃腸に効く3つのツボ

何かにつけ、食べ過ぎになりやすいこの季節。胃腸への負担が続くと消化機能が低下し、ウイルスや細菌への抵抗力が弱くなります。日頃から「足三里《あしさんり》（P168参照）」「大都《だいと》・太白《たいはく》（P199参照）」など胃腸の働きを高めるツボへお灸をして、この時期に増える胃腸風邪を予防しておきましょう。もし、食あたりになったときは、足の裏にある「裏内庭《うらないてい》」へのお灸がおすすめです。

冬はノロウイルスに代表される感染性の高いウイルスが活発になる季節。空気が乾燥する冬場は、ウイルスが空中に広がりやすいので、ていねいな手洗いも心がけましょう。

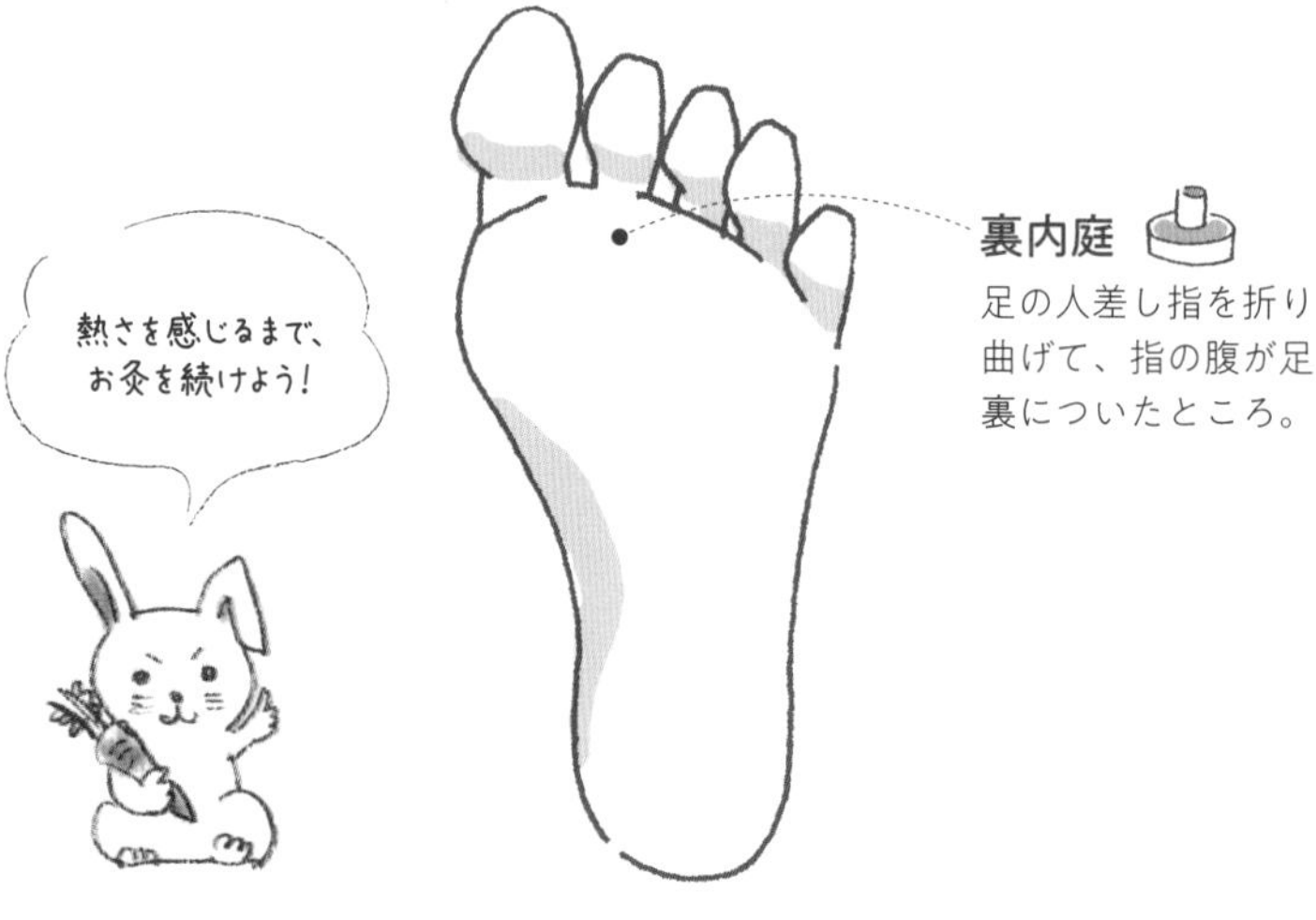
熱さを感じるまで、
お灸を続けよう！
裏内庭
足の人差し指を折り
曲げて、指の腹が足
裏についたところ。

1月7日

七日《なのか》正月《しょうがつ》

七草は大根のみでもOK

「七日正月」といい、7種類の野菜を入れた七草がゆを食べるならわしがあります。新年にこの野菜を食べると、自然界から新しい生命力を分けてもらえるので、1年中病気にかからず、寿命が延びるといわれていました。

一般的に七草とは、セリ、ナズナ、ゴギョウ、ハコベラ、ホトケノザ、スズナ（カブ）、スズシロ（大根）のことですが、中でももっとも効果の高いものは、大根です。デトックス効果が強く、老廃物（「痰」といわれる体の中の余分な水分や脂）を排出してくれます。七草がなくても、大根だけのおかゆでも体はよろこびます。

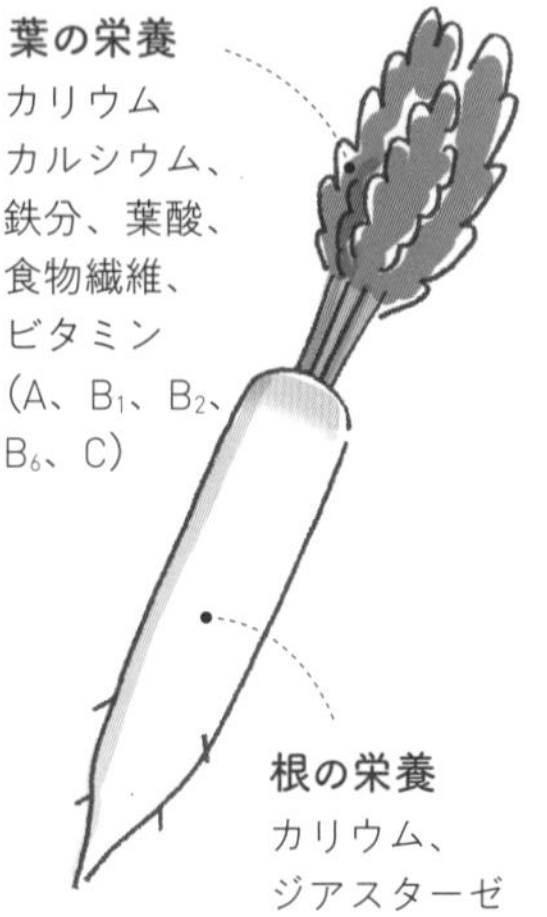

葉の栄養
カリウム
カルシウム、
鉄分、葉酸、
食物繊維、
ビタミン
（A、B_1、B_2、
B_6、C）
根の栄養
カリウム、
ジアスターゼ

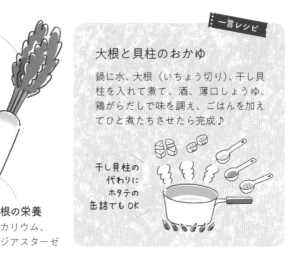

一言レシピ

大根と貝柱のおかゆ

鍋に水、大根（いちょう切り）、干し貝柱を入れて煮て、酒、薄口しょうゆ、鶏がらだしで味を調え、ごはんを加えてひと煮たちさせたら完成♪

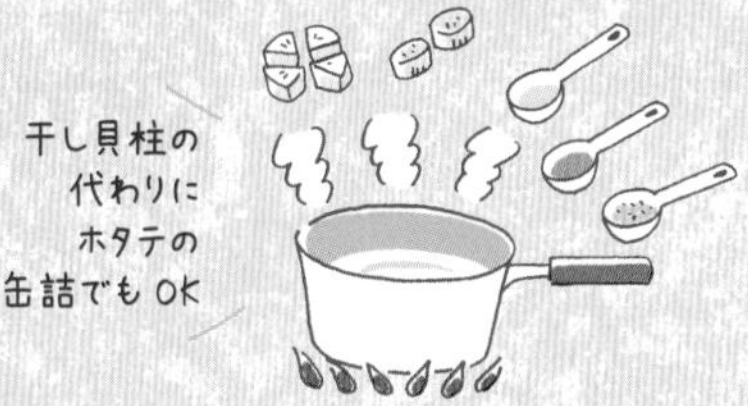

干し貝柱の
代わりに
ホタテの
缶詰でもOK

1月8日

胃腸疲れには ホウレンソウカレー

年末年始の胃腸疲れが出る時期に、おすすめの野菜はホウレンソウ。五臓の通りをよくして、消化を整えるデトックス野菜だからです。ここでは、油や添加物が多い市販のルーを使わず、スパイスでつくるカレーを紹介します。

胃腸の働きをアップする
ホウレンソウカレー

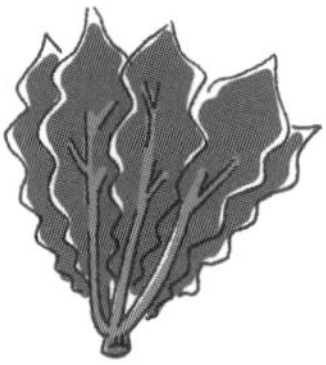

①ホウレンソウは、さっとゆでてざるにあげ、包丁で細かく刻む。玉ネギとニンニクはみじん切りにする。

② 2センチくらいの幅に切った豚モモ肉に、塩・コショウ（分量外）をまぶして鍋に入れ、油（分量外）で炒めてから取り出す。

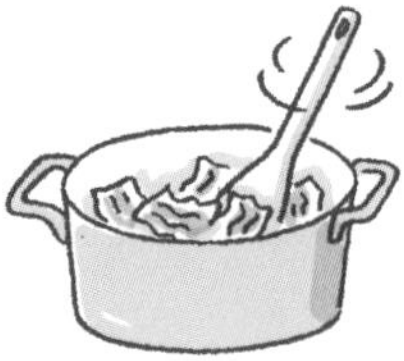

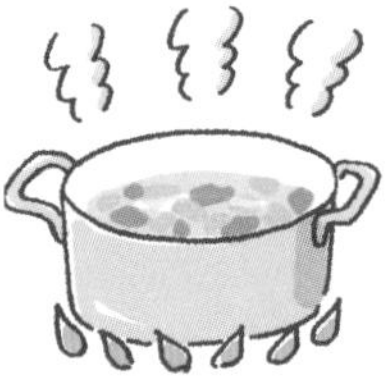

③キャノーラ油、クミンシード、ニンニクを鍋に入れて加熱する。香りが立ったら玉ネギを加えて、きなこをまぶし、しんなりするまで炒める。

④炒めた豚肉と下記の調味料を③に加え、沸騰してから弱火にし、10分程煮たら、ホウレンソウを加える。2～3分煮て塩で味を調え、火を止める。

材料

ホウレンソウ（250g~300g、1束くらい）／玉ネギ（300g）／ニンニク（1かけ）／豚モモ肉（300g、切り落としでOK）／キャノーラ油（大さじ2）／クミンシード（小さじ1）／きなこ（大さじ5）
【調味料】鶏がらスープ（400cc）／カレー粉（大さじ1）／ガラムマサラ（大さじ1～2）／塩（小さじ2/3）

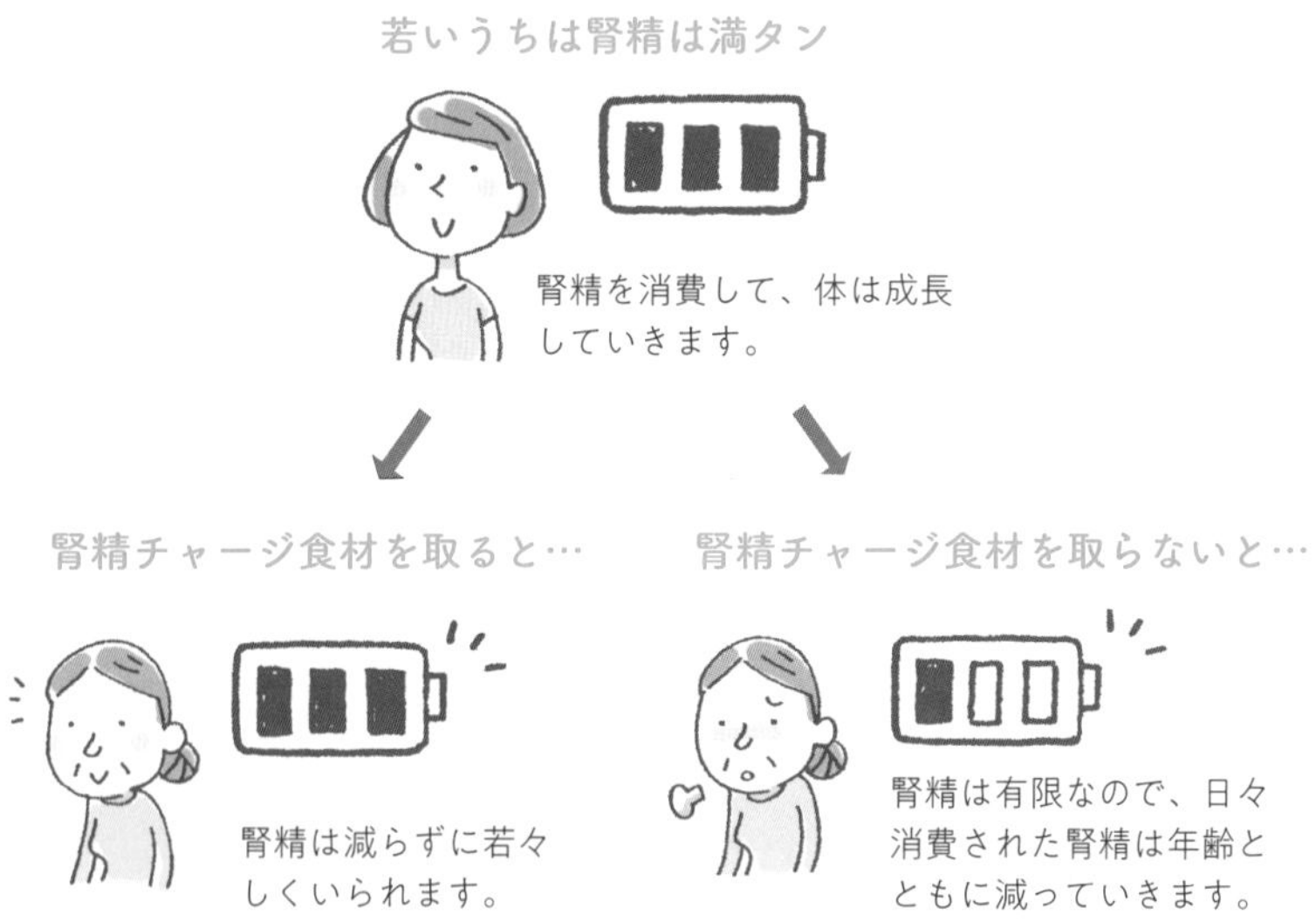
若いうちは腎精は満タン
腎精を消費して、体は成長
していきます。
腎精チャージ食材を取ると…
腎精は減らずに若々
しくいられます。
腎精チャージ食材を取らないと…
腎精は有限なので、日々
消費された腎精は年齢と
ともに減っていきます。

1月9日

老いない体は「腎」で決まる

いつまでも元気で若々しくいたいというのは、老若男女、誰にでも共通する願いです。そんなアンチエイジングと関係しているのが、五臓のうちの「腎」です。腎は泌尿器系や生殖活動をつかさどり、生命エネルギーのバッテリー電池のようなものです。人間は腎に先天的なエネルギーを持って生まれ、それを日々使いながら生きています。この腎に蓄えられているエネルギーを「腎精《じんせい》」といいます。

腎精は日々の生活や加齢で減ってしまい、それが老化の原因となります（P22参照）。しかし、食べ物などで腎精（後天の精）を日々チャージしていけば、老化を防ぐことができるのです（P20参照）。

1月10日 冬は「腎」が弱りやすい

植物は葉を落とし、動物は冬眠するなど、冬は多くの生物が動きを止める季節です。人間も例外ではなく、体にエネルギーを蓄え、寒い冬を乗り切るために、体が動きにくくなります。これは五臓のうち「腎」を守ろうとする大切な仕組みなのです。

腎は冷えに弱いため、冬に弱る特徴があります。そのため、冬に活動的になると腎精を浪費してしまい、エネルギー不足に陥ってしまうのです。冬に腎をケアしておくことは、芽吹きの春を元気に迎えるためには大切なことです。体を冷やさず、無理な活動は避けて過ごしましょう。

「腎」を守る冬の過ごし方

無理な運動やダイエットはしない

体に負担をかけるのはNGです。十分な栄養と休息をとるようにしましょう。

寒さから身を守る

とくに首、手首、足首といった首のつく部分を温めましょう。

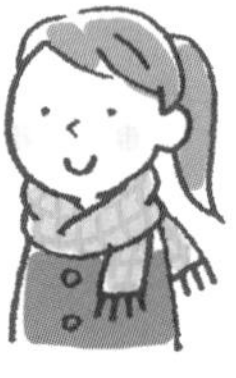

腎精チャージ食材をとる

腎精を補う食材（P20参照）を積極的に取るようにしましょう。

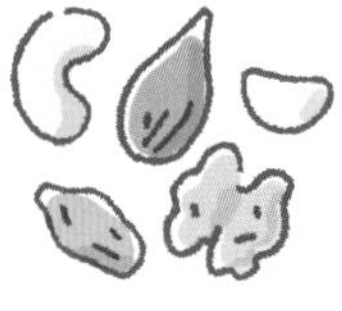

毎日湯船に浸かる

シャワーだけの入浴は冷えの原因になります。湯船で体を温めましょう。

1月11日

腎精は食べ物でチャージできる

腎のエネルギーである「腎精」は、発育や成長や老化のリズムなどにかかわります。そのため、腎精が不足してしまうと、発育不良や不妊や老化が早いなど、不調の原因になります。若々しい体をキープするためにも毎日しっかりと食事を取り、腎精をチャージしましょう。

腎精をチャージできる代表的な食材は、山芋、黒い食材（黒ごま、黒キクラゲなど）、ナッツ類・種子類、海藻類、魚介類です。中でも最強なのがカキ（P41参照）です。

代表的な腎精チャージ食材

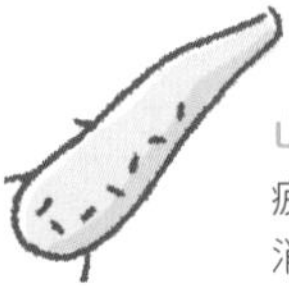

山芋

疲労回復、滋養強壮、消化促進

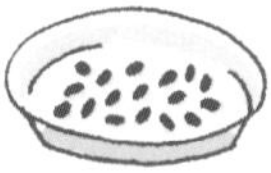

黒い食材

血や生命力を補う、アンチエイジング

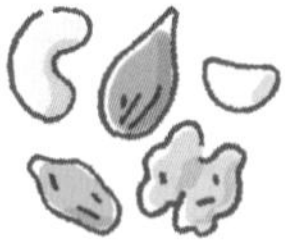

ナッツ類・種子類

冷え、頻尿、老化防止、便秘の改善

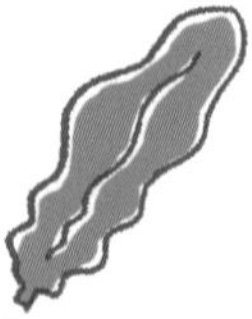

海藻類

むくみ、消化不良、便秘の改善

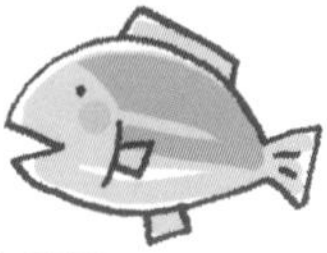

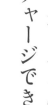

魚介類

補血、ストレス改善、老化防止

1月12日

書くことでポジティブになれる

新しい年がはじまり、今年はこんな1年にしたいと心に描いたことは何でしたか。お正月気分もすっかり抜け、忙しい毎日を送っている人が多いと思います。今日はあえて少しだけ、ひとりの時間をつくってみませんか。今年、自分がどうしたいかを考え、ノートに書き留めましょう。実現したい未来はできるだけ具体的に、視覚・聴覚・触覚などを使ってイメージします。実現したときの楽しい感覚やうれしい気分を感じましょう。自分には無理などと深刻になりすぎないで、いい気持ちになることを優先してください。書くことで自分をマインドセットできるので、行動や思考が変わってきますよ。

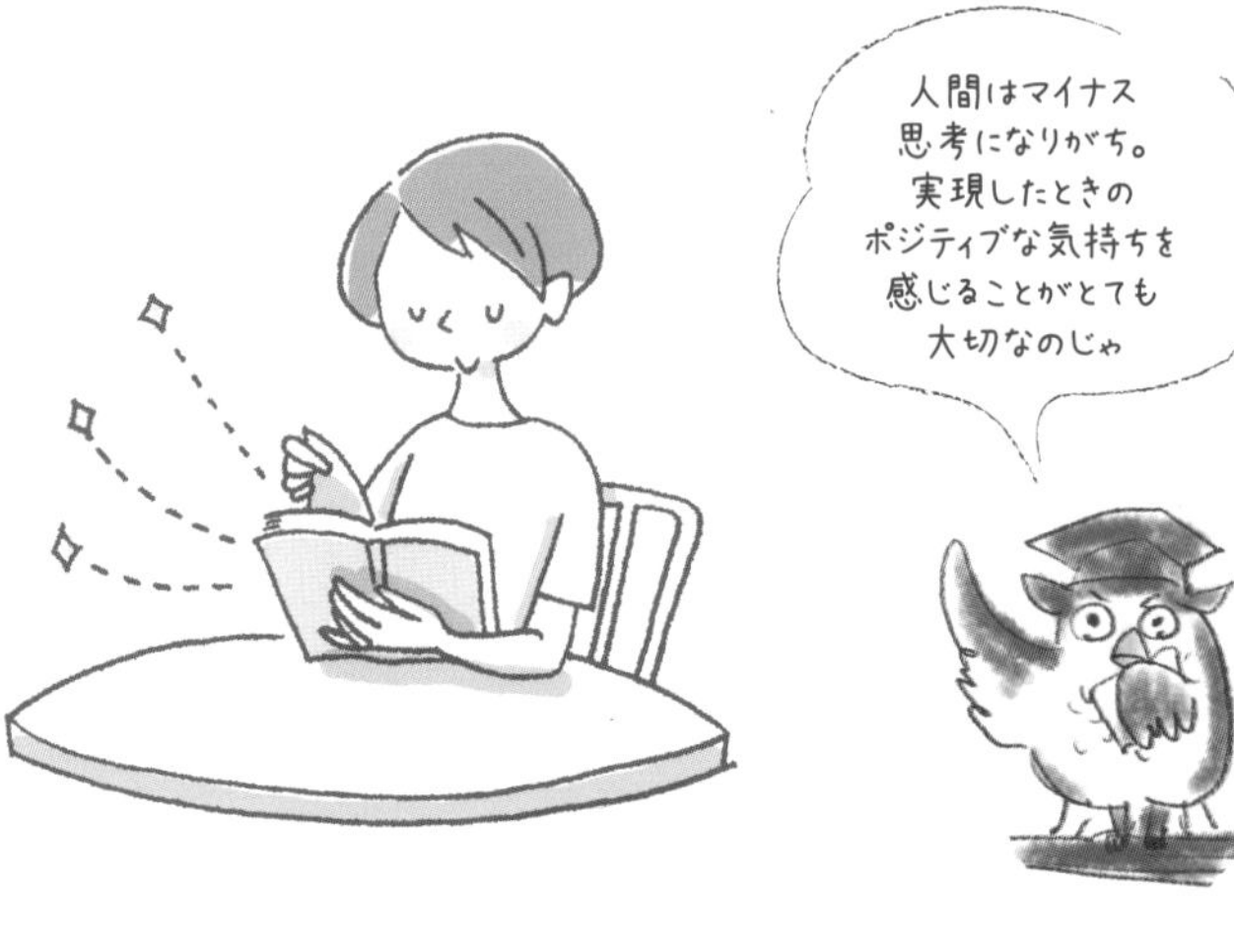
人間はマイナス
思考になりがち。
実現したときの
ポジティブな気持ちを
感じることがとても
大切なのじゃ

1月13日

腎精をチャージして老化を遅らせよう

人間の生命エネルギーである「腎精」のピークは、女性は28歳、男性は32歳。年を重ね、腎精が減り、腎の働きが衰えた状態を、中国医学では「腎虚」といいます（P313、315参照）。中国医学の古典『黄帝《こうてい》内経《だいけい》』には、女性は7の倍数である49歳、男性は8の倍数である64歳で、腎精が枯れると書かれていいます（P312、316参照）。

何もしなければ女性は49歳以降、男性は56歳以降、急速に老化を感じるようになりますが、腎精はチャージできるもの。いつまでも若々しく元気でいるために今日から腎精チャージ食材を食べましょう。この本を読んだ今日が、あなたの一番若い日です。

腎精のピークと老化

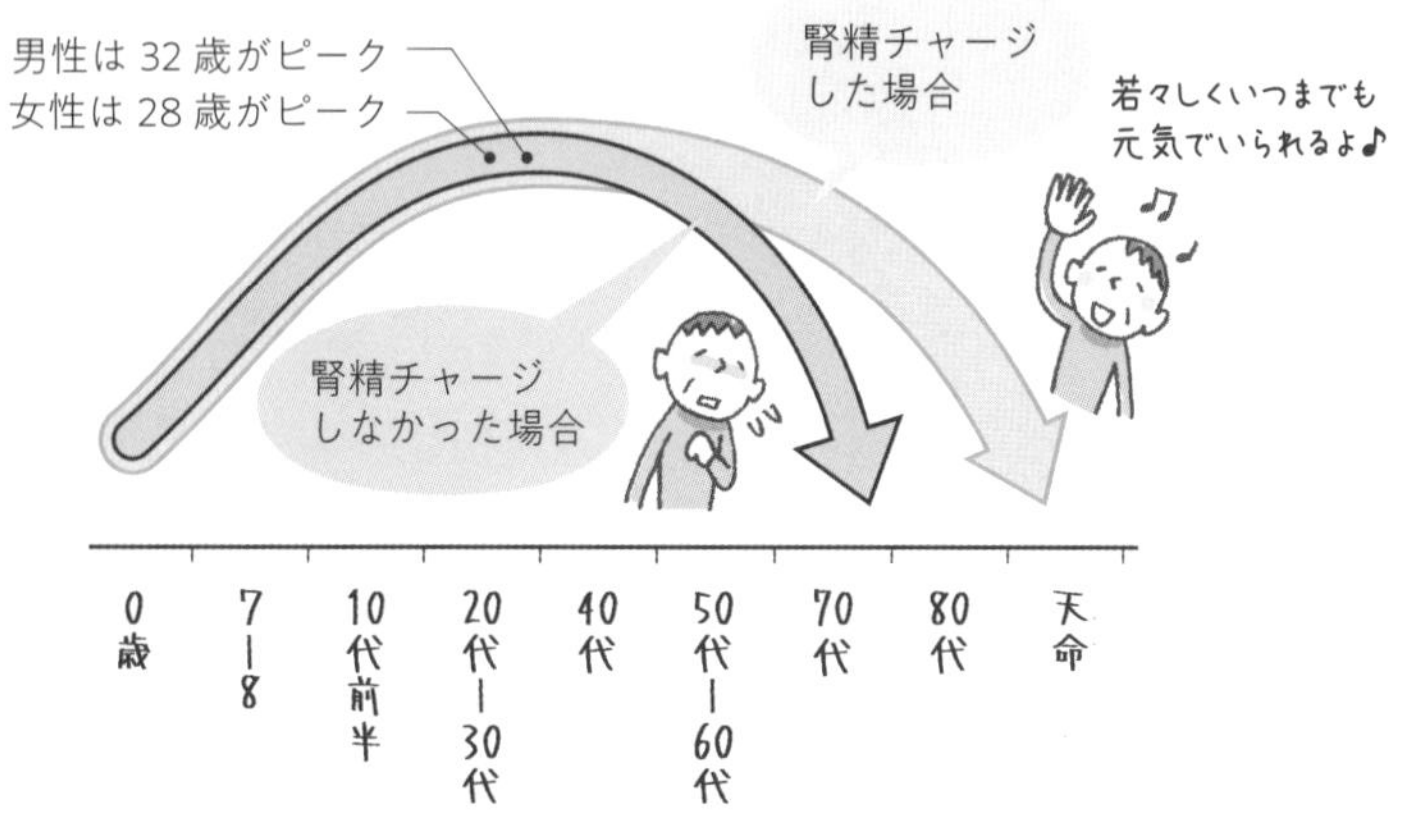
男性は 32 歳がピーク
女性は 28 歳がピーク
腎精チャージした場合
腎精チャージしなかった場合
若々しくいつまでも元気でいられるよ♪
0歳
7－8
10代前半
20代－30代
40代
50代－60代
70代
80代
天命

1月14日

酒粕とショウガで血行促進

冬の寒さに負けないためには、体を内側から温めることが大切です。そこで普段の飲み物に「温め食材」をプラスして、全身をポカポカにしましょう。

おすすめなのが、血行を促進する効果のある酒粕とショウガです。少量の酒粕とすりおろしたショウガをみそ汁に入れるだけで、風邪予防のみそ汁にバージョンアップ。また、水に酒粕、すりおろしたショウガ、ハチミツを入れて煮込めば、風邪も吹き飛ぶホットドリンクの完成です。寒い朝に一口飲めば、一瞬で体がほぐれていきますよ。

一言レシピ

酒粕ショウガ湯

カップ1杯分の水に、酒粕とショウガ(すりおろし)を、それぞれティースプーン1杯程度入れ、好みでハチミツを加える。鍋に入れて煮込み酒粕が溶け切ったら完成(レンジで加熱してもOK)。

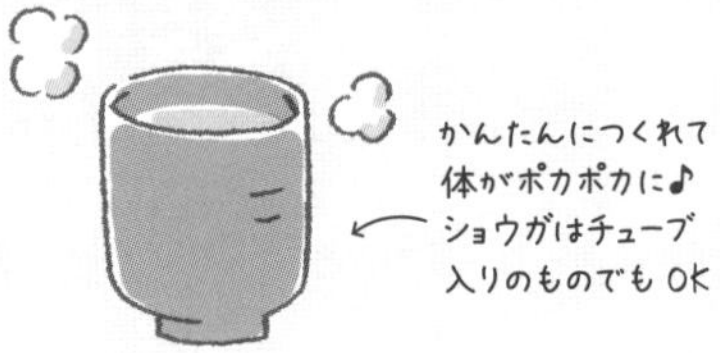
かんたんにつくれて
体がポカポカに♪
ショウガはチューブ
入りのものでもOK

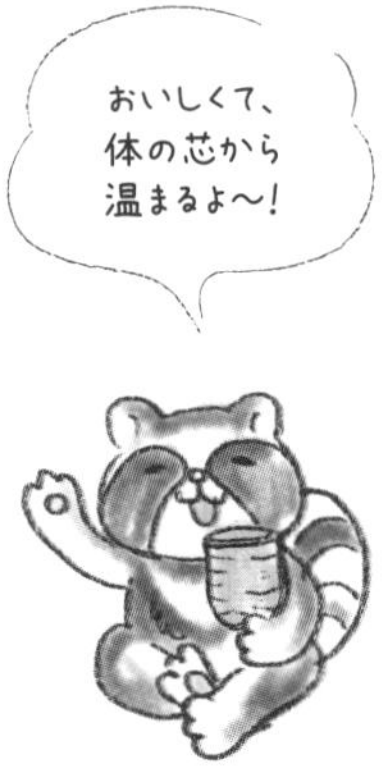
おいしくて、
体の芯から
温まるよ〜!

1月15日

小正月《こしょうがつ》

小正月は八宝ごはんで女子力アップ！

15日は小正月。これはお正月に忙しく働いた女性をねぎらう日で、「女《おんな》正月」とも呼ばれます。家族のことを優先し、自分のことをほったらかしにしがちな女性は、この日にしっかりと体にエナジーチャージをしましょう。

滋養強壮効果のあるクコの実とナツメ、アンチエイジング効果のある栗に黒豆、体を温めるシナモンを使った「八宝ごはん」は、女性の美しさを保つのにぴったりのパワーフード。中国でよく食べられる八宝がゆ（ドライフルーツや豆が入ったおかゆ）をアレンジしたものです。

もち米で慢性疲労を回復

八宝ごはん

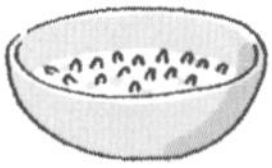

①もち米は洗って、分量の水に2時間以上浸水する。

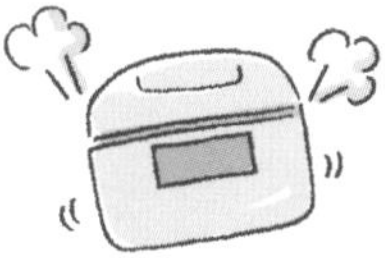

②炊飯器にもち米と水を移し、ナツメ、レーズン、クコの実、蒸し黒豆と、下記の調味料（シナモン以外）を加えてよく混ぜ、おこわモードで炊飯する。

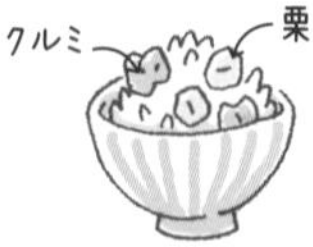

③たきあがったら、シナモンパウダーを加えて、ざっくり混ぜる。冷ましてから、天津甘栗、クルミを上にのせる。

材料

もち米(2合)／水(280cc)／ナツメ(4個・35gくらい、半分に切って種を取り、細く切る)／レーズン(15g)／クコの実(10g)／蒸し黒豆(70g)／天津甘栗(6個、半分に切る)／クルミ(30g、ざく切りにする)【調味料】しょうゆ(大さじ2)／みりん(大さじ2)／ごま油(小さじ1)／シナモンパウダー（小さじ1)

1月16日

靴下の重ね履きよりレッグウォーマー

足の冷えがつらいために、靴下を何枚も重ね履きしている人はいませんか。じつはそれが逆効果になることも。重ね履きをすれば足首まわりがきつくなって血行が悪くなり、さらなる冷えの原因になります。また中国医学では、足先から毒素が出ると考えられているため、足先をきつくしては、老廃物がたまりやすくなってしまいます。

足の冷え解消のポイントは、体を温めるツボがたくさん存在している膝下からかかとを温めることです。レッグウォーマーを活用すれば、かんたんに膝下を温め、全身をポカポカにすることができます。

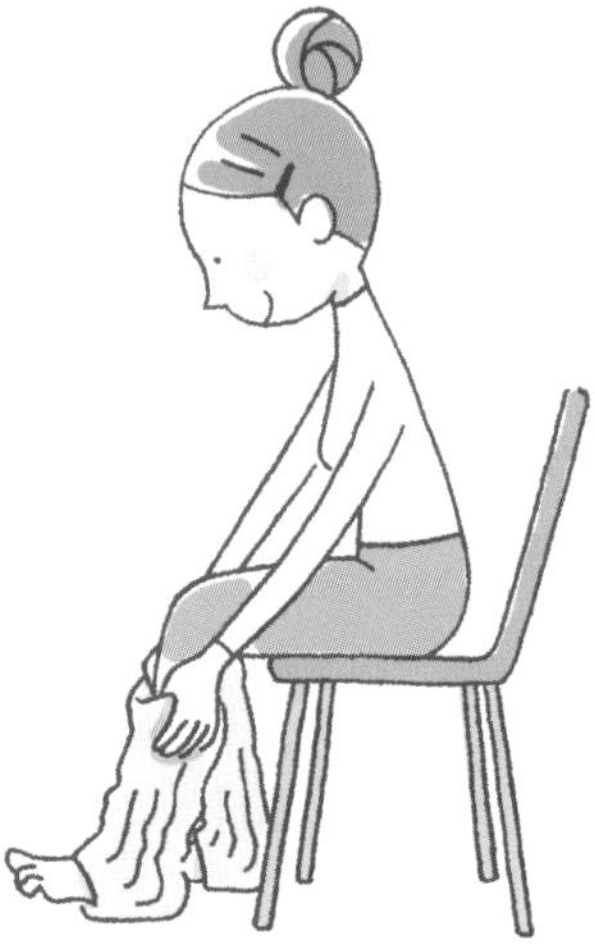

POINT

膝下～かかとをすべて覆うように、長めのレッグウォーマーを用意しましょう。足先は靴下を履かずに解放しておくと効果がアップします。

1月17日

「衛気《えき》」を整えて花粉症を予防

日本人の国民病ともいえる花粉症。春先のつらい症状を抑えるためには、じつは寒いこの時期から行うのが効果的なのです。

中国医学では、体外から侵入して体に害を与えるものを「外邪《がいじゃ》」といいます。ウイルスや花粉などのことで、それらから体を守るには、バリア機能である「衛気」を整えることが大切です。衛気は、人間の五臓（肝・心・脾・肺・腎）のうち「脾」と「肺」によってつくられるため、この2つの機能を冬のうちから強化することが、もっとも効果的な花粉症対策なのです（P27参照）。

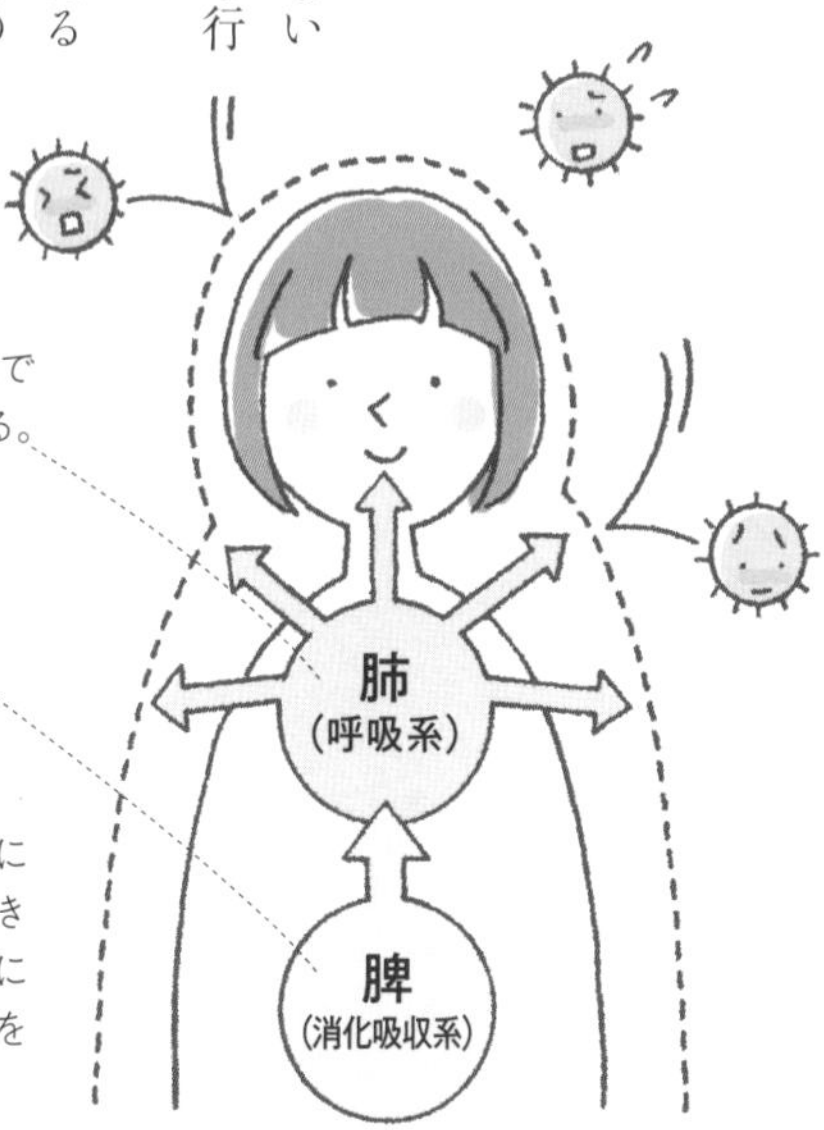
肺がバリア機能である衛気をつくる。
脾でつくった気が肺に送られる。
肺
（呼吸系）
脾
（消化吸収系）

POINT

衛気によって、外邪を体内に入れずに追い払うことができます。衛気が弱いと、外邪に弱くなり、さまざまな症状を引き起こします。

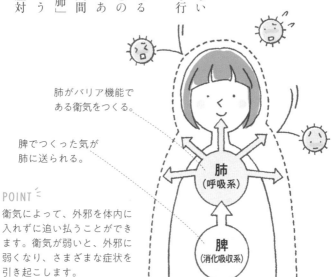

1月18日

花粉症に効く食材を今から食べよう

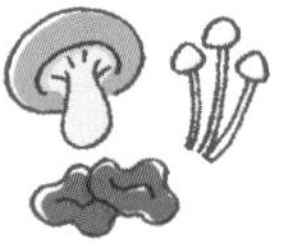

肺と脾を強くする食材
きのこ類・根菜類
ナツメ・黄耆（漢方）

脾を強くする食材
発酵食品（酒粕、塩麹、甘酒、納豆など）

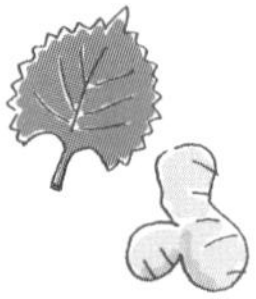

肺を強くする食材
アブラナ科の白い野菜(大根、カブなど)、香味野菜（ネギ、ショウガ、シソなど）

花粉が飛びはじめてからでは、花粉症の対策は十分にできません。寒いこの時期から、体を花粉対策モードに切り替えることで、春先のつらさを軽減できます。そのためには、P26でも述べたように衛気を養う「脾」と「肺」の機能を強化する食材を取り入れましょう。

脾と肺の両方を強化するには、きのこ類、根菜類がおすすめです。ナツメや黄耆《おうぎ》（漢方）は、体を守る「衛気」のバリア力を高め、免疫を整えることで、花粉症を改善します。

また、おなかを温める効果のある発酵食品（酒粕、塩麹、甘酒、納豆）などは消化機能を高め、脾を強化します。

肺の働きを高めるには、大根やカブなどのアブラナ科の野菜、ショウガ、ネギ、シソなどの香味野菜を食べましょう。

1月19日

長ネギは冷えと風邪から体を守る

冬野菜のひとつである長ネギは、中が空洞の筒のような形であるため、「陽気というエネルギーが空洞を通り、体を温める作用がある」と薬膳では考えられています。実際、ネギは気血の巡りをよくして体を温める作用があります。ゾクゾクとする風邪の初期症状にも効果があり、冷え性や消化不良も改善できる食材です。

1年でもっとも寒さが厳しくなる二十四節気の大《だい》寒《かん》の頃、風邪などの外邪（P26参照）から体を守るために、体をしっかり温める長ネギをたっぷり使ったポタージュを味わってみましょう。

ポカポカになりたいときに

長ネギのポタージュ

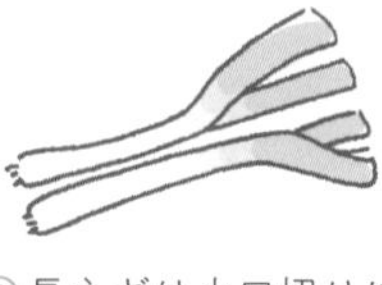

①長ネギは小口切りに、ニンニクはみじん切りにする。

②鍋で①を炒めてくたくたになったら、具材が浸る程度の鶏がらスープを加えて弱火で煮る。

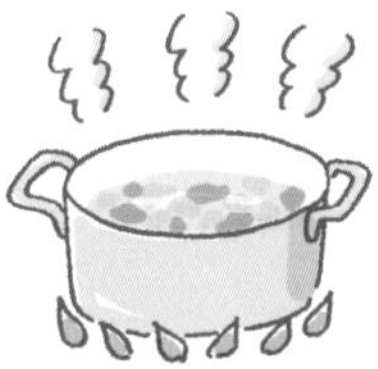

③ネギが溶けてきたら、ミキサーに入れてポタージュにする。ミキサーがなければ、とろとろになるまで煮る。仕上げに粗びきコショウをたっぷりとふる。

材料

長ネギ（2～3本）／ニンニク（1片）／【調味料】鶏がらスープ（適量）／粗びきコショウ（適量）

1月20日

大寒《だいかん》

こむらがえりには「承山《しょうざん》」へのお灸

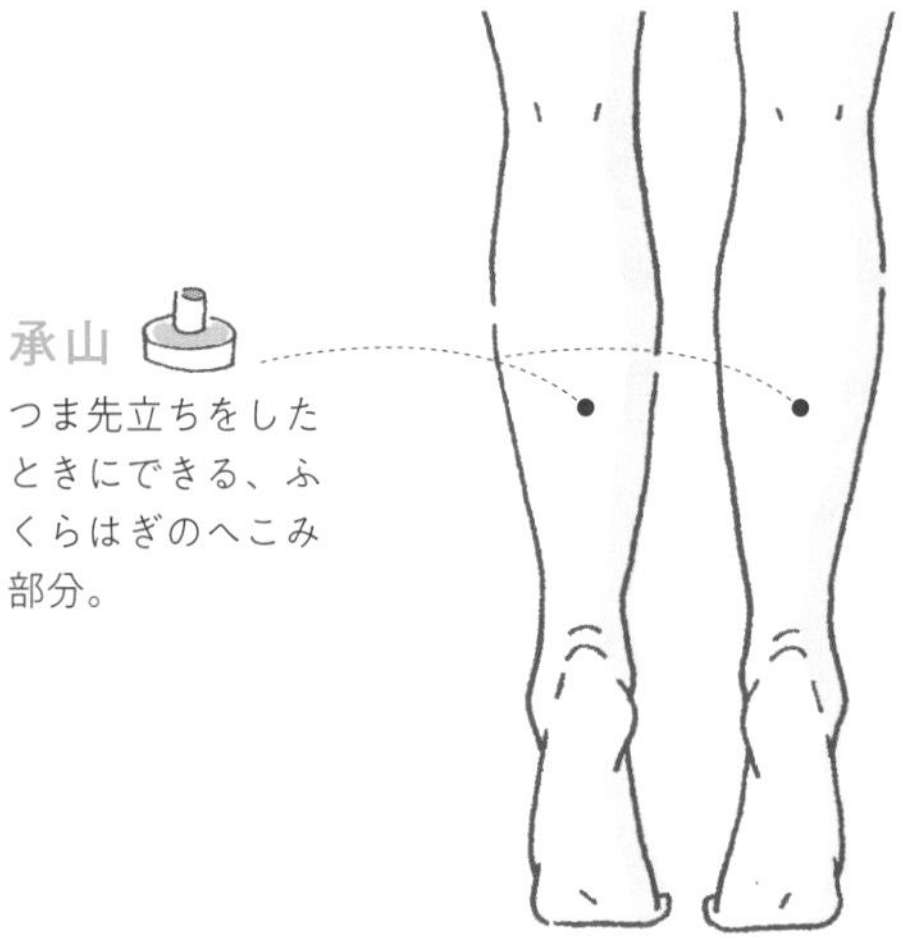
承山
つま先立ちをしたときにできる、ふくらはぎのへこみ部分。

足がつる、いわゆる「こむらがえり」。ふくらはぎの筋肉が緊張して縮んだ状態を無意識に伸ばそうとすることで、激しい痛みを生んだ状態です。

こむらがえりは「肝」の働きが不調になると起こりやすくなります。肝には「血」の貯蔵と、全身に送る血をコントロールする機能があります。肝の働きが弱まると血の巡りが低下し、体は冷えます。肝から遠い足はいちばんに冷え、筋肉が縮んだ状態が続いてこむらがえりを引き起こすのです。

こむらがえりの改善と予防には、「承山」へのお灸がおすすめです。足の疲れにもいいですよ。

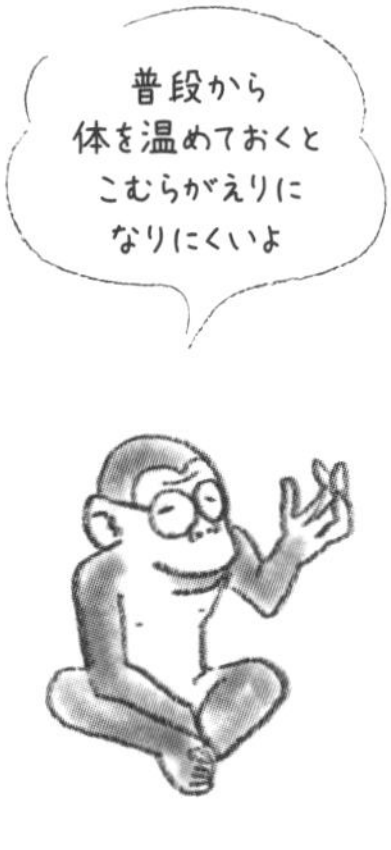
普段から
体を温めておくと
こむらがえりに
なりにくいよ

1月21日

大根とかんきつは咳や痰を鎮める

二十四節気でいうと大寒は、もっとも寒さが厳しく、乾いた北風が強く吹く時期。喉や肺も乾きやすくなり、風邪の症状では咳や痰が出やすくなります。そんなときには、薬膳メニューの「大根とユズの塩麹あえ」を食事に加えてみましょう。

大根は痰を取り除き、咳を鎮める効果があり、ユズなどのかんきつ類の皮は、肺にたまった余分な水分を取り除き、痰の多い咳や胸苦しさを解消します。胃腸の調子を整える塩麹を加えることで、肺をサポートする脾（P26参照）も強化できます。

喘息にも効果的

大根とユズの塩麹あえ

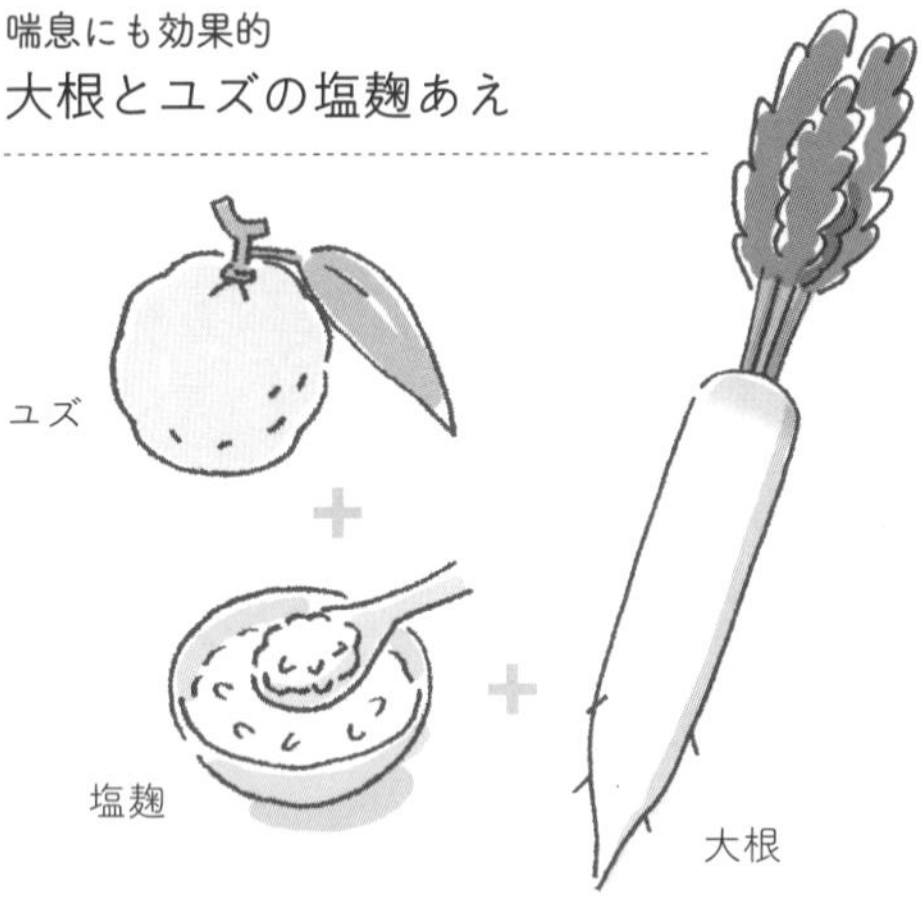

①大根（100g）を4㎝長さの拍子木切りにし、塩水（水50cc・塩4g）に入れて1時間ほどおく。

②ユズ（1個）の皮は千切りにする。

③②のユズの実の搾り汁、酢（大さじ1と1/2）、ハチミツ（大さじ2）、塩麹（小さじ1～2）、トウガラシ（1本）を混ぜ合わせ、水気を切った大根と合わせ、保存容器に入れて一晩おく。

※密閉瓶などに入れて冷蔵庫で1週間程度保存可能。

1月22日

咳《せき》のタイプで対処は変わる

この時期に多い風邪の症状の咳は、3タイプに分けられます。まず1つ目は、白い泡のような痰が出るタイプの咳。これは冷えが原因であるため、体を温める必要があります。2つ目は黄色い痰が出るタイプの咳で、体に余分な熱がこもっている可能性が。熱を冷まし、余分な水分を取り除くことを心がけましょう。3つ目は、痰の出ない空咳タイプ。肺が乾燥して粘膜がデリケートになっているので、潤いを与えることを忘れずに。

それぞれのタイプに合った最適な対処法で、つらい咳や痰を解消しましょう。

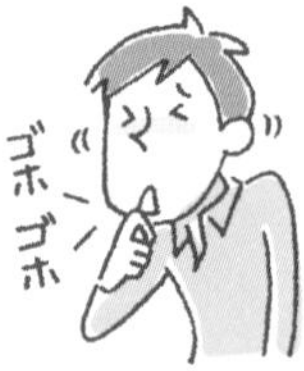

咳や痰のタイプによって効果的な食材が変わります。

□白い泡状の痰が出る	□黄色っぽい痰が出る	□痰が出ない空咳タイプ
・体に水分を引き留める食材は避ける（砂糖、牛乳、餅、脂っこい食事など） ・痰を出しやすくする食材を取る（大根、シソ、きのこ、海藻、かんきつ類の皮） ＋ ・体を温めて痰を取る食材を取る（ショウガ、ネギ）	・体に水分を引き留める食材は避ける（砂糖、牛乳、餅、脂っこい食事など） ・痰を出しやすくする食材を取る（大根、シソ、きのこ、海藻、かんきつ類の皮） ＋ ・体の熱と痰を取る食材を取る（ゴボウ、ゴボウ茶、ドクダミ茶）	・潤いを与える食材を取る（レンコン、ハチミツ、白キクラゲ、ゆり根）

1月23日

一気に体を温める! ショウガ×シナモン

体を温めるドリンクとして人気のショウガ湯。そこにシナモンをプラスするだけで、さらなる温め効果を発揮します。

シナモンもショウガも体を温める効果のある食材ですが、それぞれ効き方が異なります。ショウガは即効性があり、早く体を温めたいときにぴったりです。シナモンは体を温めて全身のエネルギーの巡りをよくする作用があるので、持続性のある温め効果を発揮します。つまりこの2つを組み合わせることで、一気に体が温まり、しかもポカポカが持続するドリンクになるのです。

2つの温め食材

◆ショウガ

おもに上半身を温める。即効性あり。

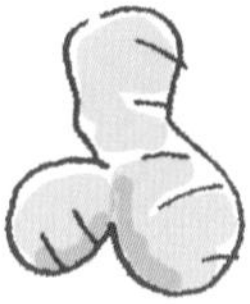
ショウガ特有の
辛味成分
ジンゲロールと
ショウガオールが
一気に体温を
上げてくれます!

◆シナモン

おもに全身を温める。持続性あり。

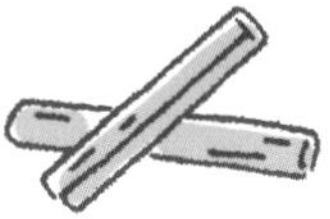
クスノキ科の
樹木が原料。
「桂皮」とも呼ばれ、
冷え症改善に
効果的!

1月24日

イチゴは朝に食べておなかも気分もスッキリ

イチゴが旬を迎えています。朝食にイチゴのフレッシュジュースはいかがですか。栄養たっぷり、さわやかな味わいで1日をスタートさせましょう。

イチゴは胃腸の働きを高めて、食欲不振や消化不良、便秘、慢性の下痢をやわらげてくれます。また、肝の機能を正常にし、新陳代謝を高めるので、朝に食べるのがいいでしょう。

イチゴには、抗酸化作用の高いビタミンCが豊富に含まれています。ビタミンCは、水溶性で熱に弱い特徴があるので、生食で食べられるイチゴは、ビタミンCを取るのに最適な食材です。さっと洗えばそのまま食べられるので手軽ですね。

一言レシピ

イチゴのフレッシュジュース

イチゴ（200g）のヘタを取り、水（200ml）とハチミツ（小さじ2～大さじ1）をミキサーに入れて、攪拌する。

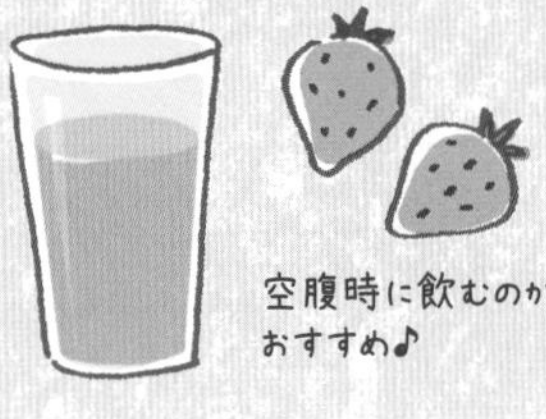
空腹時に飲むのがおすすめ♪

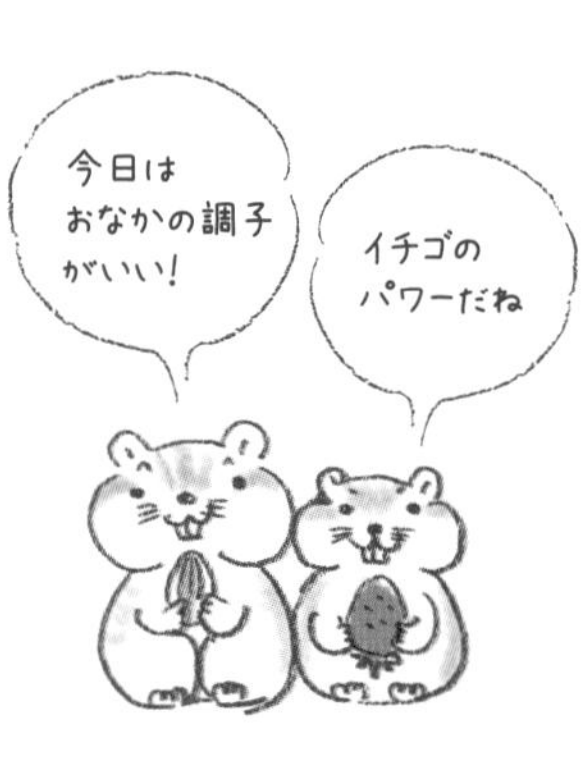
今日はおなかの調子がいい！
イチゴのパワーだね

1月25日

加齢による尿トラブルには封臓効果のある食材を

「腎」には「封臓《ふうぞう》作用」という働きがあります。これは読んで字のごとく、封じ込めて貯蔵する働きのことで、体液や尿などを体にためる腎の機能のひとつです。

腎のエネルギーが少なくなると、封臓作用が弱くなり、体内に尿をためておく力もなくなります。これが中高年の大きな悩みである、頻尿や尿漏れといった尿トラブルの原因になっているのです。

夜中に2回以上トイレに起きるようであれば、腎の封臓作用が低下している可能性があります。下記の封臓作用を高める食材を積極的に取るようにしましょう。

封臓効果のある食材

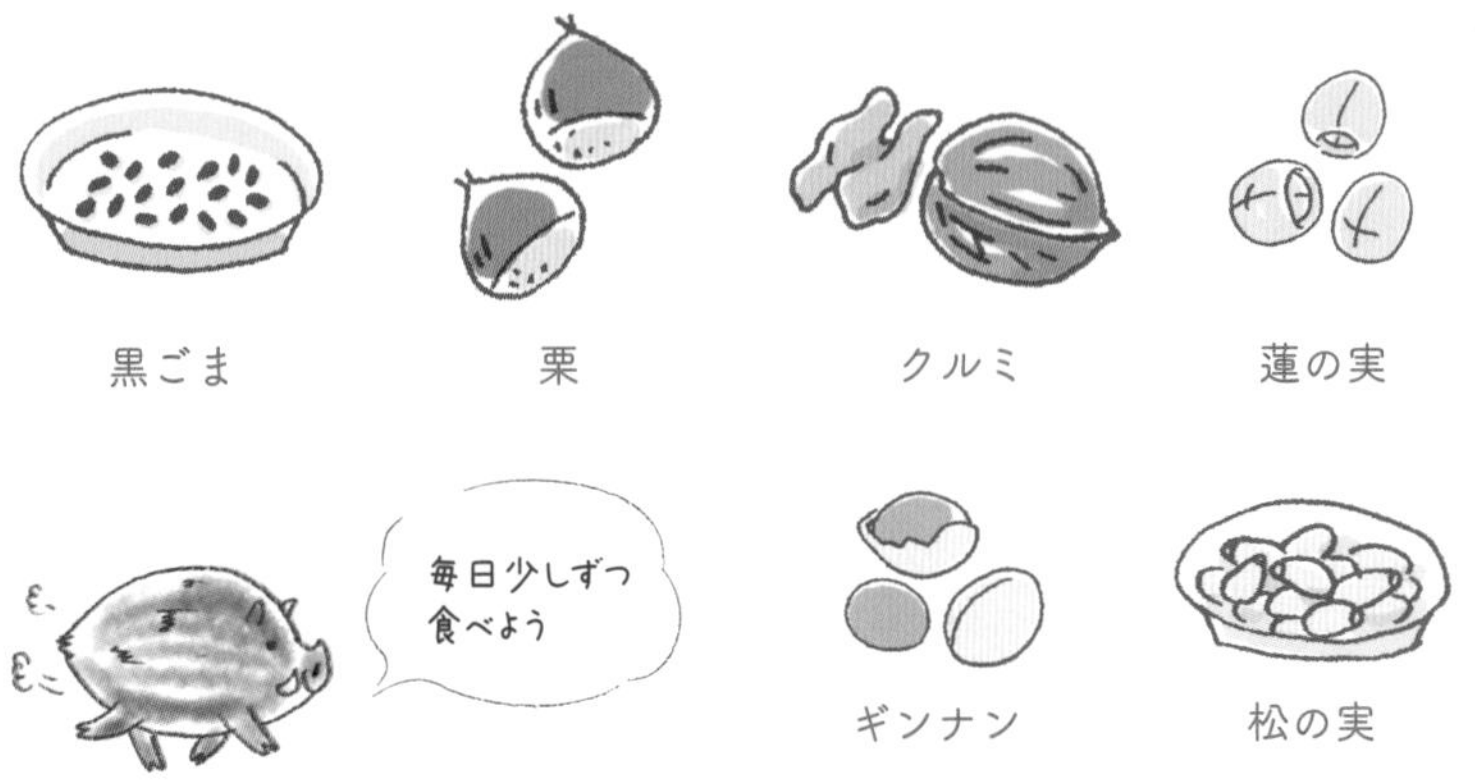
黒ごま
栗
クルミ
蓮の実
毎日少しずつ
食べよう
ギンナン
松の実

1月26日 尿トラブルを解消するスクワット

頻尿や尿漏れを改善するには、食材の力だけでなく運動も大切です。だからといって、激しい運動をする必要はありません。家でできるかんたんな尿トラブル解消運動をご紹介します。

男女ともにおすすめなのがスクワットです。内ももなどの脚の内側には、腎機能にかかわる経絡がたくさんあります。スクワットをすることで下半身全体の血流がよくなり、腎機能全般を高めることにつながるのです。まずは無理をせず、10回を1セットとして、1日3セットから取り組んでみましょう。毎日続けてみてくださいね。

尿トラブル解消スクワット

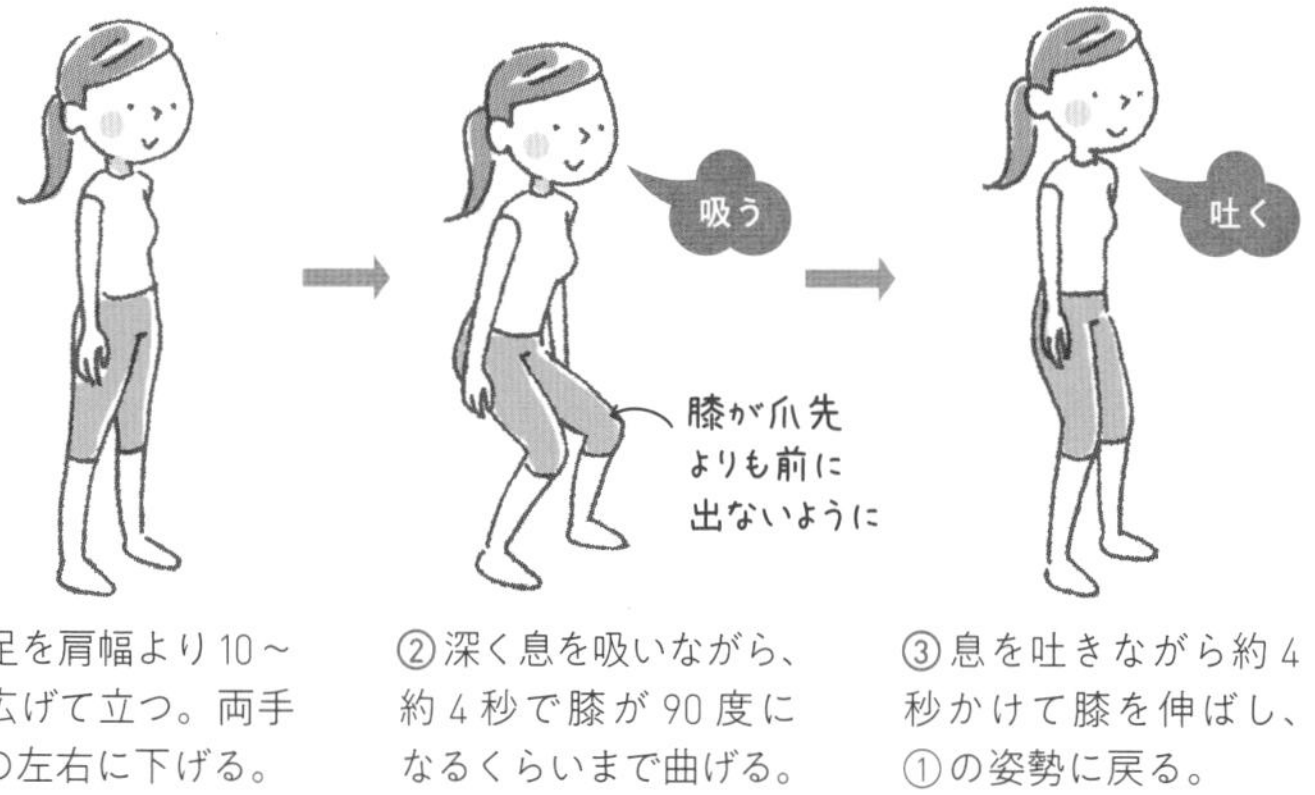

①両足を肩幅より10～15cm広げて立つ。両手は体の左右に下げる。

②深く息を吸いながら、約4秒で膝が90度になるくらいまで曲げる。

③息を吐きながら約4秒かけて膝を伸ばし、①の姿勢に戻る。

1月27日

【体質チェック】「気虚《ききょ》」タイプとは？

疲労・倦怠感、体の冷えなどの症状はありますか。風邪をひきやすくなっていませんか。人とのコミュニケーションが、めんどうだと感じていませんか。下記のチェックシートで6つ以上チェックがついたら、生命活動の源になる「気」が不足している「気虚」のタイプです。

消化吸収機能が低下すると栄養が足りず、十分な気をつくることができません。また、過労やストレスがたまると気を消耗してしまいます。症状としては、おもに胃もたれしやすい、おなかをこわしやすく下痢をしやすいなど、胃腸の弱い人に多くみられるものが多いです。

気虚の人の特徴

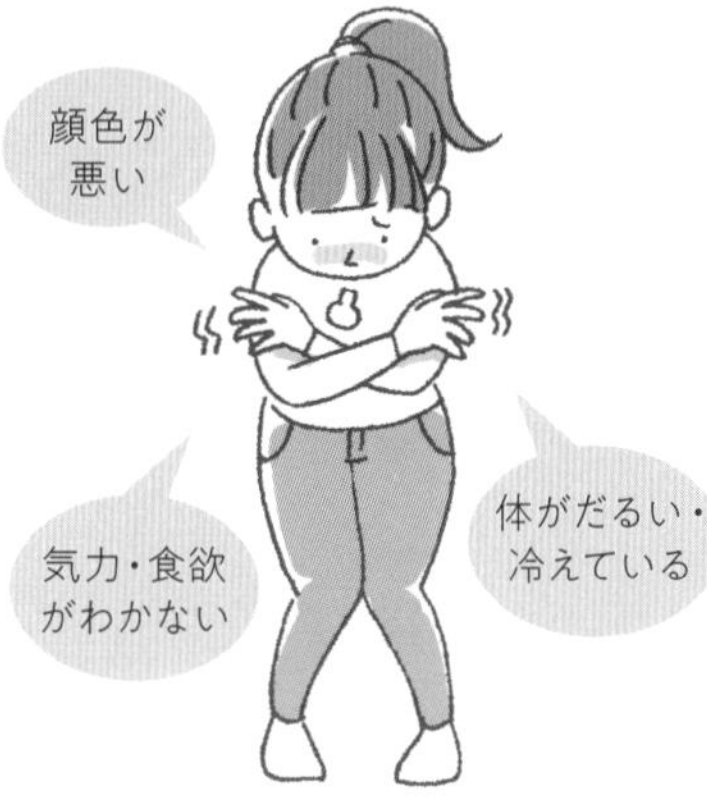
顔色が悪い
体がだるい・冷えている
気力・食欲がわかない

Check Seet

- □ 元気がなく、疲れやすい
- □ 手足が冷える
- □ 呼吸が浅いほうだ
- □ 風邪をひきやすい
- □ 汗をかきやすい
- □ 下痢をしやすい
- □ 食後の眠気が強い
- □ 顔色が悪く、肌のハリがない
- □ 食後もたれやすい
- □ 気持ちが落ち込みやすい

1月28日 「気虚」タイプはこうして解決！

「気虚」の人は、乳製品、白砂糖、大根おろし、冷たい物を避け、エネルギーとなる炭水化物はしっかり取りましょう。山芋、里芋などのねばねばした食材は胃腸を守り、消化を助けます。積極的に食べましょう。

日本人は、胃腸の弱い民族なので、気虚の人は、比較的多いかもしれません。胃腸が弱っているときには、食べ過ぎは厳禁です。腹八分目を心がけ、消化によい食材を選びましょう。また、おなかを温めることで、胃腸の働きが活発になります。湯たんぽやカイロを使って、意識的におなかを温めるようにしましょう。

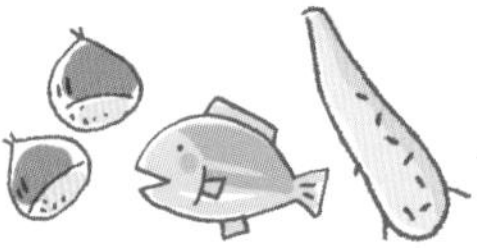

おすすめ食材

- 穀類、根菜類
  …米、もち米、山芋、里芋、レンコン
- 豆類…大豆、豆腐、ひよこ豆
- 木の実やナッツ類…ナツメ、クルミ、栗
- 野菜類
  …カボチャ、キャベツ、ニンジン、きのこ類
- 消化のよい肉や魚…鶏肉、サケ、サバ
- 香味野菜やハーブ…シソ、パクチー、ネギ、ショウガ

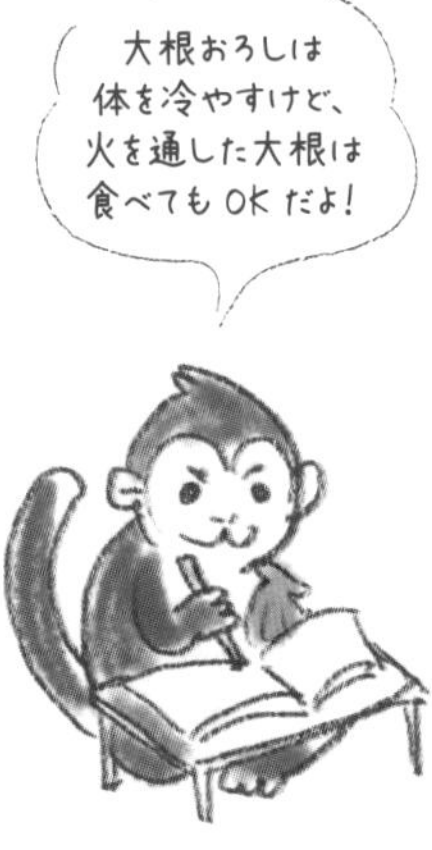
大根おろしは
体を冷やすけど、
火を通した大根は
食べても OK だよ！

1月29日

ストレスをためない暮らしの工夫

プレッシャーを感じたり、イライラしたり、毎日のストレスを放置しておくと、蓄積されて体にも支障をきたします。ストレスは万病のもと。自分に合った解消法を見つけておきましょう。毎日のちょっとした心がけで、ポジティブ体質になれますよ。

ストレス解消方法

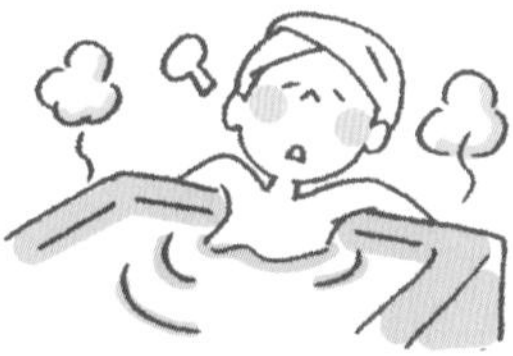

体を温める

ゆっくり湯船につかり、手足の指を1本1本ていねいにもんでみてください。緊張感がほぐれて、血流もよくなりますよ。

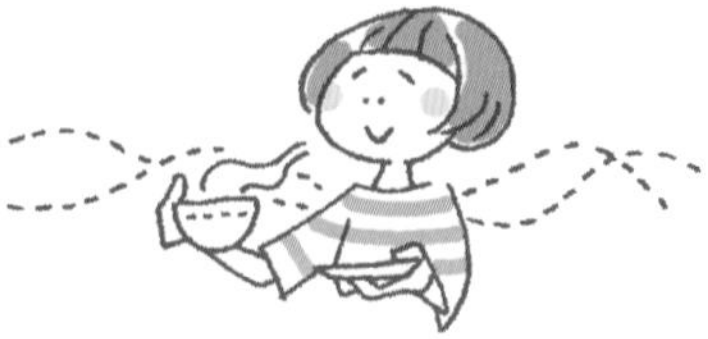

行動を切り替える

イヤなことを考えている状態から離れ、お茶を飲んだり、友達に電話したり、少し気が楽になる行動を積み重ねましょう。頭の中が少しずつポジティブになります。

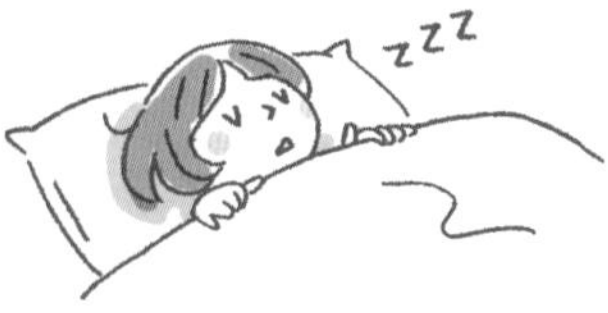

よい睡眠をとる

睡眠不足はストレスの原因になり、ストレスがたまると眠れない原因になります。ストレスを感じたら22時までには就寝しましょう。

1月30日

体を温めて「気血」を流すへそヨガ

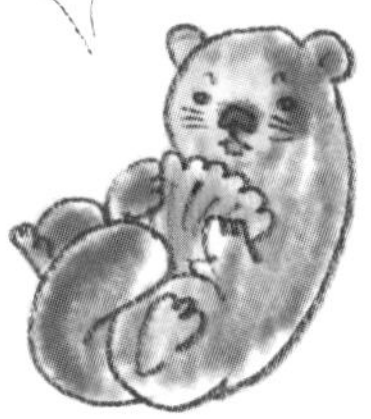
おへそと丹田に
意識を向けるんだね。
ぼくみたいにおなかに
貝をのせてみる?

へそヨガを知っていますか? ヨガというと難しいポーズをイメージされるかもしれませんが、へそヨガは誰にでもできるかんたんなポーズがほとんどです。へそヨガは、ヨガメソッド研究家のアンシーさんが考案され、東洋医学の考え方をベースに、おへそと「丹田」(P64、65参照)に意識を集中して呼吸とポーズを行うヨガです。私は健康のために彼女のヨガをはじめて15年になります。

丹田は、おへそから指4本分くらい下にあります。体の中心になるおへそと丹田に意識を集中させてヨガのポーズを行うことで、おなかがポカポカと温まります。代謝がアップし、心のバランスも整います。現代人は猫背の人が多いですが、へそヨガは本来の姿勢に正し、気血を活発に流れさせるので、不調が改善されます。

本書ではへそヨガのポーズをいくつか紹介しますので、ぜひ実践してみてください。

1月31日

栄養ドリンクより魚介のスープ

薬膳では、魚介類に「腎精」チャージする働きがあるとされています。イカ、タコ、ホタテ、カキ、アサリ、シジミ、アワビなどは、体に栄養を与える血液や、体に潤いを与える血液以外の体液（腎陰）を増やす働きがあります。現代医学的にみても、たとえばイカやタコには、疲労回復に効くタウリンというアミノ酸、アサリやシジミには、鉄分やオルニチンというアミノ酸が含まれ、栄養豊富です。

疲れたときに500円の栄養ドリンクを買うのなら、シジミのスープをつくるほうが体にやさしく効果的です。

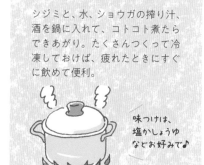

一言レシピ

シジミとショウガのスープ

シジミと、水、ショウガの搾り汁、酒を鍋に入れて、コトコト煮たらできあがり。たくさんつくって冷凍しておけば、疲れたときにすぐに飲めて便利。

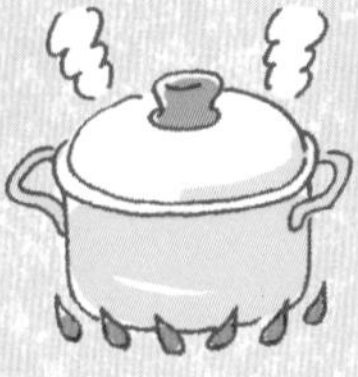
味つけは、
塩かしょうゆ
などお好みで♪

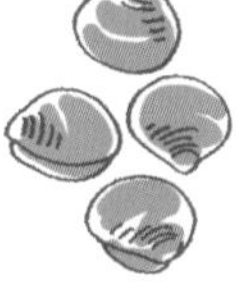
安いときにシジミを
たくさん
買いましょう

シジミ
腎精チャージ

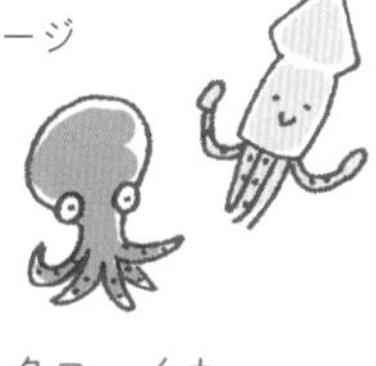

タコ、イカ
タウリンたっぷり！

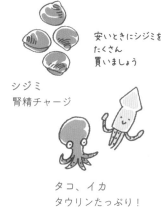

2月1日 カキは最強の腎精チャージ食材

カキは「腎精」をチャージできる代表的な食材（P20参照）のひとつです。「海のミルク」ともいわれ、栄養価が高く、鉄、亜鉛、カルシウム、マグネシウムなどのミネラルを豊富に含み、疲労回復はもちろん、精神を安定させる効果もあります。ホルモンバランスを整え、体に潤いを与えてくれるので、美肌作用も期待できます。男性不妊や、更年期で悩んでいる男性にもおすすめです。

また、カキの殻を煎じて粉末にしたものは、「牡《ボ》蛎《レイ》」と呼ばれ、精神を安定させる効果のある漢方薬です。のぼせ、不眠、倦怠感、寝汗、夢精の改善にも役立ちます。

ホルモンバランスUP！ カキのタパス

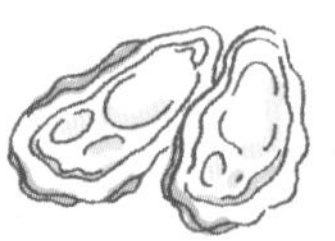

①カキ（むいてあるもの）はよく洗って水気を取り、塩・コショウ（分量外）をふる。

②フライパンにオリーブオイルとニンニク（みじん切り）を入れて火にかけ、香りが立ったらカキを加えて炒める。下記の調味料を加え、カキに火が通るまで5～6分煮る。

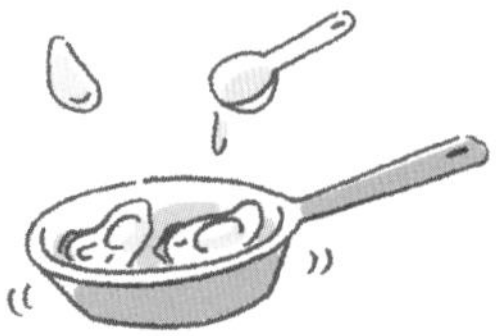

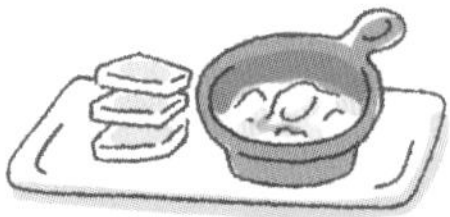

③器に盛り、トーストした食パンを添える。

材料

カキ（180g）／オリーブオイル（大さじ2）／ニンニク（1かけ）／食パン（適量）【調味料】トマトピューレ・3倍濃縮タイプ（1/2カップ）／白ワイン（大さじ1）／オレガノ（小さじ1）／塩（小さじ2/3）

2月2日

効率よく体を温めるカイロの使い方

寒い時期は、心筋梗塞をはじめとした循環器系の病気が起きやすくなります。これは冷えによって血流が悪化するのが原因で、体を温めることが一番の予防法といえます。

寒さに負けずに効率よく体を温めるには、血管が多く集まるツボを温めること。寒気を感じたときに「風門」にカイロを貼ると、風邪が長引きません。「命門」はその名の通り、体の芯から温めたいときに効果的なツボです。カイロを貼れば、温まった血液によって全身がポカポカになります。長時間の使用やカイロを貼ったままで就寝しないように気をつけましょう。

カイロを貼るとよいツボ

POINT

貼るタイプのカイロは、体に直貼りしないようにしてください。

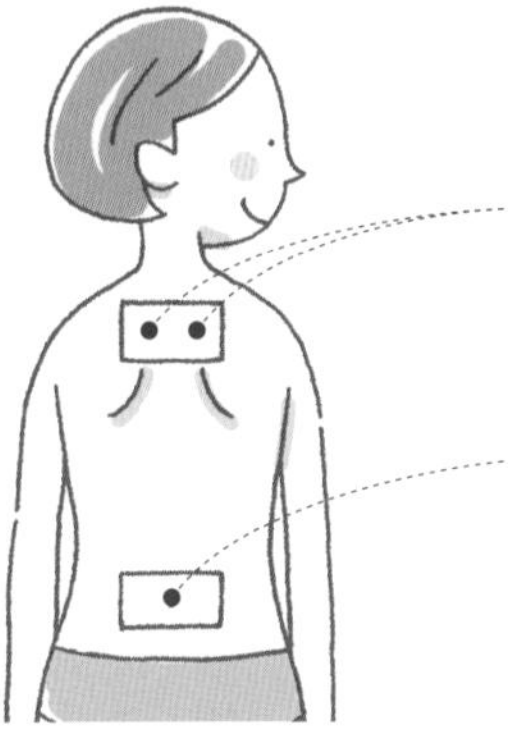

風門《ふうもん》

肩甲骨の間にあります。風邪予防のツボとしても有名で、ここを温めると肩こり解消の効果も。

命門《めいもん》

おへその裏側にあたる場所にあります。生命力をアップさせるツボで、腰痛にも効果あり。

2月3日

節分《せつぶん》

節分の日は豆とイワシで風邪予防

節分といえば豆まき。寒さに負けず、「鬼は外、福は内」と、元気に声を出して邪気を払い、幸せを呼び込みたいものです。節分には、玄関先に柊《ひいらぎ》にイワシを刺したものを飾る地域もありますね。これは、イワシのにおいで鬼を寄せつけないようにするという意味があります。

イワシには、体を温める薬効があり、風邪予防に効くビタミンAが豊富です。イワシを飾らない地域でも、節分の日のメニューを取り入れてみませんか。

体を温める

豆じゃこごはん

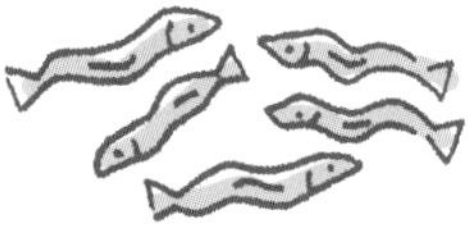

①米はといで浸水させておく。じゃこは、フライパンで乾煎りする。

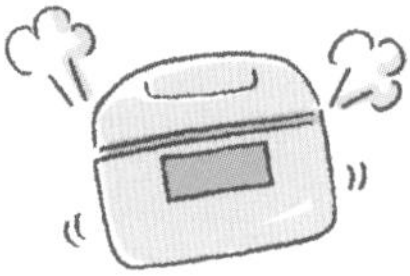

②米、煎り大豆、じゃこを炊飯器に入れて、調味料と分量の水を加えて炊飯する。

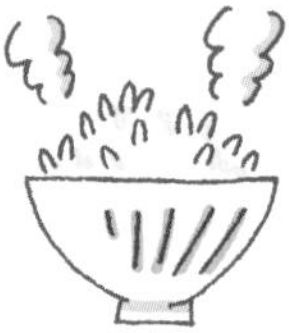

③たきあがったら、茶わんに盛り、山椒をふる。

材料

米（2合）／じゃこ（30g）／煎り大豆（60g）／山椒（少々）【調味料】しょうゆ（大さじ2）／酒（大さじ2）

2月4日

立春には大根を食べて「気」の巡りをよくしよう

春は立春からはじまります。中国では「立春に食べる大根は梨よりもうまい」という言葉があり、福を願って大根を食べる「咬春《ヤオチュン》＝春を噛む」という風習があります。この時期、中国では、薄切りにした紅心大根をパクリと食べるかわいい子どもたちの姿も見かけられます。

なぜ大根なのかというと、辛味の食材である大根は、春に弱りがちな「肝」の働きを助けるからです（P71参照）。

日本の春の季節行事では、縁起をかつぐものが多いのですが、中国の風習は実利にかなっているともいえますね。

「肝」の役割

全身に気のエネルギーを巡らせるのが仕事です。「肝」がきちんと機能して「気」が全身に巡ると、体が軽くなり、爽快感を味わえます。季節の変わり目や、バランスの悪い食事、ストレスがあると、巡りが悪くなってしまうので、日ごろから肝の健康には気をつけましょう。

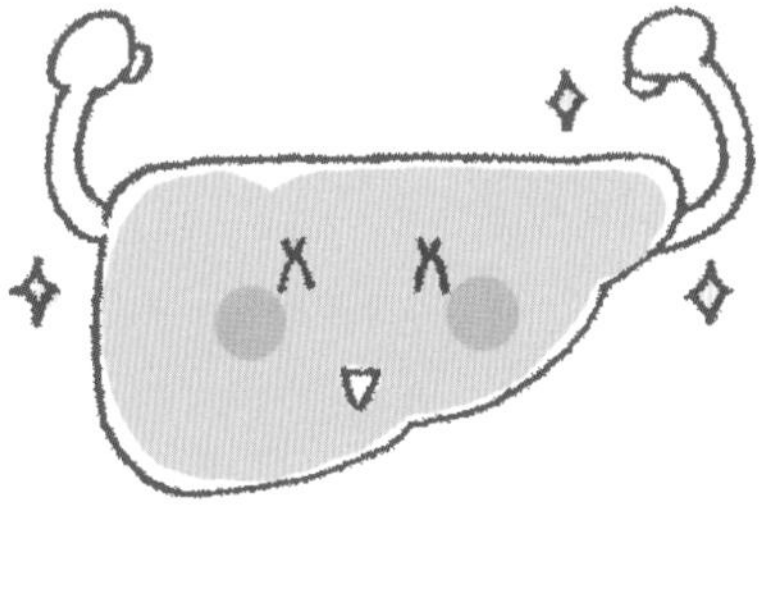

2月5日 立春《りっしゅん》

つらい便秘によく効く「天枢《てんすう》」

この時期、意外に多いのが便秘。立春を迎えるこのころは寒暖の差が大きく、皮膚が緊張したりゆるんだりをくり返します。これは、皮膚を流れる血液量が増えたり減ったりをくり返すためです。血圧の変動が大きくなり、自律神経のバランスがくずれてしまうため、便秘になりやすいのです。また、腸の水分不足、冷え、運動不足、ストレスが原因の便秘も増えています。

便秘には、まず腸の働きを高めて体への水分吸収を促すことが大切です。「天枢」のツボにお灸をしておなかを温め、便秘を解消しましょう。

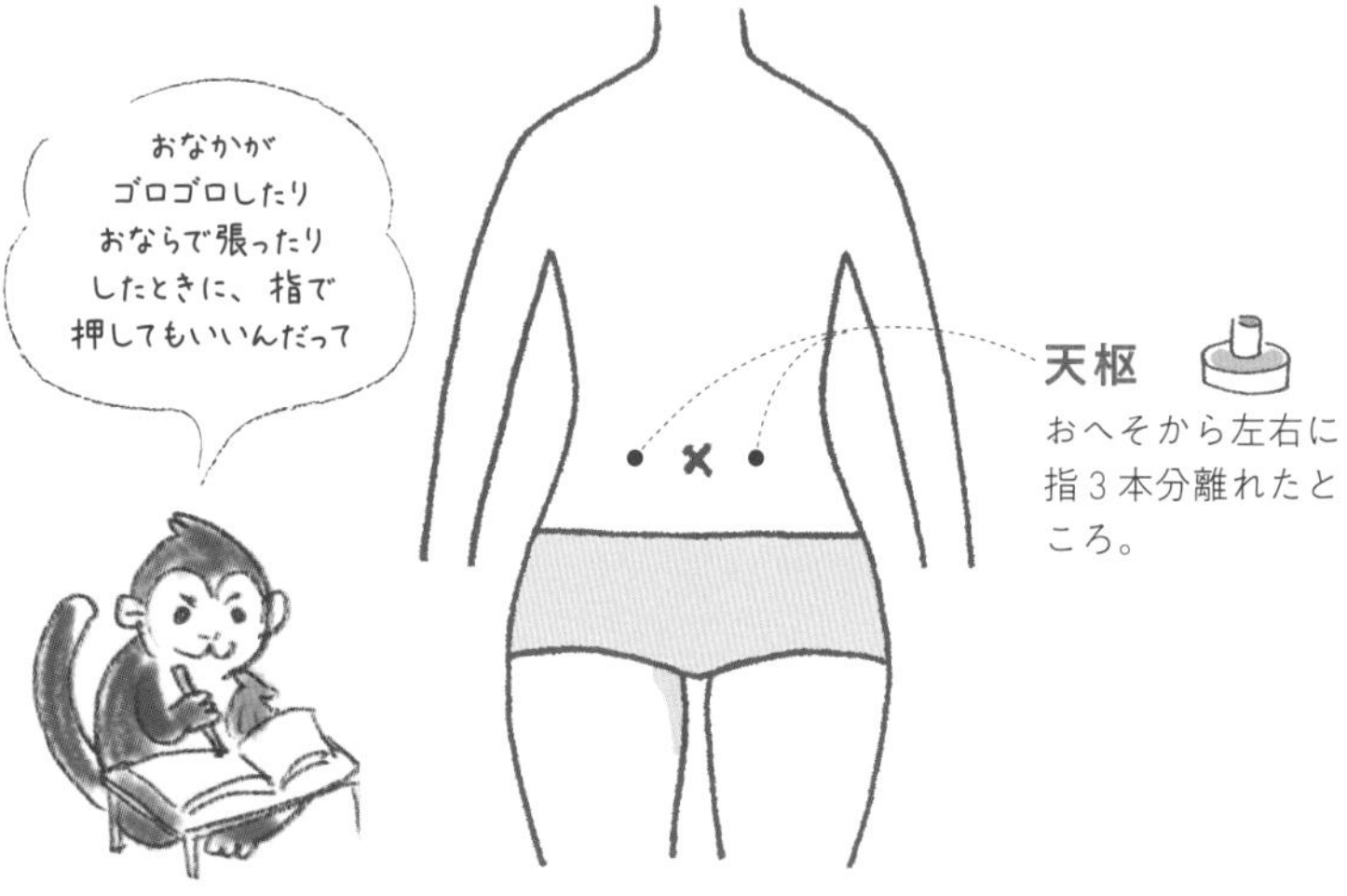
おなかがゴロゴロしたりおならで張ったりしたときに、指で押してもいいんだって
天枢
おへそから左右に指3本分離れたところ。

2月6日

お風呂の日には ヨモギ風呂でポカポカに

語呂合わせで風呂の日です。いつもよりお風呂にこだわってみては。この時期のおすすめは、体がポカポカになるヨモギ風呂です。

ヨモギは体を温めるのに抜群の効果を持っているので、お灸の原料としても使われています。

かんたんにヨモギ風呂を楽しむなら、ヨモギ茶のパックをお風呂に入れるだけでOKです。乾燥ヨモギの葉を洗濯ネットに入れて熱めのお湯に入れると、より本格的に楽しめます。

ヨモギの効果

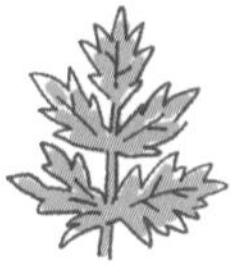

●シオネール

ヨモギの香り成分。交感神経の働きを抑えて副交感神経の働きを強めます。脳を落ち着かせて、睡眠を促すなどのリラックス効果があります。

●クロロフィル

葉緑素ともいわれています。浄血作用、血行促進、冷え性や貧血の予防、末梢血管の拡張、新陳代謝促進などの働きがあります。

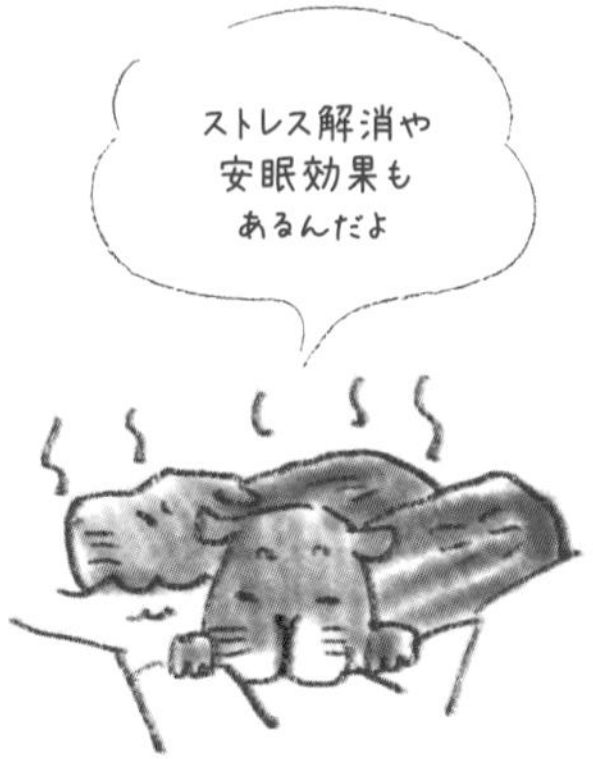

POINT

ヨモギは血行促進効果が高く、不妊解消・月経痛の緩和にも使われます。

2月7日
目のトラブルは「肝」のサイン

目の疲れや充血はありませんか。中国医学では、目に症状があると、肝に効く漢方を処方します。目は肝の「臓器の窓」と考え、目のトラブルは、肝の不調のサインだととらえているからです。

肝の主な働きは2つありますが（P71参照）、目の奥の痛みや充血は、「気の巡りが悪化」して起こり、視力低下や老化による眼病は、「血を貯蔵する力」の不足によると考えられています。

そのほかに、血管の集まる舌には心の不調、空気の通り道の鼻には肺の不調が現れやすいとされています。口内炎などの口の異常は脾の不調、耳鳴りなどの耳の異常は腎の不調のサインです。

臓器の窓

各臓器の働きが良好かどうかを見るための体の部分を「臓器の窓」といいます。五行色体表（P6参照）の五官がそれにあたります。

臓器	肝	心	脾	肺	腎
五官	目	舌	口	鼻	耳

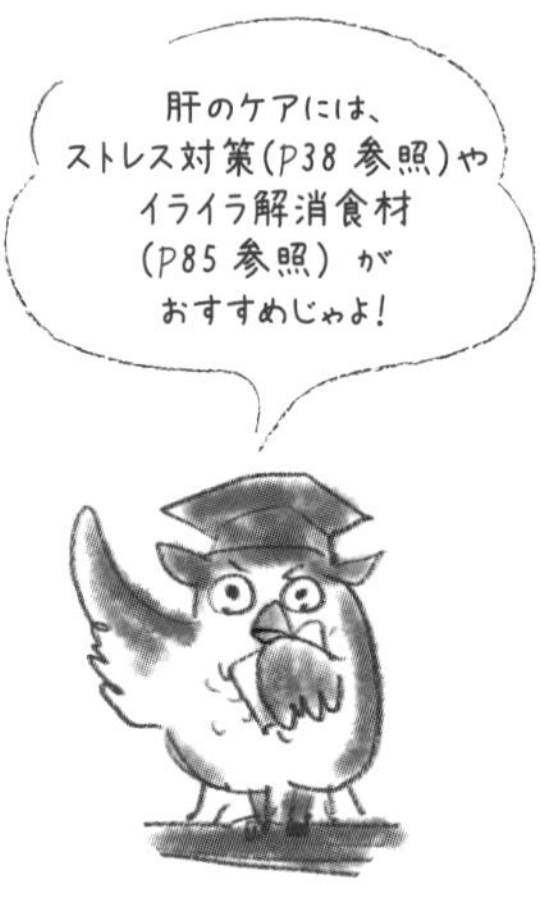
肝のケアには、
ストレス対策（P38参照）や
イライラ解消食材
（P85参照）が
おすすめじゃよ！

2月8日

肌の汚れは血の汚れ

年齢のわりにくすんでハリのない肌の人がいたら、「血」が汚れている証拠といえます。とくにシミやクマがあったり、唇の周辺が黒かったり、肌がゴワゴワしていたら要注意。血が汚れ、巡りが悪くなると栄養が届かず、肌が栄養不足の状態になってしまいます。まずは血の巡りを改善しましょう。

中国医学では、血が汚れると「瘀血《おけつ》」という毒になると考えます（P110参照）。瘀血はいろいろな病気を引き起こします。早めの予防・改善を心がけましょう。

血の巡りをよくして肌をきれいにする食材

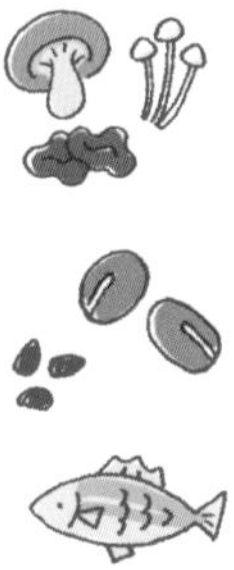

- **青魚**…サバ、イワシ、サケなど
- **繊維質の多い食材**…海藻類、きのこ類、根菜類、豆類、雑穀類など
- **赤い色の食材**…小豆、トマト、モモ、クコの実、ベリー系の果物、パプリカ、サフラン、紅花、ローズのお茶、ハイビスカスのお茶など
- **黒い色の食材**…黒豆、黒米、黒キクラゲなど
- **ナッツ類**…クルミなど
- **植物性発酵食品**…納豆、みそ、甘酒など
- **ねばねばの食材**…モロヘイヤ、オクラなど
- **体を温める野菜**…ニラ、玉ネギ、ショウガ、ニンニクなど

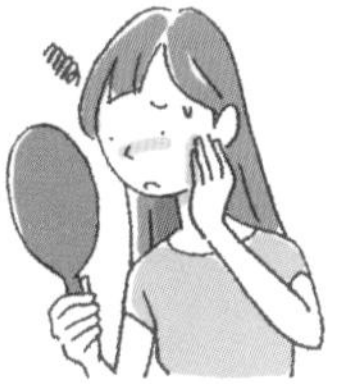

POINT

血の巡りをよくするために、体を温め、ストレスをためないことが大切。瘀血の症状や解消法はP110～111も参考にしてください。

2月9日 骨つき肉で体も肌も若々しく

語呂合わせで肉の日です。骨つき肉を食べませんか。中国医学には、「以類《いるい》補類《ほるい》」という考え方があります。骨を強くしたければ動物の骨を食べ、肌をしっとりさせたければ動物の皮を食べるというものです。骨つき肉は骨と精を補い、皮は皮膚を補うとされ、薬膳には欠かせない食材なのです。

私がお世話になった中国医学の先生は、高齢でもシャキっとしていてお肌もツルツルでした。豚足をしょうゆ、黒酢、ハチミツなどで煮たものを毎日少しずつ食べていて、それが若さの秘訣だとおっしゃっていました。日本では豚足が手に入る地域が少ないので、鶏手羽先でもいいですよ。

一言レシピ

鶏手羽先のスープ

鶏手羽先（12本）を洗い、たっぷりの水と一緒に鍋に入れる。干しシイタケ（2～3個）、昆布（10cm角1枚）、ニンニク（1かけ）、酢（大さじ1）を入れて火にかけ、沸騰したらアクを取り（油を取らないように気をつける）、弱火で約1時間煮る。冷めたら密閉容器に入れて冷蔵庫で保存を。そのまま食べても、好みで野菜を足してもOK！

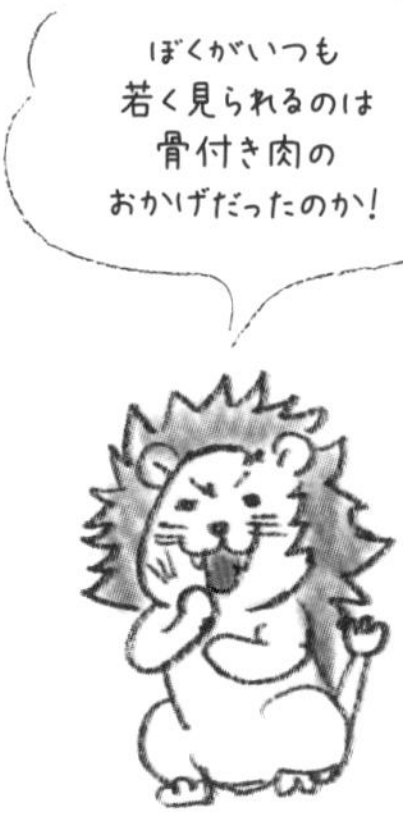
ぼくがいつも
若く見られるのは
骨付き肉の
おかげだったのか！

2月10日

【体質チェック】「気《き》滞《たい》」タイプとは？

中国医学の「気・血・水」（Ｐ４参照）のうち、活動エネルギーである「気」の流れが滞り、巡りが悪くなっているタイプです。イライラすることや心配事が増えていませんか。ストレスや疲労で気の流れが滞ると、体のさまざまなところに問題が出てきます。とくに首から上に症状が現れやすく、肩こりや頭痛、胸の息苦しさやつかえがみられます。頭はのぼせているのに下半身が冷えるということも多いようです。人によっては、ＰＭＳ（月経前症候群）がひどくなることもあります。

　チェックシートで６つ以上チェックがついたら、「気滞」タイプに当てはまるといえます。

気滞の人の特徴

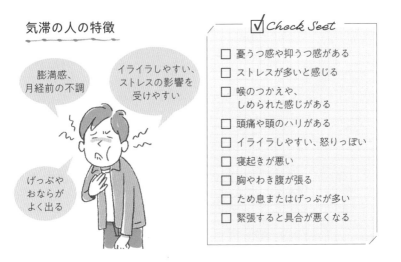

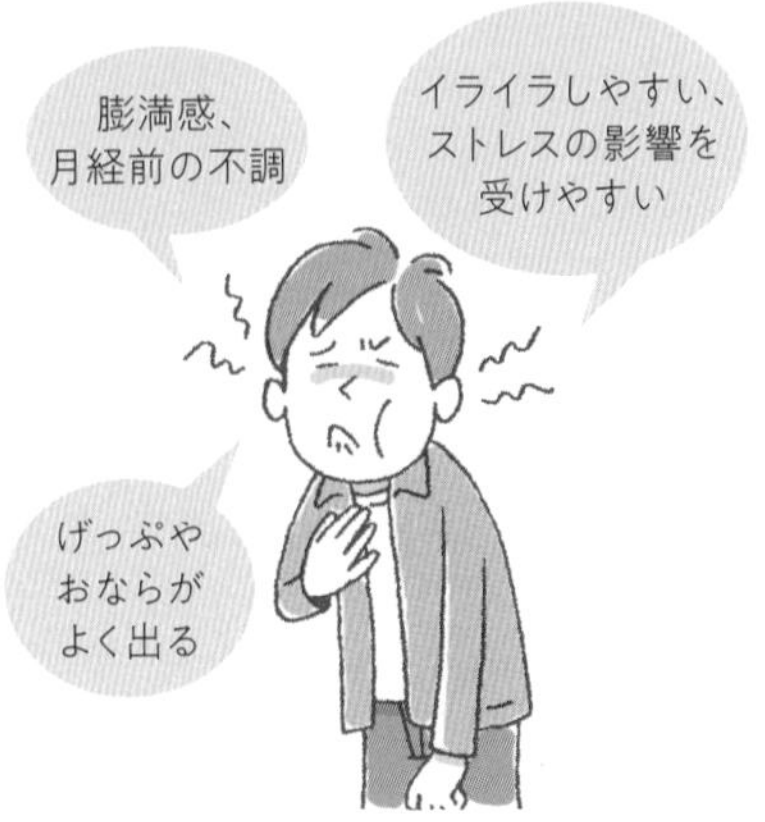
膨満感、月経前の不調
イライラしやすい、ストレスの影響を受けやすい
げっぷやおならがよく出る

Check Seet

- □ 憂うつ感や抑うつ感がある
- □ ストレスが多いと感じる
- □ 喉のつかえや、しめられた感じがある
- □ 頭痛や頭のハリがある
- □ イライラしやすい、怒りっぽい
- □ 寝起きが悪い
- □ 胸やわき腹が張る
- □ ため息またはげっぷが多い
- □ 緊張すると具合が悪くなる

2月11日

「気滞」タイプの人はこうして解決！

全身に「気」を巡らせるのは「肝」です。ストレスが強い人は、肝がうまく働いていなかったり熱をもったりすることで、気を巡らせることができなくなっています。気滞タイプの人は、ストレス対策をするのが最優先。肝を整えて、体と心のケアをしましょう。

香りの強い野菜やかんきつ系の果物は、肝の熱を取り、モヤモヤやイライラを解消する効果があります。また、酸味や苦みの成分は胃腸の働きを活発化してくれます。脂っこいものや糖分の取り過ぎには気をつけましょう。

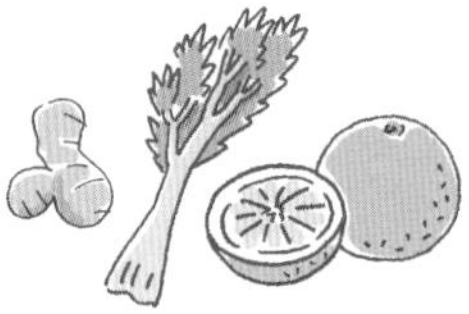

おすすめ食材

- 香りの強い野菜
  …セロリ、春菊、三つ葉、ニラ、玉ネギ、長ネギ、ショウガ、パクチー、シソ、ミョウガ
- かんきつ系の果物
  …オレンジ、グレープフルーツ、ユズ、ミカン、レモン
- ハーブや香辛料
  …フェンネル、ローズマリー、タイム、八角

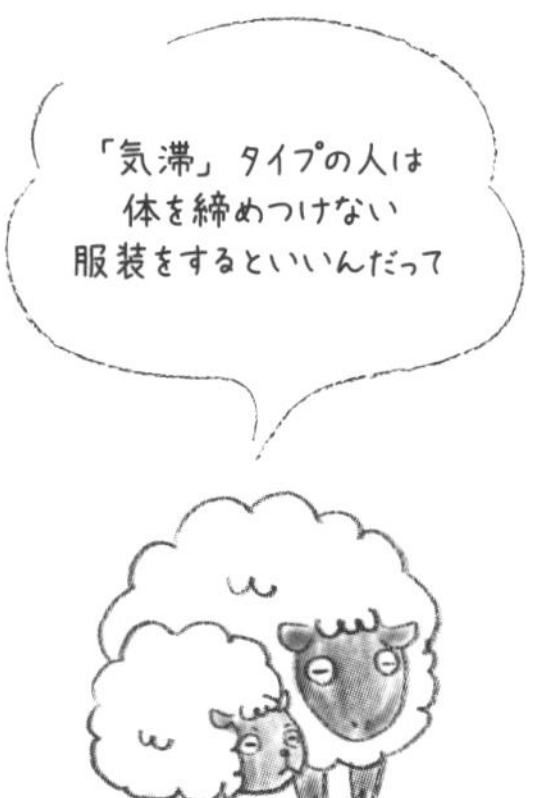
「気滞」タイプの人は
体を締めつけない
服装をするといいんだって

2月12日

旅に出て「気」を動かそう

いつも同じ場所にいると、気が停滞して、枯れてしまいます。けがれの語源は、「気枯れ（生気が枯れてひからびること）」という一説もあるくらいです。生命の本質は、動いていることです。

まだまだ寒い日が続きますが、今日は旅のプランを立ててみましょう。気を動かすことで、心も体も健康でいられますよ。

今どこに行きたい？

●期間は？

□ 気楽に日帰り
□ 1泊2日でリラックス
□ 少しのんびり2泊3日
□ 思い切って1週間くらい

●場所は？

□ 国内　（具体的に：　　　　　　）
□ 海外　（具体的に：　　　　　　）

●どんなところに惹かれる？

□ 山　□ 高原　□ 海　□ 川　□ 湖
□ 街　□ 島　□ 文化遺産　□ 自然遺産
□ 美術館　□ 博物館　□ 城　□ 遺跡
□ 水族館　□ 動物園　□ テーマパーク
□ その他　（具体的に：　　　　　　）

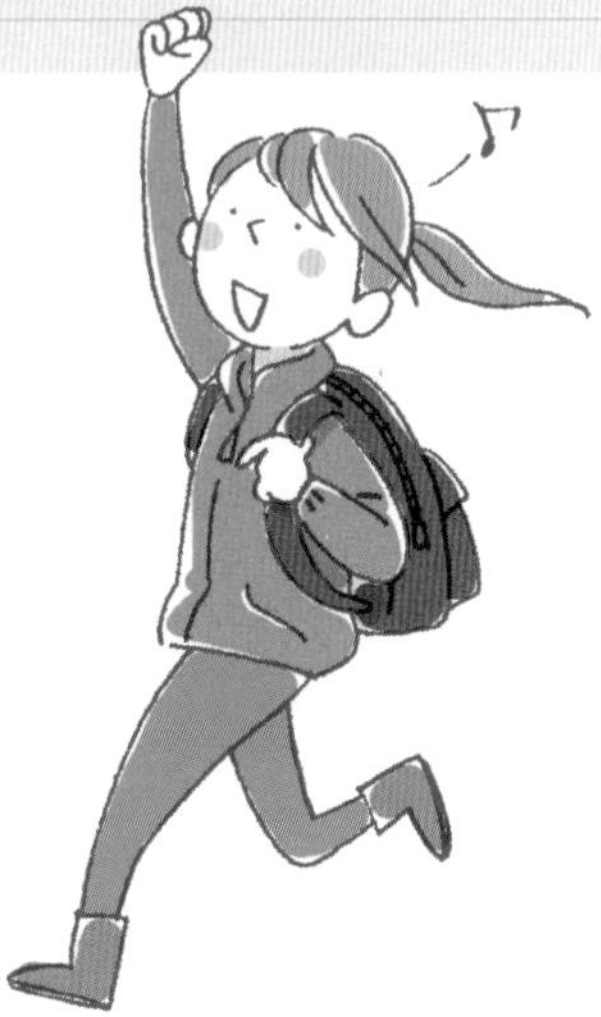

2月13日

「気」を巡らせる 五辛《ごしん》春巻き

中国の立春には、大根を食べる風習があることはP44で紹介しましたが、もうひとつ、春巻きを食べる風習もあります。辛くて抗菌効果の高い5つの食材を、小麦粉で焼いた皮に包みます。

この5つの食材は冬の間、体にためていた気のエネルギーを巡らせて、春先に起きやすい感染症を防ぎ、自律神経のバランスを整えてくれるのです。縁起もよく、おいしくて実利的な風習です。

中国の春巻き・5つの食材

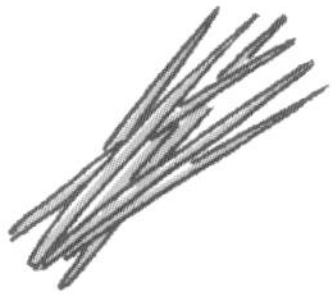

ニラ

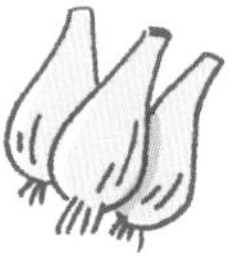

ラッキョウ

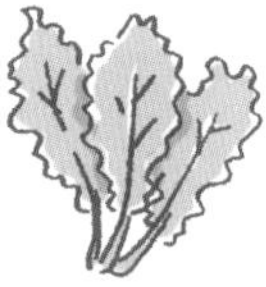

アブラナ
（またはカラシナ）

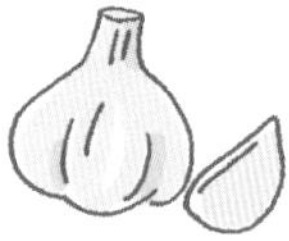

ニンニク

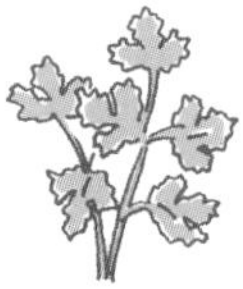

パクチー

ニラ、ラッキョウ、ニンニクに含まれる硫化アリルという成分は、強い抗菌作用！

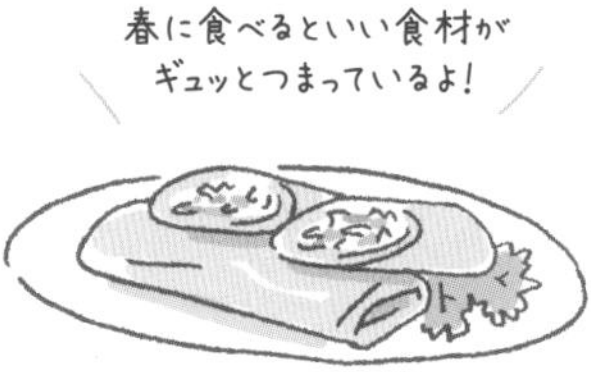
春に食べるといい食材が
ギュッとつまっているよ！

POINT

この5つの食材は「五辛盤《ごしんばん》（＝春盤）」といわれます。気の巡りを整える辛い食材です。春巻きには鶏肉を加えるととてもおいしく食べられます。

2月14日

バレンタインデー

食べてきれいになる薬膳チョコ

バレンタインデーですね。糖質の取り過ぎは体の不調につながりますが、チョコレートは食べたいという人に、ギルティーフリー（食べても罪悪感のない）のスイーツレシピを紹介します。アンチエイジング効果のあるナツメやナッツ類を組み合わせて、おいしくきれいに！

ナッツやドライフルーツは、栄養たっぷり！

薬膳トリュフ

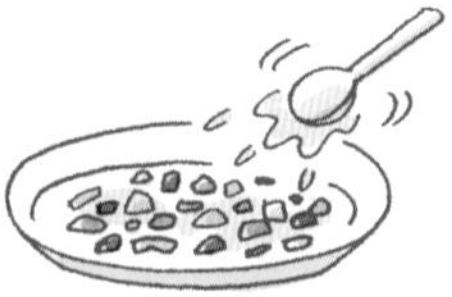

①粗く刻んだドライフルーツ（ナツメ・クコの実・アプリコット・レーズン・陳皮）に煮切り白ワインをふりかける。

②軽く炒ったクルミとアーモンド、食パンは刻む。

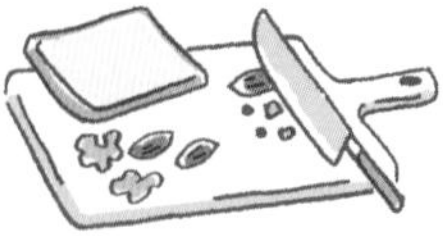

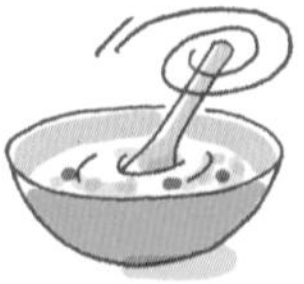

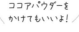

③①と②をボウルでよく混ぜ合わせる。

④③を一口大に丸めたら、湯煎で溶かしたコーティング用チョコレートをかけて、冷蔵庫で冷やし固める。

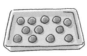

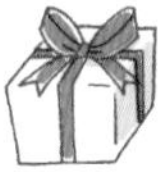

材料

ナツメ（15g）／クコの実（10g）／アプリコット（10g）／レーズン（15g）／陳皮（5g）／クルミ・アーモンド（各5g）／食パン（15g）／煮切り白ワイン（20cc）（またはブドウジュース・25cc）／コーティング用チョコレート（60g）／ココアパウダー（適宜）

2月15日

キムチで生きた乳酸菌を

　キムチは優秀な発酵食品です。ヨーグルトなどに含まれる動物性の乳酸菌に対し、キムチの植物性の乳酸菌は胃酸に強く、生きたまま腸に届きやすいといわれています。

　また、キムチの辛み成分であるカプサイシンには代謝を上げる効果と脂肪を分解する役割があります。辛いものを食べると体がぽかぽかしてくるのは、代謝が上がっている証拠です。

　ひとつ気をつけたいことは、市販のキムチには実際に発酵させず、発酵調味液を使ってつくったものがあります。発酵されているキムチかどうかは表示を確認して買いましょう。

一言レシピ

蒸し鶏のキムチあえ&キムチ温やっこ

蒸し鶏のキムチあえは、塩をまぶして蒸した鶏胸肉をほぐして、キムチとあえるだけ！
キムチ温やっこは、電子レンジで豆腐を温めてキムチをのせ、ネギとごま油をかけるだけでできあがり。ピリ辛で食べ応えのある前菜やおつまみに変身。

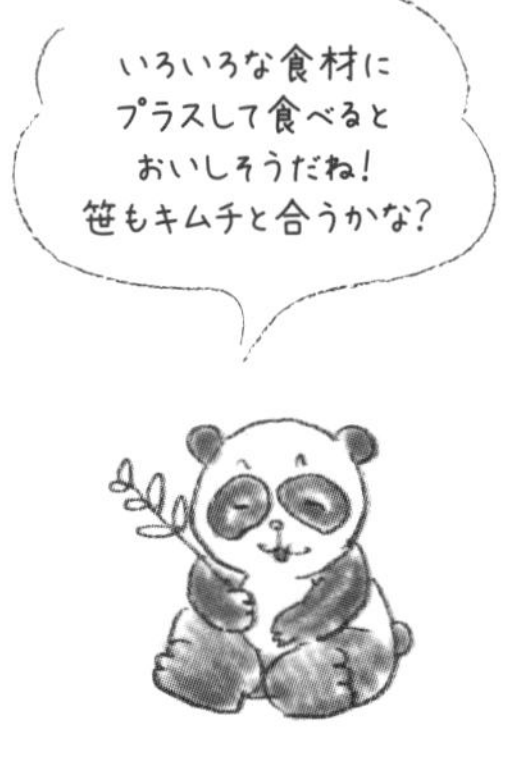
いろいろな食材に
プラスして食べると
おいしそうだね！
笹もキムチと合うかな？

2月16日

寒天でデトックス

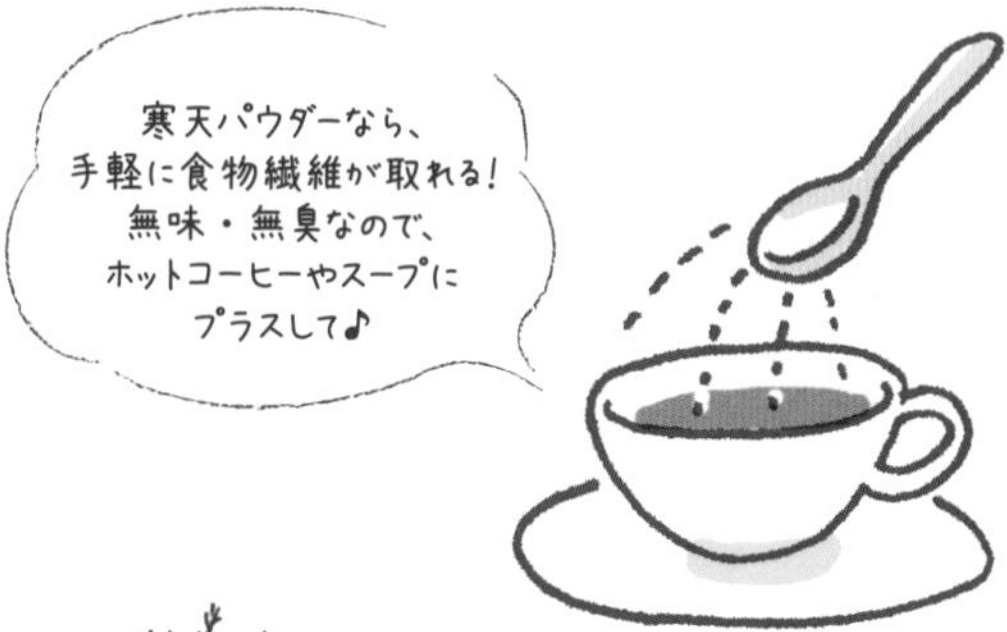
寒天パウダーなら、
手軽に食物繊維が取れる！
無味・無臭なので、
ホットコーヒーやスープに
プラスして♪

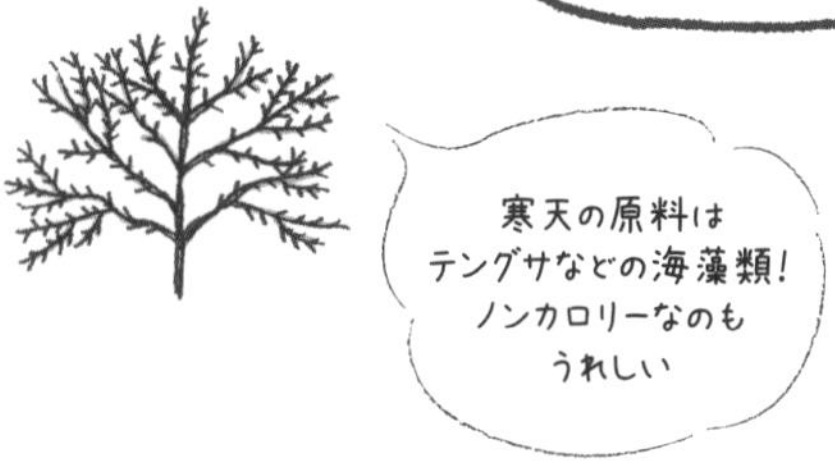
寒天の原料は
テングサなどの海藻類！
ノンカロリーなのも
うれしい

寒い冬の間はこってりした食事が多くなるため、「痰飲」（P268参照）という老廃物が体にたまりやすくなります。本格的な春を迎える前にデトックスを。寒天は食物繊維が豊富で、便秘解消や血糖値の上昇を抑える効果があります。胃の中で食物繊維が膨らむので食べ過ぎ防止にも効果が。また、コレステロール値や血圧も下げてくれる健康食材です。

寒天の食物繊維

食物繊維には、水溶性と不溶性の２種類がありますが、寒天は両方の特徴を持っています。

◆水溶性の食物繊維

・腸内で糖や脂肪の吸収を遅らせる動きがある。
・水に溶けてゲル状になり、便をやわらかくする。
・善玉菌の餌になりやすい。

◆不溶性の食物繊維

・水に溶けないので、便のかさが増えて腸の動きが活発化される。

※腸の動きが活発になると基礎代謝も上がり、太りにくい体質になります。

2月17日

酒粕みそで善玉菌を増やす

中国医学でも胃腸の働きを整えることは、健康な体づくりの基本。腸内の善玉菌を増やすと免疫系が活性化されるので、発酵食品を積極的に取りましょう。なかでも酒粕は優秀な発酵食品です。自宅でぬか漬けをつくりたいけれど、ぬか床を育てる自信はないという人におすすめしたいのが、酒粕みそでつくる漬け物。酒粕みその素をつくって保存しておけば、手軽に毎日の食事に取り入れられます。

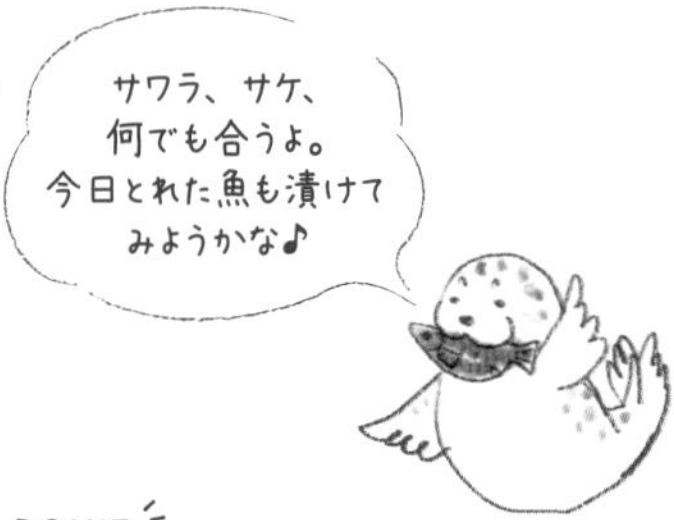
サワラ、サケ、
何でも合うよ。
今日とれた魚も漬けて
みようかな♪

POINT

酒粕みそができたら、小分けにしてビニール袋で魚を漬けましょう（漬けてから冷蔵で2～3日、冷凍で約1カ月保存可能）。鶏胸肉、山芋、卵黄などを漬けるのもおすすめです。

一言レシピ

酒粕みその素

ボウルにソフトタイプの酒粕（250g）、みりん（200cc）、酒（200cc）を入れて室温で1時間おく。泡だて器（もしくは、ミキサー）で撹拌させる。白みそ（500g）を加え、なめらかになるように混ぜ合わせる。

※大きな密閉容器に入れ、冷蔵庫で約1年間保存可能。

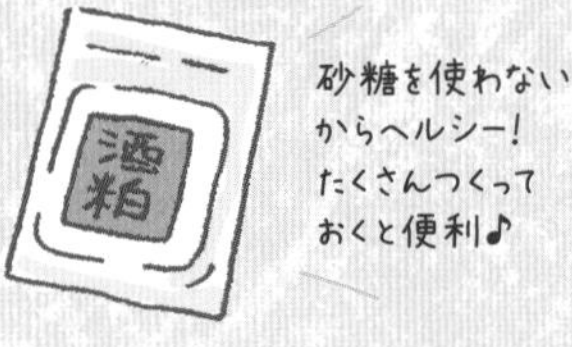
酒粕
砂糖を使わない
からヘルシー！
たくさんつくって
おくと便利♪

2月18日

風邪の後期には薬味たっぷりのおかゆを

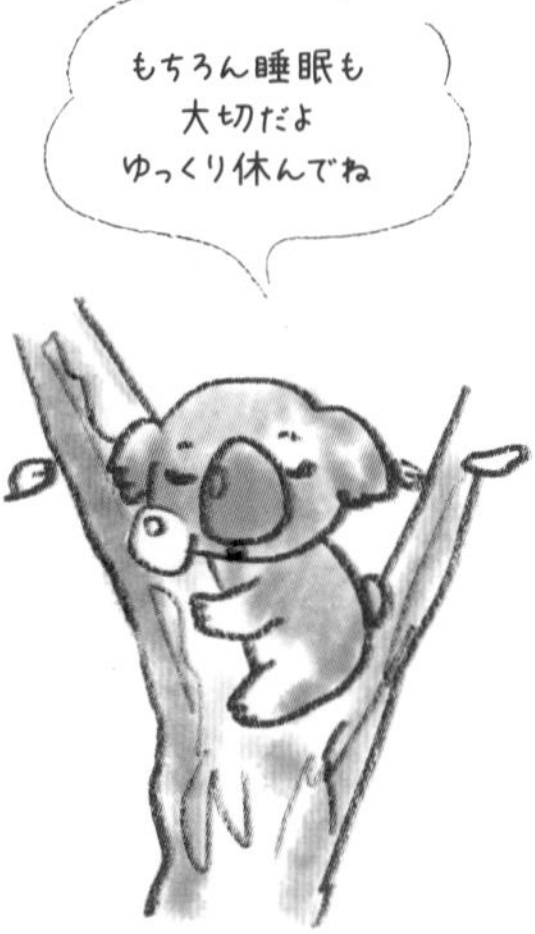

風邪の後期や胃腸炎は、邪気が消化器まで入った状態と考えます。消化器に負担をかけないよう、食欲がなければ無理に食べずに休むことも大切です。

おなかがすいたと感じたら、大根やニラを入れたおかゆを食べましょう。シソ、ミョウガ、パクチー、ショウガ、山椒などの薬味やハーブをお粥にプラスしてたっぷりとると効果的です。果物なら、モモやかんきつ類がよいでしょう。かんきつ類の皮もおすすめです。消化に負担のかかる牛乳や卵などのたんぱく質は控えてください。漢方なら、柴胡桂枝湯や半夏瀉心湯が効果的です。

風邪の後期の症状

寒さと熱さが交互に来る、胸下の張りや痛み、吐き気、嘔吐、下痢、めまい、舌苔が黄色い

2月19日
雨水《うすい》

「厲兌《れいだ》」へのお灸で花粉症もスッキリ

厲兌
足の人差し指の外側の爪の生えぎわにあり、押すと痛みがある部分。

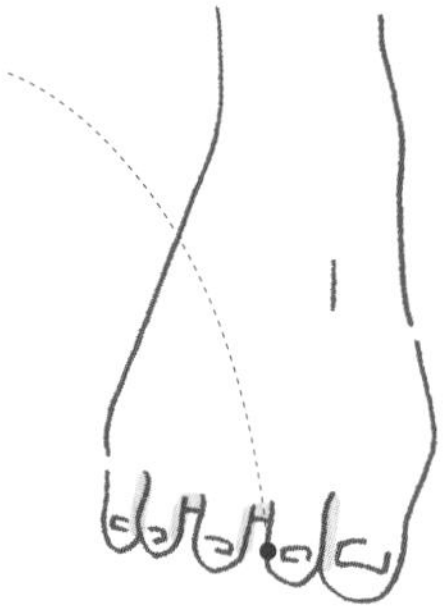

日本人の4人に1人が症状を訴える花粉症。同じ環境にいても花粉症になる人とならない人がいるのは、体質だけでなく体とこころの状態によります。
花粉症ともっとも関係が深いのは消化器系の「脾」と呼吸器系の「肺」です。たとえば、怒ったり思い悩んだりすることが多くなると、消化機能が低下し、「水《すい》」（P4参照）の巡りに乱れが生じます。鼻も目も粘膜でおおわれているので、水の巡りに乱れが起きて、鼻水、目のかゆみなどの症状が起きるのです。消火器系を整えて、水の巡りを改善する「厲兌」へのお灸がおすすめです。

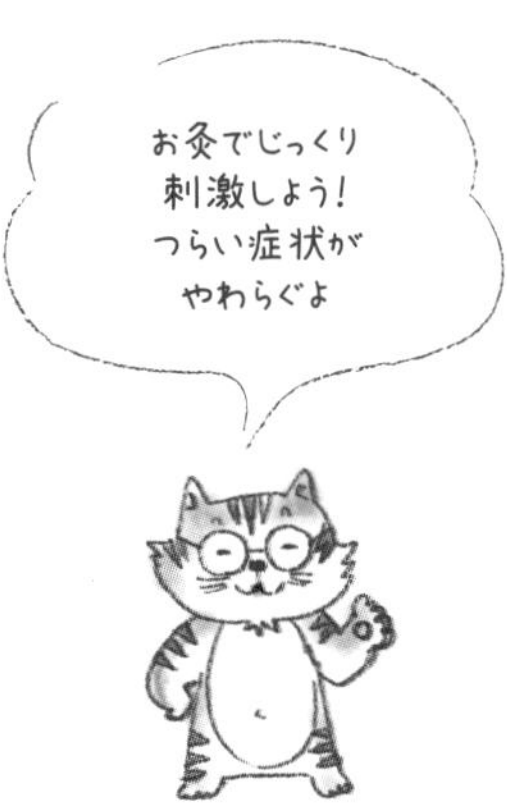
お灸でじっくり
刺激しよう！
つらい症状が
やわらぐよ

2月20日

ストレス解消にはパクチーが効く

パクチーは、シャンツァイ、コリアンダーとも呼ばれ、独特な強い香りのあるハーブですが、この香りが気を巡らせて、体を温めてくれます。冷えによって弱った胃の働きを高めて消化促進し、食欲増進や食後のおなかの張りを解消。また、ストレスがあるときなどに食べると、気分がスッキリしますよ。

カロテンやビタミンCなど抗酸化作用のある成分を豊富に含むので、アンチエイジングにもおすすめ。

魚介を合わせて滋養強壮

パクチーとシーフードのパスタ

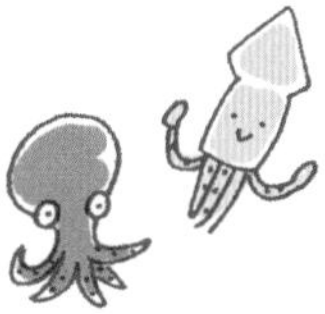

①シーフードミックスは解凍し、塩(分量外)をまぶす。鍋でパスタをゆでる。

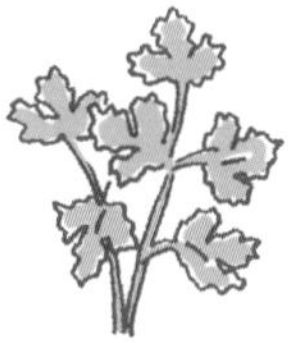

②フライパンにオリーブオイルをしき、みじん切りにしたニンニクとパクチーの根、豆板醤を加えて弱火にかける。

③シーフードミックスを加えて強火で炒め、酒とパスタのゆで汁を加えてふたをする。ナムプラー、オイスターソースを加えて混ぜ、ゆでたパスタとせん切りにしたミカンの皮を入れてよく混ぜ合わせる。塩で味を調えて皿に盛る。

④ザク切りにしたパクチーの葉、砕いたピーナッツをのせる。

材料

冷凍シーフードミックス(80g)/パスタ(100g)/オリーブオイル(大さじ2)/ニンニク(1/2かけ)/パクチー(1株分)/豆板醤(小さじ1/2)/酒(大さじ1)/パスタのゆで汁(大さじ2)/ナムプラー(小さじ2)/オイスターソース(小さじ1)/ミカンの皮(適宜)/ピーナッツ(5~6粒分)

2月21日 春に向けて早めに体を動かす

寒い冬は、あまり体を動かさないで過ごしている人も多いことでしょう。立春を過ぎたら、体はもう春に向かっています。体のこわばりを取り、「気」を巡らせることで、自律神経失調症や肩こりなど、春に起こりやすい不調を防ぐことができます。

暦の上では春だといっても外の気温はまだまだ低い時期ですので、帽子をかぶったり、マフラーをするなど、頭と首を温かくして出かけてくださいね。ハードな運動ではなく、軽いウォーキングからはじめてみるのがおすすめです。

ウォーキングのポイント

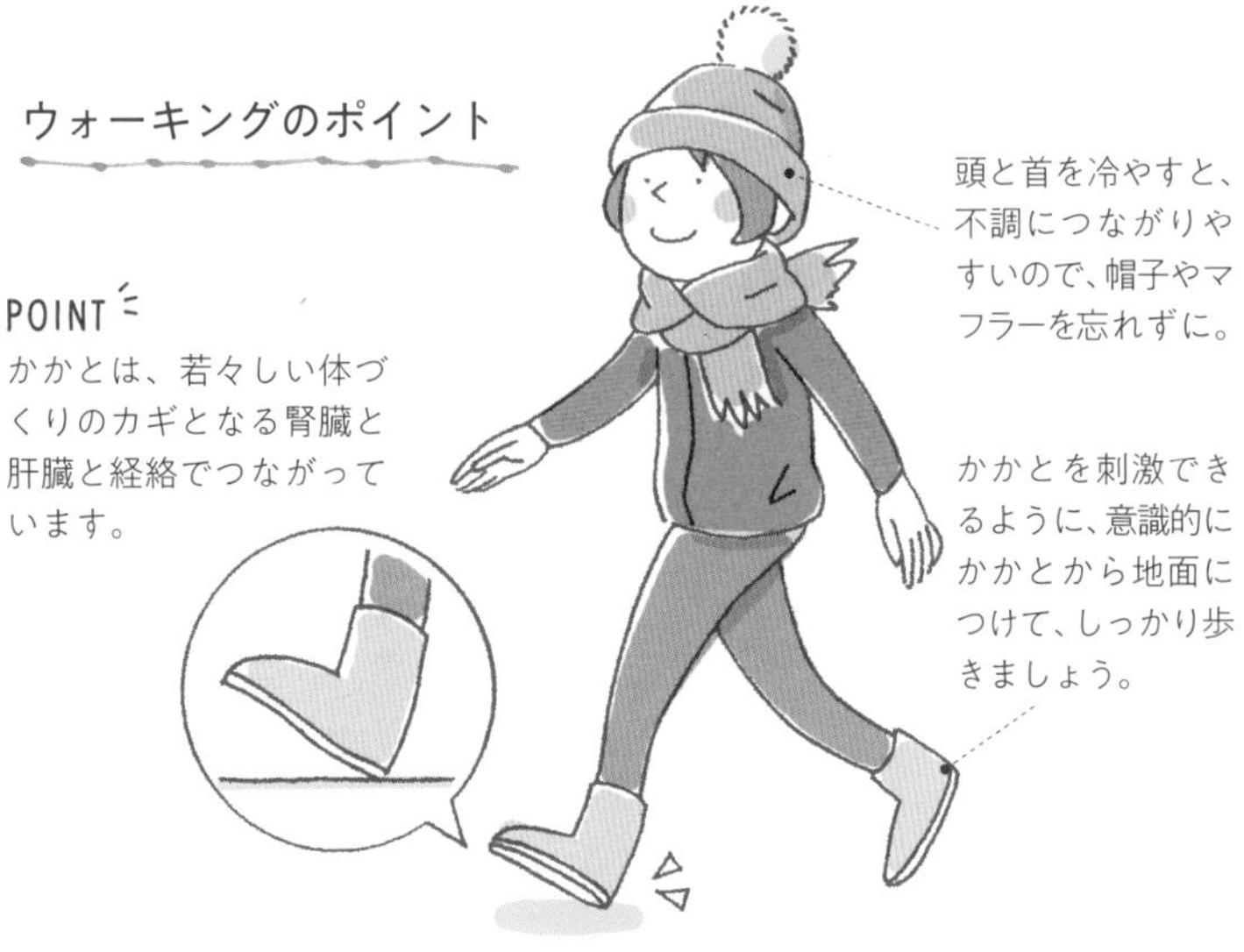

頭と首を冷やすと、不調につながりやすいので、帽子やマフラーを忘れずに。
かかとを刺激できるように、意識的にかかとから地面につけて、しっかり歩きましょう。
POINT
かかとは、若々しい体づくりのカギとなる腎臓と肝臓と経絡でつながっています。

2月22日

ニラの力で冷えと疲れ知らず

ニラは、冷えの改善や疲労回復に効果的な野菜です。若々しい体をキープする臓器である「腎」の働き（P18参照）を高めて体を温める「陽気」を補ってくれるので、寒い時期には積極的に取るとよいでしょう。ただし、胃腸が弱っているときには、胸やけの原因になるので気をつけてくださいね。

香りの成分は硫化アリルで、血液をサラサラにする効果があります。血栓・動脈硬化・狭心症の予防につながります。

スタミナアップ！
ニラしょうゆ

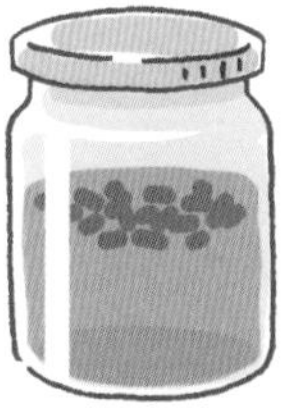

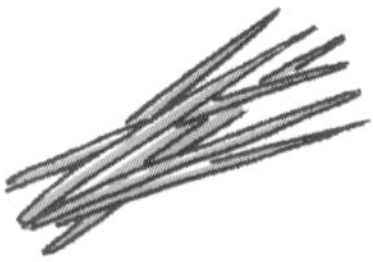

①小口切りにしたニラ（1束・100g）をボウルに入れ、しょうゆ（大さじ1と1/2）と酢（大さじ1）を合わせる。

②フライパンにごま油（大さじ2）と豆板醤（小さじ2）を入れて、弱火で熱し、香ばしい香りがしたら火を止める。

③①を加えて混ぜ合わせる。

※冷ましたあとに密閉した瓶に入れて1週間保存可能。

ニラしょうゆ活用法

あえそばに

ゆでた麺をさっと湯切りし、ごま油・ごま・ニラしょうゆをかけてあえる。

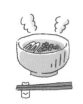

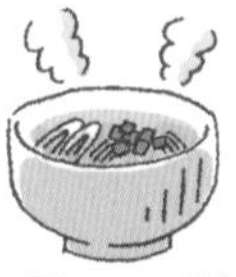

豆腐にのせて

冷ややっこでも温豆腐でも、どちらにのせてもおいしい。

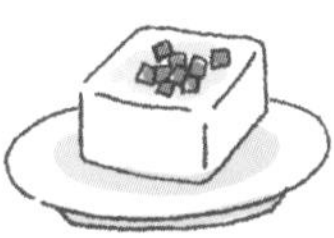

2月23日

相手をほめると「気」の流れもよくなる

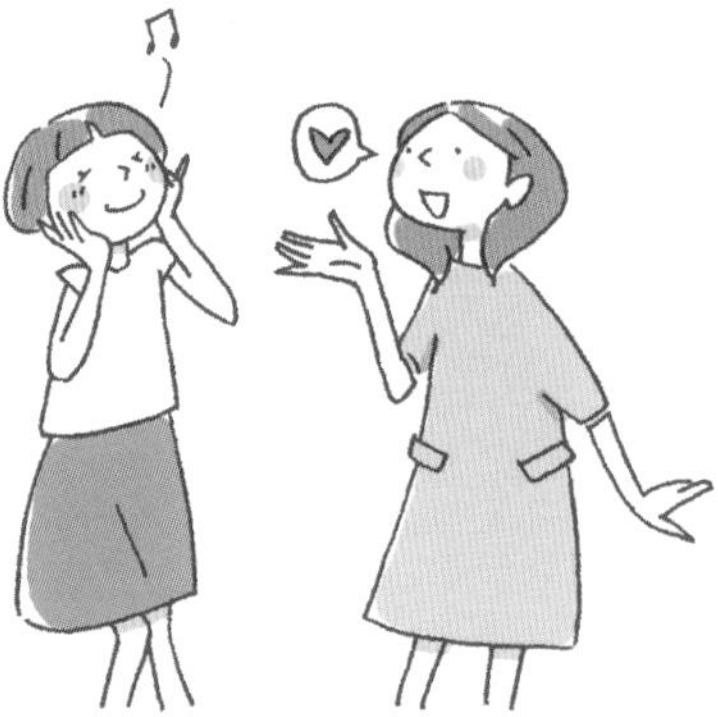

まわりのよいところに、目を向けられていますか。まじめで物事にきちんと取り組む人ほど、向上意欲が強いので、自分に対しても相手に対しても、減点方式で考えがち。できたことをほめるよりも、まだできていないことにダメ出ししてしまいます。

自分に対してもまわりの人に対しても、いいところを見つけて、ほめる練習をしてみませんか。「ほめる」と決めると、不思議といいところが見つかります。たとえば、「その色の服、似合いますね」「上手ですね」「お話すると元気がでます」など、ささいなことでかまいません。ほめることが照れくさいような間柄の人なら「いつもありがとう」と感謝を伝えてみるだけでもいいですよ。

言葉にはエネルギーがあります。ほめることで送るほうも送られたほうも、エネルギーの流れがよくなります。相手がうれしそうにしているのを見ることで、自分も幸せな気持ちになり、相手との関係も、明るく、軽く、スムーズになりますよ。

2月24日

「気血」の流れをよくするツボと経絡

生命エネルギーである「気血」の流れをよくする3つのツボを紹介します。おへその位置にある「神《しん》闕《けつ》」、気血が集まる「関元《かんげん》（＝丹田（P65参照））」、おへその真後ろの位置にある「命門《めいもん》」です。

へそヨガでは、この3つのツボを意識して体を鍛えます。そうすることで全身に気血を巡らせることができ、体の不調が内側から改善されるからです。

また、気血の通り道は経絡《けいらく》といわれ、体表と内臓をつなぎ、全身に網目のように張り巡らされています。経絡は全部で14本ありますが、体の前面の真ん中にある「任脈《にんみゃく》」と、体の背面の真ん中にある「督《とく》脈《みゃく》」がとくに大切な経絡です（P348参照）。

3つのツボと経絡

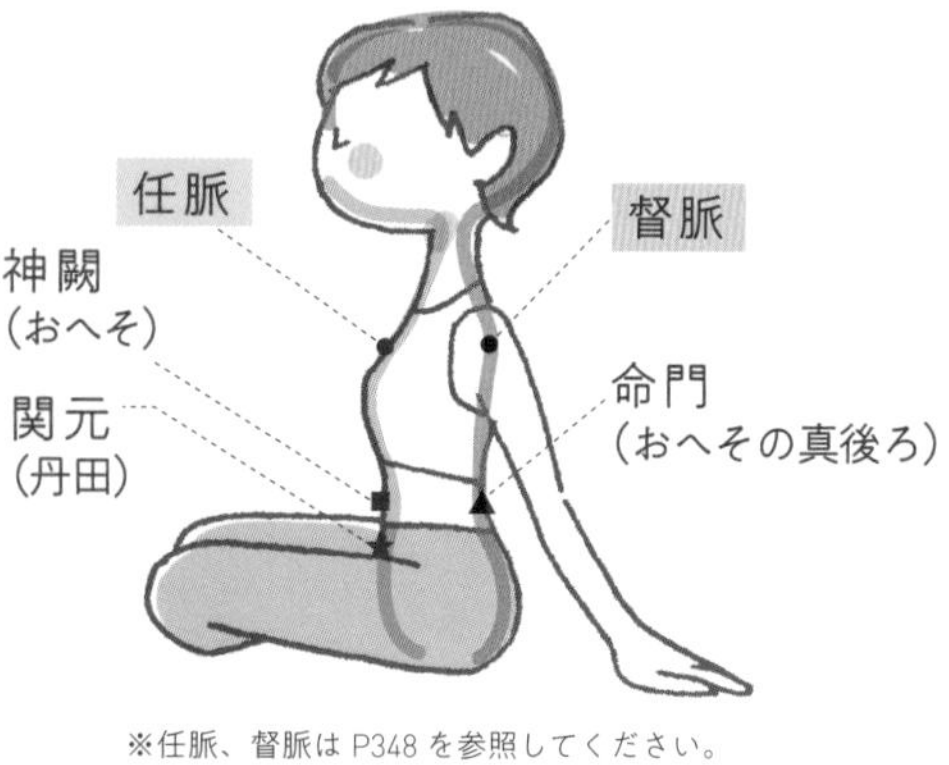

※任脈、督脈はP348を参照してください。

POINT

気血の流れをよくするには、ツボを刺激することと、経絡を整えることが効果的です。ゆがみや緊張は気血の流れを邪魔してしまうので、姿勢を整え、深い呼吸でリラックスすることが大切です。

2月25日

「丹田《たんでん》」を意識すると心身が落ち着く

おへそから5センチほど下に「丹田」というツボがあります。気血の流れをよくするツボとしてすでに紹介しましたが（P64参照）、これは日本人にとって体の重心となる場所。和装では腰紐で締める場所ですが、洋服を着る現代人には、意識しにくい部分といえます。日常でなるべく丹田を意識するクセをつけると、どっしりと心が落ち着いて、眠りや呼吸も深くなり、ストレスを軽減できますよ。

欧米人にとって体の中心は心臓で、丹田よりも上にあります。それを日本人が真似すると、「気」が体の上部に行きやすくなり、ほてりやのぼせ、イライラ感の原因になるのです。

丹田を意識するコツ

歩くときや呼吸するときに、手を置いてみましょう。また、かぶれにくいテープで5円玉を貼れば、丹田を意識しやすくなります。

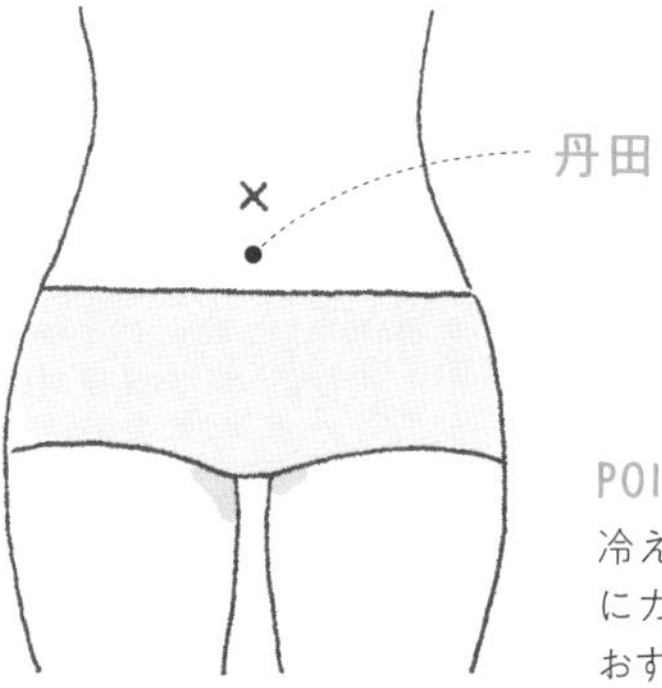

POINT
冷え性の人は、丹田にカイロを貼るのがおすすめです。

2月26日

小さな〝好き〟を集めて気持ちいい毎日に

自分がやりたいことが見つからない、毎日が楽しくないと感じたときには、小さな〝好き〟を選択することをおすすめします。

たとえば、いつもの電車の中で気分の上がる音楽を選んで聴くと、ちょっとウキウキしてきます。服装は、着回しがきくとか、合わせやすいとかではなく、色や形、気分に合わせたものを。ランチにはステキなお弁当箱、料理をするときには、調味料は少し高くてもおいしそうと感じたものを小瓶で買って使うなど、少しずついいなと感じるものを選び集めていきましょう。楽しい気持ちになり、自分の〝好き〟を見つける感覚が戻ってきます。

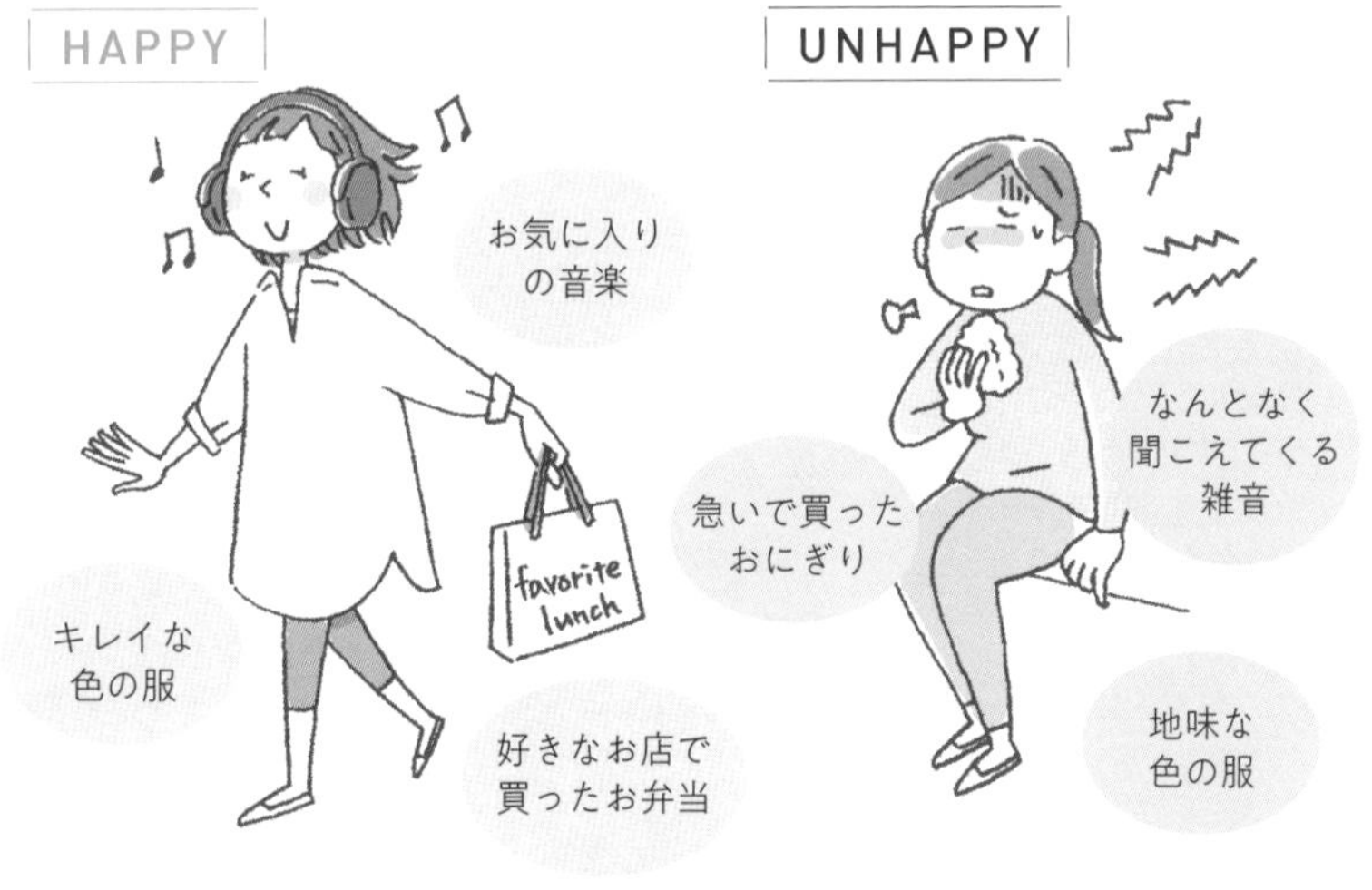

HAPPY
お気に入りの音楽
favorite lunch
キレイな色の服
好きなお店で買ったお弁当
UNHAPPY
なんとなく聞こえてくる雑音
急いで買ったおにぎり
地味な色の服

2月27日

「気血」を巡らせるへそ呼吸

各ページで紹介しているへそヨガのポーズ（P89、118、154、177、211、237、265、277、306、337、367参照）をとるときの基本の呼吸です。P64の3つのツボに意識を集中して呼吸をくり返すと、体の感覚が目覚めます。この呼吸法を毎日行うだけでも気血が巡りやすくなりますよ。

へそ呼吸の仕方

※■は神闕、★は関元（丹田）、▲は命門の位置です。

1

背骨を真っすぐに立てて、片手をおへそ、もう片手をおへその真後ろに当てて、鼻から息を吸う。

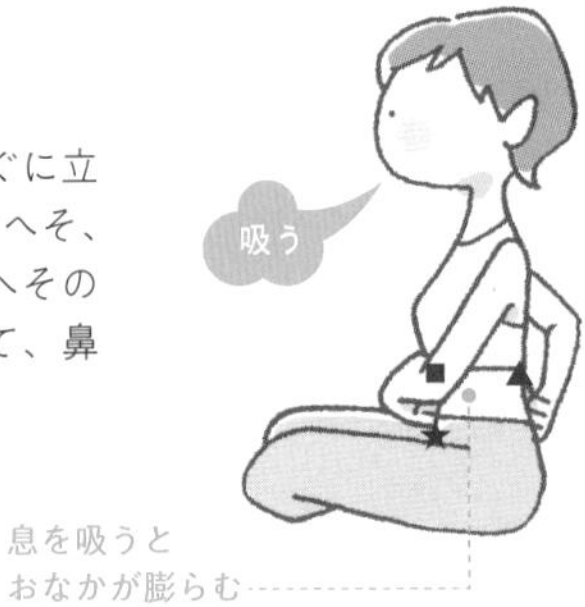
吸う
息を吸うと
おなかが膨らむ

2

鼻から息を細く長く吐きながらおへその真後ろを引くようにして、背骨を丸くする。

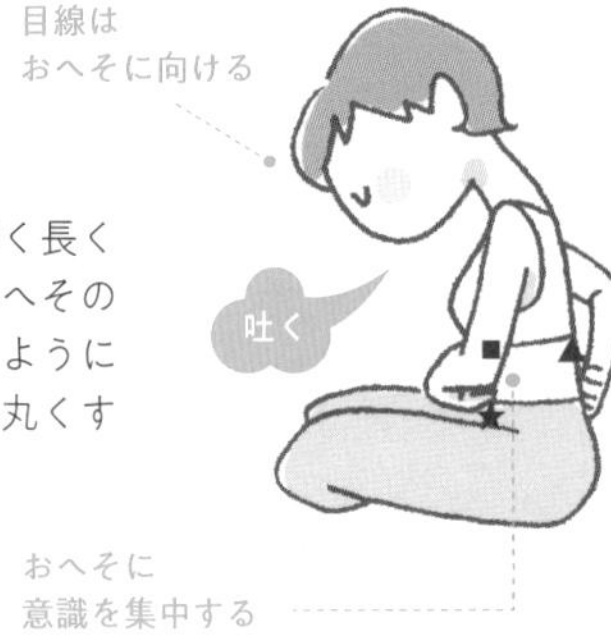
目線は
おへそに向ける
吐く
おへそに
意識を集中する

3

鼻から息を吸いながら、背骨を元の位置に戻す。これを3回ほどくり返す。最後に片手を丹田に移動させて腰を伸ばしたまま、呼吸を3～5回くり返す。

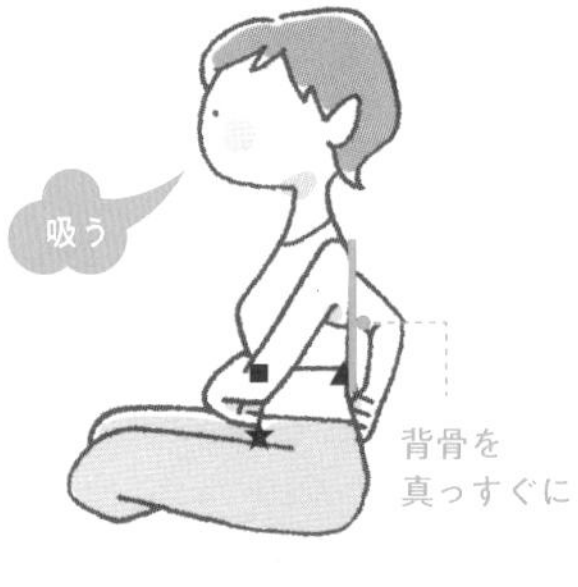
吸う
背骨を
真っすぐに

2月28日

かんきつ系の果物で「気」を巡らせる

かんきつ系の果物は、気を巡りをよくしてくれる食べ物。モヤモヤやイライラを解消して、リフレッシュできますよ。酸味や苦みの成分は、消化液を出させるので、胃の働きを活発に。胃もたれや食欲不振におすすめです。

ミカンの皮は、陳皮という漢方です。さわやかな香りとほのかな苦みがあり、胃腸と肺の気の巡りをよくしてくれます。ミカンに限らず、オレンジ、ユズ、グレープフルーツ、キンカンなどの皮も、体のエネルギーの巡りをよくしてくれます。

春を迎える準備として、かんきつ類を意識的に取り、不調を予防しましょう。

かんきつ系の果物の薬効

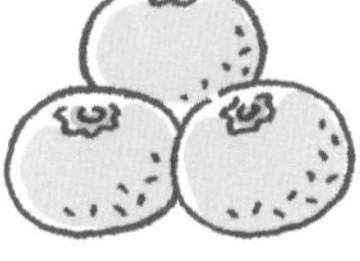

ミカン

果実には、疲労回復や風邪の予防、美肌、抗がん作用が。白い筋の部分は毛細血管を丈夫にしてくれます。

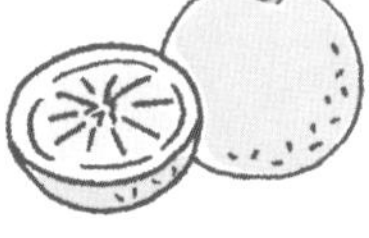

グレープフルーツ

胃もたれや消化不良を改善します。アルコールの分解を促進するので、酔い覚ましや二日酔いにも効果的。

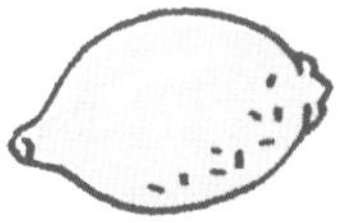

レモン

体を潤して、喉の渇きを癒します。咳やめまい、吐き気などを解消します。美肌や風邪予防も期待できます。

COLUMN 01

もっと知りたい 五性とは？

中国医学では、食材や生薬を5つの性質（五性）によって、「熱」「温」「平」「涼」「寒」に分類しています。夏季や体に熱がこもっているときは「涼」「寒」の食材を、冬季や体が冷えているときは「熱」「温」の食材を取るようにします。

五性	働き	食材
熱 体を強く温める性質	気血の巡りをよくして冷えを改善し、胃腸を温めて疲労回復に役立つ。のぼせやすい人や体に熱がこもりやすい人は取り過ぎに注意。	ニンニク、トウガラシ、コショウ、山椒など
温 体を温める性質	冷えを改善。新陳代謝を促進し、疲労を回復する。のぼせやすい人や体に熱がこもりやすい人は取り過ぎに注意。	ショウガ、ニラ、モモ、クルミ、シソ、エビ、鶏肉、羊肉など
平 体を温めたり冷やしたりしない性質	偏った影響がないので、どんな体質の人がどんな季節に食べても安全。他の性質の食材と組み合わせやすく、消化しやすい。	米、大豆、白菜、山芋、リンゴ、卵など
涼 体を冷やす性質	微熱やほてりやのぼせの改善に適している。鎮静、消炎、解毒作用があり、体を潤す作用がある。冷えがある人は取り過ぎに注意。	セロリ、大根、ナス、レタス、梨、ワカメ、小麦など
寒 体を強く冷やす性質	夏の体温調整に最適。発熱や喉の渇きを改善。解毒作用がある。体に潤いを与え、便秘を解消。冷えがある人は取り過ぎに注意。	キュウリ、モヤシ、バナナ、アサリ、シジミなど

3月1日

春は「五行論」では「木」の性質

中国には、自然界の万物や現象は、「木」「火」「土」「金」「水」の5つの要素で構成されているとする「五行論」という考え方があります（P5参照）。P6の五行色体表のとおり、五行は五臓、季節、味覚（P98参照）、感情（P88参照）などにも関係していて、春は「木」に象徴されます。

木は草木が芽を出し、万物が生まれる様子を表します。つまり、春は冬の間にため込んでいたエネルギーを外へと出していく、エネルギーに満ちあふれた季節なのです。そのぶん、エネルギーが体の上部（顔や頭など）に向かいやすく、イライラ感や頭痛などの原因になることを覚えておきましょう。

五行論の図

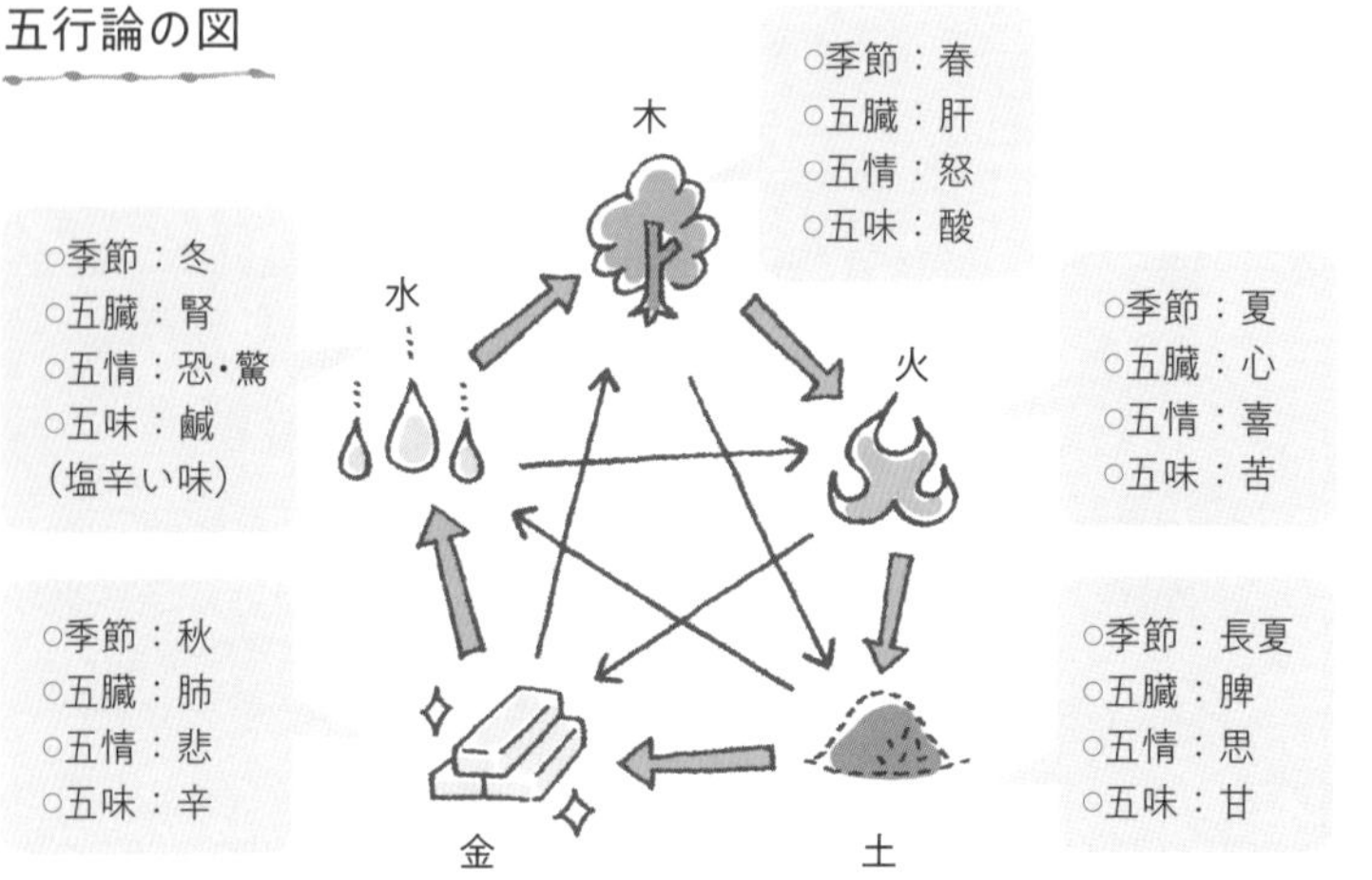

木
○季節：春
○五臓：肝
○五情：怒
○五味：酸
火
○季節：夏
○五臓：心
○五情：喜
○五味：苦
土
○季節：長夏
○五臓：脾
○五情：思
○五味：甘
金
○季節：秋
○五臓：肺
○五情：悲
○五味：辛
水
○季節：冬
○五臓：腎
○五情：恐・驚
○五味：鹹
（塩辛い味）

3月2日 春は「肝」とのかかわりが深い季節

春は五臓のうち「肝」と関係の深い季節です。肝は春になると、冬に寒さで縮こまっていた体を解放させ、全身に「気」のエネルギーを巡らせようとします。

また肝は体に栄養と潤いを与える「血」をためておく働きもあります。春は肝に負担がかかる季節。「肝の気」の巡りが偏ったり、「肝の血」が足りなくなると、さまざまな不調が起きます。心地よい春を迎えるためには肝をいたわりましょう。

肝の働き

肝は血の貯蔵を行って気の巡りをコントロールし、新陳代謝や情緒の安定をうながす臓器です。

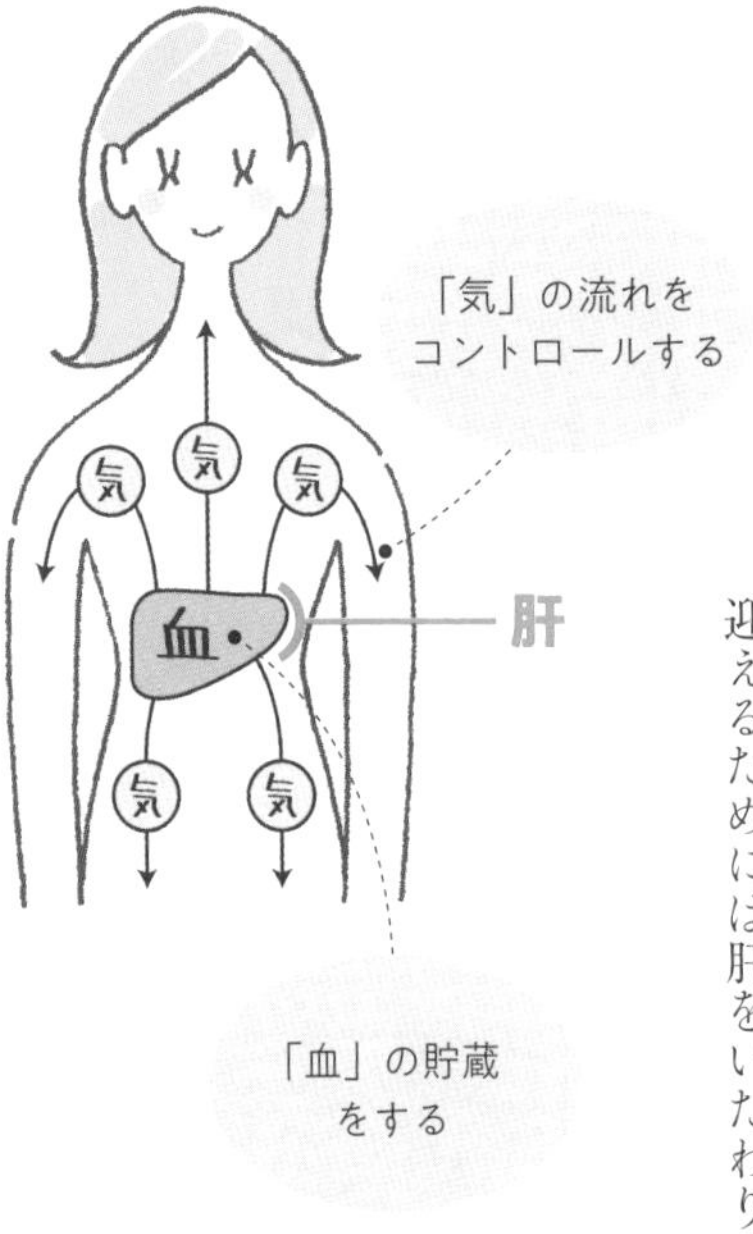

POINT

気の巡りをよくする食材（P51参照）や、血をチャージする食材（P81参照）の赤い色の食材を積極的に取りましょう。

3月3日 ひなまつり

ハマグリのお吸い物で「肝」の血をチャージ

今日は桃の節句。ちらし寿司や桜もち、ひなあられと一緒にハマグリのお吸い物をつくってみるのはいかがですか。ハマグリは二枚貝で、対の貝殻がピタッと合うことから、昔から夫婦の仲のよさを表し、女性の幸せを象徴する縁起物とされていました。

ハマグリは、薬膳的にも春にぴったりの食材です。春は「肝」がアンバランスになりがちです（P13参照）。肝の血をチャージする働きを持つのがハマグリなどの貝です。鉄分やビタミンB12を多く含んでいるので、貧血予防にも効果的。女性にうれしい食材なのです。

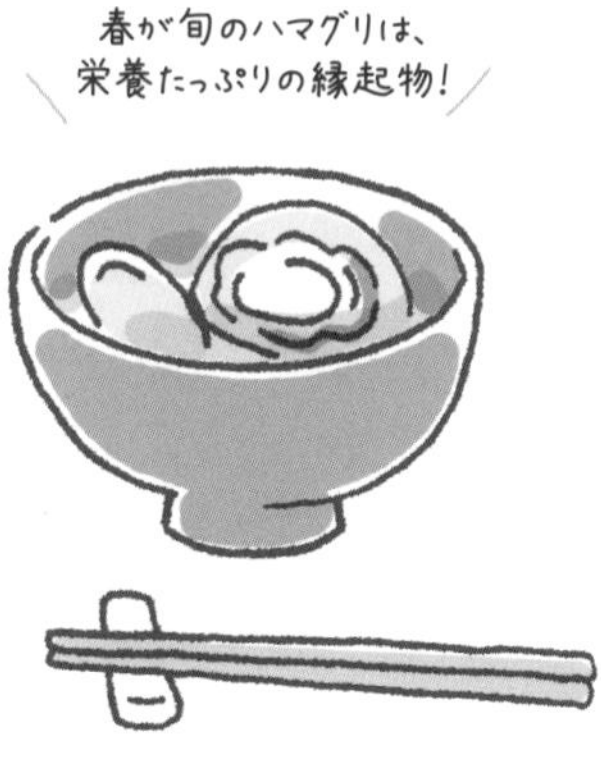
春が旬のハマグリは、
栄養たっぷりの縁起物！

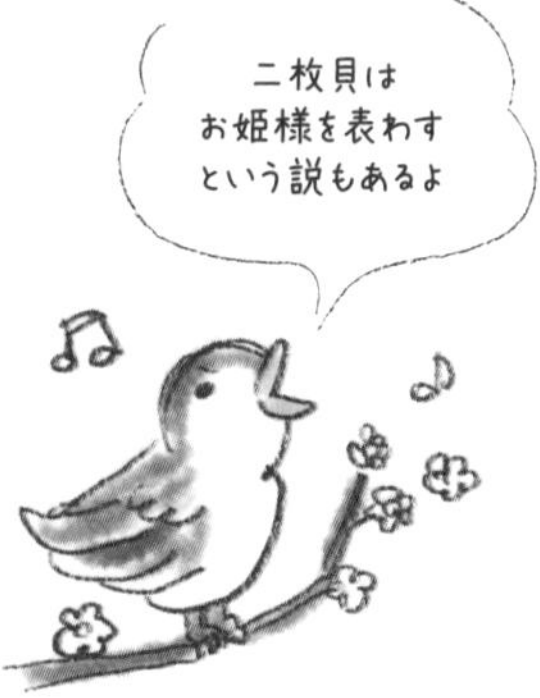
二枚貝は
お姫様を表わす
という説もあるよ

3月4日 自律神経は「肝」で整える

冷え、のぼせ、偏頭痛、眠りが浅い、顔面神経痛など……。春に出やすい症状は、「肝」の働きが乱れ、「気」の巡りをコントロールしきれずに自律神経の乱れが起こっていると考えられています。

自律神経には2種類あります。活動している日中に働く交感神経と、リラックスしているときや夜間に働く副交感神経です。この2つがバランスを取ることで健康を維持しています。しかし、気の巡りが乱れるとこのバランスが崩れ、体を活動的にする交感神経ばかりが働き、体をリラックスさせることができなくなります。これが春の不調の原因なのです。

自律神経のしくみ

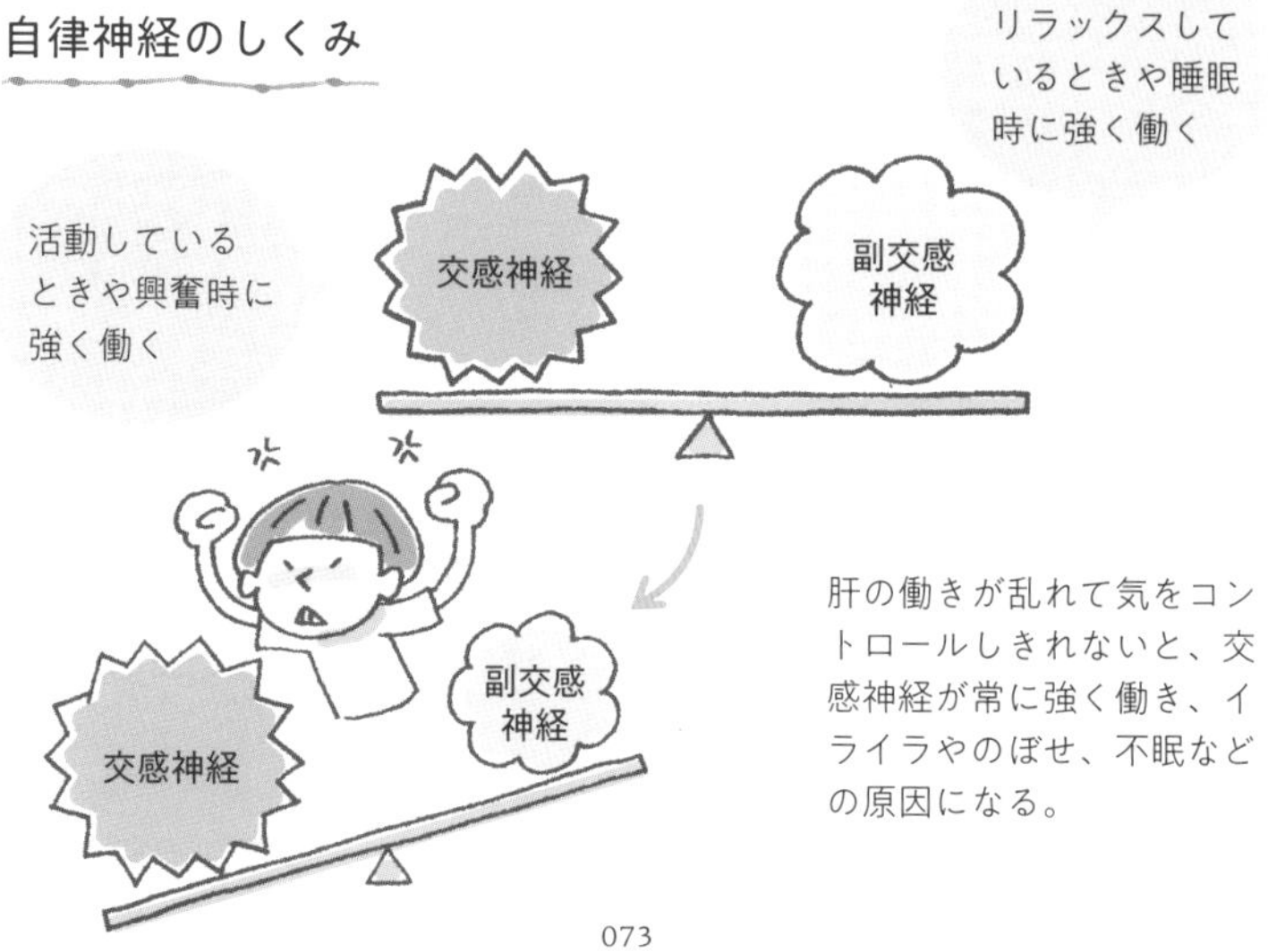
活動しているときや興奮時に強く働く
交感神経
副交感神経
リラックスしているときや睡眠時に強く働く
副交感神経
交感神経
肝の働きが乱れて気をコントロールしきれないと、交感神経が常に強く働き、イライラやのぼせ、不眠などの原因になる。

3月5日

山菜を食べたいのは体が欲しているから

「山菜が食べたいな」と感じていませんか？ その理由は、この季節に山菜が採れるのはもちろんですが、じつは体が山菜を欲しているせいでもあります。

春は山菜をはじめ、苦みや香りの強い「芽」の食材が豊富です。これらには体内に気を巡らせる作用や、体の毒素を排出させる働きがあり、冬が終わったことを体に気づかせてくれるのです。冬眠から目覚めた熊は山菜を食べますし、肉食動物の猫や犬も体調が悪いときに草を食べます。旬の食材は、体に必要な役目を果たします。春には山菜を食事に取り入れ、体に春の目覚めを呼び込みましょう。

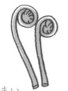

ぜんまい

血を補い、老廃物を排出する作用が強い山菜です。

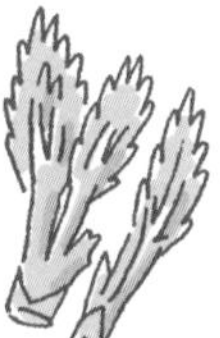

たらの芽

むくみの改善や高血圧の予防に効きます。

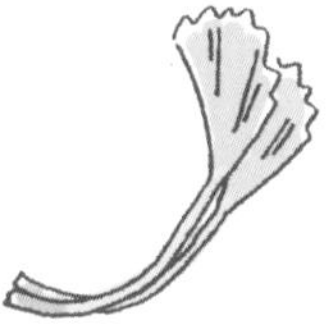

ふき

胃腸の働きを高めて、むくみを改善します。

POINT

山菜が手に入らないようであれば、大根やネギ、ショウガといった、苦みや香りの強い野菜を代わりに取り入れましょう。

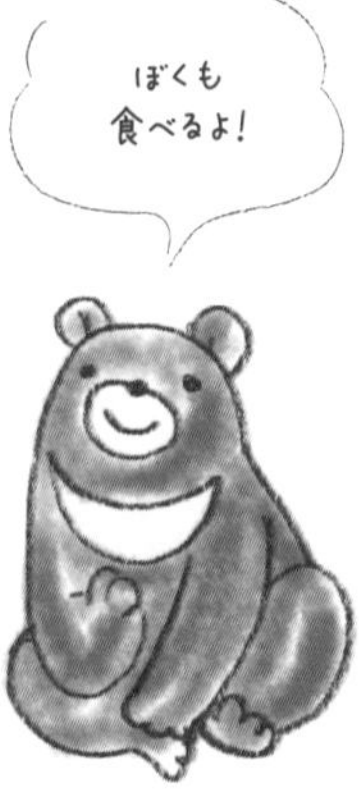

3月6日

啓蟄《けいちつ》

「太衝《たいしょう》」へのお灸で春の目覚めを

寒さがやわらぎ春の風が吹く頃、目の症状を訴える人が増えます。目の疲れは、頭痛や肩こり、ストレスなどの原因にもなります。

東洋医学では「肝」は目を養うといわれています。肝には、血液を体の各部分の必要量に応じて運び分ける働きがあります。目は肝の働きがもっともよく表れる器官で、目に異変があれば肝の機能低下が起きていることがわかります（P47参照）。環境の変化に順応できない体の負担や精神的ストレスがたまると、肝の機能がダウンして目が疲れやすくなるのです。目の疲れには、肝の働きを整える「太衝」のツボへのお灸がおすすめです。

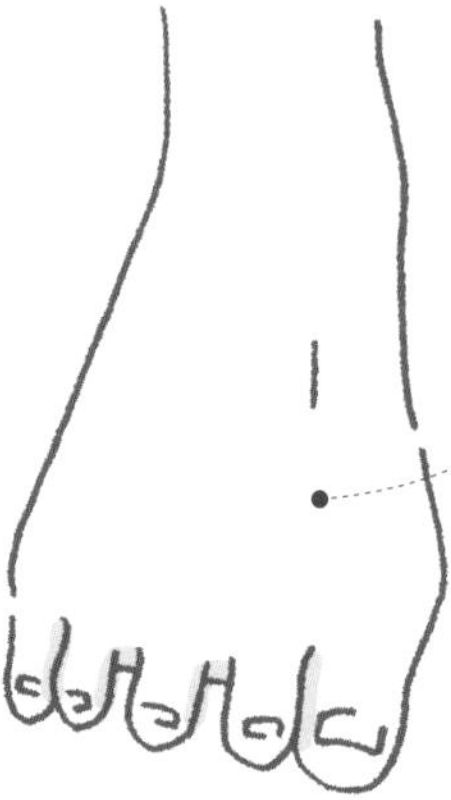
太衝
足の親指と人差し指の骨が接している部分の、少し手前のへこんだ部分。

POINT

「肝」の機能回復を助けるツボです。涙が出る、かすみ目、ドライアイ、目の充血など、目のさまざまな症状を解消します。

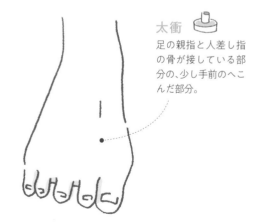

3月7日

タケノコで春のデトックスを

「雨《う》後《ご》のたけのこ」という言葉があるほど、タケノコは急速に成長するエネルギーがあるので、「精」がとても強い食材といえます。食物繊維やカリウム、たんぱく質などを豊富に含みます。これらの成分は「水」の巡りを改善し、老廃物を排出するデトックス効果がとても高く、むくみや便秘、消化不良の改善に効果を発揮します。また、余分な熱も取り除くので、のぼせの改善や循環器系の働きを助けてくれます。

ただし、体を冷やす作用があるため、冷え性の人や胃腸の弱い人は食べ過ぎに注意しましょう。

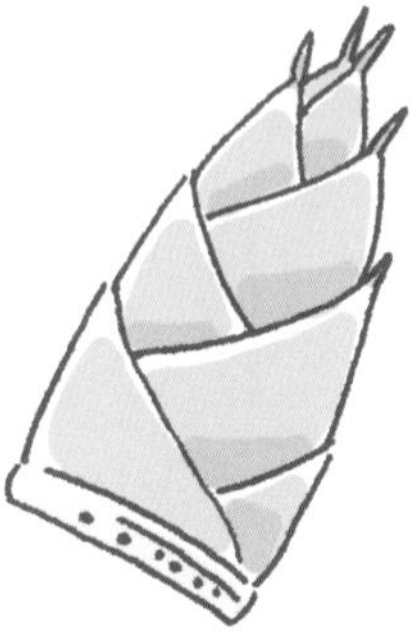

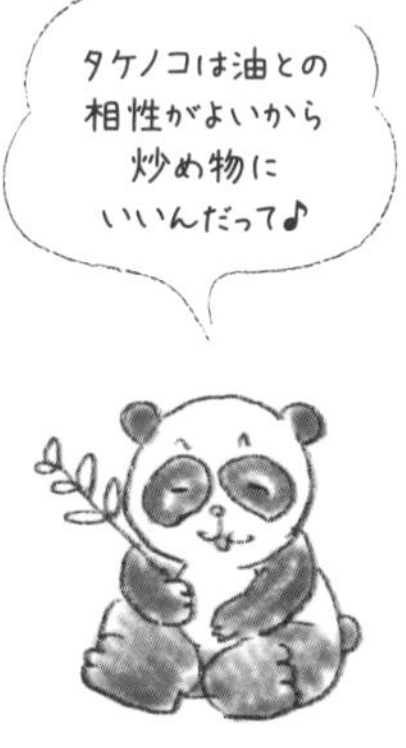
タケノコは油との
相性がよいから
炒め物に
いいんだって♪

POINT

タケノコの切断面にある白い粉は、アミノ酸のチロシン。認知症予防に効果があるので、取り除かずに調理しましょう。

3月8日

ふきのとうの苦味は新陳代謝を促進

まだ寒い頃から、一生懸命に土の中から顔を出すふきのとう。その独特な苦みには、冬の間に滞っていた新陳代謝を活発にさせる効果があります。ふきのとうの苦味に含まれる成分は、アルカノイド、ケンフェノール、フキノリドなど。肝臓の解毒機能を高めて新陳代謝をアップさせたり、胃腸の働きを高めたりする効果があります。

ふきのとうみそをつくっておけば、あの苦みを長く味わうことができます。ハウス栽培物であれば下ゆでせずに食べて、ふきのとうのパワーを丸ごといただきましょう。みそは麹の酵素を生かすために加熱はしません。

胃腸の調子を整える

ふきのとうみそ

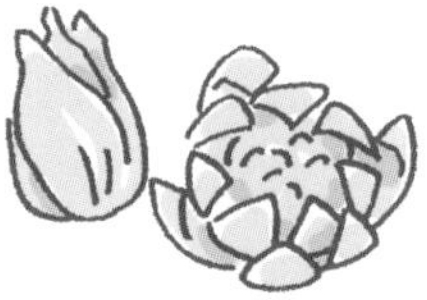

材料（1瓶分）

ふきのとう（15個）／グレープシードオイル（大さじ1）／酒（60cc）／みりん（60cc）／みそ（100g）／カツオ節（1パック）

※グレープシードオイルはほかの油でもOK。

①ふきのとうをあく抜きする（沸とうした湯にふきのとうを入れて2、3分ゆで、冷水にさらす）。

※水にさらす時間が長い程苦味が抜けます。

②鍋にグレープシードオイルを入れて火にかけ、細かく刻んだ①を入れて炒める。香りが立ったら、酒、みりんを加えて煮切る。

③冷めたら、みそとカツオ節を加え混ぜ合わせる。消毒した瓶に移し、冷蔵庫で保存する。

※ごはんにのせたり、野菜スティックやゆで鶏に添えたりして食べるとおいしい。

3月9日

サンキューの日は「ありがとう」を声に

語呂合わせでサンキューの日です。今日は、感謝の言葉「ありがとう」をたくさん言おうと決めてください。心の中で思うだけではなく、実際に声に出しましょう。まわりの人にたくさんのありがとうを伝えると、不思議と自分にも返ってきますよ。そうして過ごすと1日の終わりに、とても幸せな気持ちになれます。

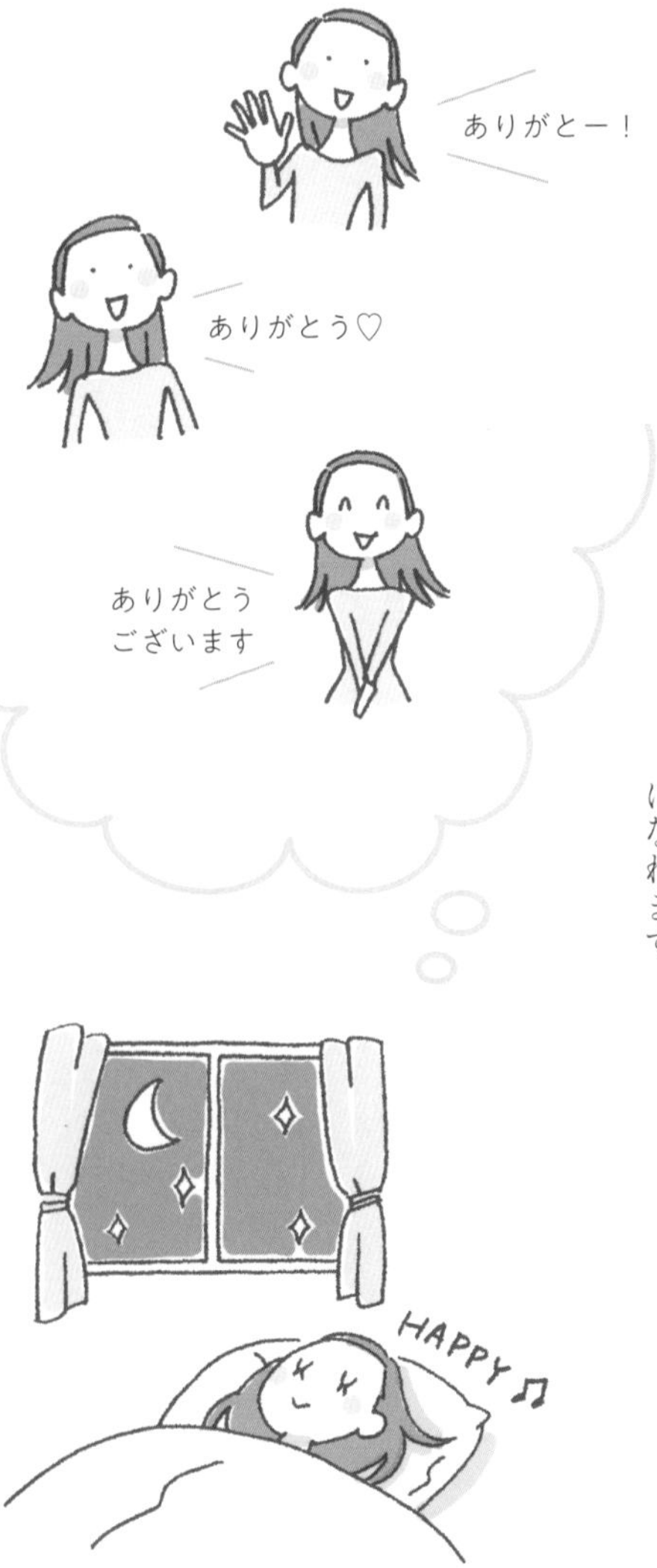
ありがとー！
ありがとう♡
ありがとう
ございます
HAPPY♪

3月10日

菜の花で吹き出物、さよなら!

春を感じる野菜のひとつです。菜の花は気の巡りを整えてくれる効果があるので、この季節には積極的に取りましょう。

また、老廃物を排出するイソチオシアネートが豊富に含まれているため、冬のうちにため込んだ毒素のデトックスに効果的。炎症や吹き出物などの肌トラブルを改善してくれます。

同じくデトックス効果のあるワサビと合わせて一緒に食べるのが、春らしくておすすめの一品です。菊花と合わせると、血行促進やデトックスの効果がさらに高まります。

ワサビと合わせて美肌効果アップ

菜の花のワサビあえ

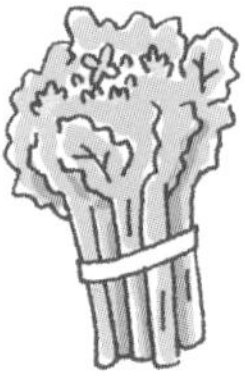

①菜の花は、さっと塩ゆでにして、ザルにあげて冷まし、4cm幅に切る。

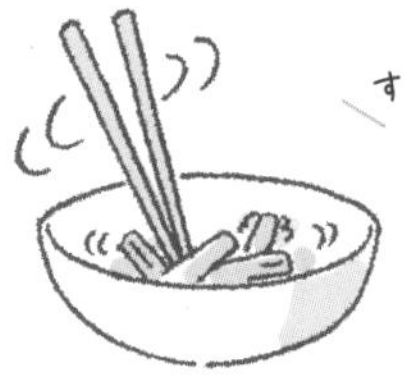

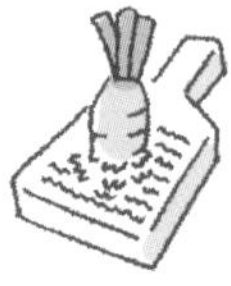

材料(1瓶分)

菜の花(1束)【調味料】薄口しょうゆ(小さじ2)/だし(100cc)/ワサビ(適宜)

※だしは、2倍希釈の麺つゆをうすめて代用してもOK。

②菜の花に薄口しょうゆをかけて絞り、水気を切る。だしとワサビを混ぜ合わせ、菜の花にあえる。

3月11日

【体質チェック】「血虚《けっきょ》」タイプとは？

「血虚」タイプは、体の器官や臓器の栄養となる血が足りていないタイプです。チェックシートで6つ以上チェックがついたら、このタイプに当てはまるといえます。食生活を改善し、規則正しい生活を送るように心がけましょう。

血が足りないと、顔色が悪い、肌が乾燥するなど、美容にも影響が出やすくなります。婦人科系では、月経量が少なくなったり、月経周期が長くなったりします。また、不安感が強くなるので、不眠に悩む人もいます。血は食べ物を消化吸収することでつくられます。胃腸が弱ると血をつくるための栄養が不足するので、胃腸のケアも肝心です。

血虚の人の特徴

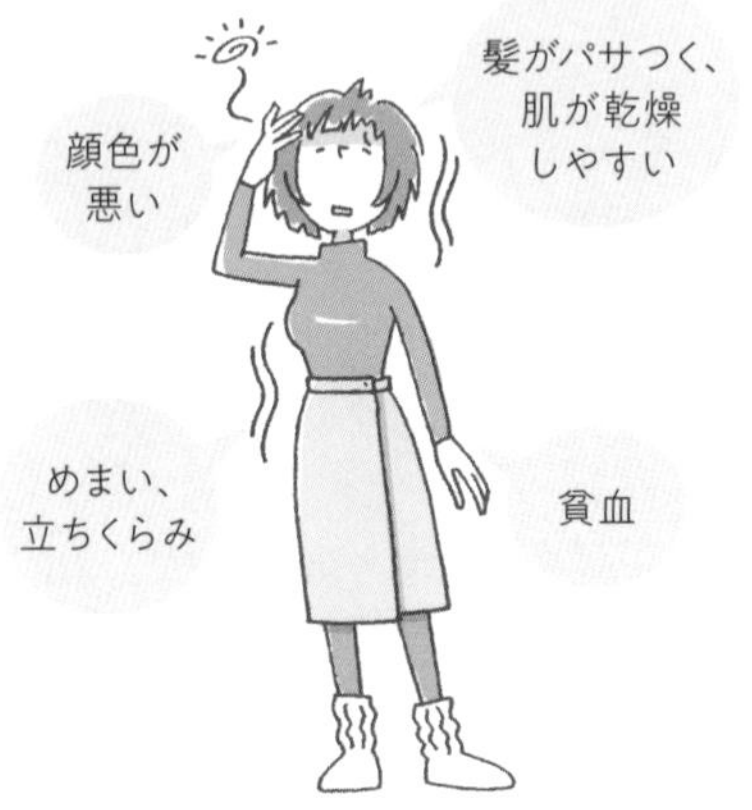
顔色が
悪い
髪がパサつく、
肌が乾燥
しやすい
めまい、
立ちくらみ
貧血

Check Seet

- □ 貧血気味である
- □ 肌が乾燥してくすむ
- □ 冷えがある
- □ 寝つきが悪く、よく夢を見る
- □ 髪が乾燥したり抜けやすい。爪がよく割れる
- □ 目が疲れやすい
- □ 手足に引きつりやしびれがある
- □ 顔色が青白い、めまいがある
- □ 月経周期が長い、量が少ない

3月12日 「血虚」タイプはこうして解決！

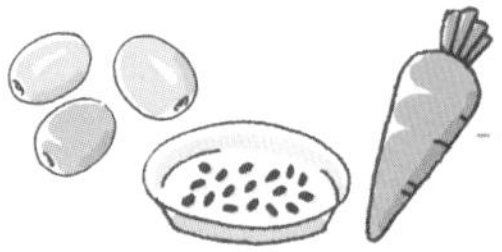

おすすめ食材

- **赤い色の食材**
…ナツメ、小豆、トマト、パプリカ、
クコの実、ニンジン、赤ワイン
- **赤い色の肉**…レバー、鴨肉、カツオ、サケ
- **黒い色の食材**…黒米、黒ごま、黒豆、
レーズン、プルーン、黒キクラゲ、黒酢
- **魚介類**…ホタテ、イカ、カキ
- **木の実**…クルミ、アーモンド
- **野菜**…ホウレンソウ、レンコン、金針菜

このタイプの人は、「血」を常に補うことが最優先です。血をチャージする食材を積極的に取りましょう。上記の赤い色の食材は、血を補う力がとくに高いものたちです。胃腸が弱っていると消化吸収力が低下して、血をつくるための栄養が不足している場合があるので、「気虚」タイプの解決法（P37参照）も参考にしてください。

　また、目の使い過ぎは血を消耗するので、寝る前のパソコン作業や長時間の読書は避けましょう。寝る前にはナツメ茶がおすすめ。ナツメ（3～4個）をちぎって保温水筒に入れて熱湯（300cc）を注ぎ、30分おくだけ。ナツメは血を補い、リラックス効果が高いのでぐっすり眠れます。

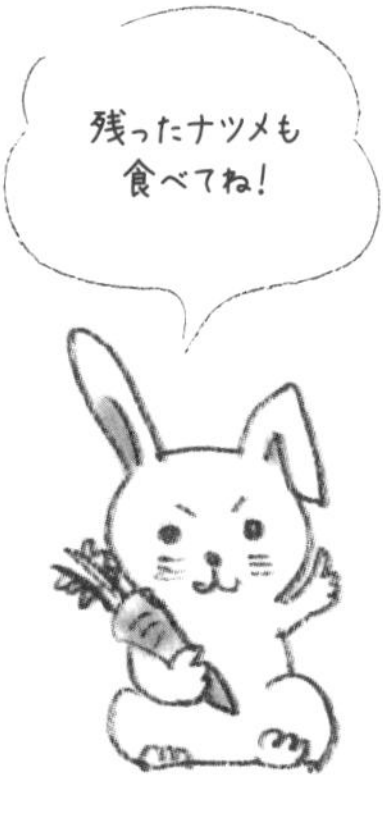

3月13日

アサリは貧血改善に効く

アサリの旬は、産卵を控える春先と秋口です。身が肥えておいしさがぐんと増すこの季節に、アサリを味わいましょう。殻つきのアサリは模様がはっきりして口がしっかり閉じているものを選びましょう。また、水管を出していたら新鮮な証拠です。

アサリはビタミンやミネラルが豊富で滋養強壮効果が高いので、体力をつけたいときにおすすめの食材。鉄や増血作用のあるビタミンB12を豊富に含むので、貧血の改善にもおすすめです。

ヘルシーで体が温まる

アサリとキャベツのスープ

①ボウルに水（800ml）と昆布を入れて１時間ほどおき、昆布は取り出す。アサリは砂出しをしておく。

②玉ネギは薄切り、キャベツはざく切り、ニンニクはみじん切りにする。

③鍋にオリーブオイルを入れ、ニンニクを炒める。香りが出たら玉ネギを加えて炒め、さらにキャベツを加えて炒める。

④①の水を加える。沸騰したら弱火にし、アサリと酒を加えてふたをする。アサリの口が開いたら、アクを取って塩を加え、味を調える。

⑤器に盛って、コショウとオリーブオイルを適宜（分量外）まわしかける。

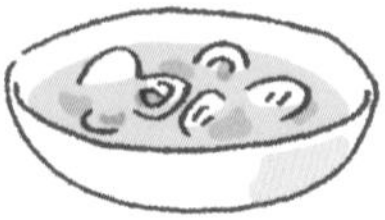

材料（４人分）

アサリ（300g）／昆布（10cm角を１枚）／キャベツ 250g／玉ネギ（1/2個）／ニンニク（１かけ）／オリーブオイル（大さじ１）／酒（大さじ２）／塩（小さじ1/2）／コショウ（少々）

3月14日 ホワイトデー

身近な人に声に出して「大好きだよ」と伝える

ホワイトデーですね。突然ですが、「大好きだよ」という言葉をきちんと声に出して伝えたことはありますか。恋人にはもちろん、家族や友人など、身近な人に普段は言えない「大好きだよ」を伝えてみませんか。

もしかしたら「どうしたの？」と、びっくりされることもあるかもしれませんが、身近な人に好きといわれてイヤな気持ちになる人はいません。

好意を言葉にすることで、伝えた自分も伝えられた相手も、きっと心が温かくなるはずです。

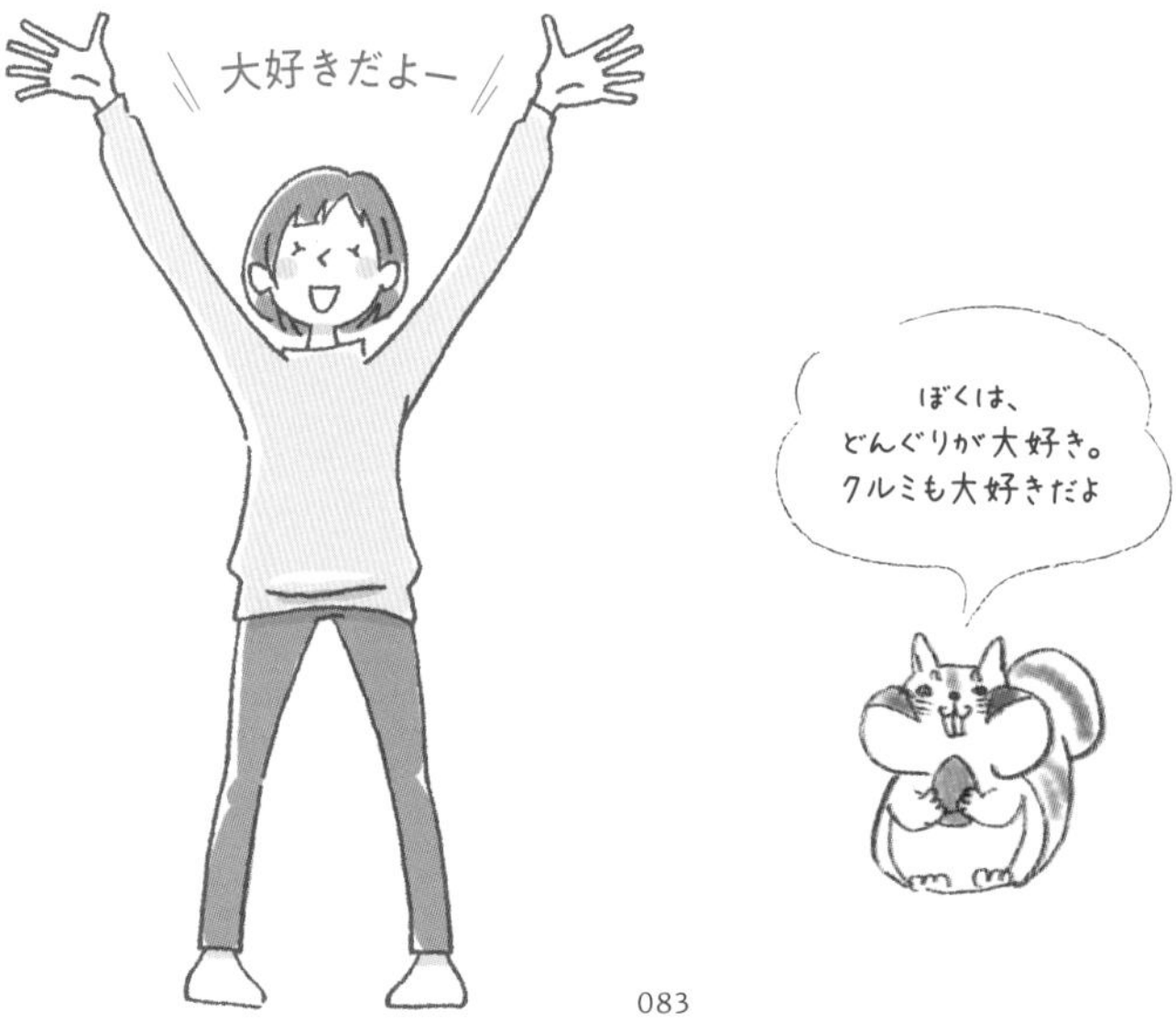
大好きだよー
ぼくは、
どんぐりが大好き。
クルミも大好きだよ

3月15日

消化力が弱る春は胃腸にやさしく

冬は消化力が高く、味が濃いものや油っこいものを食べても消化吸収できますが、春から夏にかけては消化力が弱まります。冬と同じ食事をすると胃腸を壊しやすくなるので、春はあっさりとした味つけで消化に負担がかからないようにしましょう。

とはいえ、春はエネルギーが必要な季節。豆腐や豆乳などの大豆製品や卵、魚介類などの消化のよいたんぱく質を食べると、体に吸収されやすく、気のエネルギーを満タンにすることができます。

消化のいいたんぱく質

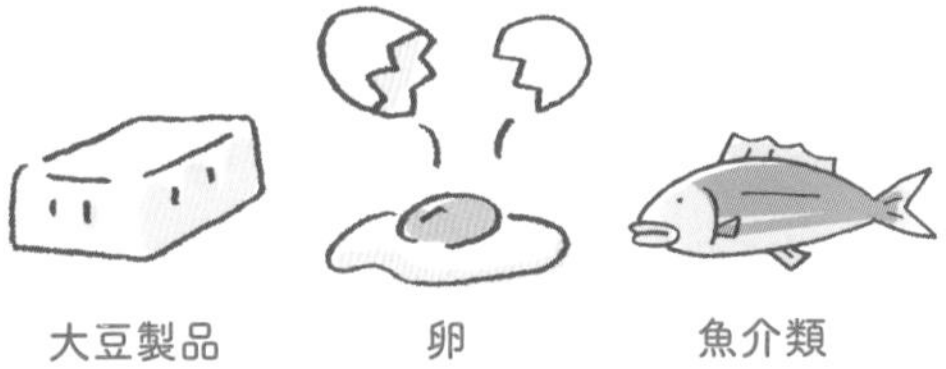
大豆製品
卵
魚介類

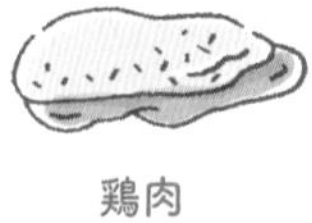
鶏肉

POINT
高たんぱく・低脂肪の鶏肉は気のエネルギーを増やす食材としておすすめです。

季節で変わるエネルギー

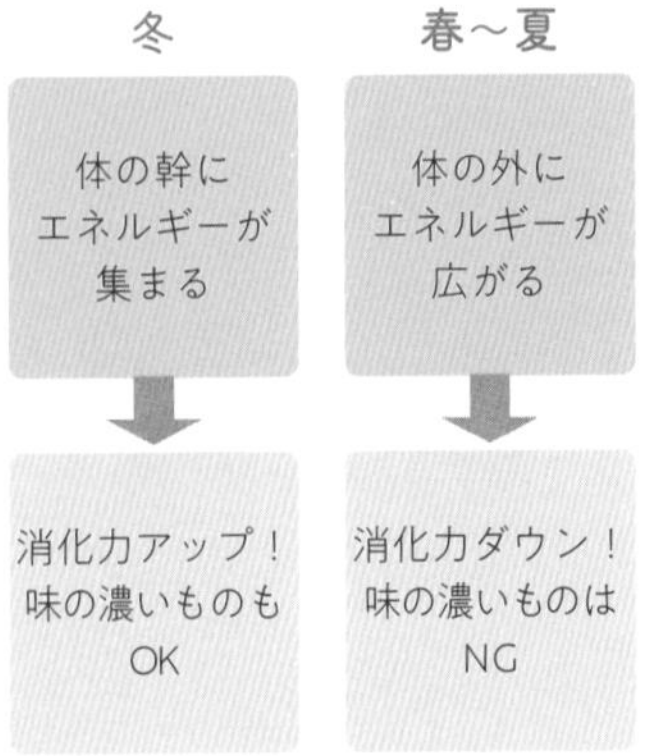
冬
体の幹にエネルギーが集まる
消化力アップ！味の濃いものもOK
春～夏
体の外にエネルギーが広がる
消化力ダウン！味の濃いものはNG

3月16日

イライラは季節のせい

春は寒暖差が激しくなり、気圧や天候が目まぐるしく変わるので「気」が乱れやすくなります。それが原因となり、気持ちが不安定になることが多い季節です。ネガティブな気持ちになったり、自己嫌悪になったりしても、私だけじゃないと考えましょう。イライラするのは季節のせいなので、自分にやさしくしてくださいね。香りのよい食材は気の巡りをよくし、体の上部に集まり過ぎている気を下げてくれるので、心が落ち着きます。

イライラ改善のおすすめ食材

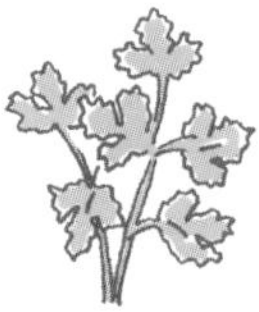
パクチー

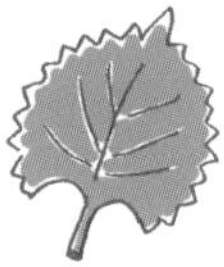
シソ

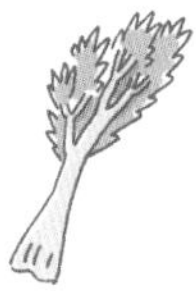
セロリ

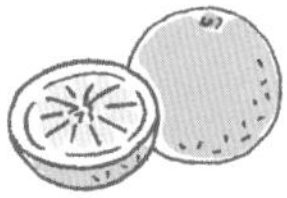
グレープフルーツ

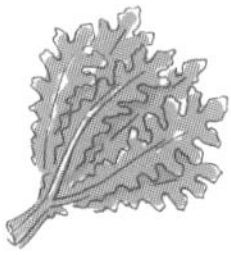
春菊

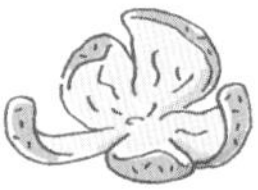
かんきつ類の皮
（ミカンの皮など）

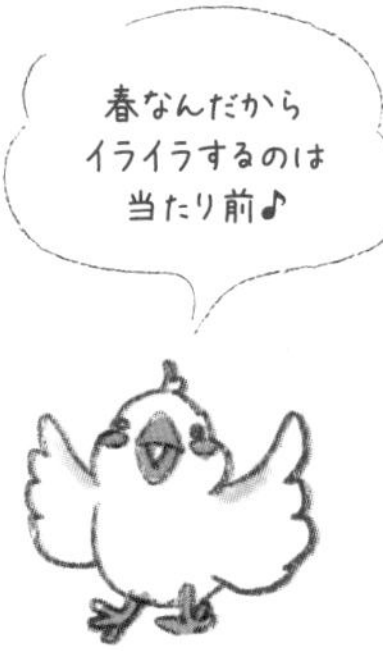

3月17日

ツボ刺激で内臓の不調をやわらげる

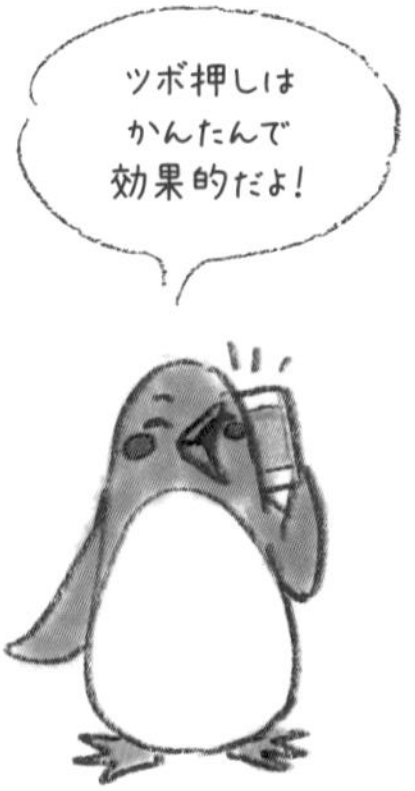

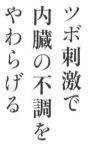

なぜ手や足のツボを押して、内臓の不調が改善できるのか不思議に思ったことはありませんか。

「気血」の通り道である経絡（P64、348参照）は、目に見えませんが全身を巡っています。経絡の要所にあるのがツボで、ツボは「気」の出入り口です。

ツボは経絡を通して臓器とつながっているので、臓器が不調になれば、それと関連するツボも押すと痛くなったり硬くなったりといった異変が起こるのです。

東洋医学ではこの関係を利用して、外からは見えない臓器の異変を診断し、ツボに刺激を与えて筋肉の痛みやこりをやわらげ、内臓の不調や疲労、ストレス症状などを改善していきます。

気の流れが滞ると病気になると考えられているので、ツボを刺激し気の流れをよくして全身にエネルギーを送りましょう。血行改善により、自立神経を整えて精神を安定させる、代謝を上げて美容効果を上げるなどの作用も期待できます。

3月18日

お彼岸には心身を浄化する

春と秋にあるお彼岸は、もともとは仏の教えについて学び、彼岸（極楽浄土・悟りの開けた世界）に渡れるように努力する期間でした。そんなお彼岸には、肉や魚などの動物性のものは断ち、野菜料理を中心にした精進料理で、こころと体を浄化するのが正しい過ごし方です。

精進料理の基本は一汁三菜で、季節の野菜をふんだんに使います。旬の野菜は、その時期に体に必要な栄養やエネルギーをたっぷり補充してくれます。おすすめなのは旬の食材でつくるナムル。冬の間にたまった老廃物をデトックスしてくれます。

老廃物を出す

野菜たっぷりナムル

①ニンジンはせん切り、コマツナは4cmに切る。豆モヤシ、ぜんまいは洗う。ニンニクはみじん切りにする。

②フライパンにごま油とニンニクのみじん切りを入れて火にかけ、香りが立ったらニンジンを入れる。軽く火が通ったら、豆モヤシを入れ、しんなりしたら、コマツナとぜんまいを入れる。

③野菜の入っているフライパンに、酒と塩を入れて味を調え、すりごまを加えて混ぜ、火を止める。

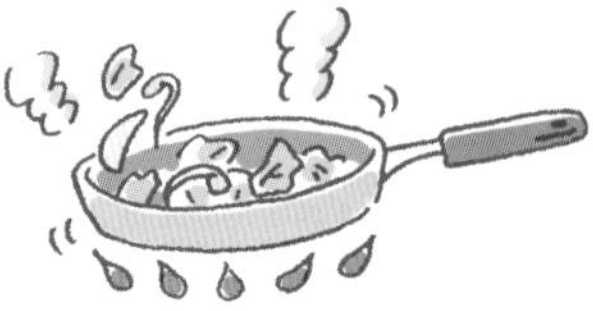

材料

ニンジン（150g、小さめ1本）／コマツナ（200g）／豆モヤシ（150g）／ぜんまい（100g）／ニンニク（1かけ）／ごま油（大さじ2）／酒（大さじ2）／塩（小さじ1/2）／すりごま（大さじ3）

3月19日

臓器を整えるとメンタルも整う

中国医学では、喜怒哀楽の感情は特定の臓器とつながっていると考えています（P70参照）。ひとつの臓器がバランスをくずすことで、こころにも問題が出るのです。たとえば、年を取ってくると変化を怖がったり新しい環境になじみにくくなったりします。それは「腎」が加齢によって弱っていくため、恐れの感情が強くなるのです。

気持ちが落ち込む、イライラが抑えられないなど、こころの不調を感じたら、食生活や暮らし方で臓器を整え、こころを軽くする方法があると思い出してください。

臓器と感情のつながり

臓器	肝	心	脾	肺	腎
感情	怒	喜	思	悲	恐・驚

怒りを抑えていると「肝」の不調が出たり、「心」が弱くなると喜びや愛を感じられなくなったりします。「脾」の働きが低下するとネガティブ思考に、死別などの悲しみは「肺」の働きを低下させます。臓器をケアすることでメンタルを整えることができます。

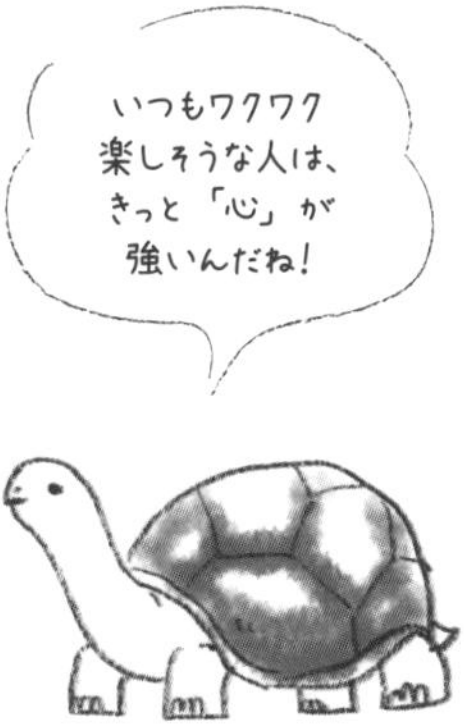
いつもワクワク
楽しそうな人は、
きっと「心」が
強いんだね！

3月20日 不安感をなくすへそヨガ

不安なときや気持ちが落ち着かないときに、このポーズをとってみてください。何度かくり返すうちに、スッと精神が落ち着いて、気持ちが楽になります。おへそと丹田（P64参照）に意識を集中して行うことが大切です。

感情をコントロールするポーズ

※■は神闕、★は関元（丹田）、▲は命門の位置です。

1

足をそろえて立ち、両手を胸の前で合わせる。おへそと丹田に意識を集中する。

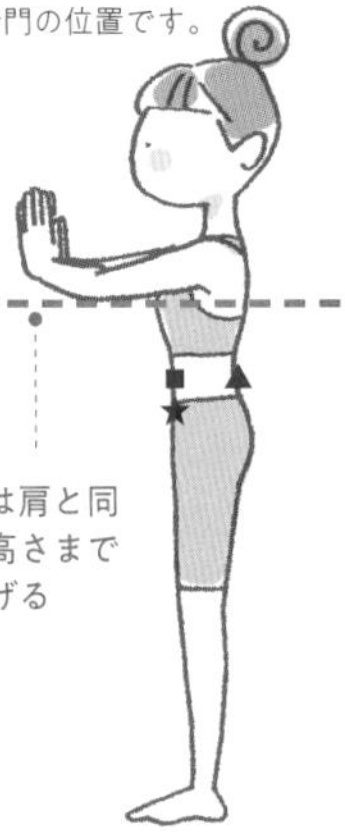
肘は肩と同じ高さまで上げる

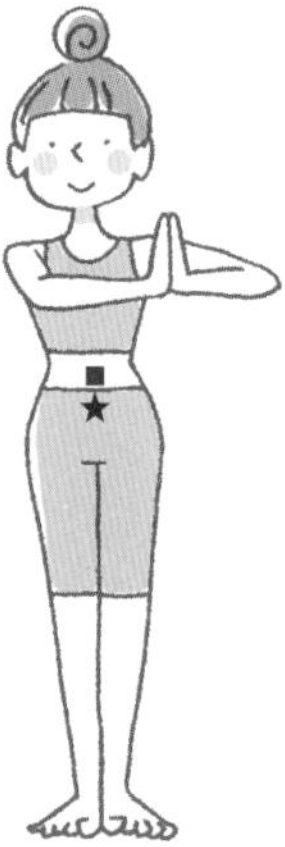

2

息を吸いながら、両手を左へ移動し、吐きながら中央に戻す。次に、吸いながら両手を右へ移動し、吐きながら中央に戻す。

3

息を吸いながら、両手を頭上に上げ、吐きながら両手を胸の前に戻す。丹田に意識を集中する。

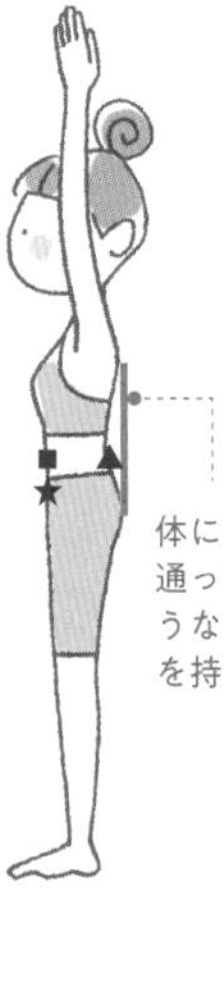
体に１本軸が通っているようなイメージを持つ

3月21日 春分

首まわりのこりは「崑崙《こんろん》」で取る

デスクワーク、スマートフォンなど長時間同じ姿勢で座り、足の筋肉が疲労すると、ふくらはぎの血行が滞り、第2の心臓といわれるふくらはぎが固くなります。その結果、血流が悪くなって全身の筋肉がこわばるように。とくに首のこりが顕著に現れます。この状態がすすむと、緊張性頭痛が起こることもあります。

足首にある「崑崙」のツボにじっくりお灸をすると、ふくらはぎだけでなく全身の血行をよくして緊張をやわらげ、気になる首まわりのこりが楽になりますよ。

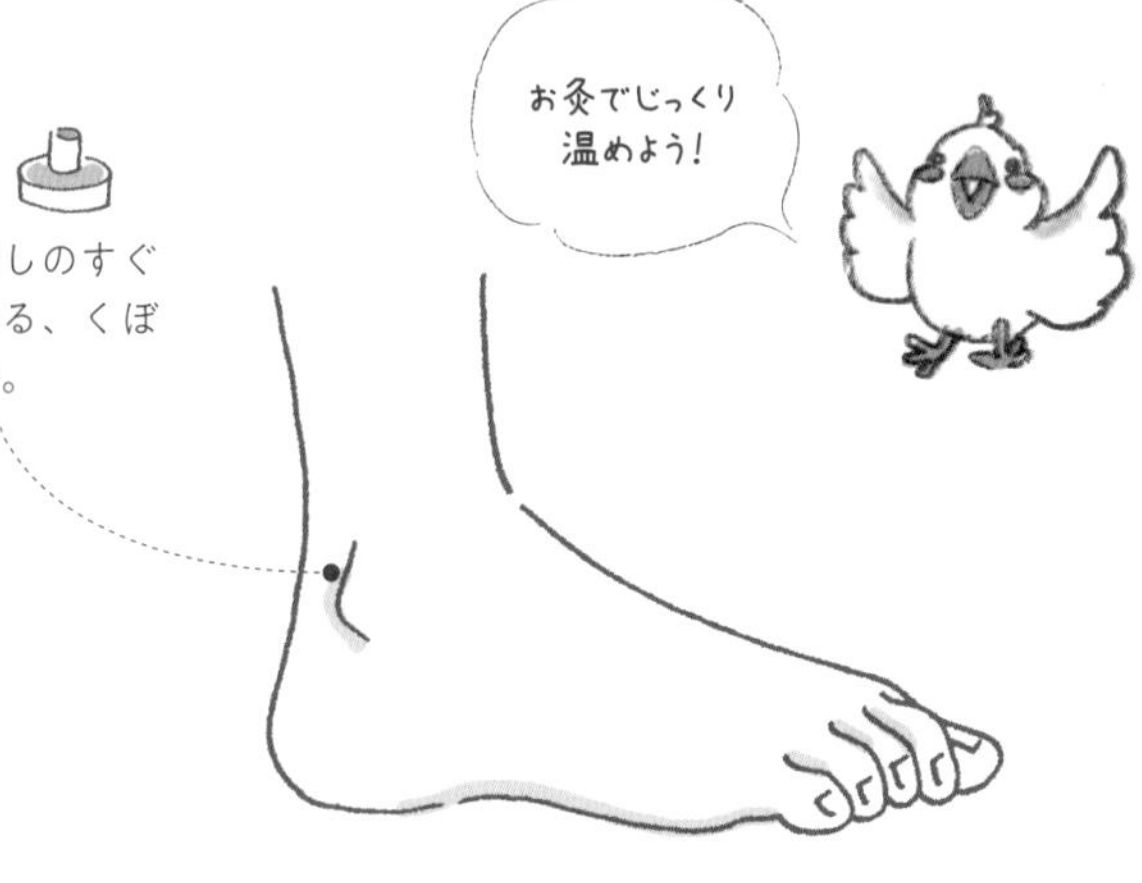

崑崙

外くるぶしのすぐ後ろにある、くぼみの部分。

3月22日 春の服装はゆるーいものを

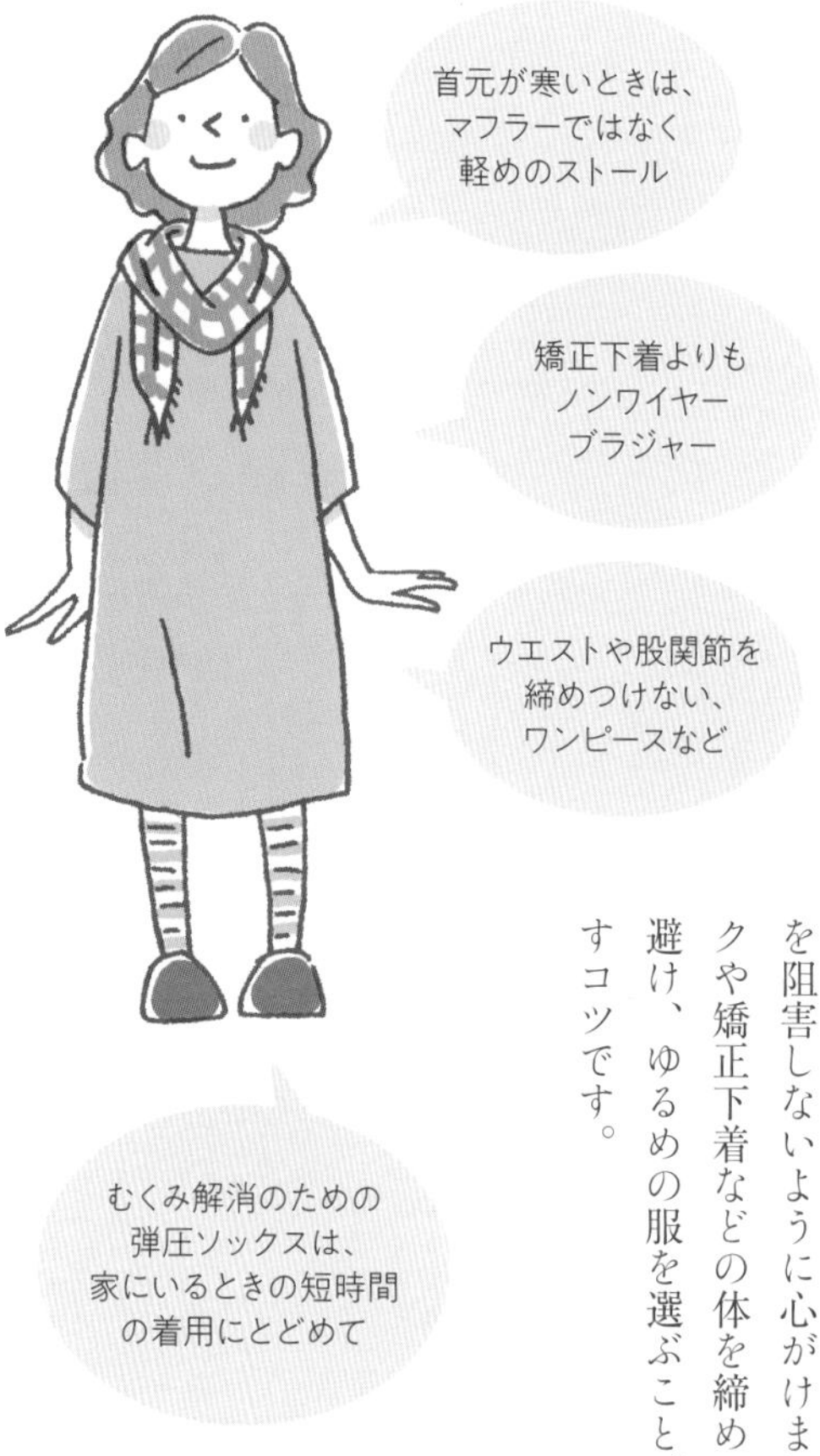
首元が寒いときは、
マフラーではなく
軽めのストール
矯正下着よりも
ノンワイヤー
ブラジャー
ウエストや股関節を
締めつけない、
ワンピースなど
むくみ解消のための
弾圧ソックスは、
家にいるときの短時間
の着用にとどめて

寒い冬から温かい季節に入ったことで、ホルモンの分泌が変わり、体は「気血」を全身に巡らせようとします。しかし、人によってはそんな状況に体がついていかず、反対に気血のつまりが出やすくなります。とくに血の流れが阻害されると、脳や心臓にかかわる大きな疾患にもつながるので、春には血流を阻害しないように心がけましょう。タートルネックや矯正下着などの体を締めつけるタイプの衣類は避け、ゆるめの服を選ぶことが、春を心地よく過ごすコツです。

POINT

衣類に気をつけるだけでなく、ストレッチなどで体を伸ばして、気血のつまりを解消しましょう。

3月23日

ストレスタイプ別「肝」を整える漢方

P88で感情と臓器の関係を紹介しましたが、その中でも、現代人がもっともバランスをくずしやすいのが「肝」です。

肝は慢性的なストレスや、がまんを受け止める臓器です。全身にエネルギーを巡らせる働きがあるので、ストレスが過剰になると肝を壊し、体とこころにさまざまな不調が現れます。体の問題としては、肩こり、頭痛、不眠、ストレス性の下痢や便秘など。こころの問題としては、イライラする、マイナス思考になるなどです。そんなときは、本書で紹介している食材やヨガ、お灸を試しましょう。肝の働きを整える漢方も紹介します。

「肝」の症状 4つのタイプに効く漢方

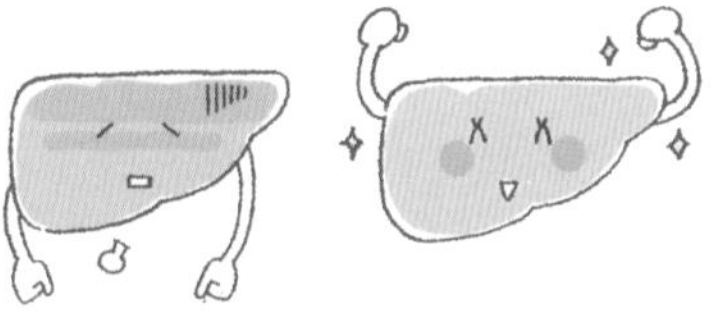

● 「肝の気がつまる」タイプ

- □気持ちがふさぐ
- □喉や胸がつまる感じがある
- □つまる場所が日によって変わる

➡「半夏厚朴湯《はんげこうぼくとう》」「香蘇散《こうそさん》」

● 「肝の血が不足する」タイプ

- □イライラしやすい
- □夜になると目がさえてくる
- □不眠傾向

➡「加味帰脾湯《かみきひとう》」「人参養栄湯《にんじんようえいとう》」

● 「肝の熱が上がる」タイプ

- □怒りが抑えられない
- □顔が熱くなり、汗が出る
- □血圧が上がり、頭痛がする

➡「柴胡加竜骨牡蛎湯《さいこかりゅうこつぼれいとう》」「女神散《にょしんさん》」

● 「肝と脾の力が不足する」タイプ

- □疲れやすい、下痢や軟便になる
- □落ち込みや不安が強い
- □心配事ばかり考えて寝つけない

➡「帰脾湯《きひとう》」「甘麦大棗湯《かんばくたいそうとう》」

3月24日

月経トラブルに 肝経《かんけい》ストレッチ

「肝経」とは、ふくらはぎやわき腹にある肝につながる経絡のことです。肝経が冷たくなっていたら肝が弱っているサインかもしれません。

肝は、目や爪、筋肉、自律神経などに深くかかわる臓器です。女性の子宮や男性の性器などの機能にも関係しています。女性の場合は、子宮筋腫や子宮内膜症、ＰＭＳ（月経前症候群）など婦人科系の疾患にも影響が出るので、とくに注意。

肝経をほぐすストレッチを毎日の習慣にして、肝の働きをパワーアップさせましょう。

肝経ストレッチ

1 床に座り、脚を広げる。

腰が丸まらないよう、しっかりと立てる

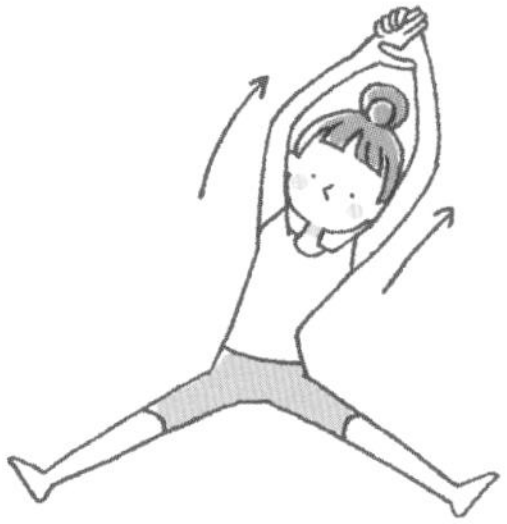

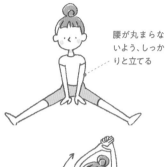

2 両手を伸ばして頭の上で組み、体を横にゆっくりと倒して30秒キープ。

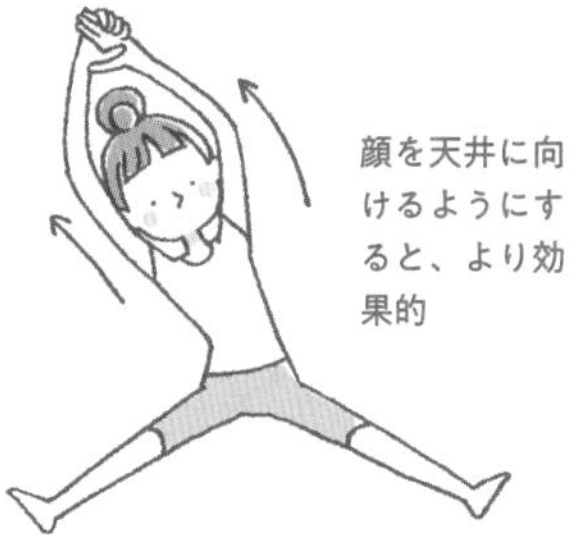
顔を天井に向けるようにすると、より効果的

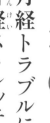

3 同じように反対側にも倒し、30秒キープ。

3月25日

海藻は体の中をきれいにしてくれる

まわりを海に囲まれた日本ならではの食材である海藻。漢方では利尿作用やしこりをやわらかくする作用があるとされ、むくみを取ったり、腫瘍やおできの治療に用いられます。また、デトックス効果が高く、とくに腸をきれいにするので、便秘や肌荒れに悩む方にはおすすめの食材です。

海藻は「腎精」をチャージできる、アンチエイジング食材でもあります。腎精が衰えはじめる40歳を超えたら、1日1皿は海藻メニューを食べるようにしたいですね。海藻はそのまま食べるのはもちろん、いろいろな料理に活用できます。

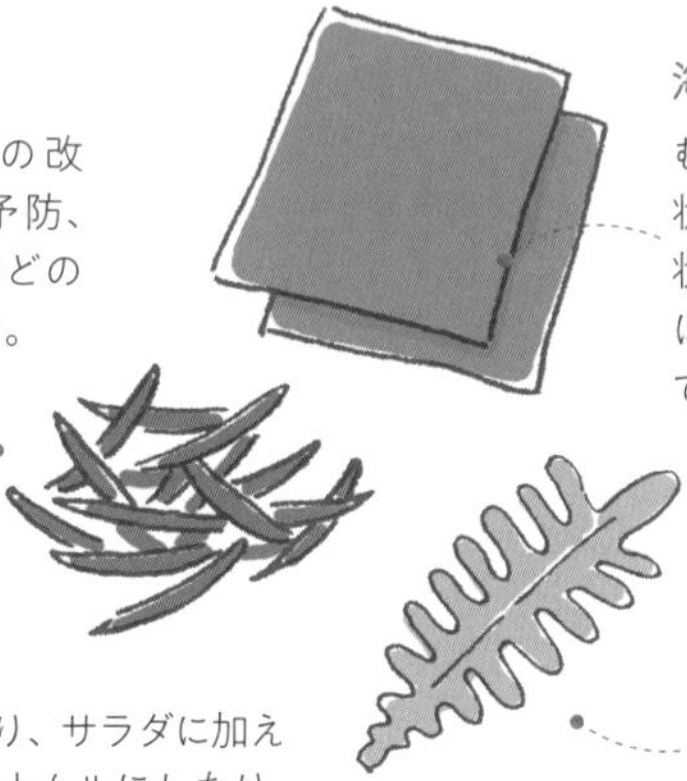

ヒジキ

貧血や乾燥肌の改善、抜け毛の予防、むくみの改善などの効果があります。

海苔

むくみや咳、痰の症状を改善します。甲状腺腫やリンパ筋腫にも効果的といわれています。

ワカメ

むくみや消化不良を改善します。がんの予防効果も期待されている食材です。

POINT

卵焼きの具にしたり、サラダに加えたり、ごまあえやナムルにしたり、いろいろなメニューに取り入れて積極的に食べましょう。

3月26日 ♥

苦手な人に出会ったら マイルールをつくろう

一緒にいるとエネルギーを削がれたり、ふり回されたり。そんな人に限って、上司や親族など逃げられない人間関係だったりします。苦手な人にイライラしたときに、自分はなんてこころが狭いのだろうと責めたり、無理に合わせたりする必要はありません。苦手な人のために、自分の時間を必要以上に使うのはやめましょう。

あいさつだけはきちんとする、期待しないなど、小さなマイルールを決めると気持ちが楽になります。最低限のコミュニケーションが取れればよい、と考え方を変えればこころの負担が軽くなります。いつのまにか苦手意識が薄れることもありますよ。

苦手な人に出会ったら

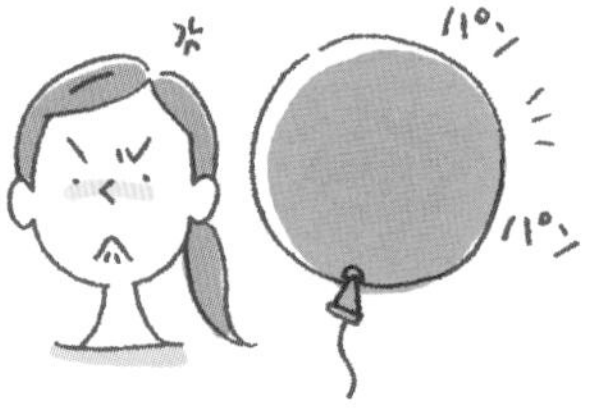
パン
パン

苦手な人のことを考えれば考えるほどイライラが募り、膨れ上がります。そんなときは楽しいことや自分の好きなことを考えるように意識しましょう。相手の性格や行動は変えられなくても、自分の行動や考え方は変えられます。

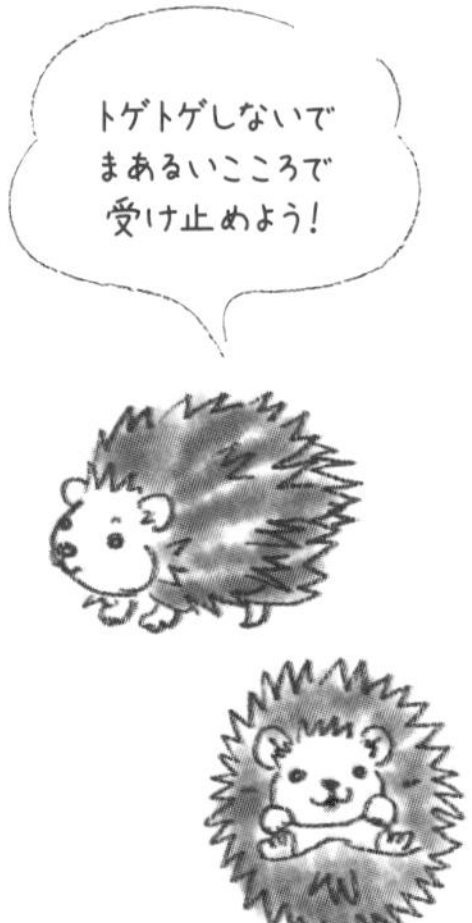
トゲトゲしないで
まあるいこころで
受け止めよう！

3月27日

朝のひとときには中国茶がおすすめ

コーヒーに含まれるカフェインには覚醒の効果があり、気のエネルギーが低下している人にぴったりの飲み物です。しかし飲み過ぎると体を冷やす、胃腸を刺激するということも。朝は体にやさしい中国茶がいいですよ。

中国最古の薬草書『神農本草経《しんのうほんぞうきょう》』には、茶は「毒にあたったときの解毒の植物」として登場します。日本には、栄西（鎌倉時代の僧）が「長寿の薬」として伝え、現在でも漢方の処方の中に使われます。茶の香りは気の巡りを改善し感情の高ぶりを鎮めます。ウーロン茶特有のウーロン茶ポリフェノールには血管の弾力性を保つ効果もありますよ。

おすすめの中国茶

鉄観音《てっかんのん》
代表的な産地は福建省安渓県。モモのような甘い香りがします。

黄金桂《おうごんけい》
福建省安渓県で栽培。金木犀やバニラに似た、甘い香りがします。

凍頂烏龍《とうちょううーろん》
台湾の凍頂山でつくられる烏龍茶です。蘭のような香りが特徴。

鳳凰蜜蘭香《ほうおうみつらんこう》
広東省潮州の鳳凰山で製造。ライチに似た香りが続きます。

ジャスミン茶
緑茶にジャスミンの花で香りづけをしたお茶です。

ジャスミン茶以外のお茶は、半発酵した「青茶」と呼ばれるお茶です。

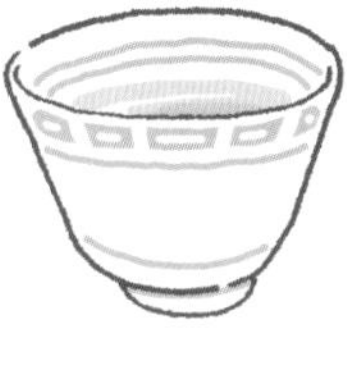

3月28日

芽吹きの春は豆モヤシでパワーチャージ

芽吹きの春は、芽の食材を食べましょう。芽の食材には、これからすくすくと育つためのエネルギーが豊富に含まれています。私たちの体も、春になると冬にためていたエネルギーを全身に巡らせるので、芽の食材の元気なエネルギーが必要なのです。

安価でふだんの生活に取り入れやすいのは、大豆から発芽してできた豆モヤシです。豆の状態ではビタミンCやアスパラギン酸などの栄養素はごくわずかですが、発芽して豆モヤシになると、その量が一気に増加します。アスパラギン酸は、疲れのもとになる乳酸を分解してくれるうれしい栄養素です。新陳代謝も活発にしてくれますよ。

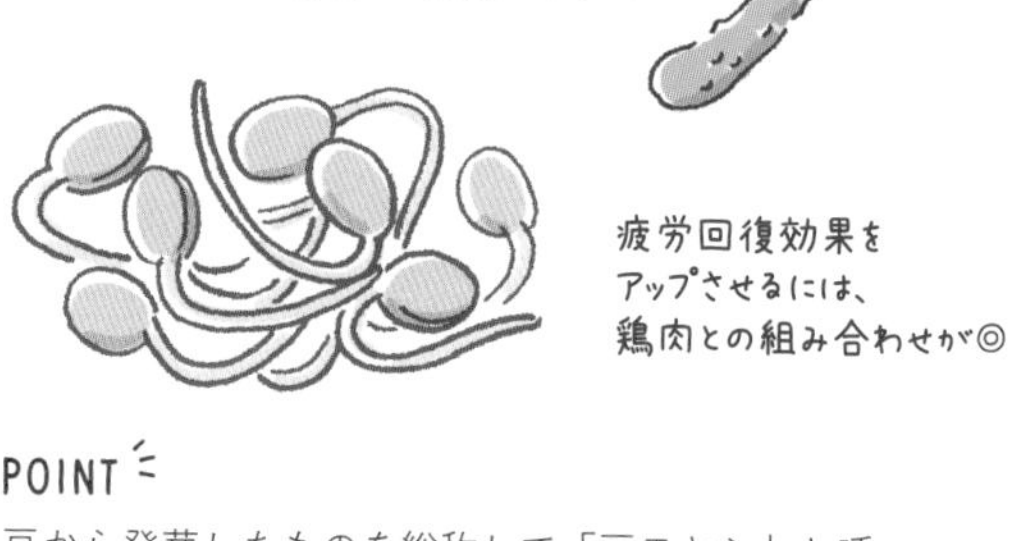
キュウリと合わせてサラダにすると、
ほてりやのぼせを解消する効果がアップ！
疲労回復効果を
アップさせるには、
鶏肉との組み合わせが◎

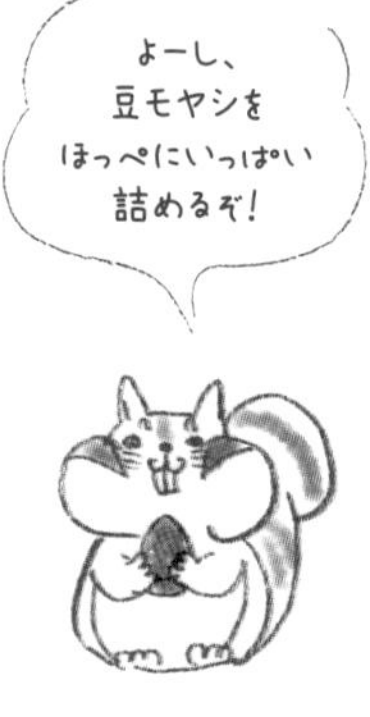
よーし、
豆モヤシを
ほっぺにいっぱい
詰めるぞ！

POINT

豆から発芽したものを総称して「豆モヤシ」と呼びます。余分な熱を冷まして水分を代謝、胃腸不良の改善、疲労回復などの薬効があります。

3月29日

すっぱくて辛い味が「肝」をサポート

五行色体表（P6参照）では、春の性質「木」は五臓は「肝」、五味は「酸」に対応しています。春は体を活動的にするため、肝が活発に働いて「気」の巡りをよくし、「血」をためる働きをします（P71参照）。そんな肝が好むのが酸（すっぱい味）です。

中国医学では、すっぱい味は血や体液を補うと考えます。さらに、辛（辛い味）は、肝の気の巡りを助けてくれます。つまり、酸と辛（すっぱくて辛い味）が肝の働きをサポートしてくれるのです。

春になると、野菜の辛子酢みそあえが食べたくなるのは、その味を肝が求めているからです。

「五味」の薬効

酸（すっぱい）
→体液（津液）をチャージする
→消化を促進
トマト、ミカン、梅、杏など

苦（苦い）
→余分な水分や熱を排出する
→精神を安定させる
ゴーヤ、オクラ、ミョウガなど

甘（甘い）
→気や血を補う
→緊張を緩める
米、小麦、水あめ、大豆、ナツメなど

辛（辛い）
→気の巡りをよくする
→血行を促進
ショウガ、ネギ、大根など

鹹《かん》（塩辛い）
→尿の排出を促す
→硬いしこりをやわらかくする
アサリ、イカ、昆布など

3月30日

目の老化を予防する3つのポイント

老化の症状は目にも現れ、ひどくなると白内障や緑内障などの病気を引き起こします。

目の老化を防ぐための3つのポイントを紹介します。肝血（肝の血）と腎精を補うこと、肝の熱を取ること、血をきれいにすることです。

目の老化を防ぐポイント

◆肝血と腎精を補う

見ることは肝血と腎精の充足度と関係しています。赤や紫、黒の食材で肝血と腎精をチャージしましょう。ニンジン、ビーツ、紫キャベツ、クコの実、ブルーベリー、マルベリー、黒豆、黒ごまを取りましょう。

◆肝の熱を取る

肝の熱があると目は充血しやすくなります。ハブ茶、菊花茶（P100）がおすすめです。

◆血をきれいにする

血の停滞と汚れが目の老化につながります。血流を促進し、浄血効果のある食材を取りましょう。キクラゲ、パセリ、ケール、田七人参（P151参照）などがおすすめです。

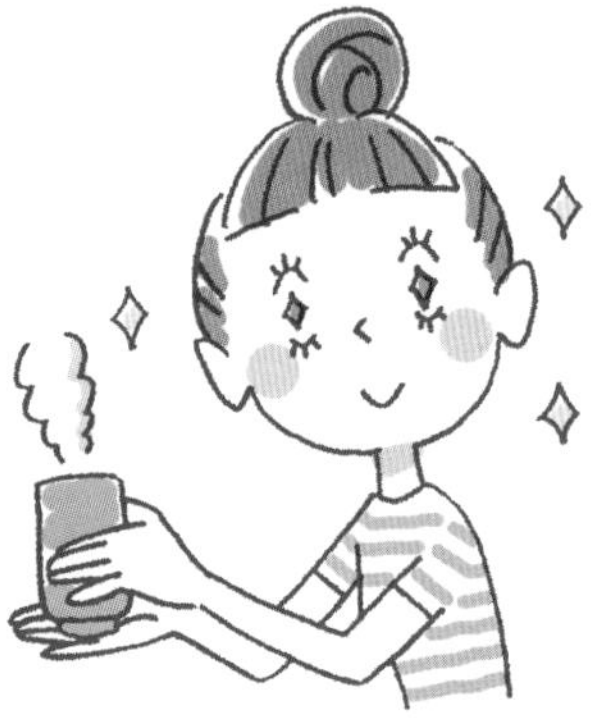

3月31日

目のトラブルに 菊花茶

目の充血解消に効果がある食材は、食用菊。肝にたまった熱を取ることで目のトラブルを解消するだけでなく、それにともなう頭痛やめまい、のぼせなどを緩和できます。パソコンや読書をするときには、目の疲れを取るクコの実と合わせたお茶をお供にどうぞ。

中国の清の女帝だった西太后は、薬膳や漢方を積極的に取り入れていて、菊花のお茶を愛用していたことは有名です。西太后は、長い間政治を行ってきたことから、強いストレスに苦しめられてきました。菊花のお茶は、イライラを鎮める効果も高いので、気分を落ち着けたいときにも飲みましょう。

一言レシピ

菊花とクコの実のお茶

菊花（3個）は、ガクを取り除き、ポットに入れる。クコの実（大さじ1）、緑茶（中国茶・大さじ1）も入れて、熱湯（300～400ml）を注ぐ。1～2分蒸らしてからカップに注ぐ。

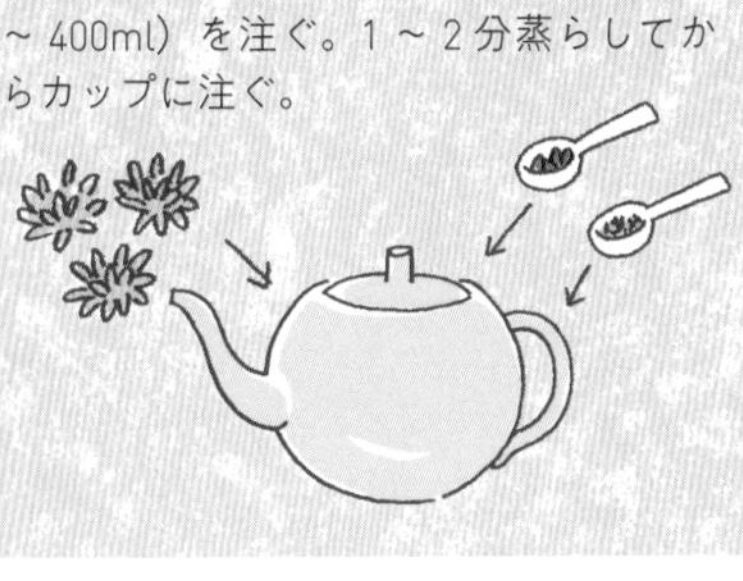

菊花の酢の物もおすすめ！
目の症状を改善し
肝の働きをサポートするよ♪

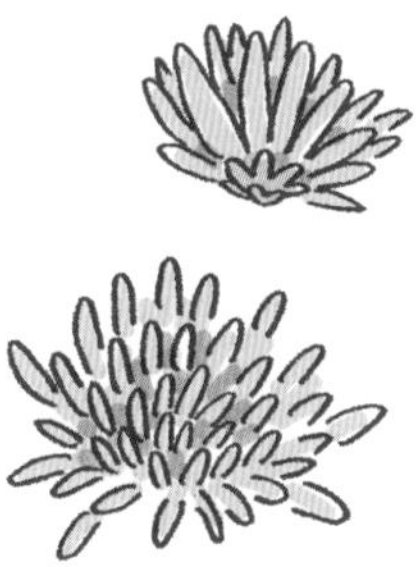

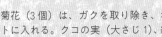

4月1日

大きな声を出すといいことがいっぱい！

大きな声で歌うことは、ストレスや肩こりの解消、ダイエットなどのうれしい効果があるといわれています。たまにはカラオケなんていかがですか。

実際に、カラオケで好きな曲を歌ってもらうと、歌う前より歌った後のほうが唾液の量が多く、ストレスホルモンのコルチゾールが減り、気分が明るくなったという実験結果があります。

ストレスを感じているときには、呼吸が浅くなりがちです。深い呼吸をくり返し、おなかの底から大きな声を出すと、副交感神経が刺激されてリラックスできるのです。

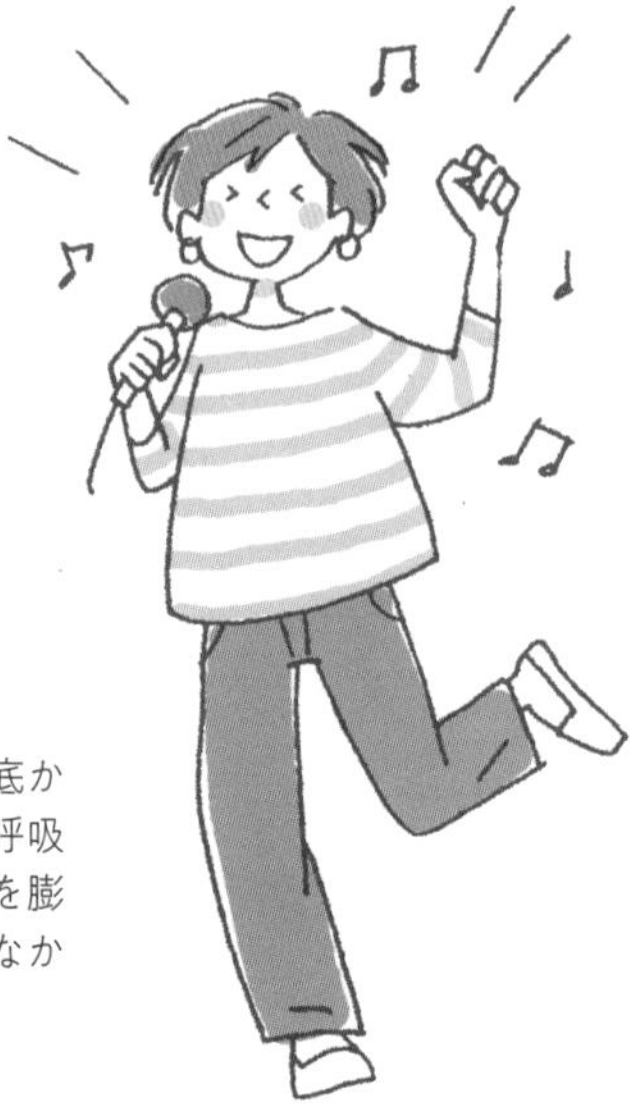
カラオケボックスに
行ってみよう！
大きな公園や、川沿いや
浜辺で歌っても爽快！

POINT

腹式呼吸を使って、おなかの底から大きな声で歌います。腹式呼吸とは、息を吸うときにおなかを膨らませて、息を吐くときにおなかをへこませる呼吸法です。

4月2日

気持ちを安定させるセロリを食べよう

セロリの独特の香りはアピインといい、「気」の巡りをよくしてくれます。気の滞りによって起こるめまいやのぼせ、高血圧や頭痛、目の充血も解消してくれるでしょう。また、カルシウムを多く含んでいるので、精神安定の効果があります。不眠症の方にもおすすめしたい食材です。

とくにセロリの葉は、イライラを抑え、血液をサラサラにする薬効の強い部位なので、細かく刻んで料理に活用してくださいね。体にたまった余分な熱や水分を取り除き、むくみや便秘の解消にも効果的ですよ。薬膳では貝やトマトにもリラックス効果があると考えます。一緒に炒めて食べましょう。

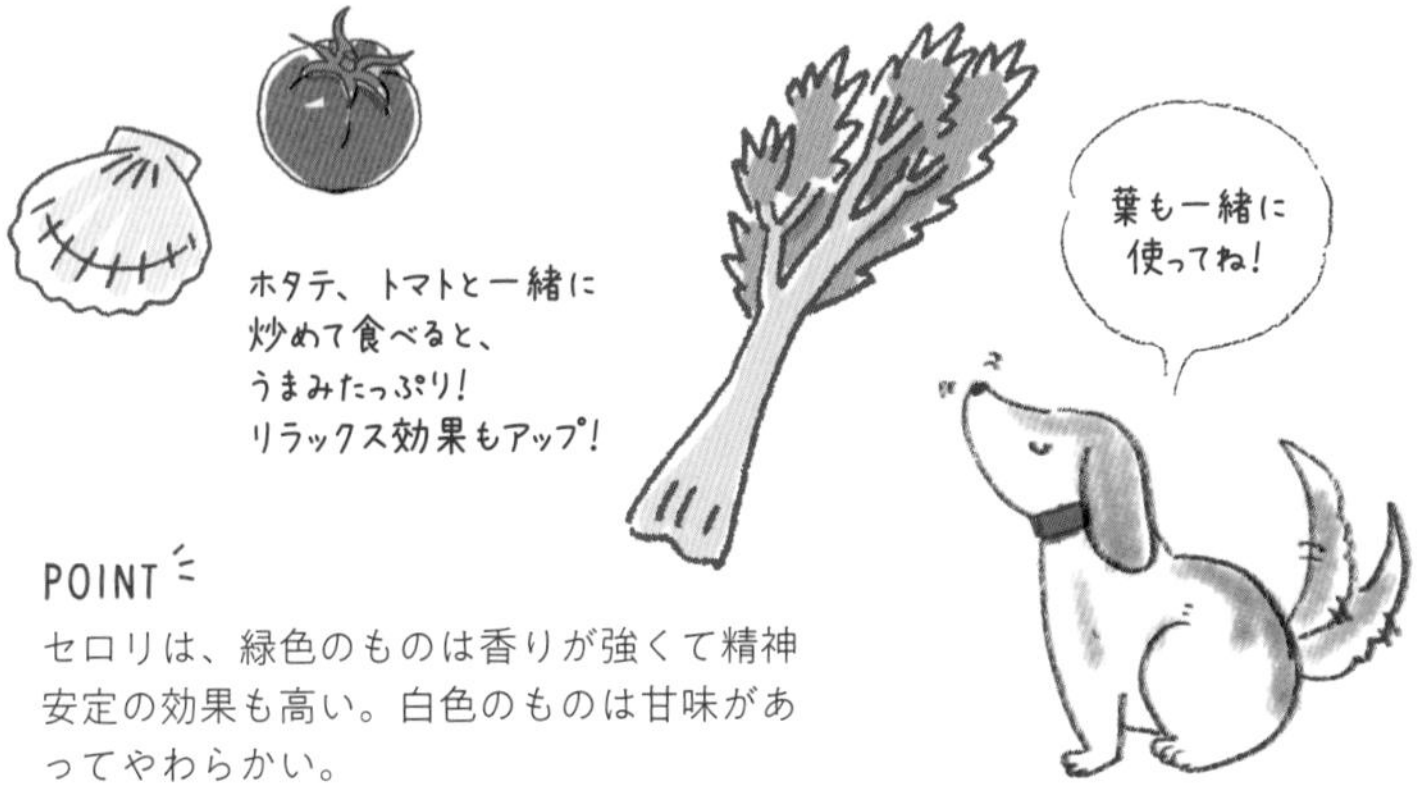
ホタテ、トマトと一緒に
炒めて食べると、
うまみたっぷり!
リラックス効果もアップ!
葉も一緒に
使ってね!

POINT

セロリは、緑色のものは香りが強くて精神安定の効果も高い。白色のものは甘味があってやわらかい。

4月3日
お花見で半年後の自分を祝う

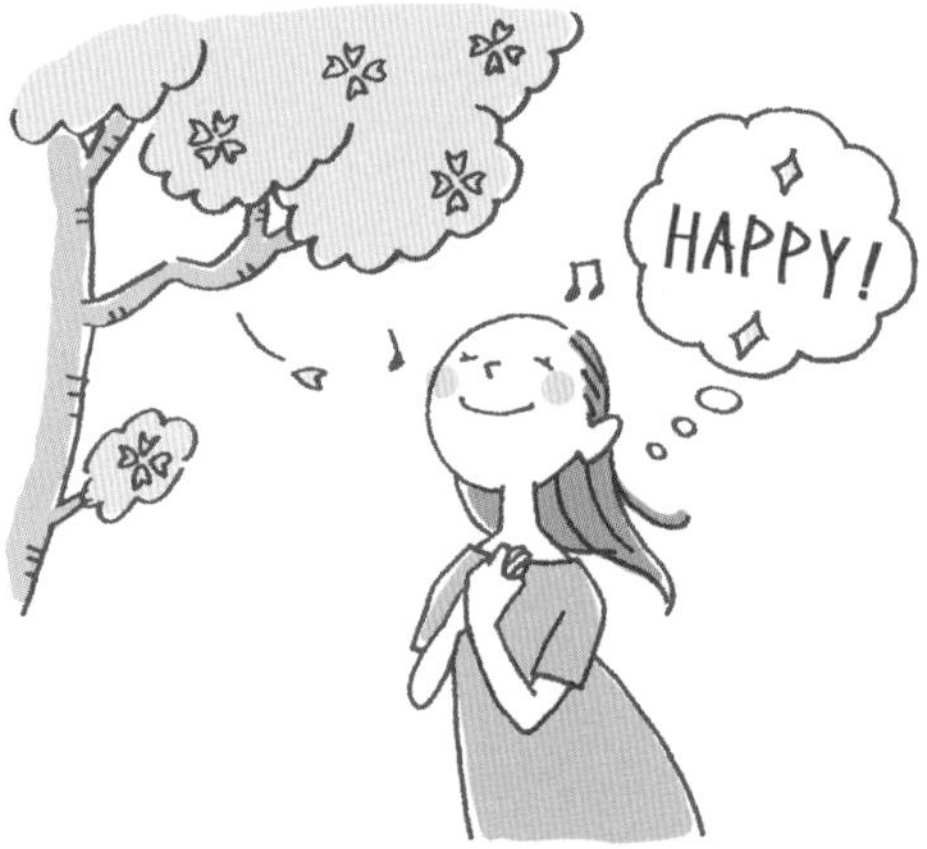
HAPPY!

日本人のお花見は、「予祝《よしゅく》」の文化だといわれています。予祝とは、春の満開の桜を稲穂に見立てて秋の豊作をイメージし、先に感謝し、お祝いをするための習慣です。

自分にとっての秋の豊作はなんですか。理想の自分や夢の実現、悩みがある人は悩みが消えたことを、病気がある人は治ったことをイメージして、先にお祝いしましょう。半年後の自分の理想的な姿をイメージしてご褒美を買ったり、おいしいものを食べたりして祝うと、実現しやすくなります。

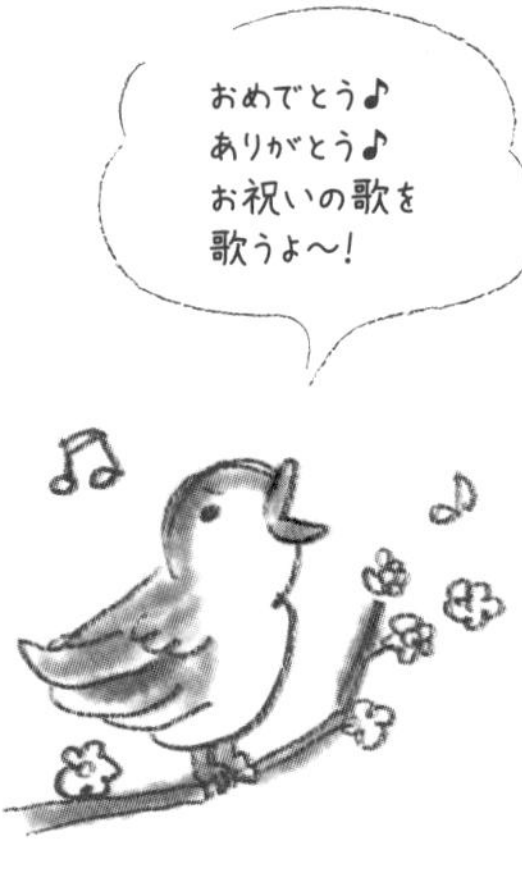
おめでとう♪
ありがとう♪
お祝いの歌を
歌うよ〜！

4月4日

春の眠気は血液の流れが変わるから

この時期になると眠いという人が多いと思います。冬から春になることで、血液の流れが体表に向かっていくようになり、体の軸から一時的に「血」が減ってしまう傾向にあります。血流量は変わらなくても血の分布が動くので、その影響で春は眠くなるのです。

春は少し早めの時期から体を動かしたほうが、血流もよくなり季節に体がなじんでいきます。激しい運動でなくても大丈夫。ちょっとだけ足の指や足首を動かすだけでも血流をよくすることができます。

血流をよくする足の動かし方

① 足の指を動かす

足の指をグッパッ、グッパッとくり返し動かします。

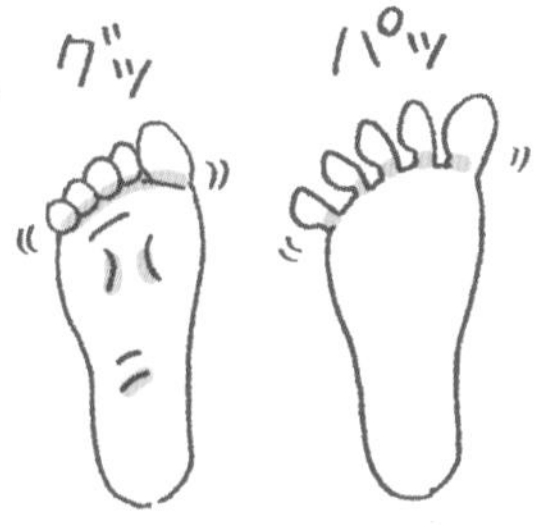

② 足首を動かす

足首を手で持ち、もう一方の手でつま先を握り、上下に動かしたり、時計回りや反時計回りにくるくると大きく回します。

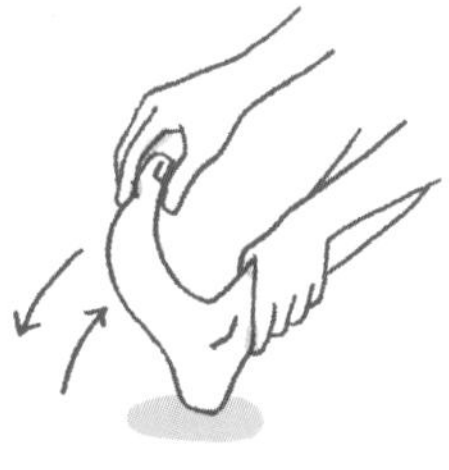

4月5日 晴明《せいめい》

にきび、吹き出物は「曲池《きょくち》」を温めて

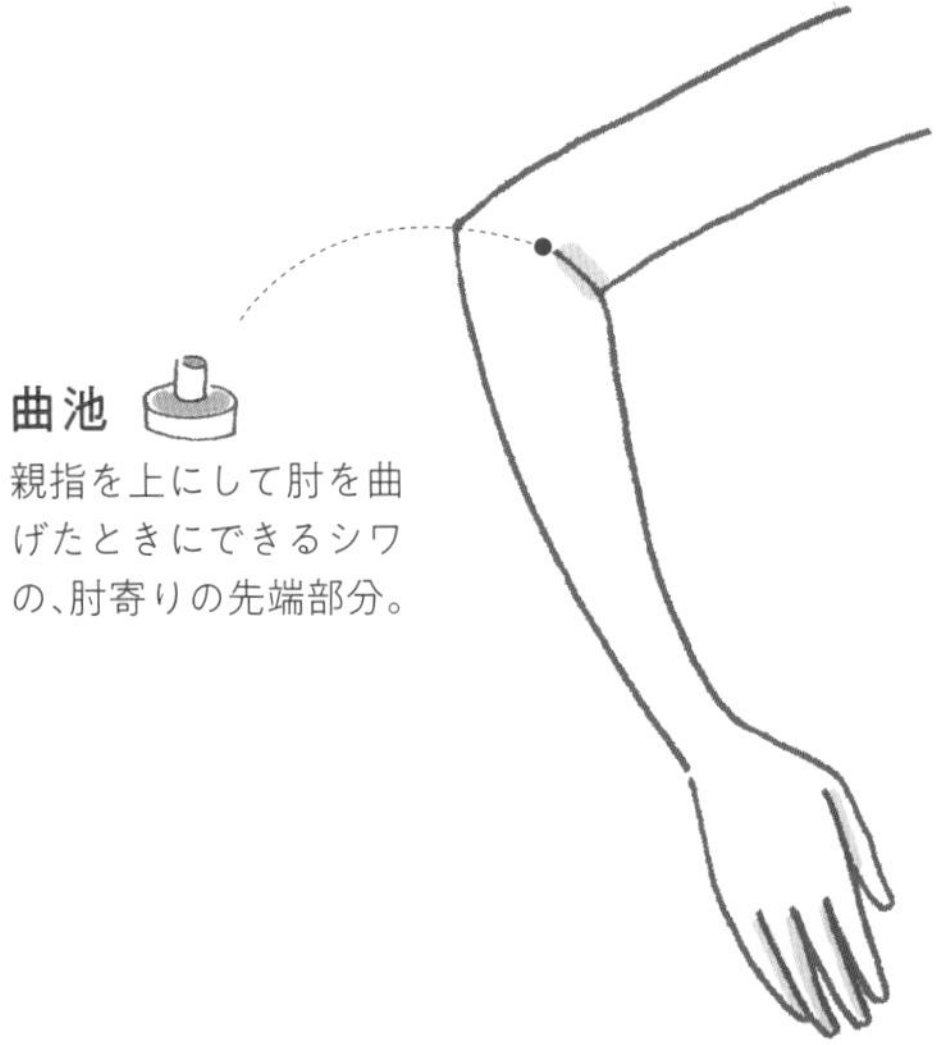
曲池
親指を上にして肘を曲げたときにできるシワの、肘寄りの先端部分。

二十四節気では清明の頃。春分から15日目のこの時期はだんだんと暖かくなり、汗をかきやすく、皮脂の分泌がさかんになります。

東洋医学では、皮脂分泌は胃腸の働きによってコントロールされていると考えられています。食べ過ぎや飲み過ぎ、糖分の取り過ぎで、にきび・吹き出物が悪化するのはこのためです。また精神的な緊張や睡眠不足などで体調をくずすと、同じく胃腸機能の低下が起こり悪化するので注意が必要です。

にきびや吹き出物の予防には、胃腸の働きを整えるツボ「曲池」へのお灸がおすすめです。

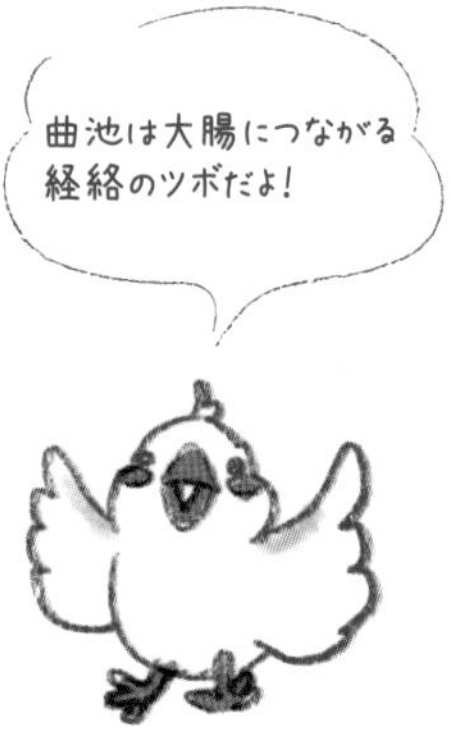
曲池は大腸につながる経絡のツボだよ!

4月6日

清明節《せいめいせつ》にはお部屋のデトックスを

清明節は中国の祝日です。日本でいうお盆のようなもので、先祖を思い、お墓の掃除をして、お酒を飲んで食事をし、清らかにするとよいとされています。今日は風通しをよくして、汚れているところはピカピカになるように掃除をしましょう。

また、収納スペースは古いものや不用品でパンパンになっていませんか？ 不用なものは思い切って捨てると、気持ちがスッキリして運気もアップしますよ。

掃除のポイント

玄関はドアノブを磨き、たたきを水拭きしましょう。家の顔である玄関をきれいにしておくと、よい運気がたくさん入ってくるともいわれています。

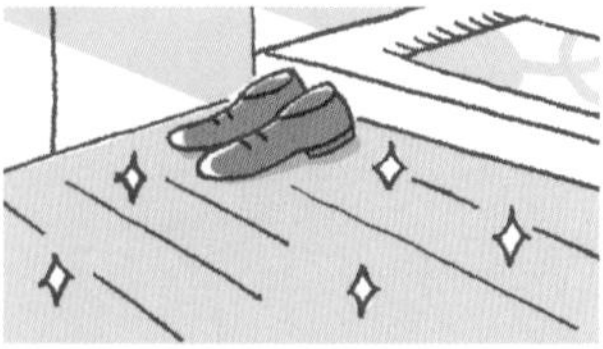

収納をチェックし、古いものや長年使っていないものは捨てましょう。スペースにゆとりを持つと、本当に必要なものをていねいに扱うことができます。

＼パンパンギュウギュウ／

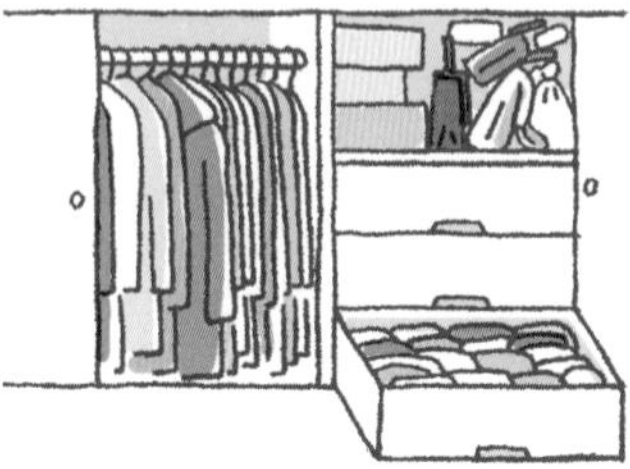

＼捨ててスッキリ！／

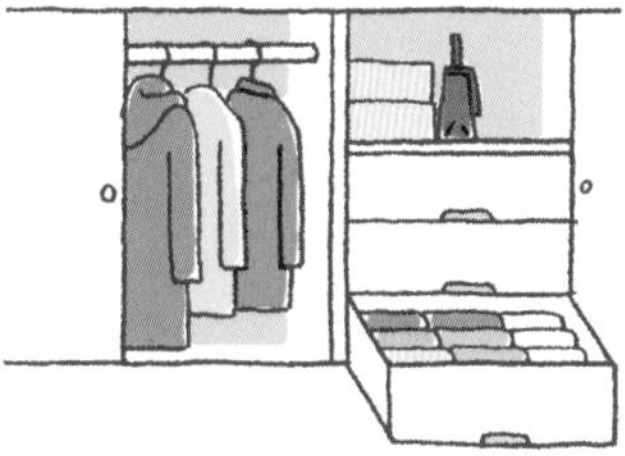

4月7日

新ジャガは胃腸にやさしい

春先は、冬にためていた「気」を巡らせるため、エネルギーを使います。胃腸の動きも低下しているので、なるべくやさしい味つけのものを食べて、胃腸に負担をかけないようにしましょう。

この時期には、おいしい新ジャガがたくさん出回るので、皮ごと調理するジャガイモのスープがおすすめです。おなかを温めて消化吸収を高め、胃の機能を調節して胃痛をやわらげてくれますよ。また、むくみや高血圧の改善にも適している食材です。

消化のよいたんぱく質である豆乳と合わせたスープで、体をゆっくり春になじませていきましょう。

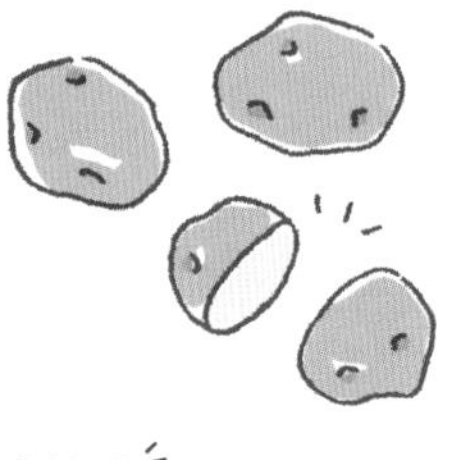

POINT

新ジャガは皮ごと使えますが、芽の部分にはソラニンやチャコニンなどの自然毒があるので、しっかり取り除きましょう。

一言レシピ

ジャガイモと豆乳のスープ

干しシイタケと昆布のだし（P264参照）に、細切りにした干しシイタケと昆布（だしに使ったもの）を入れて一口大に切った新ジャガを皮ごと加え、やわらかく煮る。火が通ったら、豆乳と一緒にミキサーにかける。

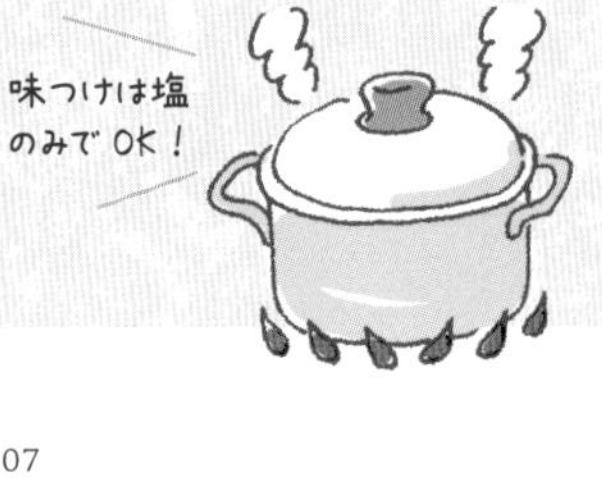

4月8日

疲れやすい新生活には春キャベツを

　新しい生活がはじまる人が多い時期ですね。旬の春キャベツは、体力アップの効果があるので、新しい環境で疲れやすいという人は積極的に取り、体力をつけましょう。

　キャベツは、天然の胃腸薬ともいえます。「キャベジン」とも呼ばれる栄養素、ビタミンUが豊富なので、胃の粘膜の修復を促して新陳代謝を活発にし、食欲増進や消化促進の効果があります。ビタミンUは熱に弱いので、生で食べるといいでしょう。キャベツの芯も栄養が豊富に含まれているので、ぜひ食べてくださいね。

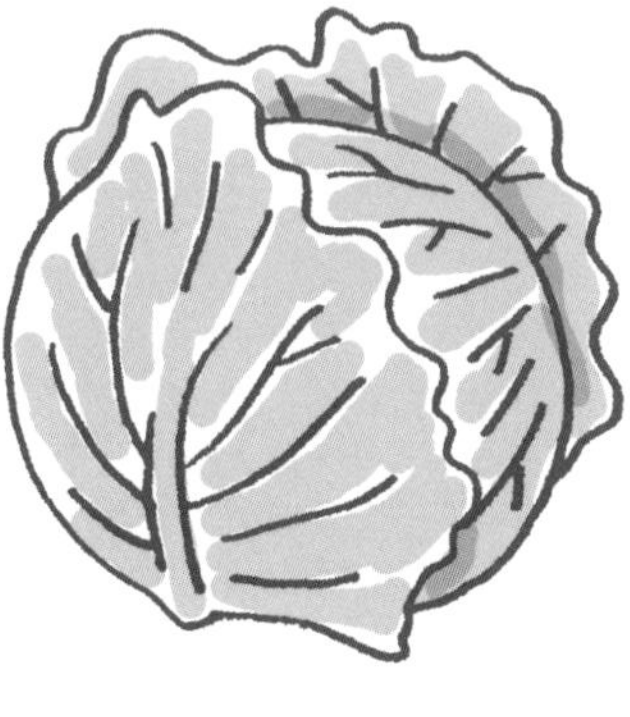

POINT

キャベツの芯には、葉の2倍のカルシウムやカリウムが含まれています。うすいそぎ切りにし、捨てずに食べましょう。

4月9日

女性の尿トラブルに効く体操と訓練

すでに紹介したスクワット（P35参照）以外にも、頻尿や尿もれといった尿トラブルを抱える女性に効果的な運動・訓練があります。

ひとつは骨盤底筋体操です。骨盤底筋を鍛えて臓器が下がってくるのを抑えたり、尿道を引き締める効果があります。骨盤庭筋の場所がわからない人は、おしっこをするときに途中で尿を止めてみましょう。力が入る部分が骨盤底筋です。

もうひとつは、尿意を我慢する練習を短時間からはじめて少しずつ時間をのばす膀胱訓練です。訓練と同時に排尿記録をつけると、自分の排尿の傾向や時間帯が把握でき、対策が立てやすくなります。

骨盤底筋体操

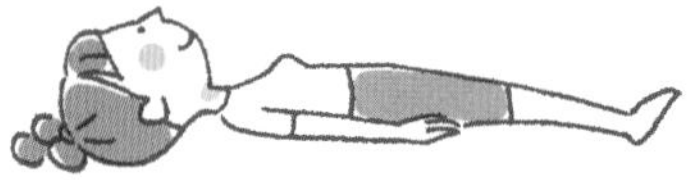

①仰向けになり、尿道や肛門、膣をきゅっと引き締めるのを２～３回くり返す。

②今度はゆっくりと引き締め、３秒キープしたあとでゆっくりと緩めるのを２～３回くり返す。

③②に慣れてきたら、引き締めと緩める時間を少しずつ延ばしていく。

膀胱訓練

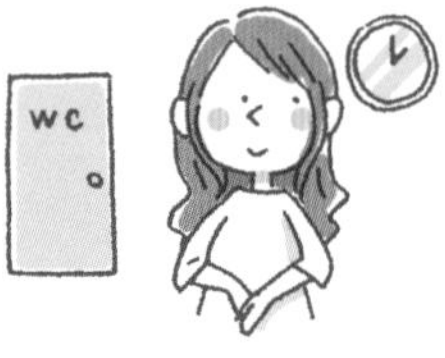

①トイレに行くのを１回我慢する。最初は、５分間我慢することを１週間続ける。

②我慢する時間を、10分、15分と、少しずつ延ばしていく。

③最終的に２～３時間我慢できるようにする。

4月10日

【体質チェック】「瘀血《おけつ》」タイプとは？

中国医学の「気・血・水」のうち、血の循環が悪くなった状態です。古い血が体内にたまっているので、全身に栄養が行き届かず、代謝が低下します。おもに肌の状態や婦人科系などにサインが出やすいのが特徴です。「瘀血」の原因は冷えとストレスなので、体を温めてリラックスすることがとても大切です。

最近、シミやくすみが増えていませんか。肩こりや月経痛がひどくなっていませんか。チェックシートで6つ以上チェックがついたら、瘀血タイプに当てはまるといえます。

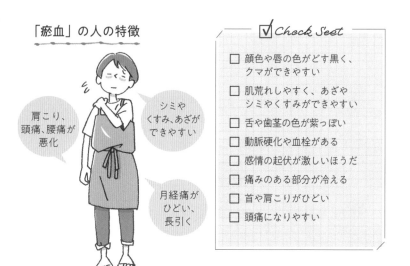

「瘀血」の人の特徴

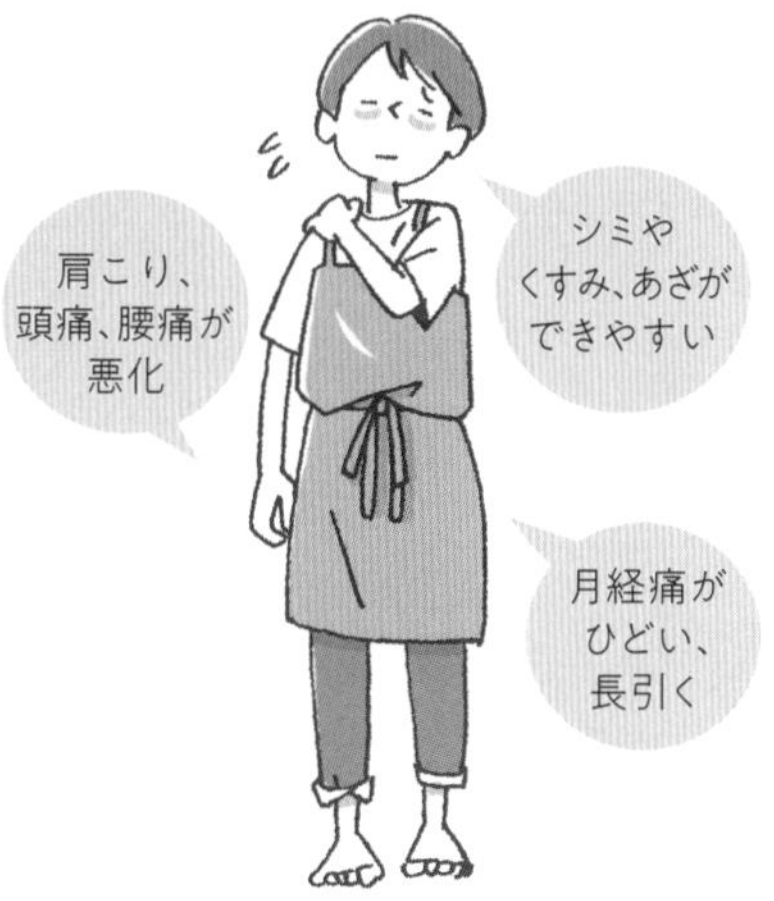
肩こり、頭痛、腰痛が悪化
シミやくすみ、あざができやすい
月経痛がひどい、長引く

Check Seet

- □ 顔色や唇の色がどす黒く、クマができやすい
- □ 肌荒れしやすく、あざやシミやくすみができやすい
- □ 舌や歯茎の色が紫っぽい
- □ 動脈硬化や血栓がある
- □ 感情の起伏が激しいほうだ
- □ 痛みのある部分が冷える
- □ 首や肩こりがひどい
- □ 頭痛になりやすい

4月11日 「瘀血」の人はこうして解決！

中国医学では「通らなければ痛む」という原則があり、巡りが悪いことが痛みの原因と考えます。月経痛がひどい人が多いのがこのタイプです。「気虚（P36参照）」「気滞（P50参照）」「血虚（P80参照）」などの症状が積み重なって起こるのが「瘀血」なので、体のメンテナンスが大切です。

おもにストレスと冷えが原因なので、入浴がおすすめです。入浴中は、手足の指の1本1本をていねいにマッサージしましょう。ヨモギ湯は婦人科系にとくに効果的です。食事では、血液をサラサラにするといわれる食材を取るように心がけてください。

おすすめ食材

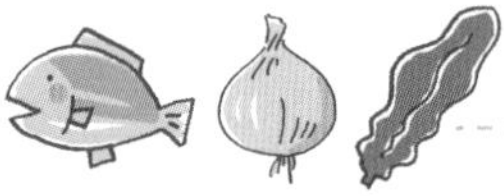

- **青魚**…サバ、イワシ、サケ
- **繊維質の多い食材**…海藻類、きのこ類、根菜類、豆類、雑穀類
- **赤い色の食材**…小豆、トマト、モモ、ベリー系の果物、パプリカ、サフラン、紅花、ローズのお茶、ハイビスカスのお茶
- **黒い色の食材**…黒豆、黒米、黒キクラゲ
- **ナッツ類**…クルミ
- **植物性発酵食品**…納豆、みそ、甘酒
- **ねばねばの野菜**…モロヘイヤ、オクラ
- **体を温める野菜**…ニラ、玉ネギ、ショウガ、ニンニク

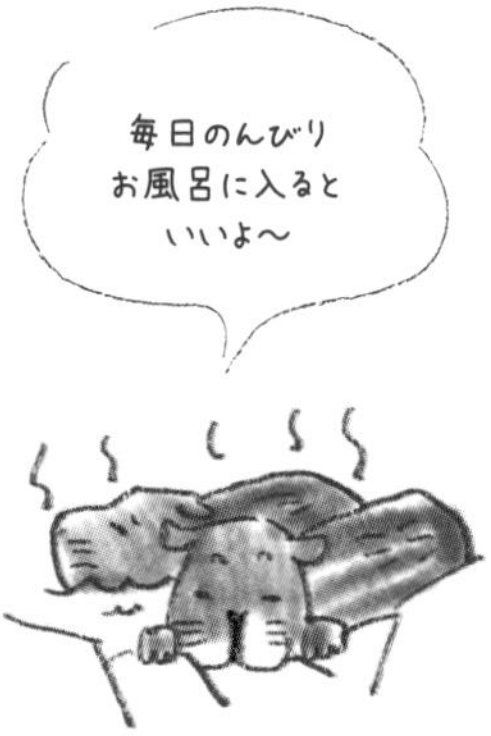

4月12日

中性脂肪が気になる人は毎日玉ネギを

玉ネギは中国医学では「痰飲」と呼ばれる毒素を排出する代表食材。痰飲は体にたまった消化不良物質のことです（P268参照）。血中コレステロール値や血糖値や中性脂肪の値を高くするもとになるので、しっかり排出することで生活習慣病の予防につながります。玉ネギは体を温める作用もあるので、冷え性の人にもおすすめです。

一日の摂取量の目安は50〜60g（約4分の1個）です。いろいろな調理方法で食べてみましょう。皮の持つ効果も高いので活用してくださいね。

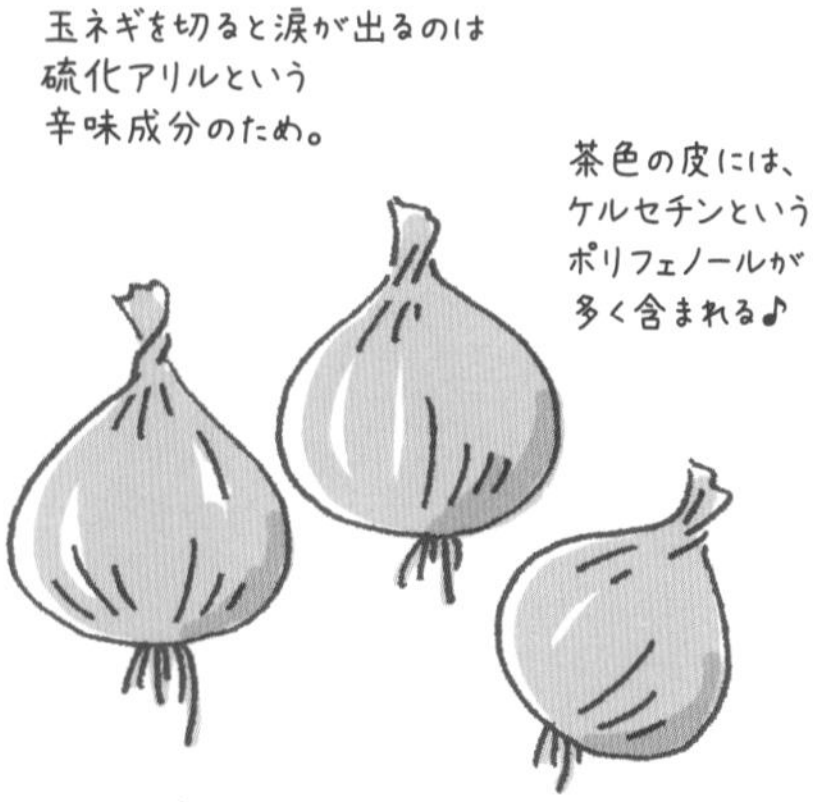
玉ネギを切ると涙が出るのは
硫化アリルという
辛味成分のため。
茶色の皮には、
ケルセチンという
ポリフェノールが
多く含まれる♪

POINT

硫化アリルは、血液をサラサラにする効果があり、ビタミンB_1の吸収を高めてくれる成分です。水に弱いので、できるだけ水にさらさないようにしましょう。

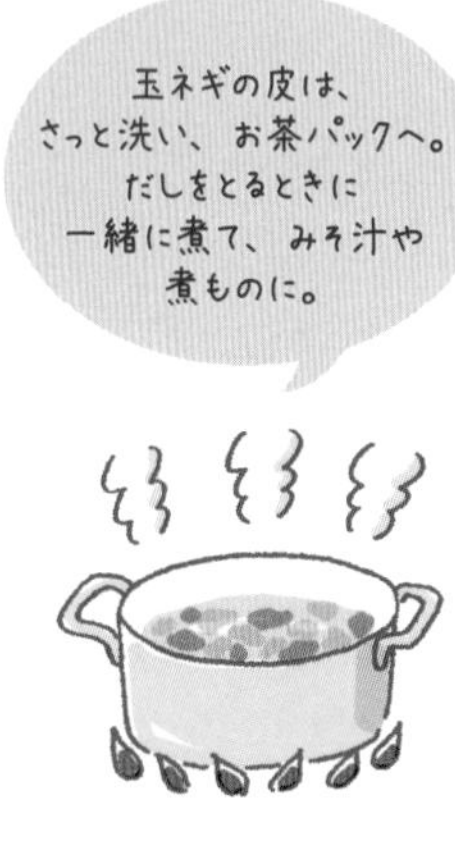
玉ネギの皮は、
さっと洗い、お茶パックへ。
だしをとるときに
一緒に煮て、みそ汁や
煮ものに。

4月13日

月経痛がひどい人はサバ缶で血流改善

月経痛がひどい人には、サバ缶がおすすめ。そのままみそ汁に入れるのもいいですが、ショウガやトマトなど、同じく血流改善効果のある食材と合わせたかんたん薬膳料理はいかがですか。月経の約1週間前から食べ続けると、血流がよくなり症状がやわらぎますよ。

サバは、血液をサラサラにするEPAや脳の活性を高めるDHA、さらにはビタミンが豊富に含まれており、血行促進、血栓予防、老化防止、健脳など、さまざまな効果があるといわれています。「気血」を補い消化吸収を高めてくれるので、疲労回復にも役立つ食材です。

一言レシピ

サバ缶のトマトジンジャー煮

サバ缶は汁ごと鍋に入れる。ヘタをとりざっくりと切ったトマトとショウガ（すりおろし）を鍋で煮ます。味つけは塩、しょうゆなど、好みで。

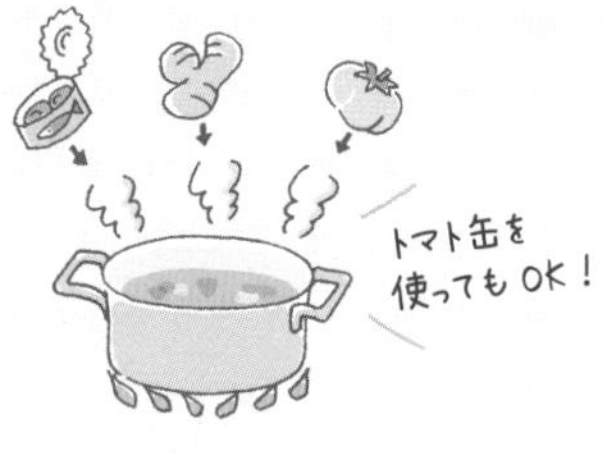
トマト缶を
使ってもOK！

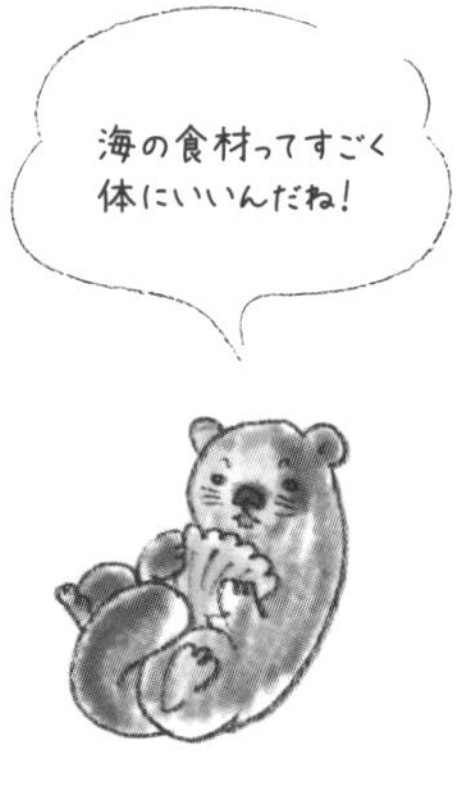
海の食材ってすごく
体にいいんだね！

4月14日

体調が悪いときは無理に食べない

食事は毎日しっかり取らなきゃと思い込んでいませんか。私たちは食事を消化するために、1日に約7〜10ℓの消化液を分泌しているといわれています。つまり、食べ物を消化し排泄するには、かなりのエネルギーを使うのです。ですから、体調が悪いときに無理に食べると、その分のエネルギーは体を治すことに使えません。

また、おなかがすいていないときに無理に食べると、うまく消化できず、栄養ではなく毒素になることもあります。朝は軽めにジュースにするなど、体調に合わせた量の調節も大切なのです。

おなかにやさしい

ニンジン・セロリ・リンゴのジュース

①ニンジン、セロリ、リンゴは適当な大きさに切る。

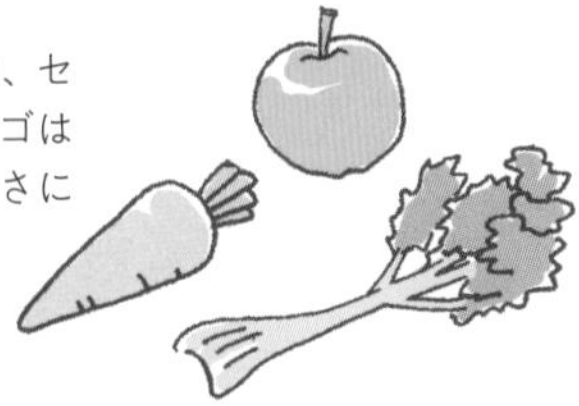

②亜麻仁油以外の材料をすべてミキサーに入れて撹拌する。

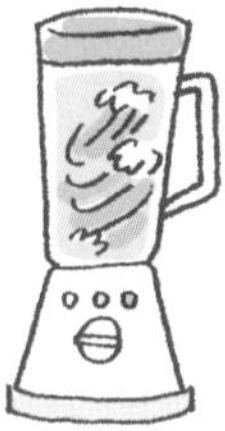

材料

ニンジン（60g）／セロリ（40g）／リンゴ（100g）／ミネラルウォーター（300〜350cc）／ハチミツ（小さじ2〜大さじ1）／亜麻仁油（小さじ2）

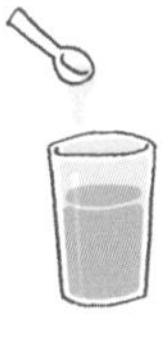

③グラスに入れて、亜麻仁油をたらす。

4月15日 足裏刺激で新陳代謝アップ

足の裏は体全体を表すといわれ、数多くのツボが集まる場所です。ツボを刺激することで体全体がほぐれ、新陳代謝が活性化し、巡りが改善。ポカポカ体が温まり、肩こりも楽になります。
　夕方になると靴がきつくなる人やくっきり靴下のあとがついている人は、リンパ液の流れが悪く、むくんでいる証拠。テニスボールで足裏を刺激し、むくみと疲労を取り除きましょう。足全体が軽くなりますよ。

かんたん！　テニスボールマッサージ

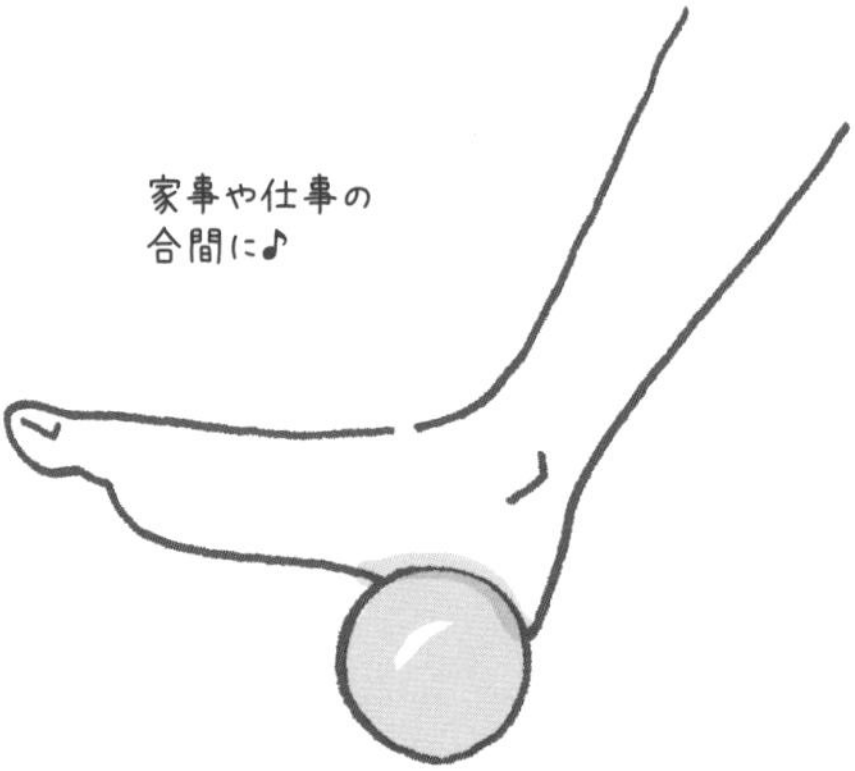

家事や仕事の
合間に♪

テニスボールをつま先に置いて、10秒体重をかけ、力を抜く、これを5回くらいくり返します。次に土踏まず、かかとでも同じようにします。こりを感じる部分は、とくに念入りにほぐしましょう。

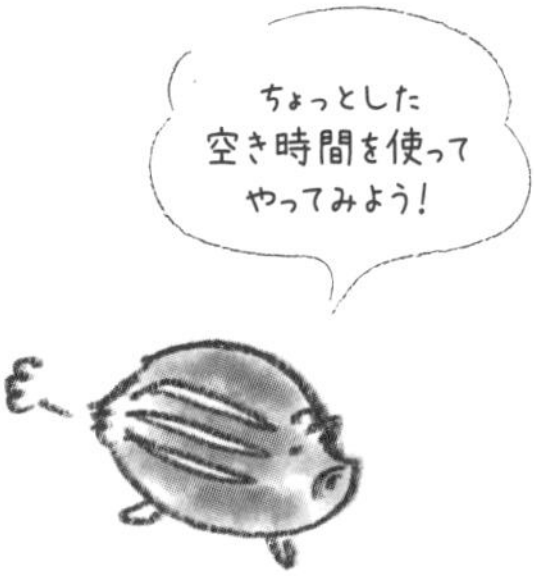

ちょっとした
空き時間を使って
やってみよう！

4月16日

気持ちが沈んだら太陽に当たる

「春愁《しゅんしゅう》」という言葉があるように、春は気持ちが不安定になりやすい季節。実際に春には、だるさ、気の落ち込みなど抑うつ状態やうつ病の発症が多いのです。これは、生活環境の変化や寒暖差などの気候の変化が、体にとってストレスになり、自律神経が緊張してしまうためです。

もし抑うつ症になっても、やる気の出ない自分を責めないようにしましょう。季節のせい、環境のせいだと思って、少し体を動かしてみてください。昼は散歩で太陽の光を浴びて、夜は睡眠をしっかりとり、体のリズムをつくることが大切です。

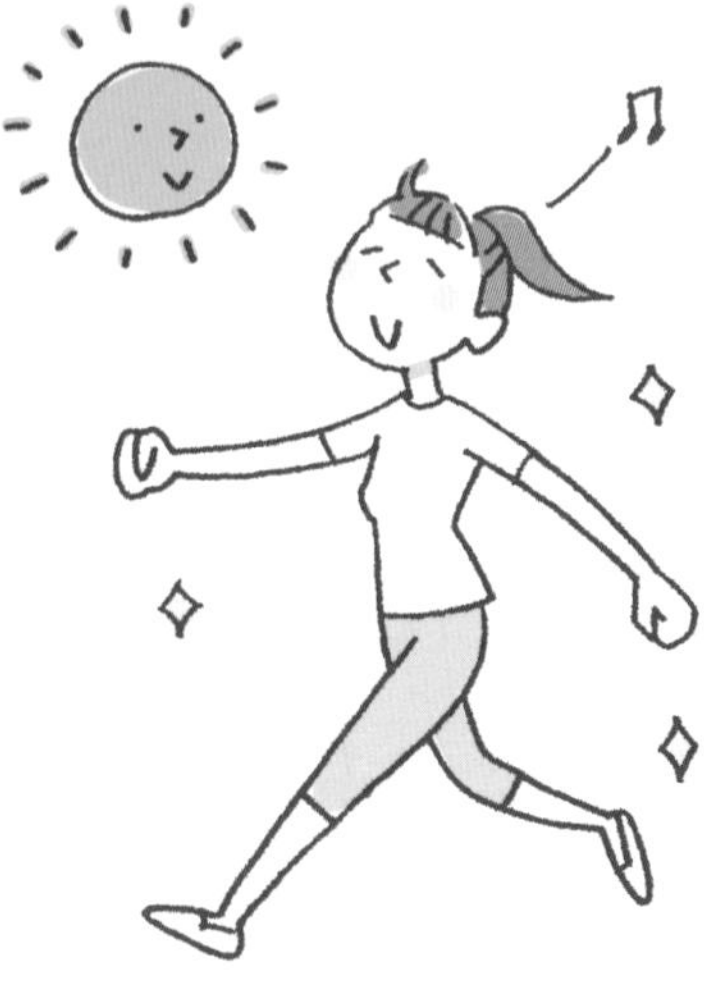

家の中で
ゴロゴロしていないで
外に出かけて
太陽を浴びると
気持ちも晴れてくるよ

4月17日

グレープフルーツはイライラを鎮める

グレープフルーツには、イライラを鎮める作用があります。気が上昇するのを防ぎ、巡りをよくしてくれるので、春に積極的に取りたい食材です。

クエン酸やビタミンCが含まれ、疲労回復や風邪の予防にも効果的です。また、消化を高め、胃もたれや消化不良を改善したり、アルコールの分解を促進する働きもあるので、二日酔いのときにもおすすめです。

春は歓迎会や交流会など、会食の機会も増える時期。グレープフルーツジュースを飲んで、胃腸のケアをしてくださいね。

一言レシピ

グレープフルーツとミントのジュース

グレープフルーツをギュッと生絞りにしましょう。気の流れを整える働きがあるミントをプラスすると、さらに効果がアップします。ミントの葉を洗い、手の平でパンッと叩いてから、グラスに入れて、ストローなどでつぶしながら飲むと、さわやかな香りが広がりますよ。

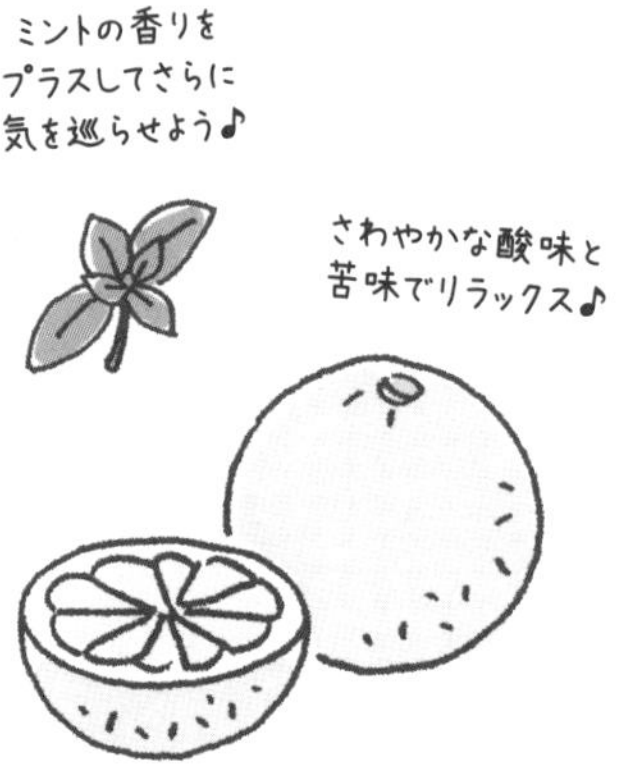
ミントの香りをプラスしてさらに気を巡らせよう♪
さわやかな酸味と苦味でリラックス♪

4月18日

へそヨガでゆがみを改善

体をねじることで、ゆがみを正し、全身の代謝をアップさせてくれます。背骨を真っすぐに伸ばして行うことがポイントです。太りやすくなった、肌が荒れているなど、ホルモンバランスの変化でお悩みの方にもおすすめのポーズです。

ゆがみ改善のポーズ

※■は神闕、★は関元（丹田）、▲は命門の位置です。

1 右足を後ろへ引き、足の長さくらいの幅に大きく前後に開く。左膝を曲げ、両手を胸の前で合わせる。

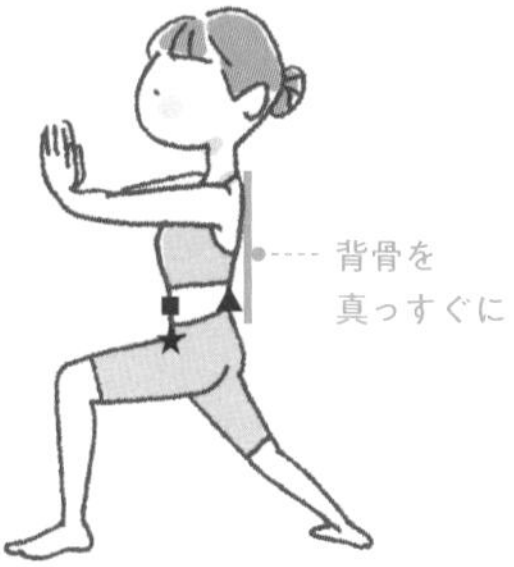
背骨を
真っすぐに

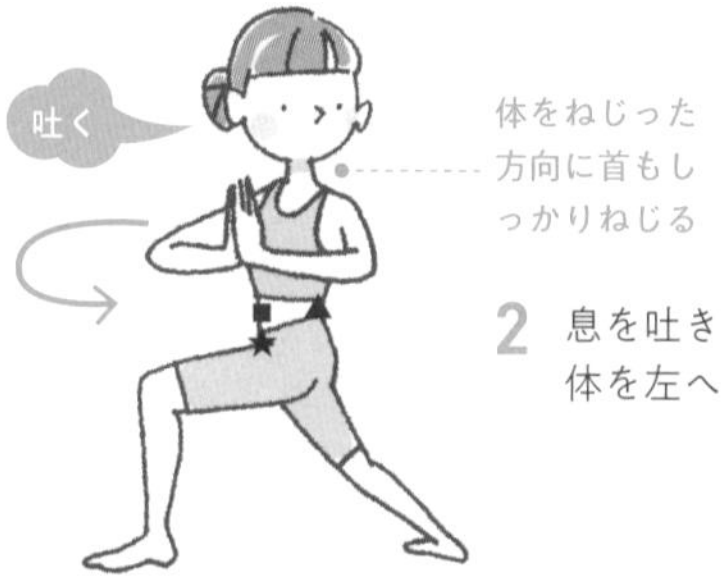
吐く
体をねじった
方向に首もし
っかりねじる

2 息を吐きながら、上体を左へねじる。

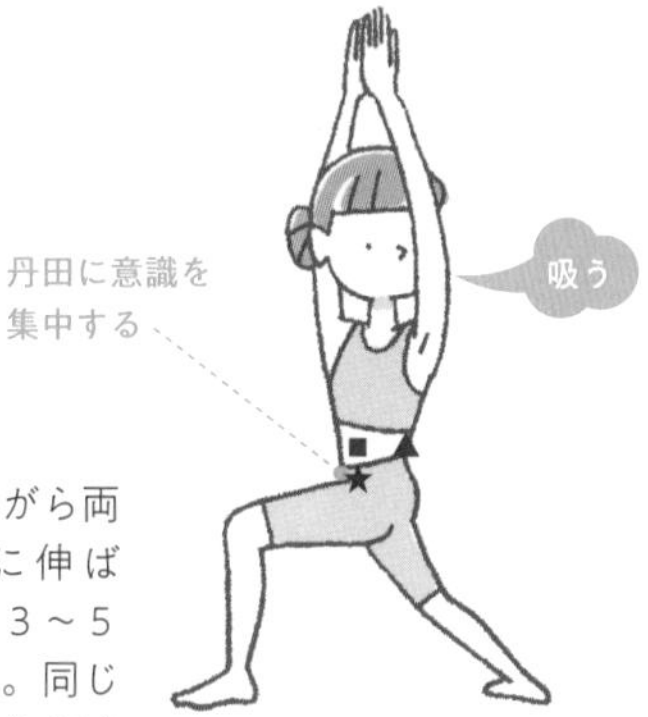
丹田に意識を
集中する
吸う

3 息を吸いながら両手を頭上に伸ばす。呼吸を3～5回くり返す。同じように逆方向（右）も行う。

4月19日

体とこころの疲れには魚介類を

小さなことでイライラしたり、トゲのある言葉を口にしてしまったり、いつもより体やこころの疲れを感じてしまったり。もしかしたら、「肝」の「血」が不足しているのかもしれません。肝に血を与え、「気」を巡らせることが大切です。

　春にとれる貝類や魚介類は、肝に血をチャージし、心に潤いを与えてくれる食材。さらに疲労回復に効くタウリンも豊富に含まれています。おいしいアサリやハマグリ、イカが旬のこの時期、ぜひ積極的に食べてみてくださいね。五月病の予防にもいいですよ。香りのよい野菜との組み合わせもおすすめです。

一言レシピ

イカとセロリのさっぱり炒め

イカそうめん（1パック）、酒（大さじ2）、水（大さじ1）を、フライパンに入れ、ふたをして加熱する（耐熱容器に入れ、電子レンジでチンでもOK）。千切りにしたセロリ（1/3本）を加え、塩、ブラックペッパー、オリーブオイルで味を調える。

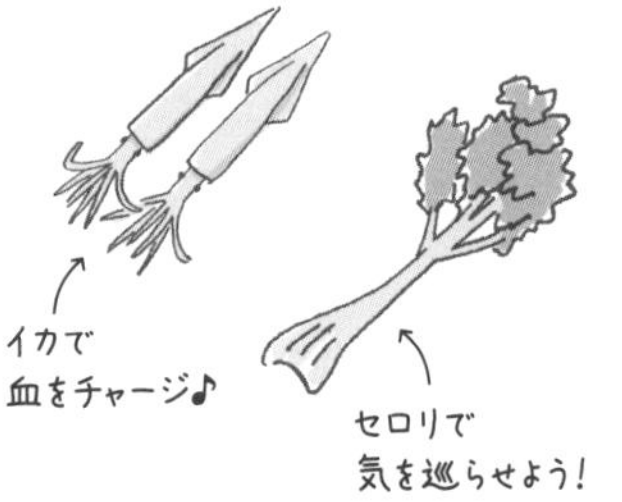
イカで
血をチャージ♪
セロリで
気を巡らせよう！

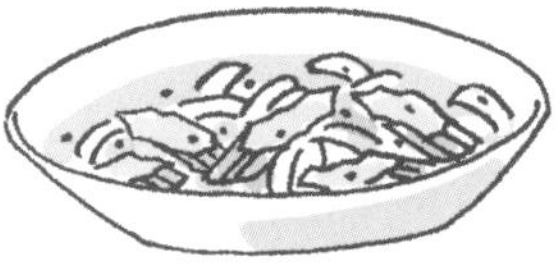

4月20日

穀雨《こくう》

「然谷《ねんこく》」で足のむくみスッキリ

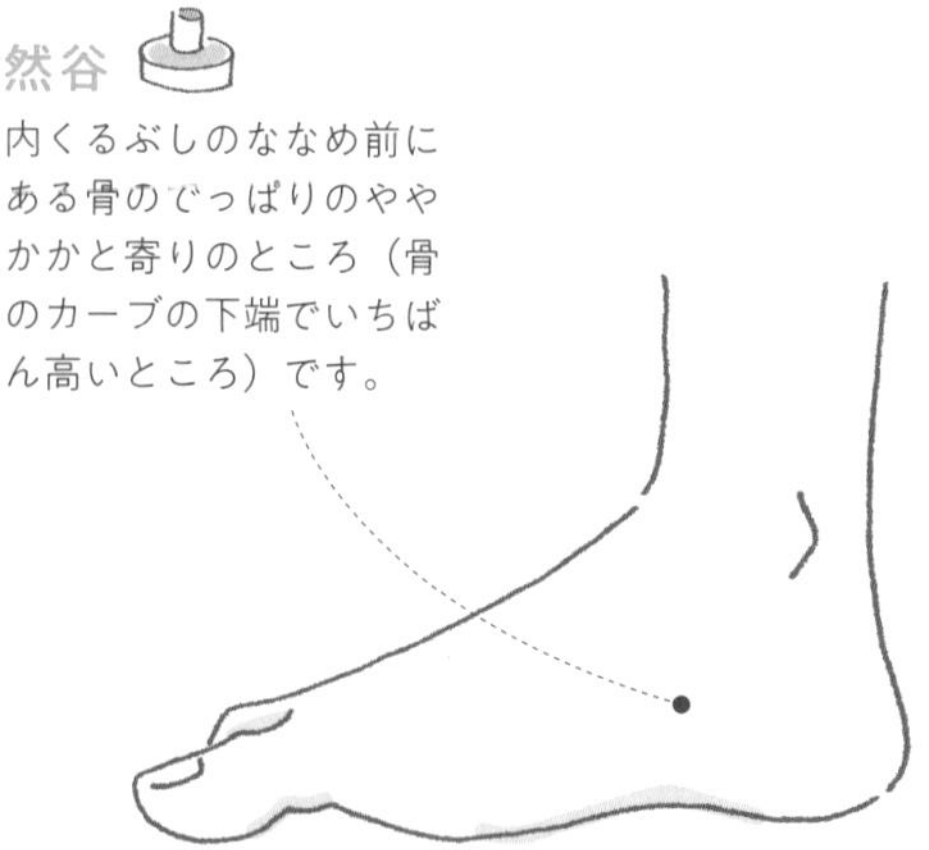
然谷
内くるぶしのななめ前にある骨のでっぱりのややかかと寄りのところ（骨のカーブの下端でいちばん高いところ）です。

春から夏にかけて足がむくみ、だるくなるのは、女性共通の悩みです。

むくみは、体の「気血水」の巡りが滞った状態です。とくにむくみの原因となる水の巡りをコントロールしているのは「脾」と「腎」の働きです。脾の働きは湿気に弱く、雨で湿度が高くなると、体を巡る水の流れに滞りが起きてむくみます。腎は水分排出により血圧をコントロールしていますが、気圧の変化を受けると機能低下が起こりやすくなるのです。

むくみからくる重だるさを感じたら、水の巡りを促すツボ「然谷」へのお灸がおすすめです。

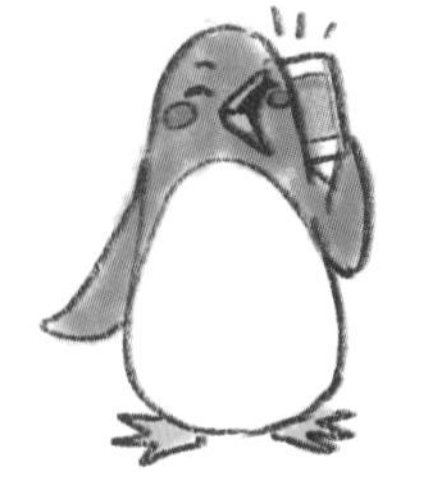
むくみで困っていたら
お灸がいいよ！

4月21日

心身を開放するアクションを

二十四節気の穀雨を過ぎると、天気も安定してきます。冬から春へ季節が移り変わるときには、少しずつ体を動かしてきましたが、春から初夏への変わり目には、体を開放する活動をすると、体の調子がよくなりますよ。とくに野外での活動はおすすめ。ピクニックに出かけるのはもちろん、オープンテラスで食事をしたり、近場を散歩をしたり、ちょっとしたことでもＯＫ。気持ちも晴れやかになります。

心身を解放するために

テラス席を選ぶ

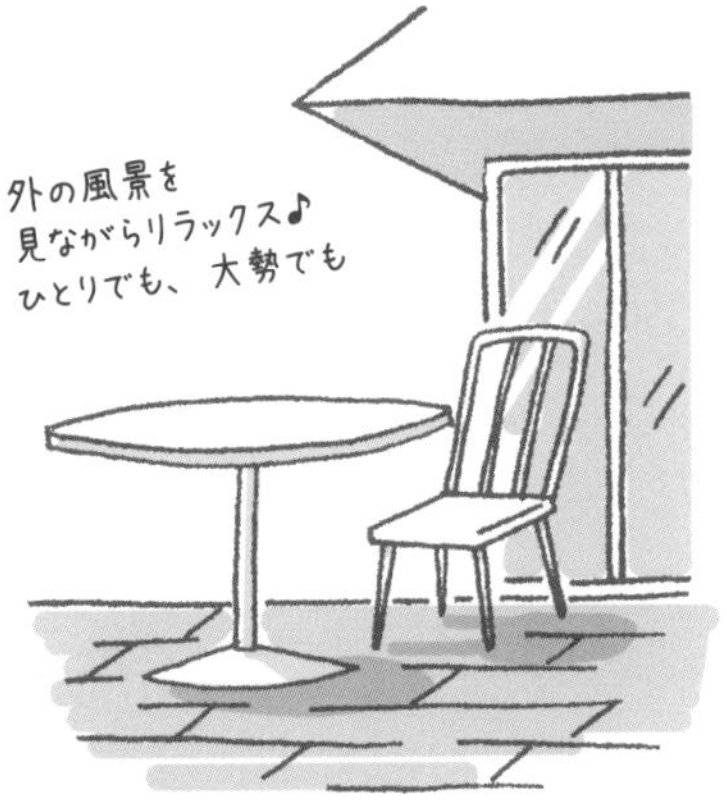
外の風景を
見ながらリラックス♪
ひとりでも、大勢でも

ピクニックに出かける

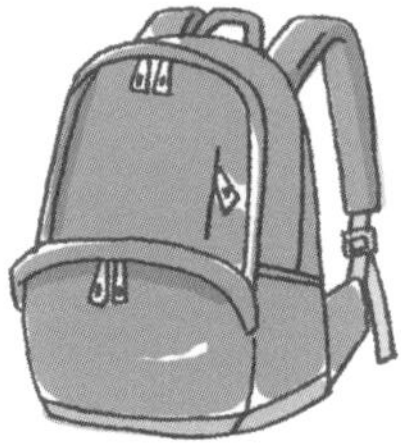

おにぎりや果物を
持っていくのも◎
近場の公園でもOK

4月22日

筋肉不足が疲れや肩こりの原因に

肩こりに悩んでいませんか。肩こりの原因は、血行不良やストレスなど、いろいろありますが、女性の肩こりは上半身の筋肉不足が原因のひとつになっている場合も多いのです。

筋力がないと、弱い筋肉で体を支えようとするため、肩がこりやすく、疲れやすくなります。筋力があるとしっかり体を支えられるため、肩がこらず、疲れにくくなります。

女性は上半身の筋肉がつきにくいので、毎日少しずつトレーニングしましょう。肩甲骨まわりを意識的に動かすようにするとよいですよ。

膝つき腕立てふせ

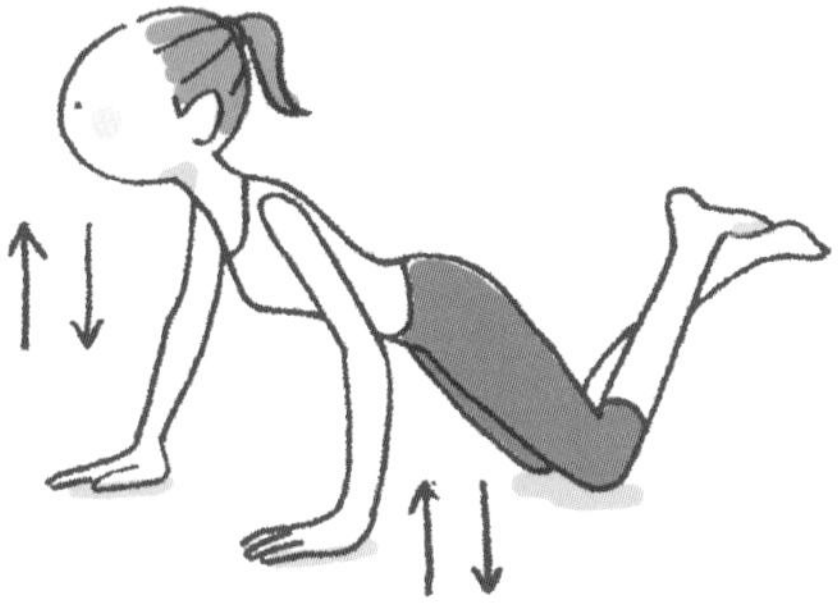

膝を地面についた状態の腕立てふせからはじめましょう。1日5回を3セットするだけでOK。そのときに肩甲骨を大きく動かすように意識するとより効果的です。

4月23日

鼻の症状にゴボウを取ろう

新ゴボウの季節です。ゴボウには体の熱を取って炎症を鎮める働きがあります。鼻がぐずぐずするとき、口の渇きを感じるときは、体に熱がこもっている証拠。腫物や吹き出物も同様です。ゴボウ茶でも効果がありますよ。ゴボウをピーラーでむいてささがきにし、1〜2日天日干しにしてから、フライパンで乾煎りを。湯を注げばできあがりです。

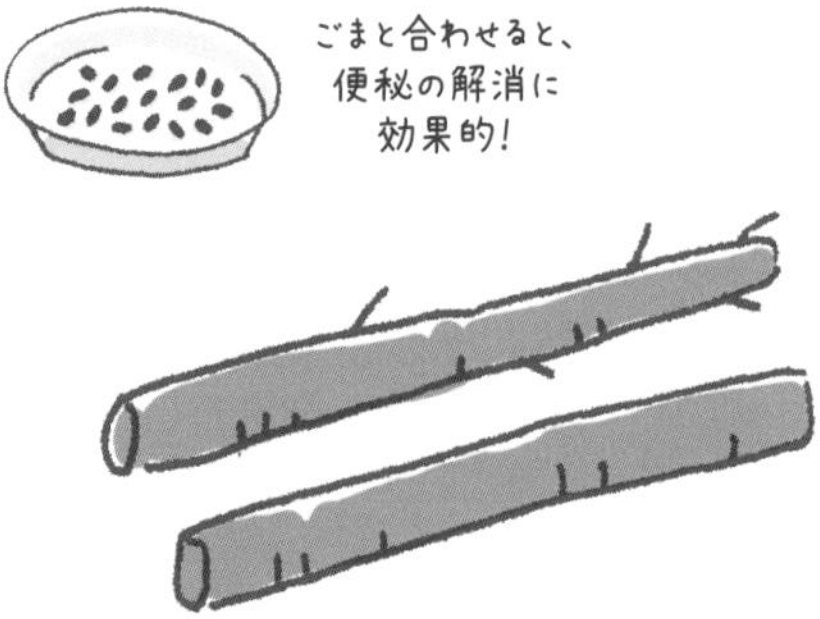
ごまと合わせると、
便秘の解消に
効果的!

水溶性の食物繊維と不溶性の食物繊維をどちらも豊富に含んでいるので、便秘の改善やデトックスにも◎。ただし体を冷やす作用があるので、食べ過ぎには注意！

POINT

中国ではゴボウは食材よりも薬用として使われます。とくにゴボウの種は「牛《ご》蒡《ぼう》子《し》」と呼ばれ、漢方に含まれています。

※園芸用で売られている種とは異なります。

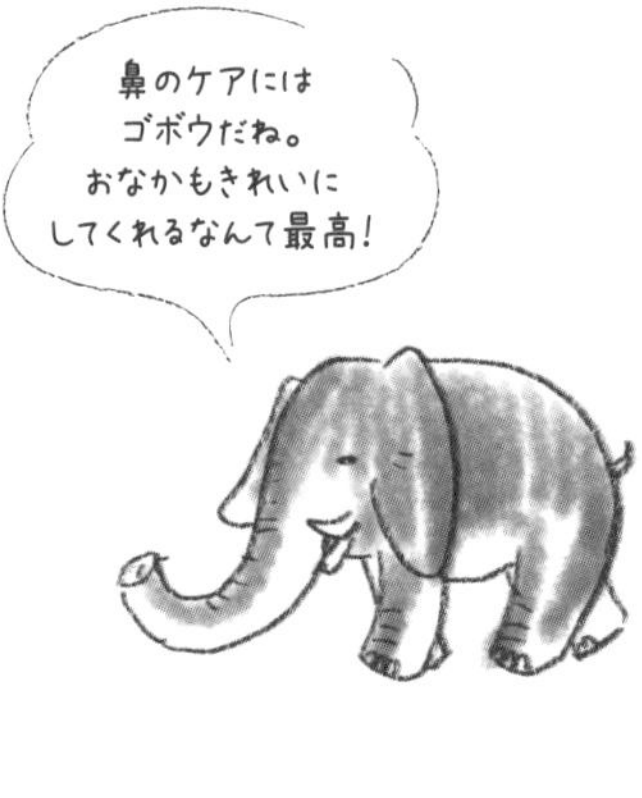
鼻のケアには
ゴボウだね。
おなかもきれいに
してくれるなんて最高!

4月24日

薬膳ダイエット 肥満のタイプは4つ

肥満とは、体に過剰な脂肪が蓄積した状態のこと。現代の医学では、体格指数ＢＭＩが男女とも22になるのが、理想的な体重といわれています（高血圧や肝障害などの有病率が一番低いからです）。数値が25以上になると肥満とされています。

中国医学では、太っている人は昔から「虚人《きょじん》肥満」といわれ、体があまり丈夫ではないとされています。肥満は新陳代謝のバランスがくずれることで起こると考えられているからです。

中国医学では、肥満を4つのタイプに分けて、改善のアプローチをします。Ｐ125〜126で自分のタイプをチェックしてみましょう。

POINT

BMI（Body mass index）の式は、「BMI＝体重kg／（身長m）^{2}」です。身長の2乗に対する体重の比を体格の指数として表します。

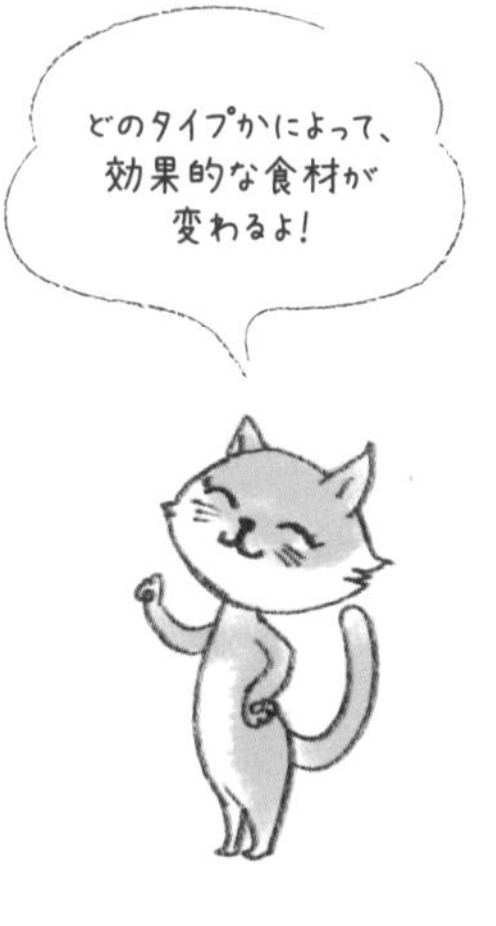
どのタイプかによって、効果的な食材が変わるよ！

中国医学における肥満・4つのタイプ

①「水分代謝悪化」タイプ

②「老廃物蓄積」タイプ

③「気血の巡り悪化」タイプ

④「胃に熱がたまる」タイプ

4月25日

タイプ別薬膳ダイエット①

①「水分代謝悪化」タイプ

ぽっちゃりした肥満の人が多いです。
下記に当てはまりますか？

※3つ以上チェックが入ると、このタイプの傾向があります。

- □ 乗り物酔いしやすい
- □ 体が重くだるい
- □ 尿の回数が少ない
- □ むくみやすい
- □ 雨の日はだるく体調が悪い

【効果的な食材】

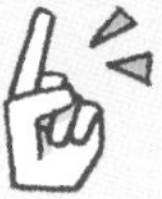

ハト麦・小豆・黒豆・瓜類（冬瓜・ゴーヤ・スイカ）・トウモロコシ茶・ハブ茶・陳皮・アブラナ科の食材（大根・キャベツ・白菜）など

②「老廃物蓄積」タイプ

脂っこいものが好きな人が多いです。
下記に当てはまりますか？

※3つ以上チェックが入ると、このタイプの傾向があります。

- □ 乳製品が好き
- □ 肉が好き
- □ 背中などに吹き出物が出る
- □ 中性脂肪・コレステロールが高い
- □ 運動量が少ない

【効果的な食材】

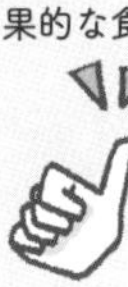

雑穀類（玄米・ひえ・あわ・全粒粉）・大豆製品・きのこ類・海藻類・大根・玉ネギ・ゴボウ・サンザシ・ハブ茶・プーアール茶など

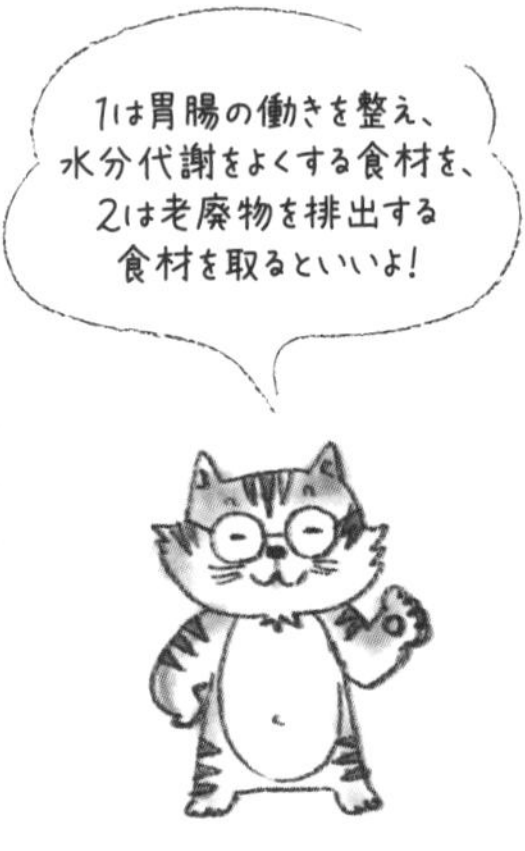
1は胃腸の働きを整え、
水分代謝をよくする食材を、
2は老廃物を排出する
食材を取るといいよ！

4月26日

タイプ別薬膳ダイエット②

③「気血の巡り悪化」タイプ

ストレスが強い生活を送る人や忙しい人に多いです。下記に当てはまりますか？

※３つ以上チェックが入ると、このタイプの傾向があります。

- □ ストレスが強いと感じる
- □ 肩こりや首のこりが強い
- □ イライラしやすい
- □ どか食いする
- □ 体重の増減が激しい

【効果的な食材】

赤い色の花や実（紅花・ローズ・サフラン・サンザシ・トマト）・香りのよい食材（セロリ・パクチー・シソ・ユズ・ニラ・フェンネル）・スパイス類など

④「胃に熱がたまる」タイプ

食べても食べても、おなかがすく人はこのタイプです。胃を整えましょう。下記に当てはまりますか？

※３つ以上チェックが入ると、このタイプの傾向があります。

- □ たくさん食べる
- □ 飢餓感がある
- □ 舌の色が赤い
- □ 喉の渇きを感じる
- □ 便秘になりやすい

【効果的な食材】

葉物野菜（空芯菜・セリ・ホウレンソウ）・きのこ類（シイタケ・キクラゲ）・根菜類（大根・ゴボウ・こんにゃく）・海藻類など

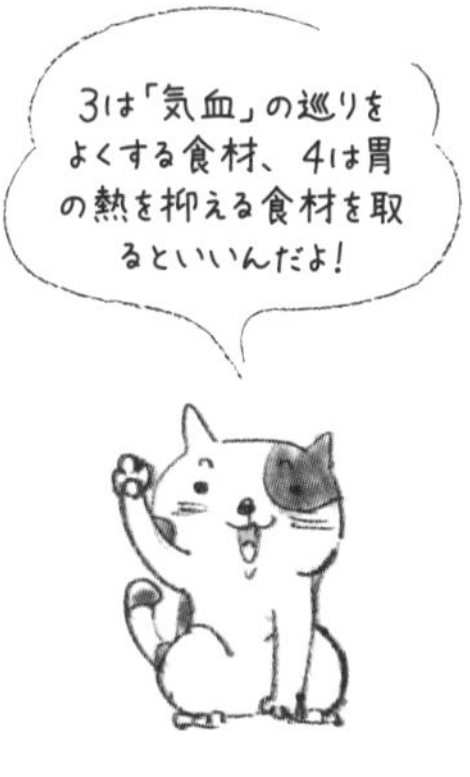
3は「気血」の巡りをよくする食材、4は胃の熱を抑える食材を取るといいんだよ！

4月27日

ダイエットのカギは「脾」を整えること

中国医学では、肥満ともっとも関係が深いのは「脾」（消化吸収運搬のシステム）と考えます。いろいろな原因により脾の働きが乱れることで、体に不要なものが蓄積した状態が肥満なのです。

タイプ別に効果的な食材はP125～126で紹介しましたが、新たに不要なものが蓄積しない心がけも必要です。

「脾」を整える暮らし方

◆質のよいオイル（亜麻仁油やえごま油）を取りましょう。

◆野菜や海藻を食事に取り入れ、食事の最初に食べましょう。

◆料理は砂糖を使わない味つけにしましょう。代わりにだしをきかせたり、みりんを使いましょう。

◆発酵食品や菌類（きのこなど）を食べましょう。

◆老廃物を排出しやすくなる薬膳茶（ハブ・ハト麦・サンザシのブレンド）を飲みましょう。

◆加工食品（インスタントラーメン、スナック菓子、漬け込み保存された魚卵など）は避けましょう。

◆楽しく継続できる運動をはじめましょう。また、趣味を持ち、気持ちのガス抜きをしましょう。

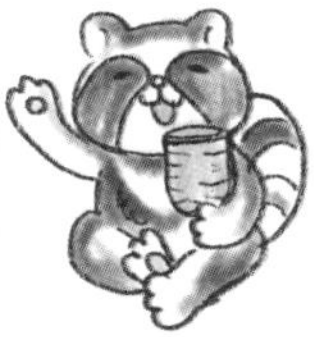
極端なダイエットはダメだよ。
生活スタイルを変えて、気長に続けよう～！

4月28日

栄養を逃がさない蒸し料理を取り入れよう

　蒸し料理を生活にもっと取り入れてみませんか。ゆでる調理法では、栄養が水に溶けてしまう場合がありますが、蒸し料理なら蒸気の安定した温度で食材の外側から均一に加熱できるので、大切な栄養を逃がさず調理できます。また、食材のおいしさも引き出せます。鶏肉ならやわらかくジューシーに、サツマイモなら甘みが引き出されてしっとり仕上がります。

　蒸し料理は、体にやさしいとわかっていても、実践できないという声を耳にします。そこで活用したいのがシリコンスチーマー。電子レンジを使い、短時間で加熱調理ができる優秀なキッチンアイテムです。

蒸し料理のメリット

- 栄養を逃がさない
- 油を使わないのでヘルシー
- シリコンスチーマーを使えば手軽

2～3分チンするだけで、
野菜がたくさん食べられる♪

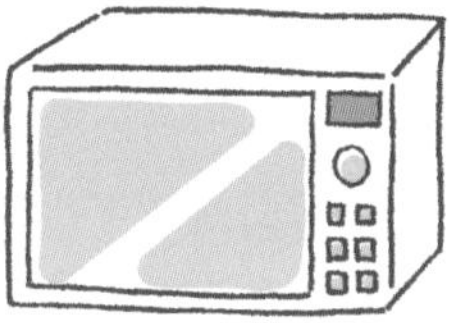

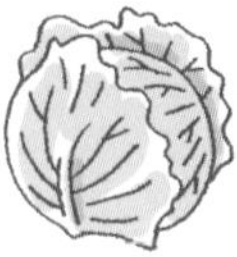

春キャベツはざく切りにして
塩コショウ＋ごま油で。
肉や魚の添え物にも◎

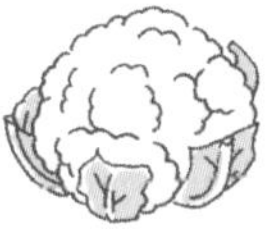

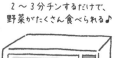

カリフラワーは
一口サイズに切ってチン！
食べ応えもあってヘルシー

4月29日

朝、一杯のお茶でまわりの人に感謝する

朝のお茶を入れるときに、自分用とは別に、小さなコップに一杯のお茶を用意します。それは、「ありがとう」を伝えたい人のためのお茶です。感謝の気持ちを込めて、家族、友人、同僚など、まわりの人の顔を思い浮かべてみましょう。日々流れてしまう時間。言葉で伝えられなくても、相手のことをちょっとイメージする時間を持つことで、まわりの人のやさしさや、自分がいかに多くの人に支えられているかということに、改めて気がつくことでしょう。

一杯のお茶で、複数人の顔を思い浮かべてももちろん大丈夫。コーヒーでも紅茶でもOKですよ。

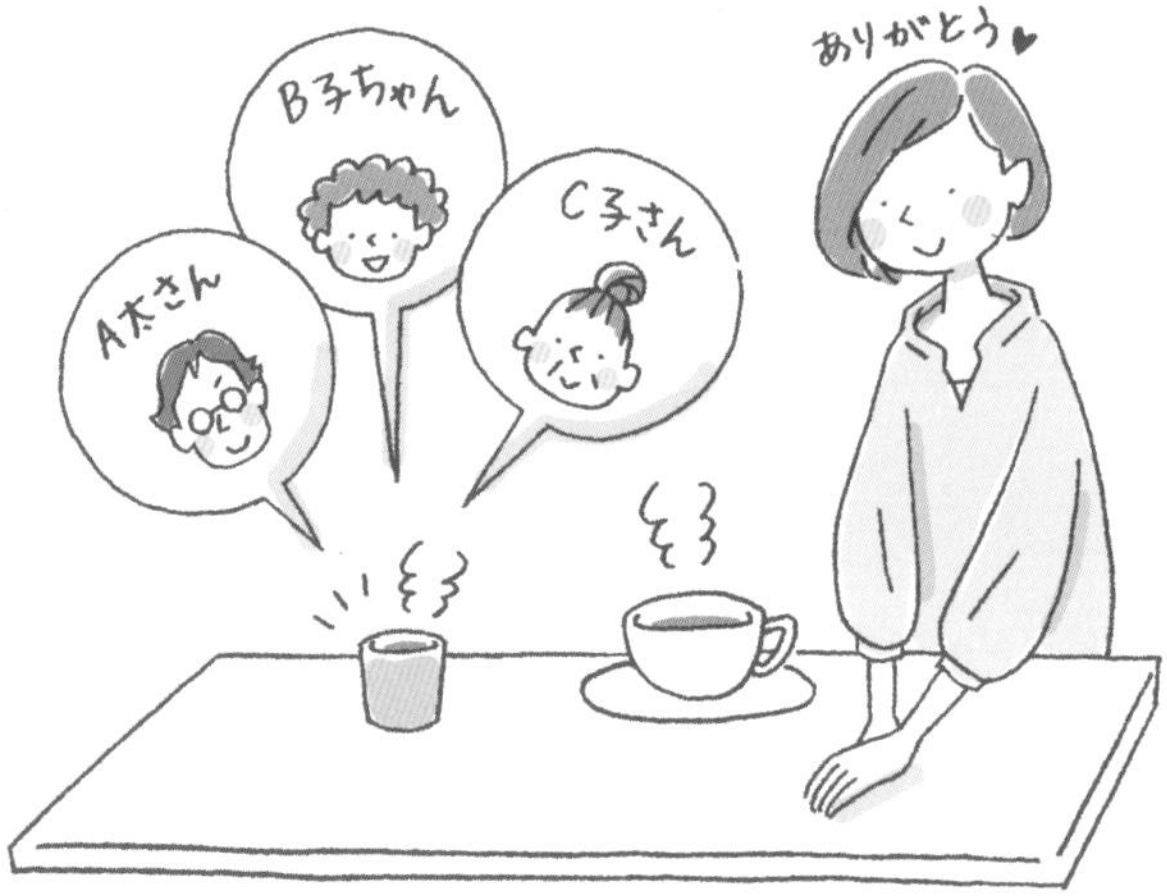

4月30日 食べる目薬 クコの実

クコの実は、ゴジベリーという名前でも知られ、「不老長寿の実」とも呼ばれています。ヒマラヤの僧侶は昔から健康増進や長寿、スタミナ補給のために、クコ茶を飲んでいたそうです。

クコの実に含まれているゼアキサンチンは、抗酸化作用が強く、視力を回復してくれます。また、緑内障や白内障にも効果があるといわれています。ビタミンAが豊富なので、乾燥や角膜などが弱ることで涙目になる人にもおすすめです。

目の老化を防ぐ「杞菊地黄丸《こぎくじおうがん》」という漢方には、クコの実が含まれており、視力低下、黄斑変性症《おうはんへんせいしょう》、白内障などの予防にも効果があります。

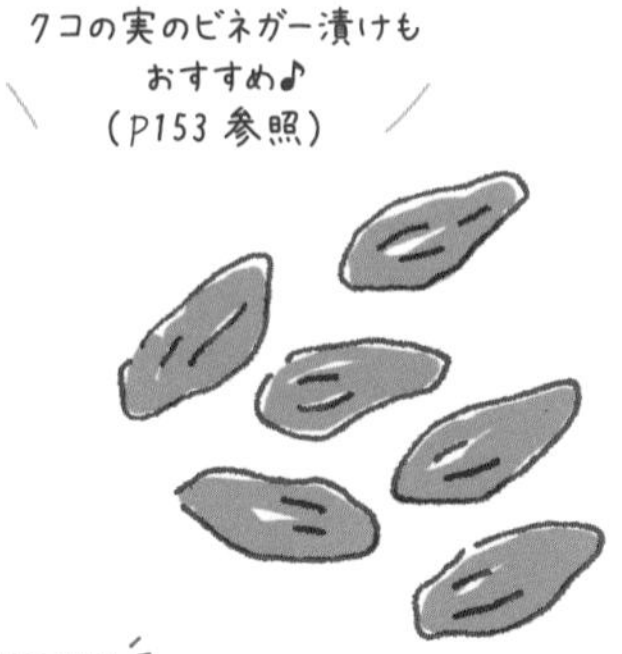
クコの実のビネガー漬けも
おすすめ♪
(P153 参照)

POINT

クコの実に含まれるゼアキサンチンとルテインは、網膜の中心黄斑部や水晶体にも多く含まれています。

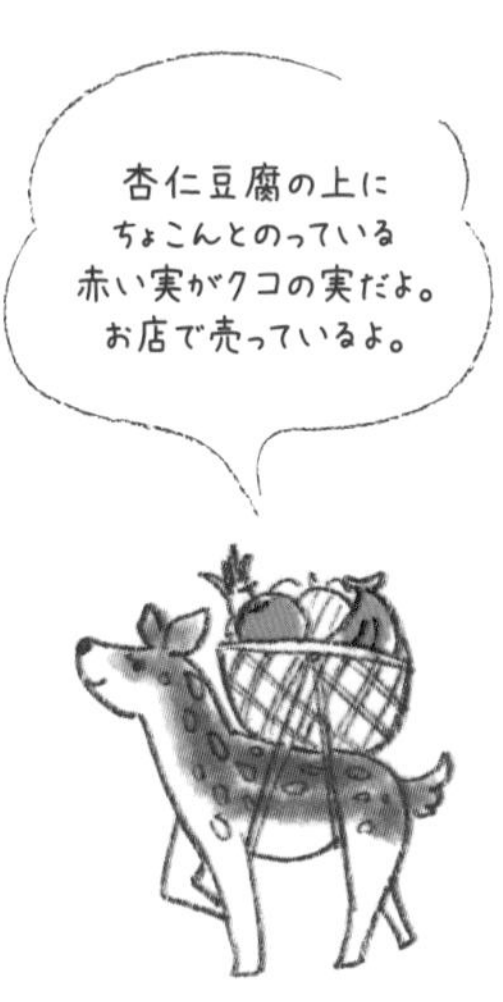
杏仁豆腐の上に
ちょこんとのっている
赤い実がクコの実だよ。
お店で売っているよ。

COLUMN 02

もっと知りたい 五味とは？

中国医学では、食材や生薬の性質を「酸」「苦」「甘」「辛」「鹹」という「五味」に分類します。「五行」に対応し、味だけではなく、効能によっても分けられているので、ひとつの食材が複数に分類されたり、実際の味と分類が違うこともあります。

五味	働き	食材
酸 すっぱい	体液（津液）をチャージする。発汗の抑制、下痢や尿などの出過ぎを抑える。唾液の分泌をよくする。筋肉を引き締める。	トマト、梅、杏、ブルーベリー、ミカン、ユズ、ヨーグルト、酢など
苦 苦い	毒素を排出する。精神を安定させる 。体にこもった熱を排出する。体の余分な水分を排出して、乾燥させる。	ゴーヤ、オクラ、ミョウガ、セロリ、ゆり根、緑茶、蓮の芯、ヒジキなど
甘 甘い	気を補う。筋肉や精神の緊張を取り除き、痛みを止める。虚弱体質や、体力がないときの滋養強壮。胃腸の働きを高める。	トウモロコシ、モヤシ、バナナ、クルミ、サバ、サンマ、卵、穀類、豆類、根菜など
辛 辛い	エネルギーを発散させ、気血の巡りをよくする。血行を促進する。発汗させ、体に侵入した邪気（風・寒・湿）を発散する。	ショウガ、ネギ、トウガラシ、春菊、シソ、コショウ、山椒、酒粕など
鹹《かん》 塩辛い	尿の排出を促す。硬いしこりをやわらかくする。便をやわらかくして便秘を解消する。	アサリ、豚肉、イカ、ワカメ、昆布、塩、しょうゆ、みそなど

5月1日

アウトドアにも薬膳やさしい味の豚汁を

5月はキャンプやハイキングといったアウトドア活動が楽しみな季節です。自然の中で体を動かすのはもちろん、食事もアウトドアでの楽しみのひとつ。晩春のこの時期には、若々しい香りを楽しめる食材がおすすめ。アウトドアの定番メニューである豚汁には、春キャベツとウドを使ってみませんか。春キャベツは胃の働きをよくして、気血をつくる働きを高め、ウドは気の巡りをよくしてくれますよ。

気血が巡る

春キャベツとウドの豚汁

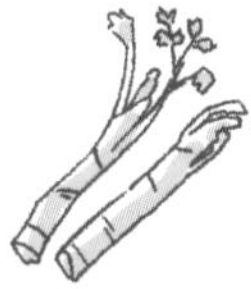

①春キャベツと豚バラ肉は一口大、ニンジンはいちょう切り、ウドと長ネギは斜め切り、新ゴボウはささがき、ショウガは千切りにする。

②鍋にごま油を入れ、ショウガの千切りと豚バラ肉を炒める。肉の色が白くなったら、新ゴボウとウド、ニンジンを入れて3分ほど炒める。

③水（1.2ℓ）とカツオだしパック、長ネギを入れ、ニンジンがやわらかくなるまで5～7分ほど煮込む。

④アクを取り、カツオだしパックを取り出し、春キャベツを加える。

⑤春キャベツにさっと火が通ったら、白みそを溶かし入れる。

⑥器に盛って、粉山椒をふる。

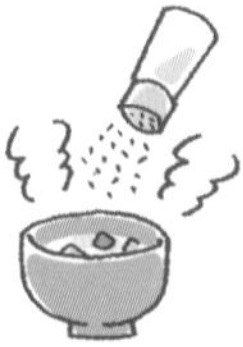

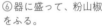

材料（4人分）

春キャベツ（250g・1/4個）／豚バラ肉（100g）／ニンジン（50g・1/3本）／長ネギ（40g・1/2本）／新ゴボウ（70g・1/2本）／ウド（70g・1/2本）／ショウガ（5g・1かけ）／ごま油（適宜）／かつおだしパック（2袋）／白みそ（大さじ4）／粉山椒（少々）

5月2日

旬のシラスで脳の働きをアップ

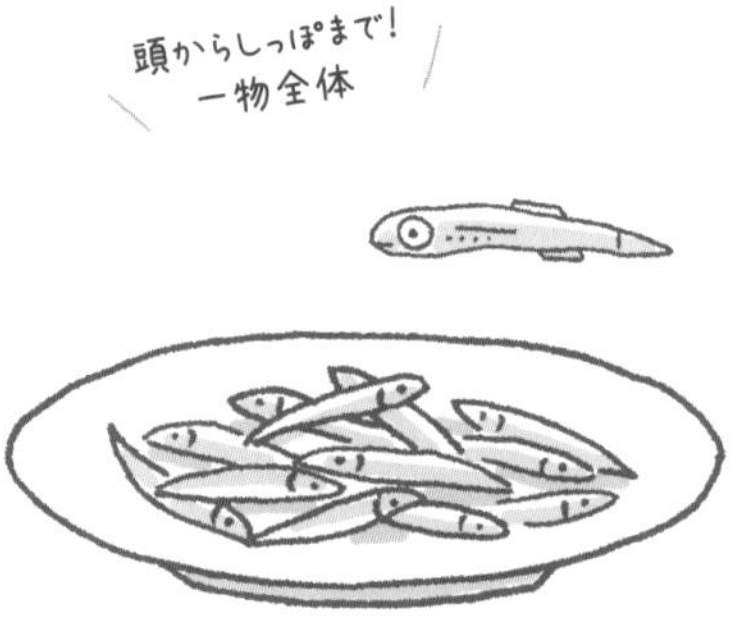

「一物全体《いちぶつぜんたい》」という言葉があります。これは「食べ物は丸ごと食べることが望ましい」という意味で、野菜であれば皮や葉、根などを残すところなく食べることを指します。魚や肉もできるだけ丸ごと食べると健康によいとされています。

そんな一物全体を手軽に実践できる食材が、頭からしっぽまで丸ごと食べられるシラスです。シラスの旬は3月下旬～5月。地方によっては秋を旬とするところもあります。

シラスには脳の働きをよくするチロシンやDHAが含まれており、勉強に励む子どもから、認知症が気になる高齢者までおすすめの食材です。また、歯や骨を形成したり、脳や筋肉の働きに欠かせないカルシウムを豊富に含んでいます。ストレスや不眠症などを解消する働きもありますよ。シラスにはカルシウムの吸収を助けるビタミンDも含まれています。

5月3日

マイ薬膳茶を持って行こう

最近では、エコや節約を考えてお茶を入れた水筒を持ち歩く人も増えていますね。連休のお出かけにも、マイ薬膳茶を持参してはいかがでしょうか。

薬膳茶と聞くとなんだか難しそうに思えますが、じつはとてもかんたん。自分の体質に合った茶葉や食材を茶こしパックに入れ、水筒に入れたらお湯を注ぐだけでOK。むくみ改善には、水分代謝を促す黒豆（P11参照）やハト麦（P141参照）を使ったお茶を、肩こり改善には、リラックス効果の高いルイボスティーに、気の巡りを高める薬膳食材の陳皮をプラスして。冷え性改善には、温め効果の高いものをミックスしましょう。

症状別ブレンド茶

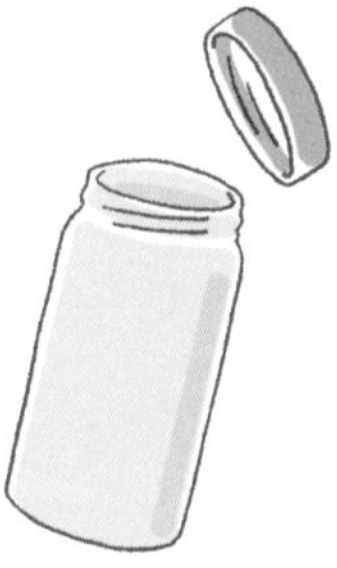

自分に合ったブレンドを茶こしパックに入れ、水筒に入れてお湯を注ぐだけでOK！

◆むくみ改善ブレンド
煎り黒豆＋ハト麦

◆肩こり改善ブレンド
ルイボスティー＋ローズ＋ミカンの皮（陳皮）

◆冷え性改善ブレンド
カフェインレスの紅茶＋ショウガパウダー（ショウガスライスでもOK）＋シナモンパウダー＋クローブパウダー

5月4日

実《み》山椒《ざんしょう》で体の湿気を取る

中華料理で四川風というとピリリと辛い料理が多いです。四川省は盆地で湿度が高いので、体に湿気をためないように山椒やトウガラシを常食しています。湿気が多いと胃腸の働きが鈍くなるからです。

山椒は湿気を追い払い、おなかを温めてくれるので、胃痛や食欲不振、下痢の症状がやわらぎます。香りには胸のつかえ感や吐き気を改善する働きも。

同じく盆地の京都の名物「ちりめん山椒」は、和の薬膳といえますね。実山椒が手に入りやすいこの時期に手づくりしてみませんか。

胃腸を整える

ちりめん山椒

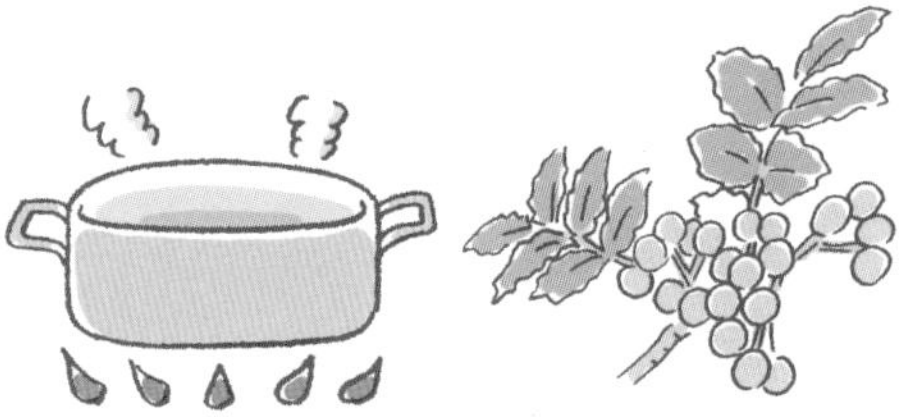

①鍋に下記の調味料を入れて煮立て、じゃこを加える。弱火で煮て、汁が少なくなってきたら、実山椒を加える。汁がほぼなくなるまで煮つめる。

②火を止めて冷めたら、消毒した瓶に入れ、冷凍庫で保存。

材料

じゃこ（100g、なるべく小さいもの）／実山椒（大さじ3～4、下ごしらえしたもの）
【調味料】酒（大さじ4、塩の入っていないもの）／淡口しょうゆ（大さじ2）／みりん（大さじ3）

※冷凍で約2カ月保存可能。

5月5日

子どもの日

連休の疲れはオクラで取ろう

　ゴールデンウィークに入り、旅行や行楽を楽しんだあとは、どっと疲れが出やすくなります。疲労回復効果が高い食材の代表、オクラを食べましょう。

　私が中国に留学していたとき、アフリカから留学に来ている同級生が「疲れたときはオクラを食べる」とよくオクラ料理をつくっていました。精をつけて疲労を取る効果が高いので、アフリカ人にとってのオクラは、日本人の山芋のような存在なのでしょう。

　ビタミンやミネラルを多く含むため、疲労回復や滋養強壮に高い効果を発揮します。また、オクラを刻むと出るねばねば成分は、胃腸の粘膜に潤いを与えて消化を促進し、腸を潤して便秘を解消します。

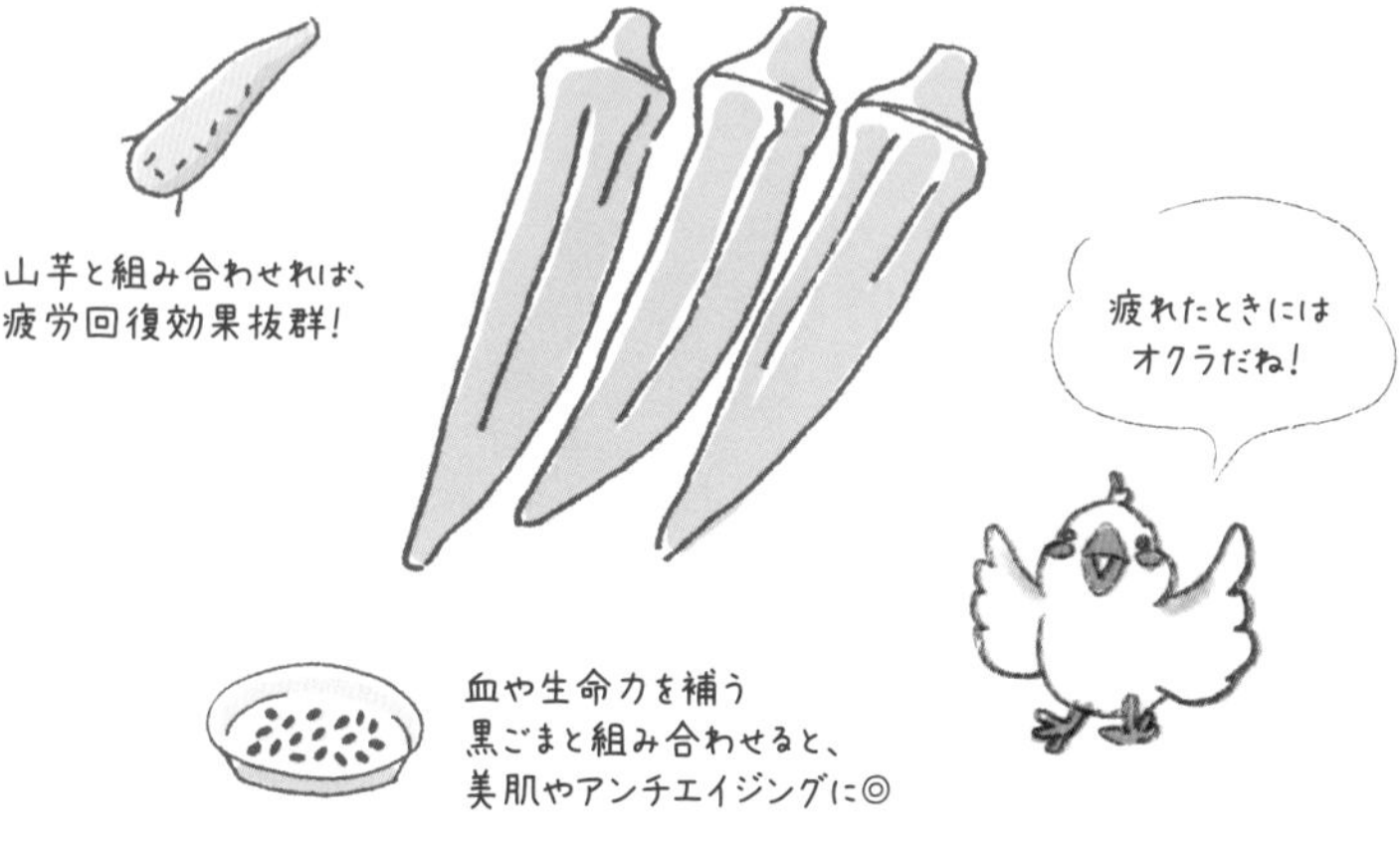
山芋と組み合わせれば、
疲労回復効果抜群！
疲れたときには
オクラだね！
血や生命力を補う
黒ごまと組み合わせると、
美肌やアンチエイジングに◎

5月6日

立夏《りっか》

五月病は「関元《かんげん》」で解消

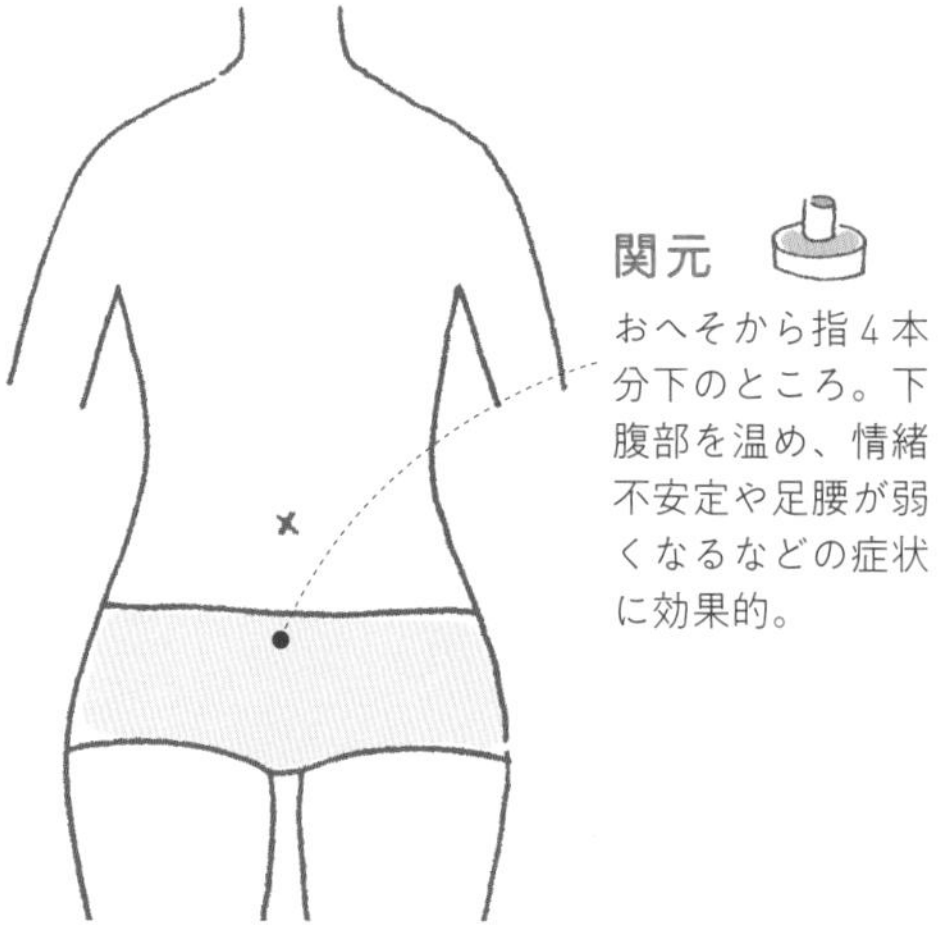
関元
おへそから指4本分下のところ。下腹部を温め、情緒不安定や足腰が弱くなるなどの症状に効果的。

入学、入社、異動など、新しい環境の新しい人間関係で、緊張の毎日が続くうちに迎えた大型連休。緊張の糸が切れ、連休が終わる頃になると、体やこころの不調が続くのが五月病です。医学的には適応障害などと診断されます。

気を使うことも、怒ることも、エネルギーを浪費して疲れのもとになります。「病は気から」とは、よく耳にする言葉ですが、こころの問題と体の問題は互いに影響し合うものです。

エネルギーを補い、感情のコントロールを取り戻すために、「関元」のツボへお灸をおすすめします。

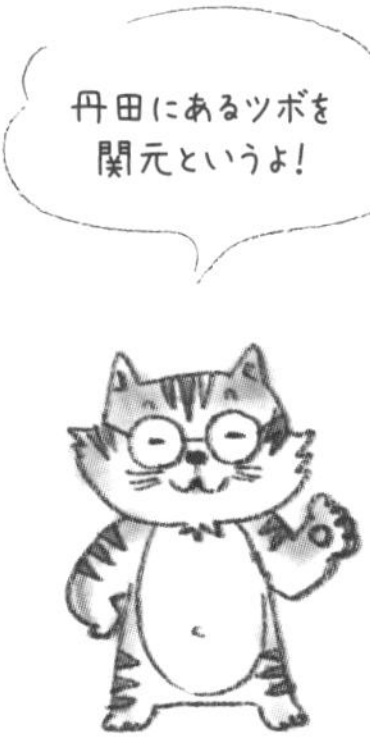
丹田にあるツボを関元というよ！

5月7日

夏は「心」をいたわる

暦の上で立夏を迎えると、気温が高くなりはじめ、体も夏に向けた準備をはじめます。夏は五臓のうちの「心」と関係の深い季節で、心の働きをスムーズにすることが、この時期から8月上旬までの養生のポイントになります。

心は全身に血を送る働きを担当しています。心に負担がかかると、動悸、息切れ、胸の痛み、早い時期から熱中症にかかりやすくなるなどの症状が起きます。また、夏は心臓病の発症率が高い季節でもあります。この時期に取りたい食材は、心の血を送り出す働きをサポートする赤い食材。赤い食材でつくるスープ（P143参照）がおすすめです。

「心」の働き

「心」には二つの働きがあります。右図のように、全身に血を送る働きと、精神をコントロールする働き（P 140参照）です。夏は心に負担がかかりやすい季節なので意識的にケアしましょう。

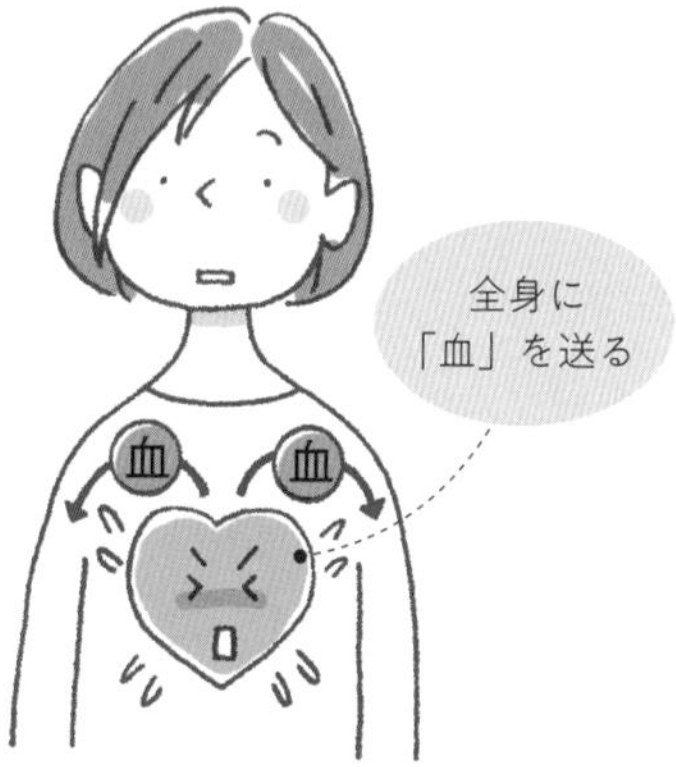

POINT

全身に血を送る働きをサポートするために、赤い食材（トマト、パプリカ、小豆、ニンジンなど）を食べましょう。

5月8日

アジのおしゃれなメニューで血液サラサラ

初夏から夏にかけて旬を迎えるアジには、血液をサラサラにするEPAや脳を活発にするDHAがたくさん含まれます。青魚は、血をきれいにしてくれる効果が高いので、瘀血タイプ（P110参照）の人は、積極的に取るとよい食材です。

「血」の巡りをよくするアジに、「気」の巡りをよくするハーブを加え、手軽に洋食の味わいを楽しんでみませんか。マリネにするには、刺身用のアジを使えばかんたんにつくれますよ。塩焼きにする場合、内臓を取った部分にローズマリーをさし込んで焼くと、臭みも消え、食べやすくなります。

一言レシピ

アジのマリネ＆アジの洋風塩焼き

アジのマリネは、刺身用のアジに塩をふって酢に浸す。フェンネルまたはバジルを細かく刻んで、千切り玉ネギと一緒にあえたらできあがり♪　アジの洋風塩焼きは、腹にローズマリーを入れ、塩とオリーブオイルをふって焼きましょう。

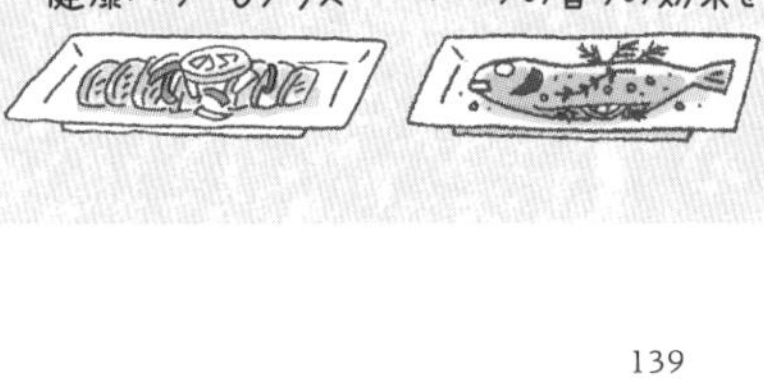
マリネで酢の
健康パワーもプラス
洋風塩焼きで
ハーブの香りの効果を

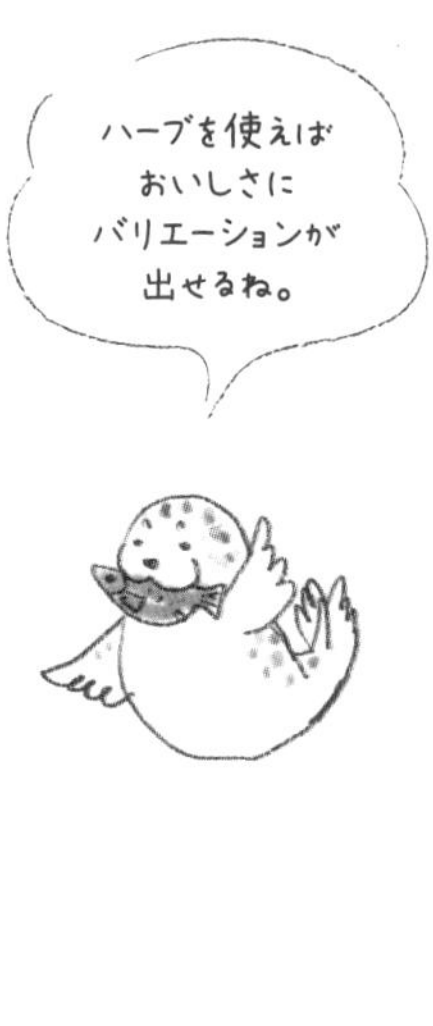
ハーブを使えば
おいしさに
バリエーションが
出せるね。

5月9日

夏の不眠改善には「心」の熱を冷ます

P138で紹介しましたが、夏に主役となり、働いてくれる五臓は「心」です。

心は全身に血を送る働き（P138参照）のほかに、精神のコントロールをつかさどる働きを担っています。夏の暑さが心にこもるようになると気持ちが高ぶり、不眠や早期覚醒が起こりやすくなります。とくに、高齢者やストレスの多い人は、この時期から不眠に悩むことが多いのです。まずは心の熱を冷ますことを心がけて本格的な夏に備えましょう。心の熱を取る食材はゴーヤ、スイカ、緑茶などです。快眠食材はP236で紹介しています。

夏に不眠が起こる仕組み

①暑さで水分不足になり、心に熱がこもる。

↓

②熱が体の上部へと上がってしまう。

↓

③頭や気持ちが高ぶり、不眠や早期覚醒を引き起こす。

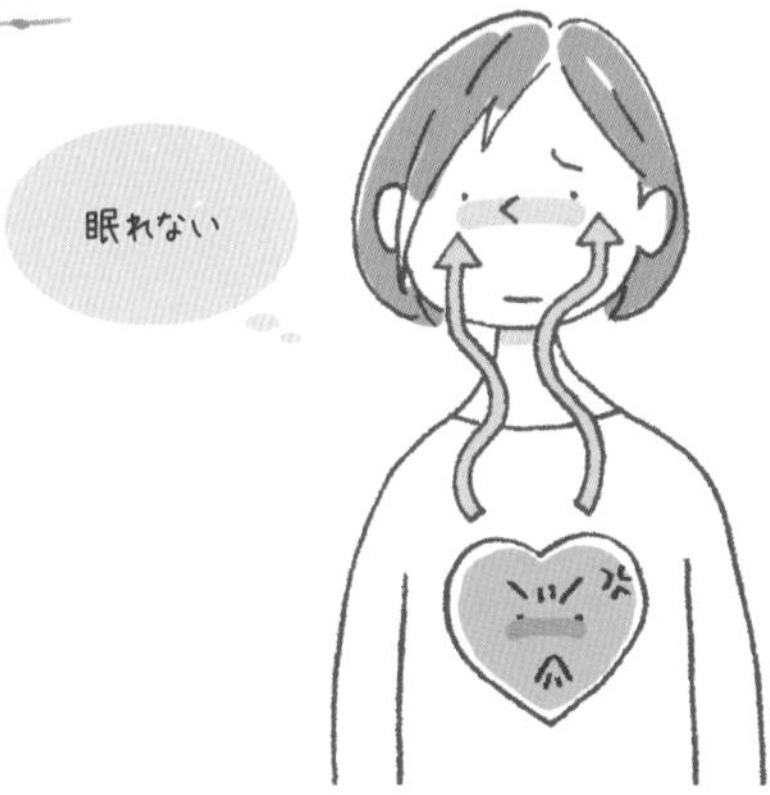

5月10日

むくみ・だるさを感じたら ハト麦茶を飲もう

春から夏にかけては、湿気が一気に増え、むくみやだるさで悩む人が増える時期です。湿気が多い日本では体に水分がたまりやすく、水分代謝の悪さからさまざまな症状を引き起こす人が多くいます。

　湿気の害に悩んだときには、ハト麦を食事に取り入れましょう。ハト麦は「ヨクイニン」という生薬としても知られ、体にこもった熱を冷まし、胃腸の働きを高めて水分の代謝を促進する作用があります。また、美白効果も高いので、ハト麦を材料にしたスキンケア用品も売られています。ちなみに、ハト麦茶はハト麦が原料なので、六条大麦を原料にした麦茶とは味も効果も違います。

ハト麦のパワー

- 湿気による症状を緩和する
→むくみやだるさ、湿疹、下痢、神経症、リウマチ症状など
- デトックス効果が高い
→吹き出物、シミ、そばかす、美白効果、いぼ取りなど

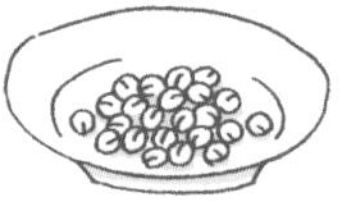

ひきわりハト麦を米と混ぜてたけば、かんたんにハト麦ごはんがつくれる。

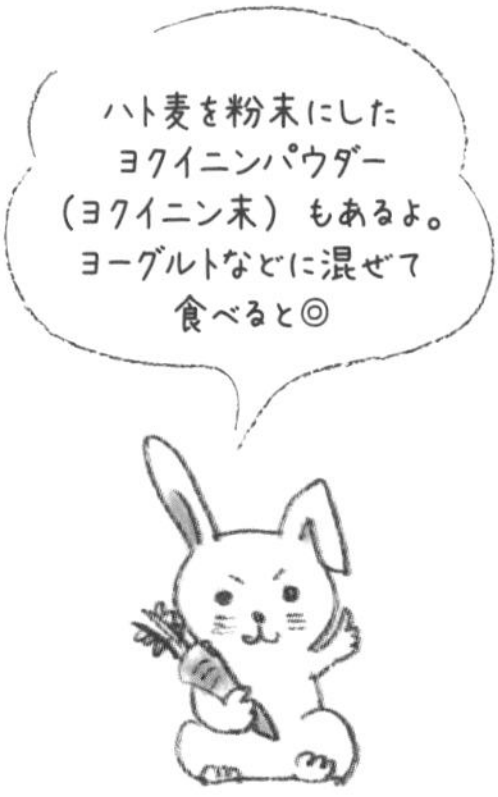
ハト麦を粉末にした
ヨクイニンパウダー
（ヨクイニン末）もあるよ。
ヨーグルトなどに混ぜて
食べると◎

5月11日

不眠・イライラには蓮《はす》の実・蓮の芯を

季節が夏に向かうにつれ、寝つきの悪さや不眠といった睡眠障害が起こりやすくなります。そんな状況を改善してくれるのが、蓮の花が咲いたあとにできる種、蓮の実です。

生薬として漢方薬にも使われる蓮の実は、五臓のうちの「心」の機能を整える作用があり、気持ちの高ぶりを抑えて不眠を解消します。

さらに、蓮の実の中にある芯（胚芽の部分）には、蓮の実よりも強い精神安定作用があります。蓮の芯には心の熱を冷ます効果があり、なかなか眠れず困っている人は蓮の芯のお茶を飲むと効果的です。

蓮の実の下ゆで方法

蓮の実は下ゆでしておくと、豆の代わりに料理に使えて便利。洗った実を沸騰した湯に入れて中弱火で20分煮たら、火を止めて10分おくだけ。

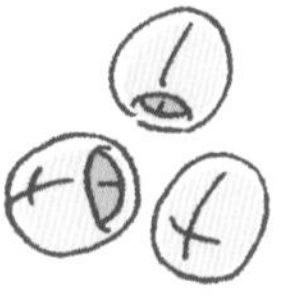
蓮の実は気持ちの
高ぶりを抑えてくれる

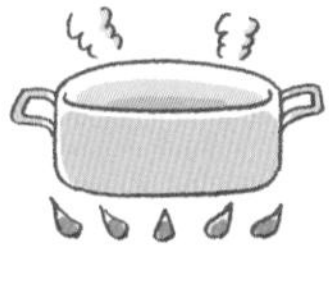
ゆで汁もスープに
使えるよ

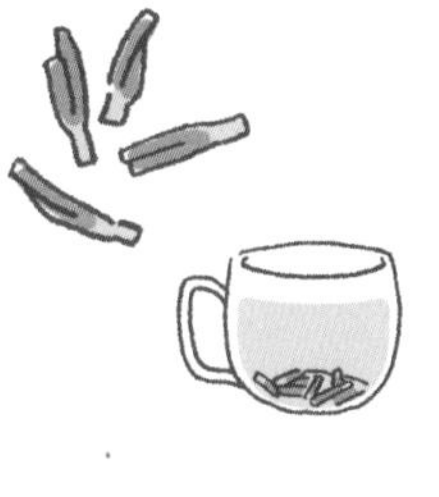
蓮の芯のお茶は、
苦みがあるけど、
快眠効果が抜群！

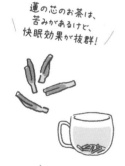

5月12日

「心」の負担を軽くする赤のスープ

五臓のうちの「心」の働きが活発になる夏。暑さで血流が活発になり、心に負担をかけてしまう季節です。

夏に負担の多い心をケアするには、血の巡りをよくする赤い色の食材を選ぶようにしましょう。クコの実やナツメ、ニンジン、レバー、血合いの多い魚などは、赤い食材の仲間です。これから旬を迎えるトマトやパプリカなどの赤い食材は、積極的に食べるようにしましょう。

心をケアする

赤い野菜の冷製スープ

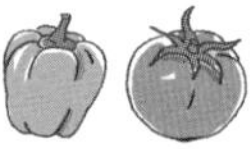

①玉ネギはせん切り、ニンジンは5mmの厚さの輪切り、パプリカとトマトは一口大に切る。

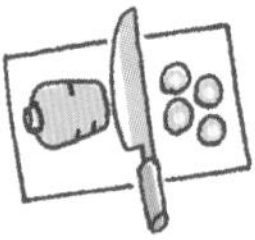

②鍋にオリーブオイルを入れて火にかけ、玉ネギを弱火でしんなりするまで炒める。

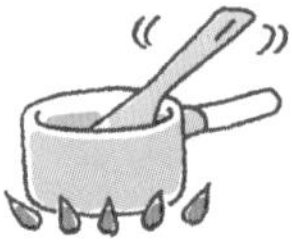

③ニンジン、パプリカ、トマトを加えて炒めたら、水の分量のうち200mlを加えてふたをし、蒸し煮にする。

④ニンジンがやわらかくなったら、残りの水、コンソメキューブ、塩を加えて沸騰させ、火を止める。

⑤ミキサーでなめらかになるまですりつぶし、冷蔵庫で冷やす。

材料(6人分)

玉ネギ(1/2個)/ニンジン(1本)/パプリカ(1個)/トマト(2個)/オリーブオイル(大さじ1)/コンソメキューブ(1個)/塩(小さじ1)/水(500ml)

5月13日

【体質チェック】「陰虚《いんきょ》」タイプとは？

中医学の「気・血・水」のうち「水」が不足し、うるおいが少ない状態になっているタイプです。年齢を重ねると、陰液（体に潤いを与える液体）が不足しやすくなり、体の中で熱が発生し、まるで空焚きのような状態になってしまいます。

喉が渇きやすかったり、肌が乾燥したり、のぼせやほてりがありませんか。目が充血していませんか。またのぼせているのに、手足や腹部が冷たいなど、アンバランスになっていませんか。チェックシートで6つ以上チェックがついたら、このタイプに当てはまるといえます。

陰虚の人の特徴

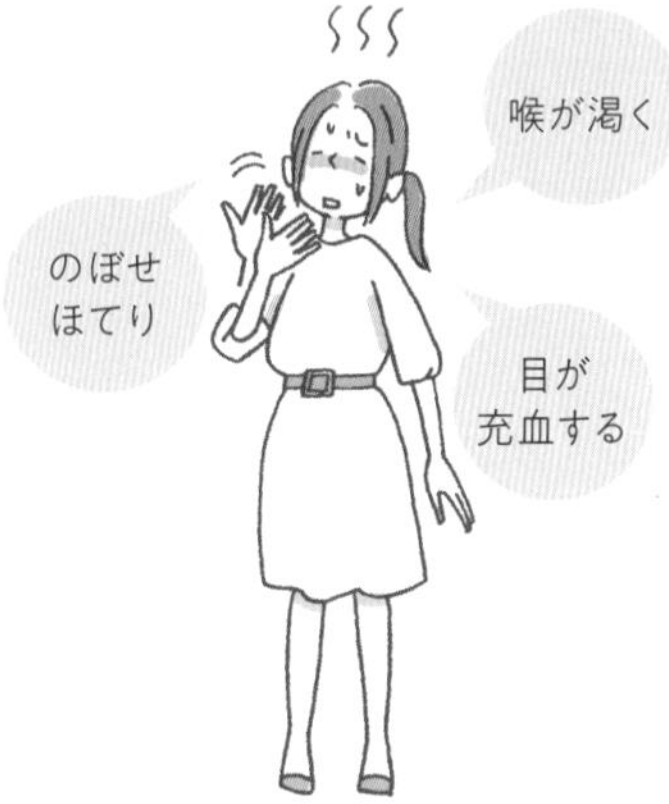

Check Seet

- □ 喉が渇きやすい
- □ のぼせやすいほうだ
- □ 手足がほてることが多い
- □ 便秘しやすく、コロコロしたウサギの糞のような便が出る
- □ 尿が少なく色が濃い
- □ 舌が赤くて細い
- □ 寝汗をかく
- □ めまいがする
- □ 夕方からだるさや微熱がある

5月14日
「陰虚」タイプの人はこうして解決！

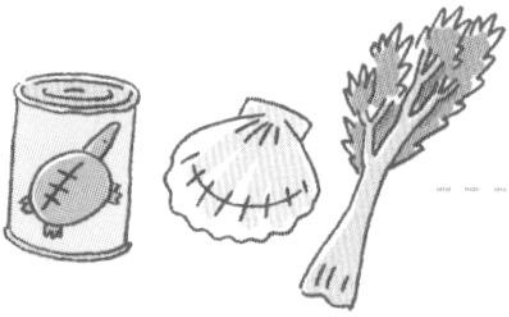

おすすめ食材

- **貝類**…アワビ、カキ、ホタテ、アサリ、シジミ
- **大豆製品**…豆腐、豆乳
- **コラーゲンの多い食品**…手羽先、スッポン
- **ねばねば食材**…山芋、里芋、レンコン
- **しっとり食材**…アボカド、ゆり根
- **果物や木の実**…梨、柿、梅、松の実、黒ごま、クコの実
- **野菜**…セロリ、セリ、クレソン、トマト、菊の花、ゴーヤ、ホウレンソウ、ゴボウ

このタイプの人は、自分は体力があると思いがちで、がんばりすぎる傾向があります。体に何かしらの症状が出たら素直に受け止めて、少し力を抜くことを覚えましょう。体液が不足しているので、体を潤すことが大切。貝類やイカなどのコラーゲン、ねばねば、しっとりする食材を意識的に取りましょう。また、セロリなどの熱を取る野菜を食べましょう。

睡眠をしっかりとり、ホットヨガなど発汗の激しいスポーツは控えてくださいね。「気」が頭のほうに上がりがちなので、ヨガや太極拳などでリラックスすると気が下がり、体が楽になりますよ。

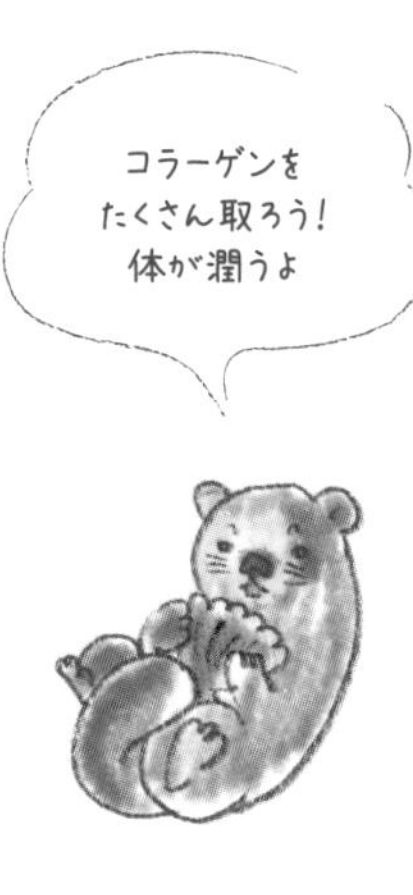
コラーゲンを
たくさん取ろう！
体が潤うよ

5月15日

夏の養生にモロヘイヤ

モロヘイヤは、アラビア語で「王様の食べる野菜」という意味です。昔、重い病気になった古代エジプトの王様が、どんな薬でも治らなかったのに、モロヘイヤのスープで病の床から回復したというエピソードがあります。そんな話からもわかるように、ビタミンやミネラルが非常に豊富な、万能ともいえる野菜です。

とくに疲労回復効果にすぐれ、夏バテ防止効果も高いのが特徴です。消化機能が落ちやすいこの時期から秋口にかけては、積極的に取るようにしたい食材です。独特のねばねばを生かした調理をすれば、食欲のないときも食べやすくなります。

夏の養生に

モロヘイヤのタレ

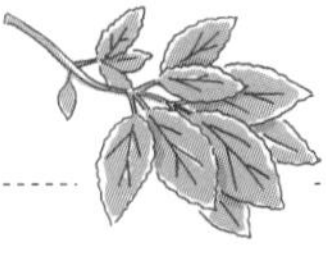

①モロヘイヤの葉をゆでて、細かく刻む。キュウリは5mm角に切り、ニンニクはすりおろす。

②①と調味料を混ぜ合わせる。

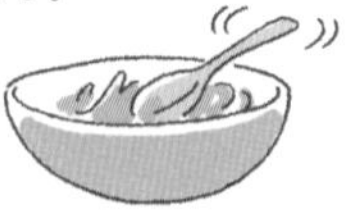

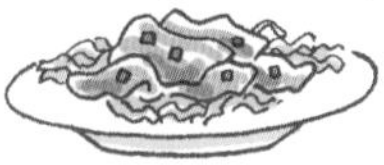
豚しゃぶや
冷奴にかけると、
おいしく養生できます

材料

モロヘイヤの葉（半束分）／キュウリ（1/4本）／ニンニク（1/4かけ）【調味料】だしじょうゆ（小さじ1）／しょうゆ（小さじ1）／レモン汁（小さじ1）／輪切りトウガラシ（少々）

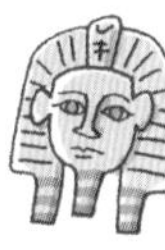
ビタミンACE
が豊富で
老化防止にも
効くぞ

5月16日

体を温めてくれるモモは女性の味方

モモは、夏が旬の食材としてはめずらしく、体を温める効果がある果物です。「気血」の巡りをよくしてストレスを緩和します。また、腸を潤すので、便秘も解消し、肌荒れの改善や、肌に潤いを与える効果があります。

生で食べるのもいいですが、ストレス緩和や美容効果のあるローズ茶と一緒に煮てコンポートにすると、さらに女子力もアップしますよ。

今はモモの葉エキスが入った化粧水や入浴剤がたくさん売られていますね。日本には、昔から夏にモモ湯に入る習慣がありました。乾燥させたモモの葉をお風呂に入れると、あせもや湿疹に効果的です。

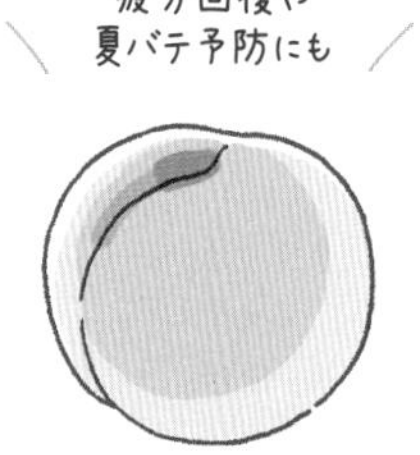

一言レシピ

モモとローズ茶のコンポート

モモの皮をむき、一口大に切る。ローズ茶を煮出した汁に砂糖とモモを入れて、鍋で数分煮込めば完成♪

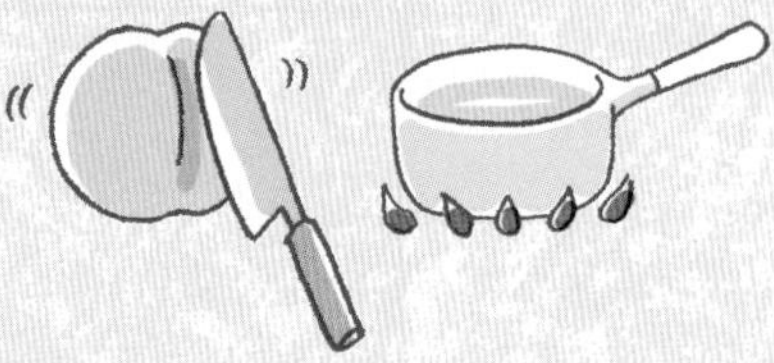

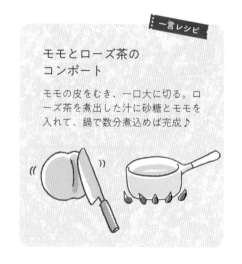

5月17日

体もこころも緑茶でクールダウン

立夏を過ぎると気温が次第に高くなり、体に余分な熱がこもりやすくなります。そのため、のぼせや喉の渇きを感じやすくなり、落ち着かない気持ちになることがあります。そんなときには緑茶を。体の熱を冷まし、熱によるイライラを取って、頭をスッキリしてくれますよ。また消化を促すので、食後に飲むお茶としても最適です。解毒や鎮静の効果もあります。

ただし、緑茶には体を冷やす効果があるため、冷たいものよりも温かいものを飲むようにしましょう。温かいもののほうが胃腸にやさしく、体にも吸収されやすくなります。

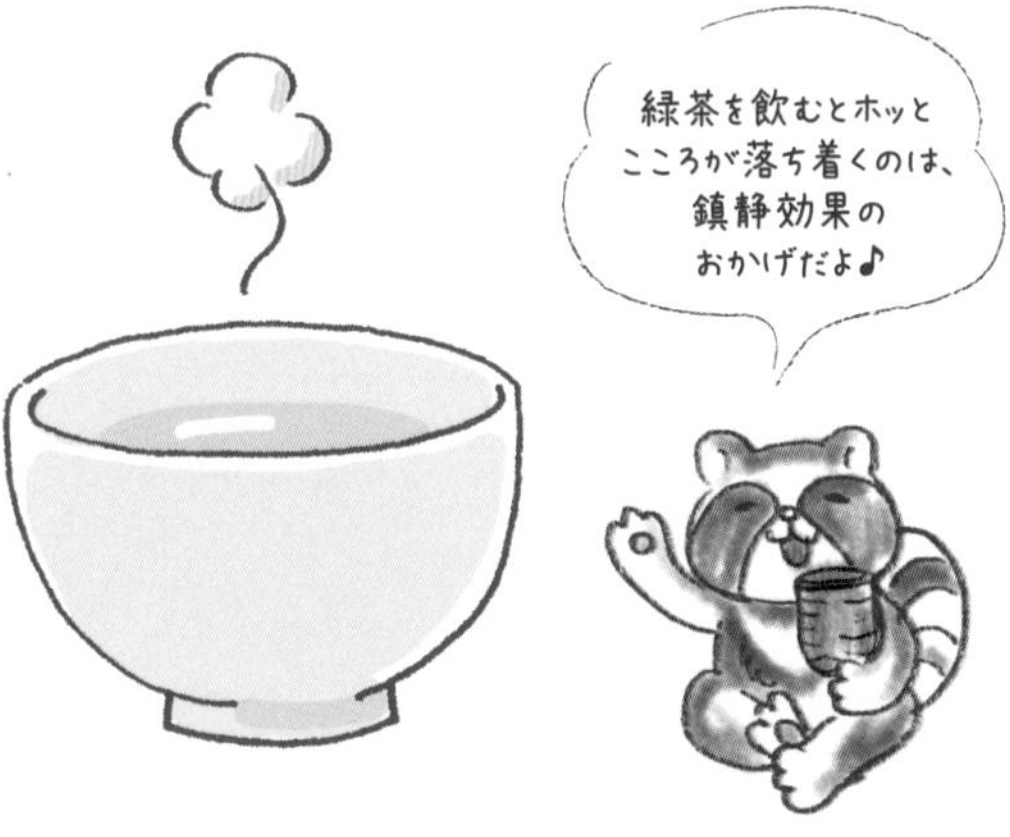
緑茶を飲むとホッとこころが落ち着くのは、鎮静効果のおかげだよ♪

POINT

おいしい新茶が手に入ったら、米と一緒にたいたり、ハンバーグに混ぜるなどして、茶葉ごと味わうのもおすすめです。

5月18日 梅のパワーで夏バテ防止

5〜6月の初夏に収穫の最盛期を迎える梅には、暑い夏に備えるためのうれしい効果がたくさんあります。抗菌・整腸作用があるので、梅を食べると、夏に多い食中毒の予防になります。すっぱさのもとであるクエン酸は疲労回復効果が高く、首や肩のこりや、神経疲労を取り、食欲を高めて夏バテを防止してくれますよ。下記で紹介している梅サワーは、甘酸っぱくて子どもも楽しめる飲み物です。

薬膳では、「酸甘《さんかん》化陰《かいん》」という言葉があり、酸性と甘味の組み合わせは、汗による体液（中国医学では陰液という）の消耗を防いでくれます。

夏を乗り切るドリンク

梅サワー

①青梅は洗ってヘタを取り、水分を拭き取る。ショウガは洗って皮ごと薄切りにする。

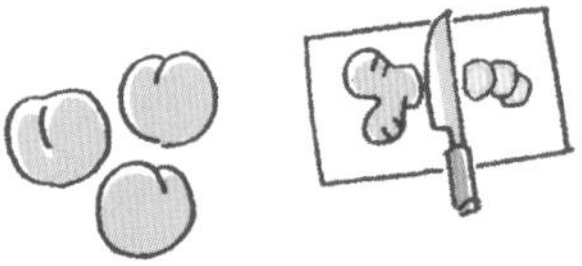

②密閉瓶に左の材料をすべて入れて、1カ月ほど置く（ときどき瓶をふる）。

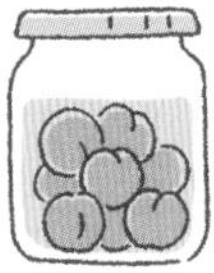

③完成したら、水や炭酸水で好みの濃さで割って飲む。

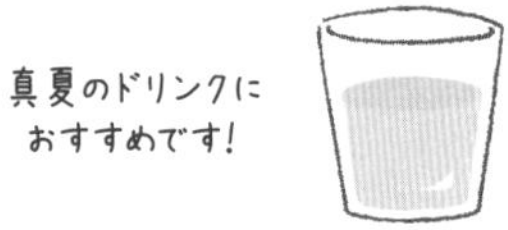

材料（つくりやすい分量）

青梅（500g）／ショウガ（25g）／リンゴ酢（500ml）／粗製糖またはきびざとう（500g）

5月19日

暑さを吹き飛ばすタイ料理

暑くなってくると食べたくなるのが、スパイスやハーブの効いたエスニック料理です。とくに、辛さが引き立つタイ料理を食べたくなる人が多いのではないでしょうか。

タイ料理は、ほかのエスニック料理と比べて、スパイスよりもバイマックルーやカー、パクチー、ミントといったフレッシュハーブを多く使います。香りのよさが特徴のハーブには、南国の厳しい暑さを乗り越えるために必要な効果がふんだんに含まれています。つまり、暑い日本の夏を過ごすのにもぴったりなのがタイ料理なのです。

タイ料理で使われるフレッシュハーブ

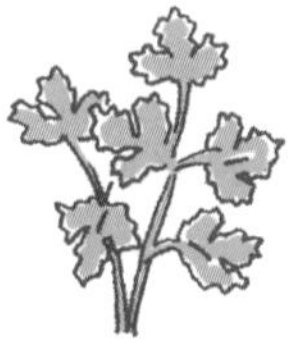

パクチー

独特の香りが気を巡らせて、体を温める効果が。胃腸の働きを促進し、夏の食欲不振を解消します。

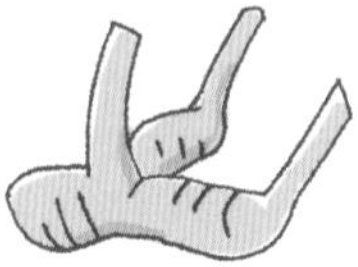

カー

ショウガ科の植物で、日本では「南姜《なんきょう》」と呼びます。ショウガよりも香りが強く、食欲を増進させます。

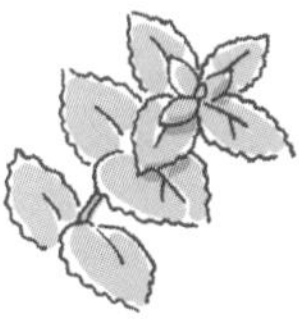

ミント

気の巡りの改善や、解毒・解熱の効果があります。体の熱を取り除くことができます。

5月20日

ひどい疲れには薬用人参が効く

薬用人参は野菜ではなく、ウコギ科の高麗《こうらい》人参などの生薬のこと。副作用が少なく体にエネルギーを与える特別な効果があります。西洋人参は、体の熱を冷まして、汗が出過ぎるのを抑え、疲労回復効果があるため、体力を消耗しやすい夏にぴったり。何をやっても疲れが取れないときは思い出してくださいね。

私が中国の病院実習で学んでいたとき、中国の先生方は冬は体を温める高麗人参、夏は熱を冷ます西洋人参がブレンドされているお茶を飲んで診察していました。体力が資本のお医者様ならではですね。

世界四大薬用人参

世界四大薬用人参は、高麗人参・西洋人参・田七人参・シベリア人参といわれており、どれも体にエネルギーを与える生薬です。

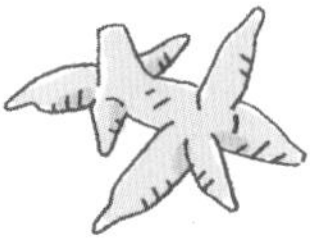

西洋人参

体に潤いとエネルギーを与えながら、体の熱を冷ます効果があります。

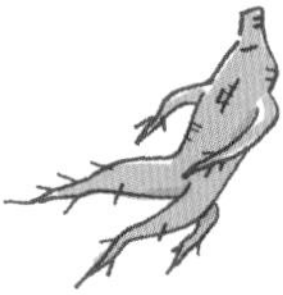

高麗人参

気を補う効果が高く、倦怠感や疲労回復や精神安定に効きます。

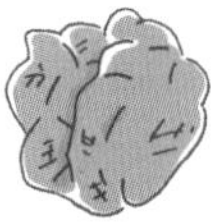

田七《でんしち》人参

止血作用がすぐれ、肝臓の血液循環をよくします。

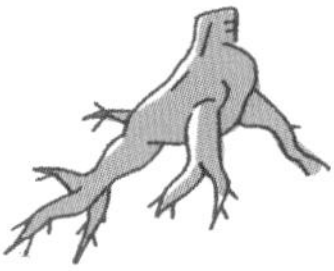

シベリア人参（五加参《こかじん》）

老化による体力低下をサポート。関節痛やリウマチの痛みをやわらげます。

5月21日 小満《しょうまん》

歯ぐきのはれや歯痛には「温溜《おんる》」を温めて

歯ぐきのはれは虫歯や歯周病、歯をきちんとみがけていないなど、歯そのものに原因がある場合と、ストレスや疲れが原因の場合があります。疲れがたまった場合、消化器を含め内臓や体全体の働きが低下するので、それが歯ぐきのはれとなって現れるのです。

歯や歯ぐきは「脾」（消化器）の入り口であると考えられており、食べ過ぎや飲み過ぎで胃腸にトラブルが起きると口内の浄化作用が低下。結果、歯垢や歯石がたまりやすくなり、歯ぐきのはれや虫歯の原因につながることもあるのです。歯ぐきのはれを抑えるツボ「温溜」へのお灸で口内とおなかの不調を改善しましょう。

温溜

親指を上にして肘を曲げ、曲げたときのシワの先端と手首を結ぶ線の中間点より、少しだけ手首寄りのところ。

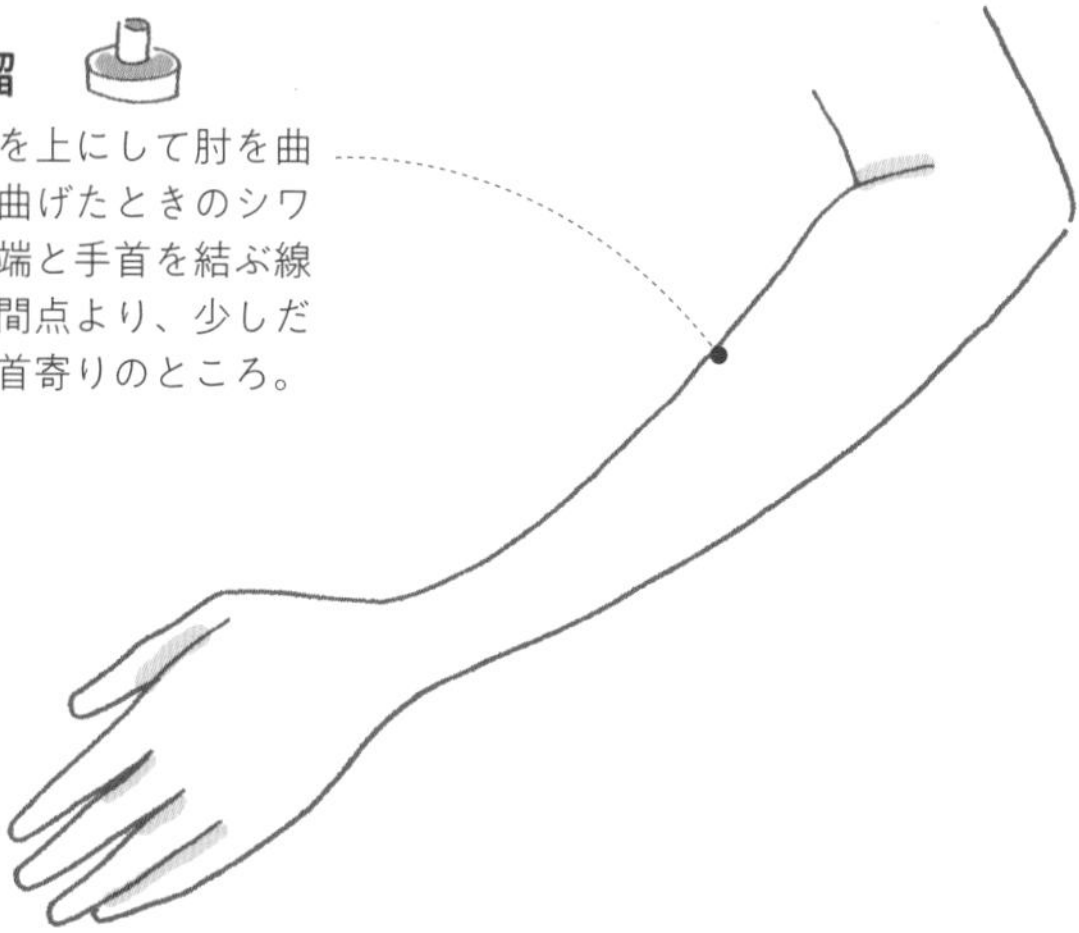

5月22日

不老長寿のパワーフード クコの実

目の健康に効く食材としてすでに紹介しましたが（P130参照）、栄養価が非常に高いので、改めてそのパワーを紹介します。

クコの実は、とくに「腎」と「肝」を強化したい人におすすめの食材です。滋養強壮や疲労回復、めまい、耳鳴り、視力減退の改善に効果を発揮します。抗酸化ビタミンA・C・Eやクコ多糖類（LBP）が豊富に含まれ、免疫を活性化する作用や老化防止の効果が報告されています。

クコの実は、アンチエイジングにも効果的です。毎日食べ続けたら、月経量が正常に戻ってきた人もいます。

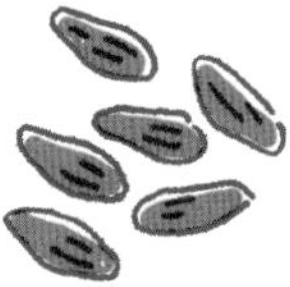

POINT

一度にたくさん食べるのではなく、5～10gを目安に毎日少しずつ食べるのがおすすめです。ヨーグルトやサラダ、カレーに入れたり、夏にはビネガー漬けにして酸味をつければ、夏バテ防止に役立ちます。

一言レシピ

クコの実のビネガー漬け

クコの実をザルに入れて湯通しする。バルサミコ酢（またはリンゴ酢）に好みの分量の水とクコの実を入れ、しばらく置いてできあがり。冷蔵庫で約1週間保存できます。そのまま食べても、ヨーグルトなどのトッピングにしても◎。

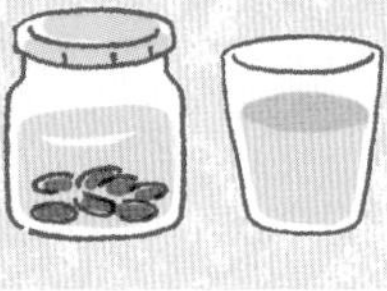

炭酸で割れば、夏にぴったりなクコのサワーに。ハチミツで甘味を♪

5月23日

へそヨガで頭痛改善

眼精疲労からくる頭痛を改良するポーズです。背骨と腰を真っすぐに伸ばしたまま、上体をねじりましょう。体をねじろうとしすぎて、腰が曲がってしまうと、丹田への意識が集中しにくくなるので要注意。深い呼吸をくり返しながら行いましょう。

頭痛を改善するポーズ

※■は神闕、★は関元（丹田）、▲は命門の位置です。

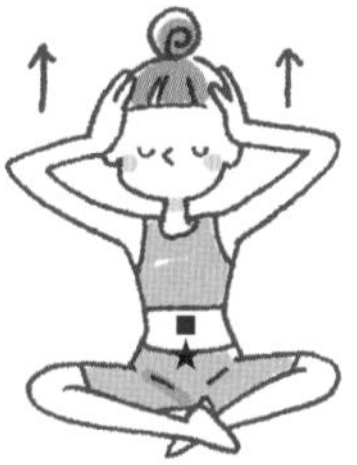

1 背骨を立ててあぐらで座り、両手の平を側頭部に当てて、頭を上へ持ち上げる。3回くり返す。

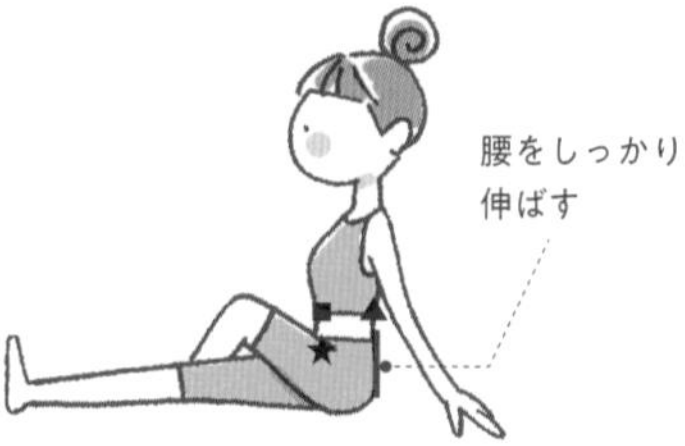

2 両足を伸ばして座り、左足を右足に交差させる。両手は後ろについて、腰をしっかり伸ばす。

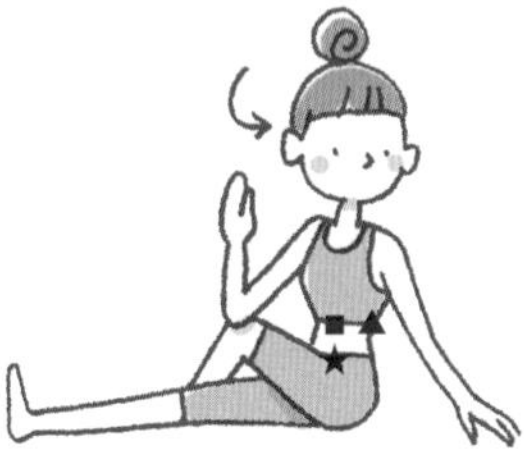

3 右肘を左膝にかけ、息を吸いながら腰を伸ばす。息を吐きながら上体と首をねじり、丹田に意識を集中する。逆も行う。

5月24日

美容と健康にいいオメガ3系のオイル

脂肪には、体内で合成できる脂肪酸と合成できない脂肪酸があり、後者を必須脂肪酸と呼びます。必須脂肪酸の中で代表的なものは、オメガ6系と呼ばれるリノール酸（コーン油、大豆油などに含まれる）とオメガ3系と呼ばれるα-リノレン酸（魚やナッツなどに含まれる）です。

オメガ6系のオイルとオメガ3系のオイルは、3：1または、2：1の割合で摂取するのが理想的だと言われていて、かつての日本人はオメガ3系のオイルを比較的多く摂取できていました。しかし、食生活の変化から、現在はオメガ6系のオイルが過剰になり、オメガ3系のオイルの摂取が少なくなっています。オメガ3系のオイルはアレルギーなど体の炎症を防ぐ、血液をサラサラにする、脳を活性化する、ホルモンバランスを整えるなどの働きがあります。普段使うオイルをオメガ3系のものに置きかえたり、週2回程度は魚を食べることを心がけましょう。

オメガ3脂肪酸

必須脂肪酸と呼ばれ人間の体でつくることはできない油です。食品からバランスよく取りましょう。オメガ3系のオイルは酸化しやすいので、サラダなどの加熱しない料理に使うのがおすすめです。

【主なもの】
亜麻仁油《あまにゆ》・えごま油・シソ油・青魚・クルミ

- 血液をサラサラにする
- 血管を丈夫にする
- アレルギーなどの炎症を抑える

※1日あたり小さじ1～大さじ1を摂取しましょう。遮光して冷蔵庫に保存しましょう。

5月25日

ショウガは皮ごと食べよう

さまざまな料理のアクセントに欠かせないショウガは、独特の辛みと香りが特徴です。その辛みと香りの成分は皮の近くに集中しています。ショウガの皮は、水分代謝を促進し、利尿作用がある「生姜皮」という生薬として使われます。むくみやすい夏にはうってつけの食材です。

梅雨から夏は胃腸の働きが低下し、むくみやすい季節。ショウガは皮つきのままで調理して、体内の「水」の巡りを改善しましょう。

皮ごと食べる
ショウガの洗い方

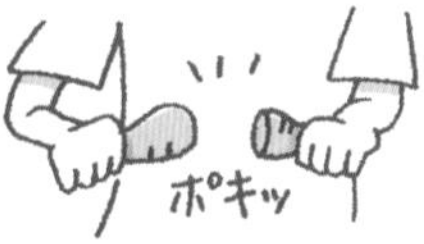

①ショウガを使う分だけ折る。

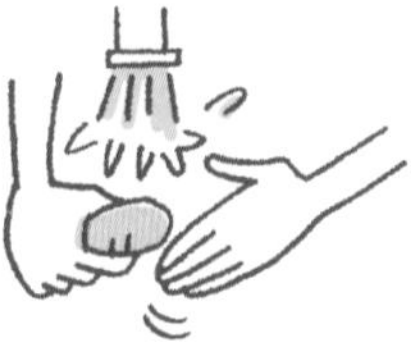

②でこぼこしているので、隙間の土を落とすように、指でやさしく洗う。

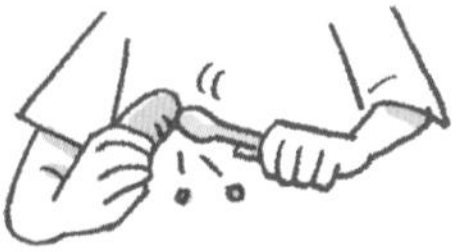

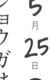

③取りにくい汚れや痛んでいる部分などは、スプーンでこそげ落とす。

5月26日 雨の日も楽しもう！

雨の日は洗濯もできず、憂うつになる人もいます。しかし、雨の日ならではのいいこともあります。雨音はよく聞くと心地よい音だったりしませんか。じつは雨音は自立神経を整える「1/fゆらぎ」という癒やしの周波数（P181参照）なのです。

　また、どしゃぶりの雨の日は、水が地面や物に触れて弾けたときにマイナスイオンが発生します。マイナスイオンは心を落ち着かせる効果があり、リラックスできますよ。雨の日を楽しむコツは、履き心地のいい長靴やカラフルな傘、ウキウキする柄のレインコートなどを用意しておくこと。これからはじまる梅雨の時期も楽しくなるはずです。

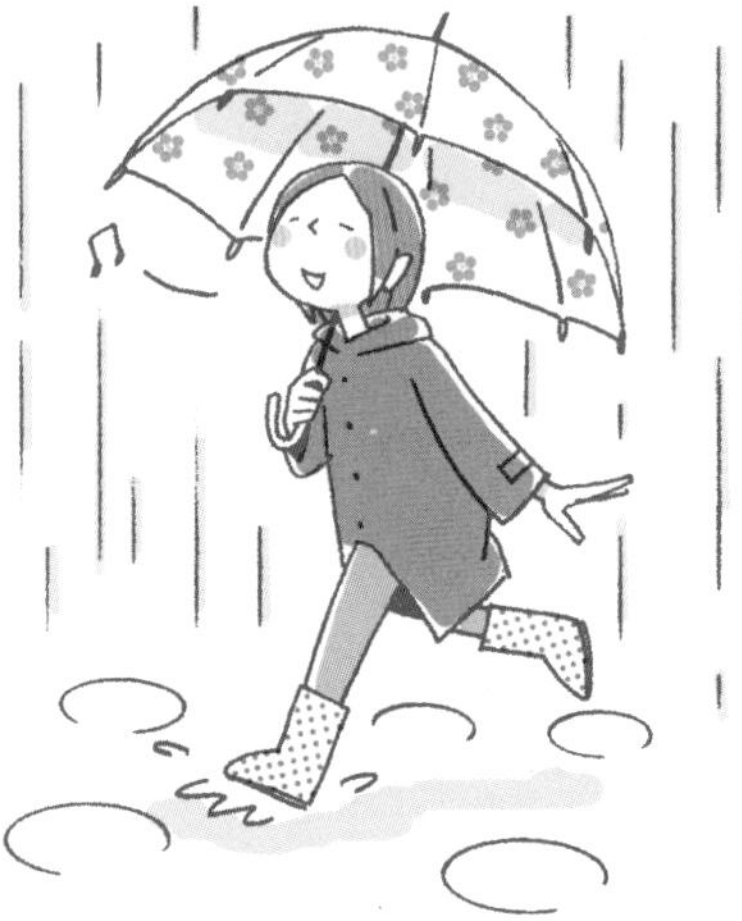

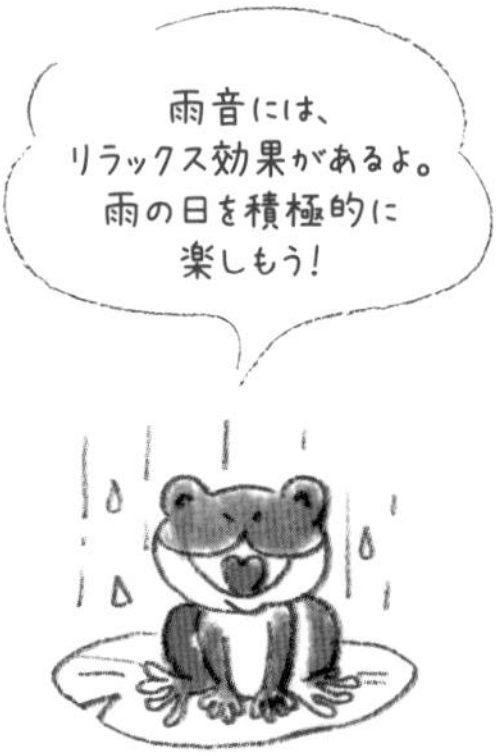
雨音には、
リラックス効果があるよ。
雨の日を積極的に
楽しもう！

5月27日

タイプ別便秘解消スムージー①

中国医学では便秘は「大便《だいべん》秘結《ひけつ》」といい、私たちはこれを略して、便秘と呼んでいます。

便秘には、原因によっておもに4つのタイプがあります。日本人に多いのはストレスが原因の便秘です。また、40代以降の女性は潤い不足が原因になっている人もいます。それぞれに効果的な食材でつくるおすすめのスムージーを紹介します。

①「ストレス」タイプ

張りを感じたり、げっぷがよく出たりする。便は短くいびつな形で出てくることが多い。

さわやかスムージー

セロリ・リンゴ・シソ・水をミキサーにかけましょう。

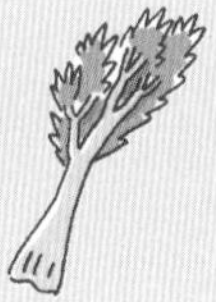

②「潤い不足」タイプ

貧血気味だったり、立ちくらみをしたりする。出産後や更年期にも多い。便はウサギのようなコロコロしたもの。

潤いドリンク

黒豆きなことすりごまとアーモンドパウダーを、温かい豆乳（または温かい緑茶）に混ぜる。

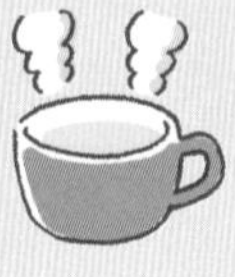

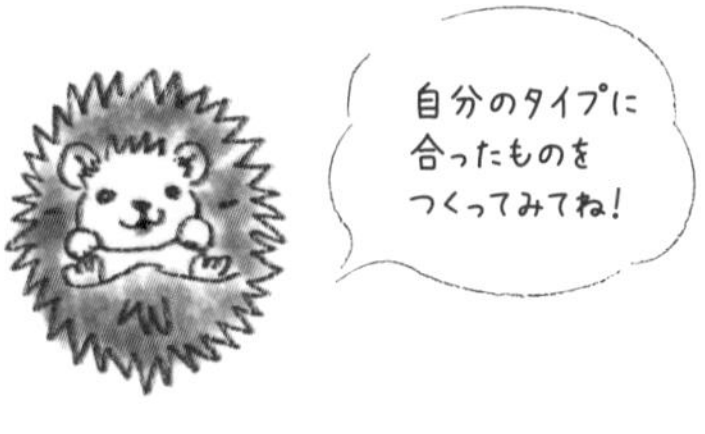
自分のタイプに合ったものをつくってみてね！

5月28日

タイプ別便秘解消スムージー②

若い人の中には、熱がたまることが原因で便秘になる人もいます。また年配の方になると、体力の低下によって便を外に送る力のないエネルギー不足の便秘が見られます。

この2つのタイプにもそれぞれに効果的な食材があるので、おすすめの食材を使ってスムージー生活を実践してみてください。

③「熱がたまる」タイプ

若い人に多い。にきび、口内炎ができる。発熱したあとになる便秘。便は硬く、排出が困難に感じる。

熱取りスムージー

コマツナ・バナナ・ゆでた黒キクラゲと水をミキサーにかけましょう。

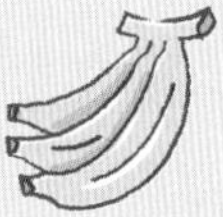

②「エネルギー不足」タイプ

年配者に多い。便意がなくなったり、排泄で疲れてしまう。便ははじめだけ硬くてあとはやわらかい。

パワースムージー

リンゴ、ニンジン、ハチミツ、ショウガ、種をとってふやかしたナツメと水をミキサーにかけましょう。

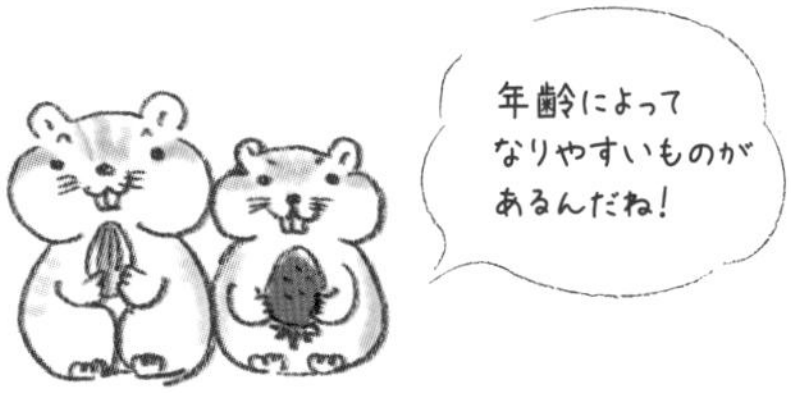

5月29日 ♡ 知らない人に声をかけてみよう

少し勇気のいる行動ですが、ぜひチャレンジしてみてください。心の垣根が低くなって初対面でも人と打ち解けやすくなり、前向きな気持ちになりますよ。場所は、電車の中や買い物中、飲食店の待ち時間など、どこでもかまいません。

私もはじめたときは、「冷たくされるのかも、無視されるのかも……」と思っていましたが、意外にもやさしい人が多く、ちょっとした会話を楽しむことができます。世の中はそんなに厳しくないということが実感できて、楽な気持ちになれたのを覚えています。この小さなチャレンジを続けると、セルフイメージが上がり、自然と自信がついてきますよ。

小さなチャレンジで自信をつける

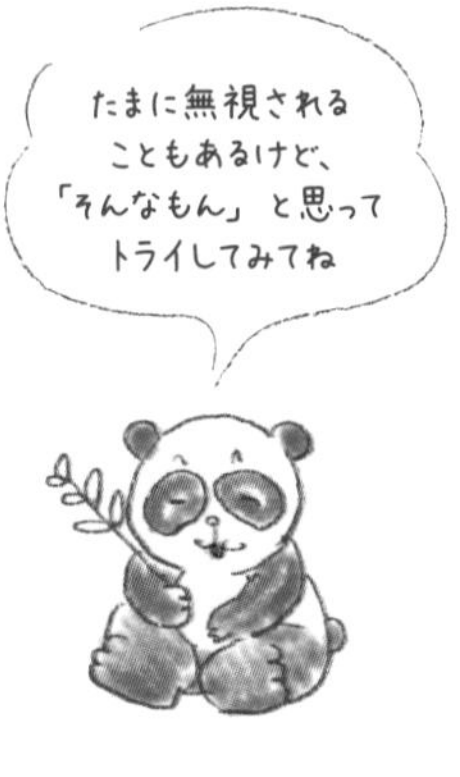
たまに無視されることもあるけど、「そんなもん」と思ってトライしてみてね

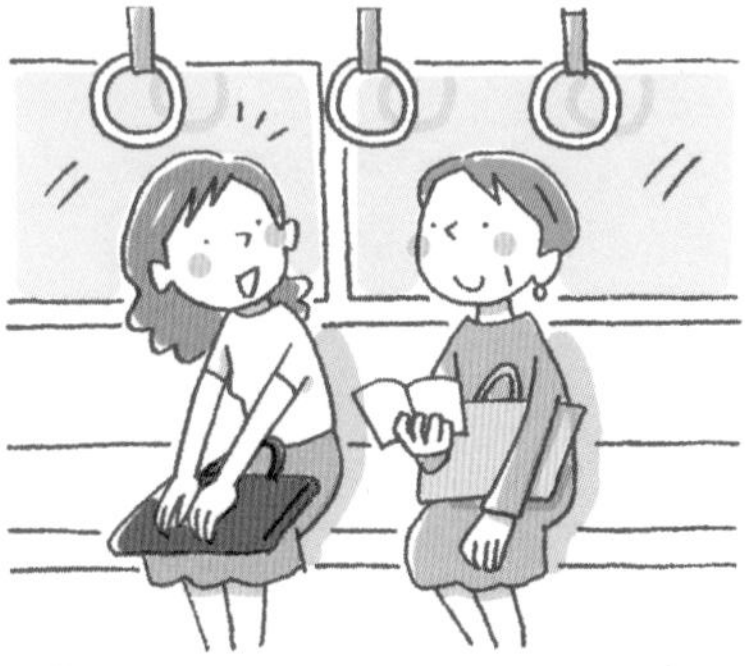

話題はちょっとしたことでOK。天気の話やかんたんな質問からスタート！

5月30日

二日酔いにクレソンのジュース

「オランダガラシ」とも呼ばれるクレソンの旬は春ですが、1年じゅう栽培されているので、季節を問わず手に入りやすい食材です。肉料理にクレソンがよく添えられているのは、脂質の消化を促進するシニグリンが含まれているためです。肉の消化を促すだけでなく、生の葉には食後の口臭予防効果も。また、クレソンは血液を浄化し、酸化を防ぐβカロテンの含有率が野菜の中でトップクラスなのです。

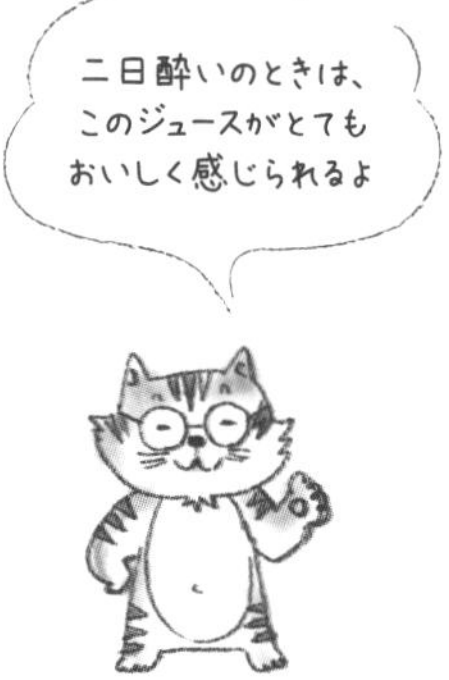
二日酔いのときは、
このジュースがとても
おいしく感じられるよ

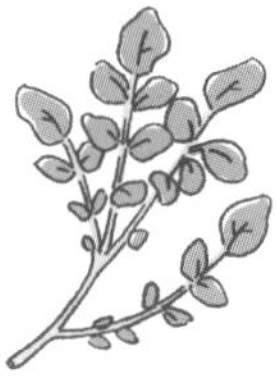

POINT

カリウムも豊富でデトックス効果にすぐれています。

一言レシピ

クレソンのジュース

飲み過ぎたときは、肝臓の解毒を助けてくれるクレソンのジュースがおすすめ。クレソン（1束）と水（100ml）をミキサーに入れて、攪拌するだけでできあがり！

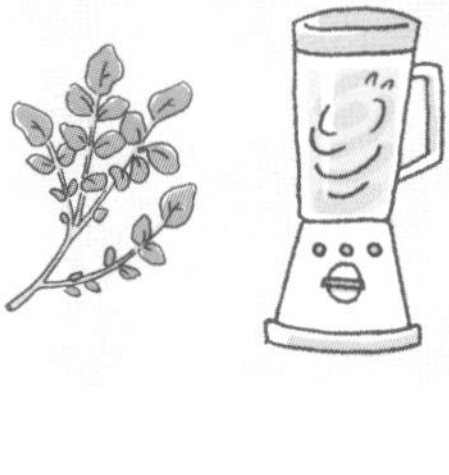

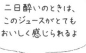

5月31日

夏前の「水毒」防止に汗をかこう

この時期、気温が高くなってきてはいるものの、体はまだ夏仕様になっていません。汗腺がまだ開いていないために、暑くてもなかなか汗をかけず、体内に余分な水分がたまりやすくなっています。必要以上にたまった水分は「水毒」として体の中で悪さをしはじめ、むくみや冷え、胃腸障害、めまい、頭痛などを引き起こすのです。

体の中から水分を追い出すには、汗をかく工夫をするのが一番です。毎日のお風呂やサウナはもちろん、発汗する運動を心がけて水分をため込まない工夫をしましょう。

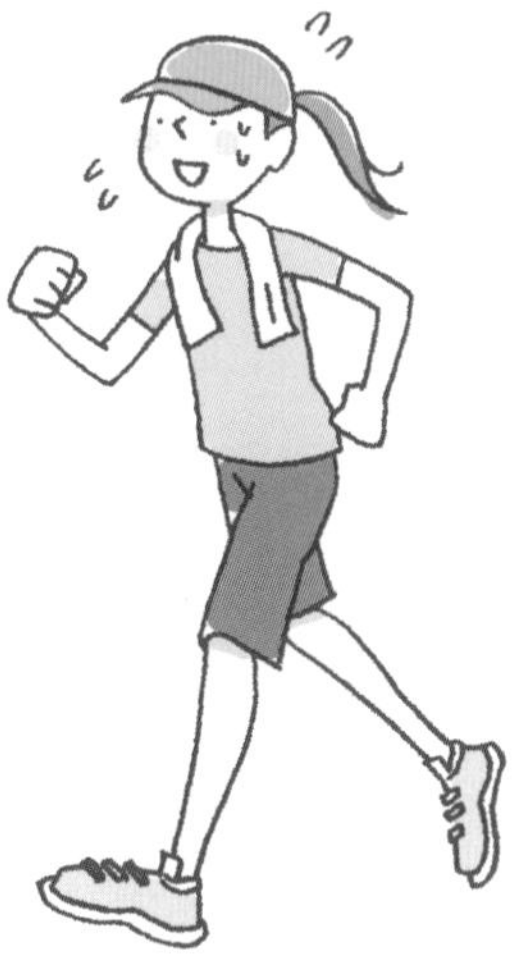

POINT

軽いジョギングなどの運動が最適。積極的に体を動かして汗をかきましょう。

6月1日

みそ玉で手軽にみそ汁生活

毎日忙しくて自炊ができない人や、お弁当生活をしている人におすすめしたいのがみそ玉です。みそ玉とは、手づくりのインスタントみそ汁のこと。つくり方はとてもかんたん。みそとカツオ節、好きな具材を合わせ、1食分ずつ丸めてラップで包みます（冷蔵で約1週間、冷凍で約1カ月保存可能）。食べるときは、お椀に入れてお湯をかけるだけです。

みそは大豆を発酵させてつくる健康食品。たんぱく質、炭水化物、ビタミン、ミネラルなどを豊富に含みます。みそに含まれる乳酸菌や酵素は、熱に弱くこわれやすいので、沸騰した湯を少し冷ましてからかけるようにしましょう。まとめてつくってお弁当に持っていけば重宝します。

みそ玉におすすめの具材

- 乾物（カツオ節、とろろ昆布、ワカメ、海苔、干しエビ、塩昆布、ごま、じゃこなど）
- 香味野菜（シソ、ミョウガ、ショウガ、ネギなど）

※根菜類はお湯を注いだだけでは火が通らないから不向きです。

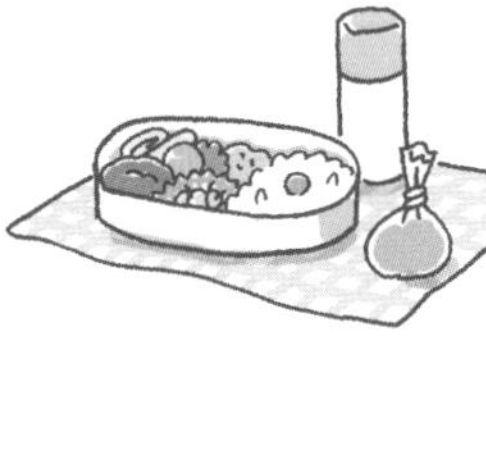

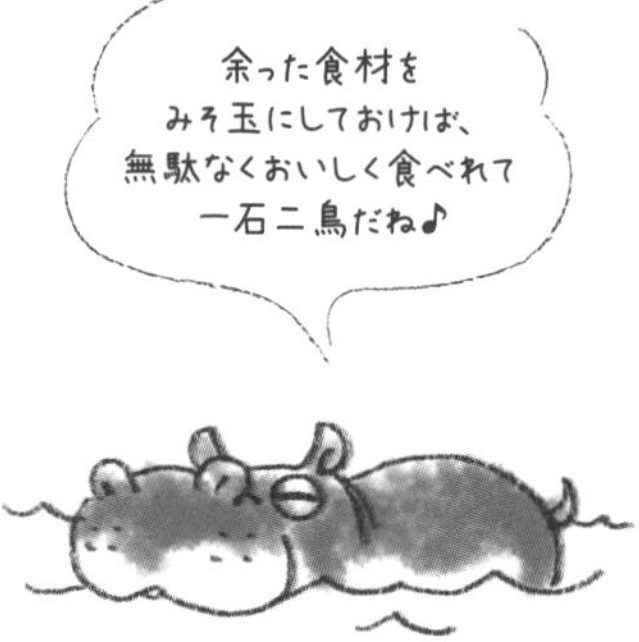
余った食材を
みそ玉にしておけば、
無駄なくおいしく食べれて
一石二鳥だね♪

6月2日

疲労回復にはタコのパワーを

この時期の旬となるタコは「気」や「血」を補い、疲労回復する働きがあります。また、栄養ドリンクなどにも含まれているタウリンもたくさん含んでおり、肝機能を高め、コレステロール値を下げてくれる効果があります。

ただし、消化によい食材ではないので、胃腸が弱い人は、炭酸水や酒などで煮て、やわらかくして食べるようにしましょう。レンコンとナツメと一緒に煮るスープは、疲労回復に加えて、血を補う作用がアップ。貧血や婦人科系の疾患の方、「血虚」タイプの方におすすめです。

一言レシピ

タコとレンコンとナツメのスープ

鍋に水を入れ、食べやすい大きさに切ったタコとレンコンを煮て、ナツメを加えます。味つけは、酒・みりん・しょうゆなど好みに合わせて味つけを。

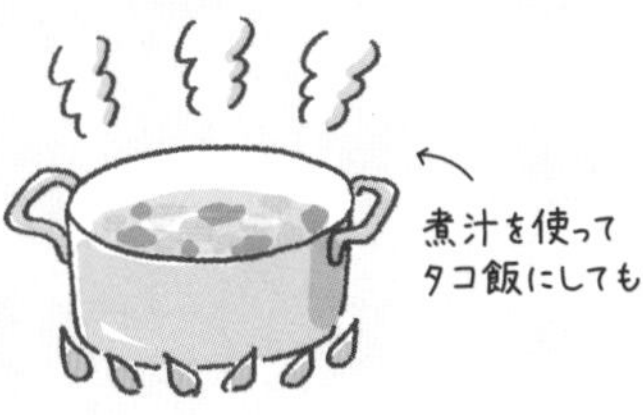
煮汁を使って
タコ飯にしても◎

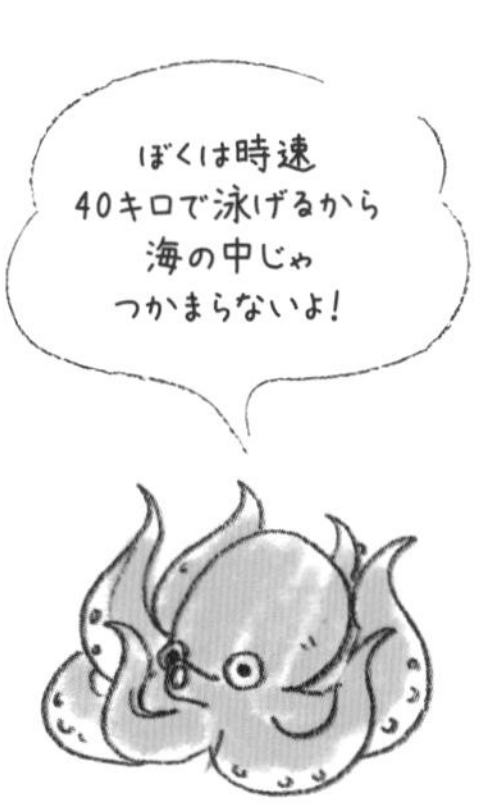
ぼくは時速
40キロで泳げるから
海の中じゃ
つかまらないよ！

6月3日

ノンアルモヒートで「気」を流す

ジメジメする日が続くときには、ミントをたっぷり使ったさわやかなモヒートはいかがですか。ミントは「薄荷《はっか》」という生薬でもあります。熱を冷まして頭痛や悪寒、喉の痛み、イライラを解消してくれる薬効があります。レモンを添えて、かんきつの香りもプラスしましょう。ほてりや暑苦しさを解消してくれますよ。

ノンアルコールでつくれば、どんなシーンでも楽しめて、スッキリした気持ちになれます。お気に入りのグラスに入れて、リラックスタイムを楽しんでくださいね。

一言レシピ

ノンアルモヒート

ペパーミント（ひとつかみ）は軽く洗い、手でしっかりもんでからグラスに入れる。氷を入れてからサイダーを注ぐ。マドラーで、ペパーミントをつぶすように混ぜ、レモンかライムをしぼる。

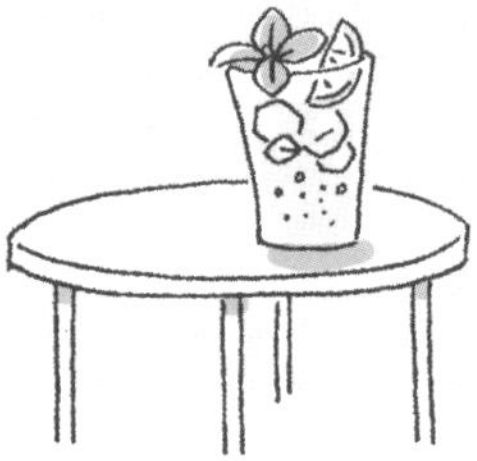

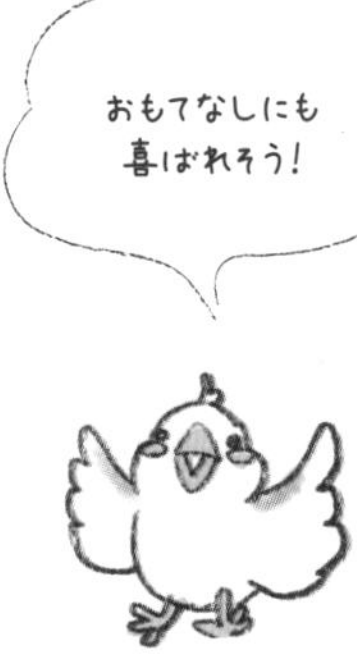

6月4日

ドライアイ、視力低下にニンジンを

ニンジンは「血」を補い、「肝」の働きを高める食材。肝は目と関係が深いので、眼精疲労やドライアイなど、目の症状の改善にも効果的です。

ニンジンの色はカロテンという成分の色。肌、粘膜、目の角膜、胃腸、肺、気管などの臓器の上皮細胞を健やかに保ち、免疫力をアップさせます。また、抗酸化力も高いので、老化防止や抗がん作用も期待されています。

ニンジンの薬効成分は皮のすぐ下にもっとも多く含まれているので、なるべく皮をむかないようにすると栄養をたくさん取ることができます。皮をむく場合は、包丁の背でこそげとるようにしましょう。

目のケアに

ニンジンとクルミとオレンジのサラダ

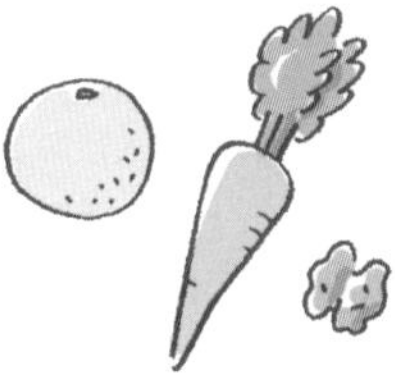

①ニンジンは千切りにし、オレンジは皮をむいて食べやすい大きさに切る。クルミはから炒りしてくだく。

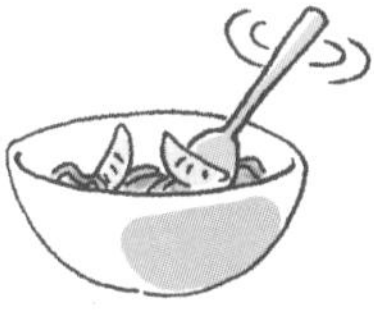

②ニンジンとオレンジ、クルミ、塩、こしょう、オリーブオイルをボウルに入れて混ぜ合わせる。

抗酸化作用の高いクルミをプラス!

③器に盛り、パセリをかける。

6月5日

アトピーや湿疹にヒバオイルを

6月のはじめは、旧暦でいうと、ちょうど5月5日の端午の節句の時期にあたります。端午の節句に菖蒲《しょうぶ》湯に入る習慣があるのは、ジメジメして細菌が活発になるこの時期に、抗菌効果の高い菖蒲で病気を防ぐ目的がありました。菖蒲が手に入らない場合はヒバのアロマオイルを1～2滴、湯船に入れるのもおすすめです。

ヒバには抗菌性の高いヒノキチオールという成分があり、その働きでアトピーや肌荒れの症状をやわらげることが知られています。暑くなり、湿気が多くなるこの時期、湿疹予防にもなるので、ぜひ試してみてください。

ヒバとは？

ヒバの木は樹脂に抗菌効果のある精油を含んでいます。青森県のヒバ林は、木曽のヒノキ林や秋田のスギ林と並び、日本三大美林のひとつとされていて、建築の材料としても優秀です。

POINT

防臭・防虫効果、抗菌効果、リラックス効果があり、皮膚疾患や炎症を緩和します。

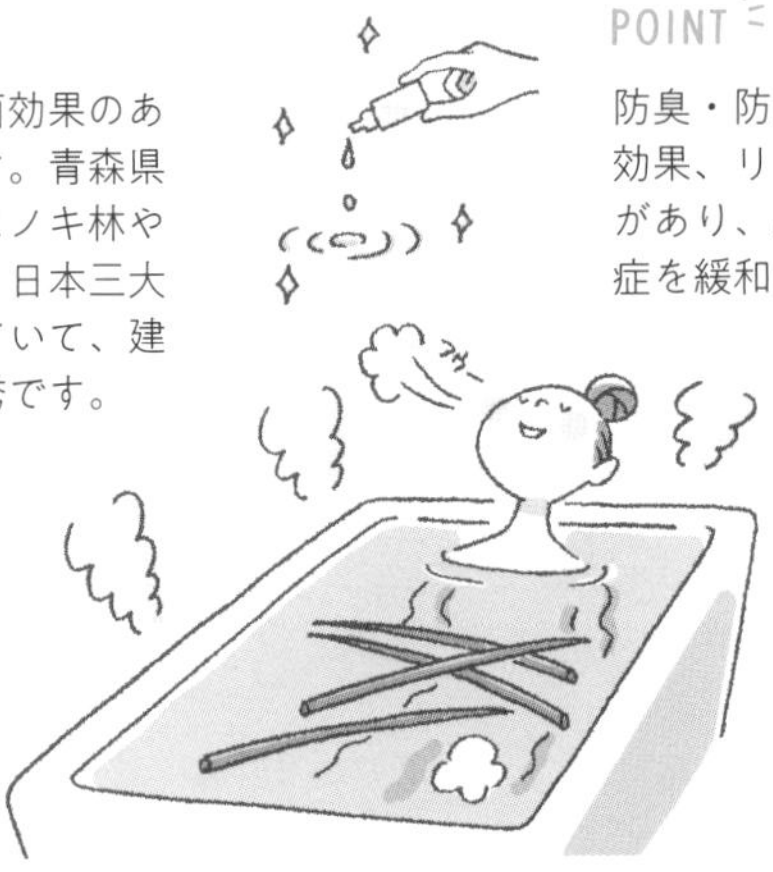

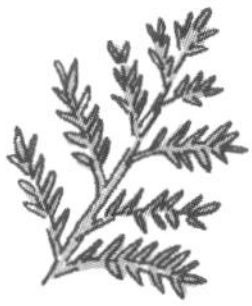

6月6日

芒種《ぼうしゅ》

胃腸のトラブルは「足三里《あしさんり》」で回復

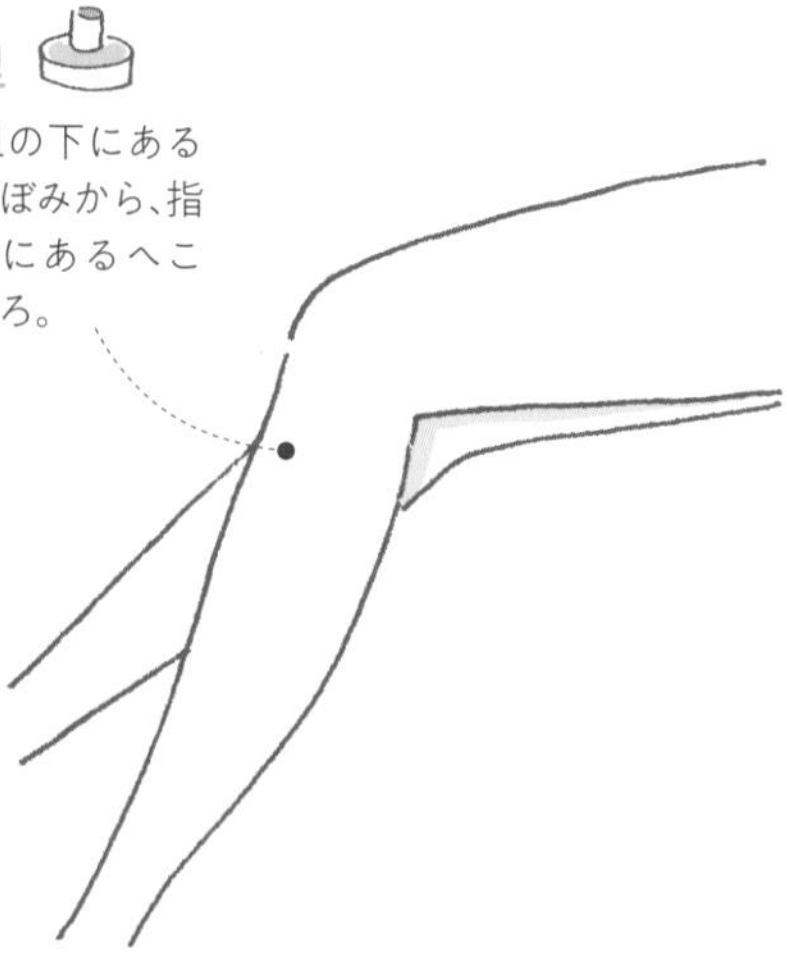
足三里
膝のお皿の下にある外側のくぼみから、指4本分下にあるへこみのところ。

蒸し暑い日が続く「芒種《ぼうしゅ》」の頃は、消化不良や下痢などの胃腸トラブルが多くなります。湿度が高い梅雨の時期を迎えると、私たちの体も影響を受けて、体の中に湿気がたまりやすくなるからです。

体の中にたまった余分な水分が引き起こすトラブルのことを「湿邪《しつじゃ》」といいます。起こりやすい症状としては、体が重だるい、疲れやすい、眠くなりやすい、関節や筋肉の痛みが出やすい、頭が重くなるなど。梅雨の頃の下痢も、湿邪によって胃腸の動きが低下し、食べものがうまく消化吸収できなかった結果です。また、クーラーや冷たい食べものによって体全体が冷えると、胃腸の機能が低下するので、冷やし過ぎには注意しましょう。

湿邪による諸症状と胃腸機能回復には、「足三里」のツボへのお灸がおすすめです。

6月7日

緑豆は解熱、解毒に◎

モヤシやはるさめの原料になる緑豆は、体にこもった熱を冷ます効果があり、発熱や口内炎、目の充血などを改善してくれます。暑気あたりへの効果がとても高く、中国では夏バテ解消として煎じ汁を飲む習慣があります。

さらに、緑豆には体にたまった水分の排出を促して、むくみを解消する作用もあります。昔は鉛中毒の治療にも使われていたほど、解毒効果が高いのも特徴です。

緑豆の皮は「緑豆衣《りょくずい》」と呼ばれ、薬効がたっぷり。皮つきのままで食べましょう。緑豆が手に入らないときは、緑豆モヤシでも◎。

体の熱を冷ます

皮つき緑豆の下ゆで

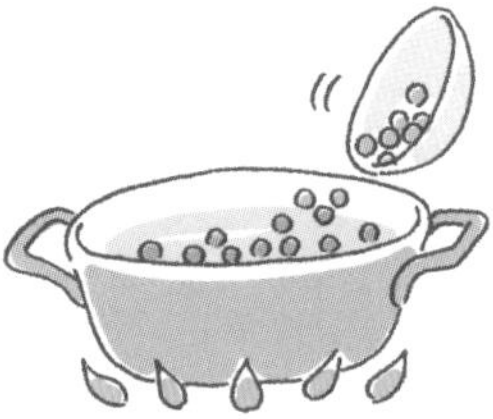

洗った緑豆をたっぷりの熱湯に入れて20分煮ます。火を止めてそのまま冷めるまでおくと完成。密閉容器に入れて常備すると、いろいろな料理に活用できて便利です。

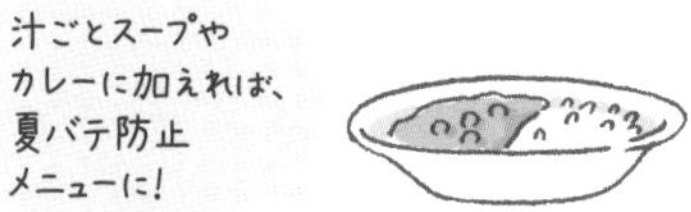
汁ごとスープや
カレーに加えれば、
夏バテ防止
メニューに！

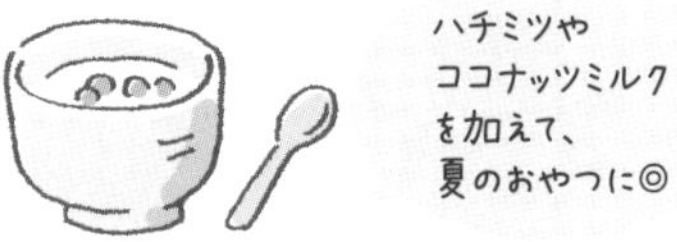
ハチミツや
ココナッツミルク
を加えて、
夏のおやつに◎

6月8日

ラッキョウは胸のつかえを取り除く

胸から背に抜けるような鋭い痛みや、胸の圧迫感、呼吸困難などがある人におすすめしたい食材です。「薤白《がいはく》」という生薬として胸痛を緩和する漢方薬にも配合されています。ニンニクと同じく、アリシンがたっぷり。体を温める効果や、疲労回復効果もあります。

ラッキョウの旬は5〜7月ですが、甘酢漬けは通年食べることができます。1年に1回漬けておいて密閉瓶に保管しておくと、サラダや炒めものなどいろいろな料理に使うことができて便利です。また、ラッキョウの漬け汁でピクルスをつくると、ラッキョウエキスが野菜にも染み込みます。

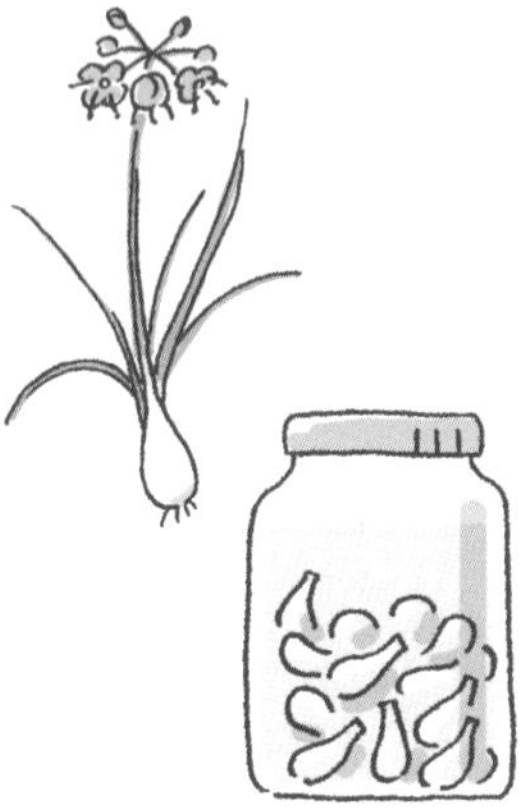

一言レシピ

ラッキョウの甘酢漬け

ラッキョウ（500g）は、茎と根を切り落とし、薄皮をむく。流水で洗って薄皮を取り除き、ふきんで水気をしっかり取り、ボウルに入れる。リンゴ酢（200cc）、水（100cc）、てんさい糖（125〜150g）、塩（20g）を鍋で煮立たせたら、ラッキョウに回しかけ、鷹の爪（適宜）を入れる。冷めたら消毒した密閉瓶に入れる。

※漬けてから1週間は、ムラを防止するため、ときどき上下にふりましょう。

6月9日 夏の味つけは酸味と甘み

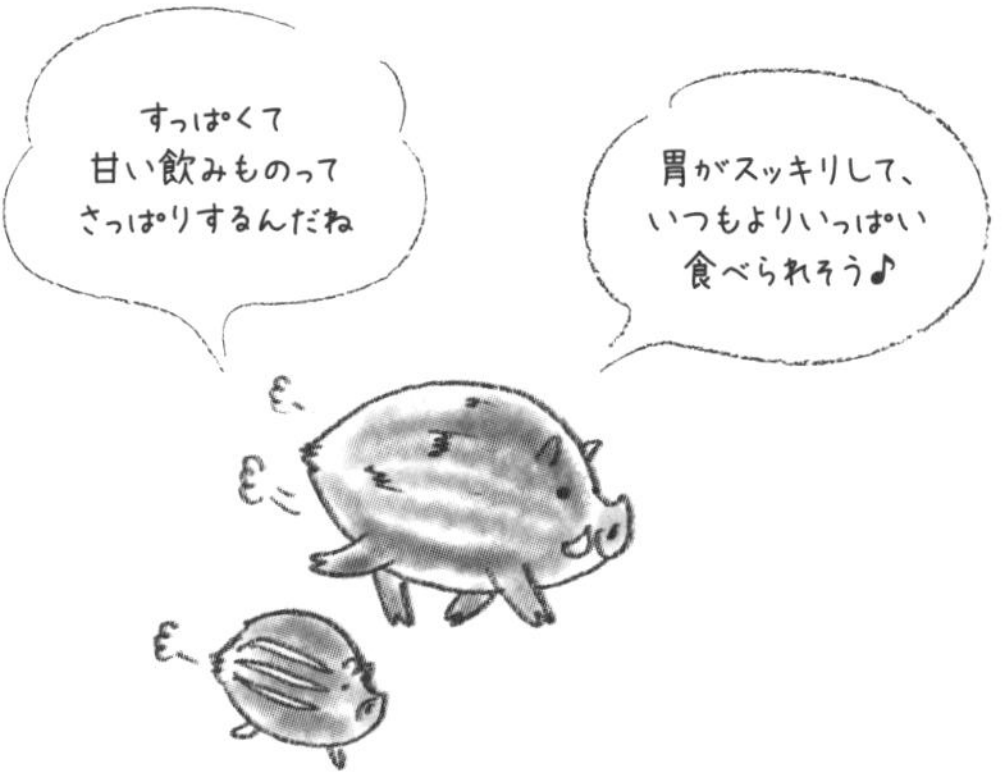
すっぱくて
甘い飲みものって
さっぱりするんだね
胃がスッキリして、
いつもよりいっぱい
食べられそう♪

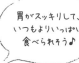

春先にはすっぱくて辛い味の組み合わせ（P98参照）がよかったのに対し、この時期はすっぱくて甘い味の組み合わせが体になじみやすくなります。酸味は汗の出すぎを抑えてくれる効果が、甘みは体液をつくる作用があります。

ふだんの食事に手軽に取り入れられるのが甘酢です。P149で紹介した梅サワーもぜひどうぞ。

一言レシピ

いろいろな野菜の甘酢あえ

この季節は、いろいろな野菜を甘酢であえてみましょう。キャベツとショウガの千切りの甘酢あえは、胃腸の働きがアップ！ キュウリとモズクの甘酢あえはデトックスしたい人に。トマトと玉ネギとミョウガの甘酢あえは、血液をサラサラにしたい人におすすめです♪

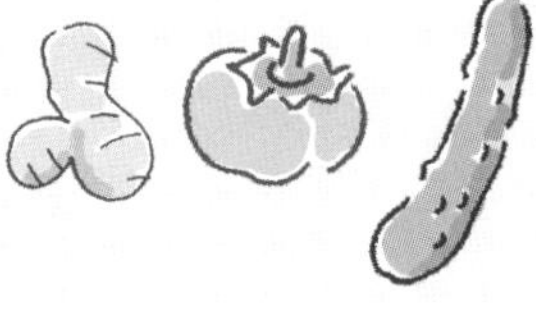

6月10日

サクランボは関節痛をやわらげる

この時期に旬を迎えるサクランボは、カリウムを含んでおり、湿気の高い季節に起こる関節のこわばりや痛み、リウマチ、むくみなどをやわらげてくれる作用があります。

また、消化吸収を高め、体を温める作用があり、冷え性の人にもおすすめです。クエン酸を含んでいるので、疲労回復にもよい食材です。

お酒に漬けると、経絡の通りを改善してくれます。そのまま飲むのはもちろん、温かい紅茶に入れてもおいしいですよ。また、アイスクリームにかけて大人のスイーツとして楽しむのもおすすめです。

一言レシピ

サクランボ酒

サクランボ（500g）は、軸を取らずに、洗って水気を切る。果実酒用のホワイトリカー（500ml）ときび砂糖（200g）と一緒に密閉瓶に入れ、3週間程おく。

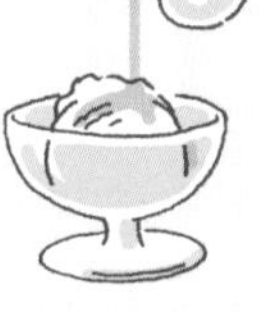

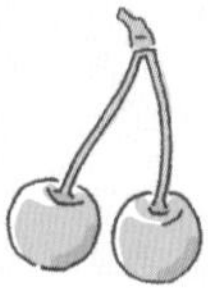

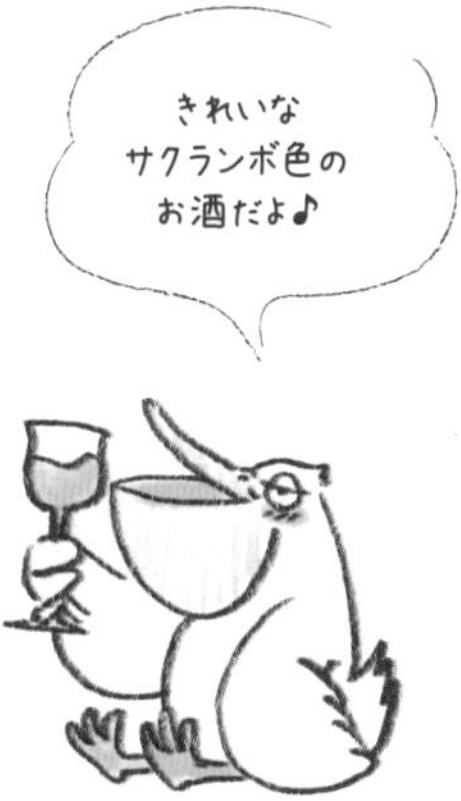

6月11日
西洋医学の風邪《かぜ》と中国医学の風邪《ふうじゃ》

西洋医学では、風邪の正式名称を風邪症候群といいます。急性の気道炎、鼻風邪や喉風邪はもちろん、肺炎や気管支炎などもすべて風邪症候群です。

中国医学では、病気は体の問題だけでなく、気候変化も原因になると考え、細かく分類し対処します。風邪は風邪《ふうじゃ》からくるといわれています。風邪《ふうじゃ》とは、自然界の「風」が「邪」（体調を崩す要因）を運んでくるという考え方です。気候変化には「風・寒・暑・湿・燥・熱（火）」の六つがあり「六気」と呼びます。気が強すぎると邪となり、「六気」は体に悪影響を与える「六邪《ろくじゃ》」になります。強くなる季節は地域によっても変わります。

六邪が引き起こす症状

風邪《ふうじゃ》
季節：年間、春に多い
症状:頭痛、鼻づまり、喉の痛み、けいれん、筋肉のひきつれ、めまい

寒邪《かんじゃ》
季節：冬
症状：寒気、吐き気、下痢、腹痛、手足の冷え、頭痛、関節痛

暑邪《しょじゃ》
季節：夏の盛り
症状：高熱、顔が赤くなる、多汗、喉の渇き、息切れ、脱力感

湿邪《しつじゃ》
季節：夏、梅雨の時期
症状：下痢、頭が重くなる、尿が出にくくなる、胸のつかえ、足のむくみ、倦怠感

燥邪《そうじゃ》
季節：秋から冬
症状：口・鼻・皮膚・髪の乾燥、乾いた空咳、胸の痛み

熱邪《ねつじゃ》（火邪）
季節：年間
症状：高熱、顔や目が赤くなる、精神不安、不眠、歯茎の腫れ、便秘

6月12日

【体質チェック】「陽虚《ようきょ》」タイプとは？

「陽虚」タイプは、体を温める力そのものが弱っているタイプです。生まれ持った体質もありますが、加齢による老化、長期にわたる体を冷やす生活などが原因となります。

夏でも冷え感が強く、冷えによって体が痛んだり、むくんだりします。体を温める食材を食べることはもちろんですが、それだけでは改善しません。ストレスや疲労などで無理をすると症状がさらに悪化するので、しっかり睡眠をとり、寝ている間に「腎」のパワーを補うことが大切です。

チェックシートで6つ以上チェックがついたら、このタイプに当てはまるといえます。

陽虚の人の特徴

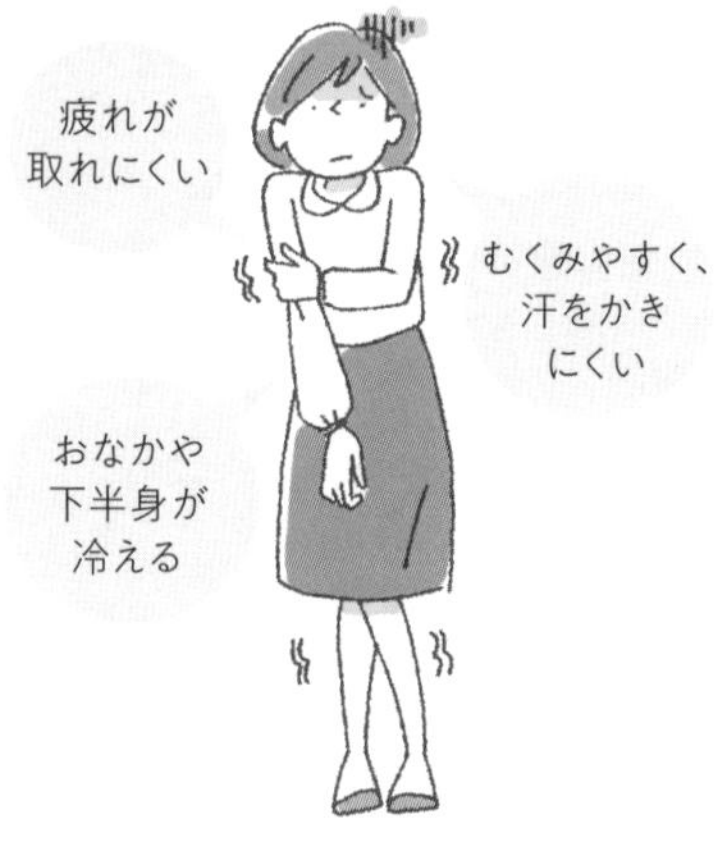
疲れが取れにくい
むくみやすく、汗をかきにくい
おなかや下半身が冷える

Check Seet

- □ 寒がりで全身が冷える
- □ 温かい食べ物や飲み物が好き
- □ 尿の量が多い、トイレが近い
- □ 汗をかきにくい
- □ 寝ても疲れが取れにくく、目覚めが悪い
- □ 顔色が青白い
- □ 下半身がむくみやすい
- □ 冬になると体調を崩す
- □ 膀胱炎（女性）、ＥＤ傾向（男性）

6月13日 「陽虚」の人はこうして解決！

陽虚の人に足りない体を温める力を強くするには、胃腸をケアしながら、「腎」を強化する食材を積極的に取ることが大切です。

また食事だけではなく、常に体を温めることを心がけましょう。腎はおへその裏側あたりにあるので、カイロを貼ると効果的です。足を温めるときは、レッグウォーマーの端をかかとにひっかけて腎の経路を守るとよいでしょう（P25参照）。靴下の重ねばきは血行を妨げますが、レッグウォーマーなら安心です。よもぎ風呂は体全体を温めてくれますよ。

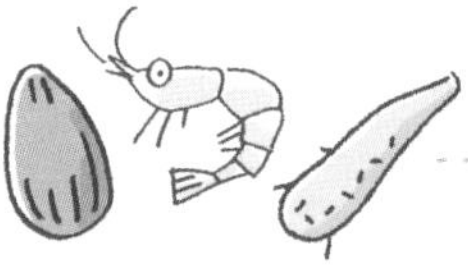

おすすめ食材

- 種実類…クルミ、栗、松の実、アーモンド、ナツメ、なた豆、蓮の実
- 香りの強い野菜…ニラ、ニンニク、玉ネギ、ショウガ、ネギ
- ハーブやスパイス…シナモン、クローブ、ヨモギ、フェルネルシード
- 動物性たんぱく質…羊肉、エビ、ウナギ
- 根菜…山芋、里芋

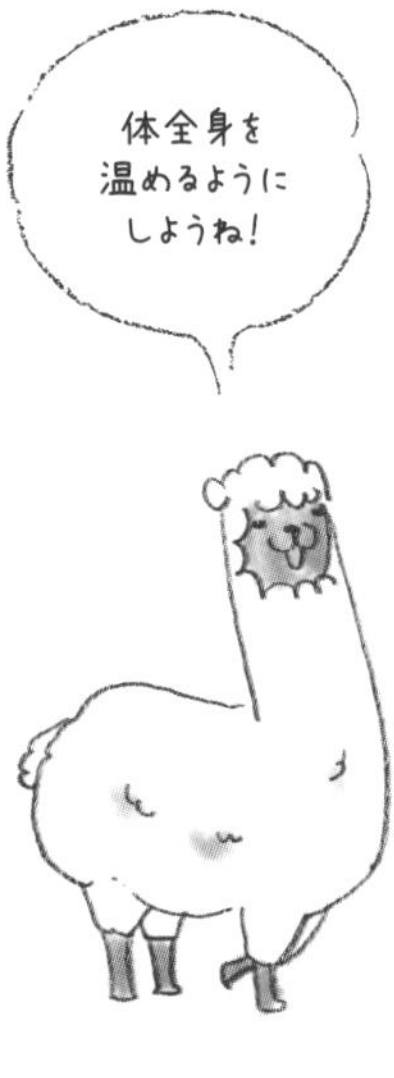

6月14日 冬瓜《とうがん》のスープでむくみ取り

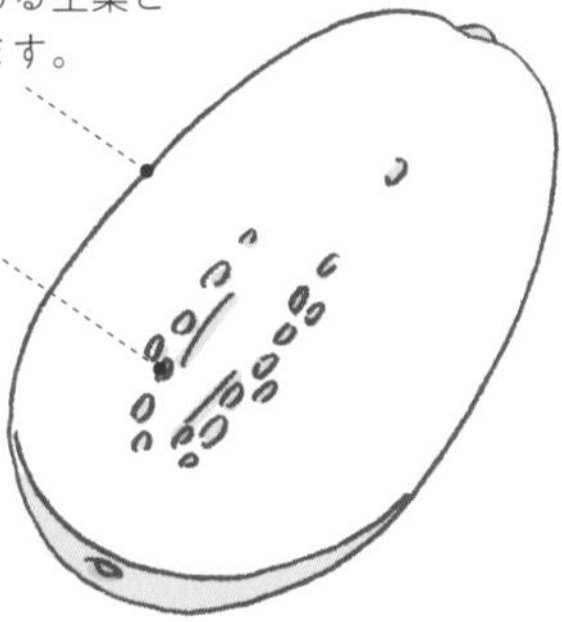
皮は「冬瓜皮」という利尿作用のある生薬として使われます。
成熟した種は「冬瓜子」または「冬瓜仁」と呼ばれ、咳や痰の薬に使われます。

POINT

皮に近い部分ほど薬効が強いので、皮はピーラーなどで緑色が残る程度に薄くむきましょう。

名前に〝冬〟がつきますが、冬瓜は夏が旬の野菜です。体の熱を冷ます作用が強く、夏バテやほてりに効果があります。また、体の余分な水分を取る働きがあり、むくみやだるさを改善します。

夏に起こりやすい症状を解消してくれるので、香港などの暑い地域では、夏の薬膳スープ「清保涼《チンボーリョン》」の材料として、冬瓜は欠かせません。ショウガやネギなど、温める作用のある食材と一緒に調理するとバランスが取れます。

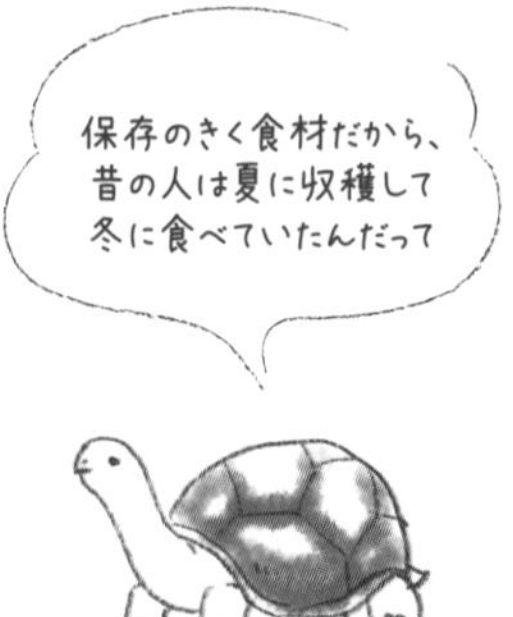
保存のきく食材だから、
昔の人は夏に収穫して
冬に食べていたんだって

6月15日

へそヨガで足のむくみを取る

梅雨の時期は湿度が高く、足もむくみがちです。下半身を持ち上げることで、体の緊張が取れてリラックスできます。丹田に「気血」を集めることで、足のむくみも改善されます。へそ呼吸（P67参照）をしながら行いましょう。へそ呼吸は鼻でしますが、慣れないうちは鼻から吸って口から吐いても大丈夫です。

むくみを取るポーズ

※■は神闕、★は関元（丹田）、▲は命門の位置です。

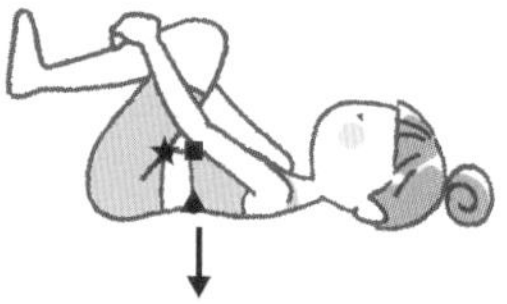

1 あお向けに寝て、両手で膝を抱える。かかとをつき出し、おへその真後ろ（命門）を床につけて丹田に意識を集中する。

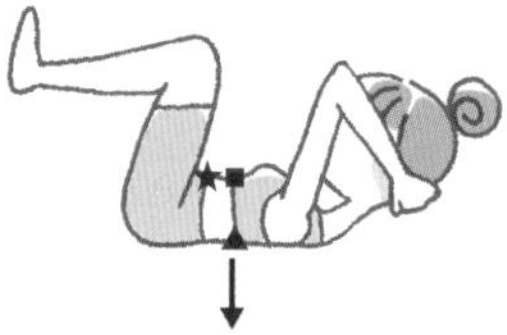

2 両手を頭の後ろで組み、両ふくらはぎが床と並行になるようにする。息を吸いながら上体を起こす。

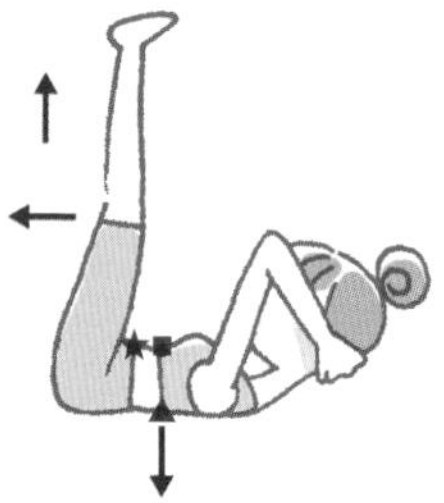

3 上体を起こしたまま、息を吐きながら、両膝を伸ばして足を上げる。呼吸を3～5回くり返す。丹田に意識を集中する。

6月16日

パプリカパウダーで手軽に血流改善

パプリカは、薬膳では血流を改善する食材です。いろいろな色のものがありますが、おすすめは赤いパプリカ。強力な抗酸化作用のあるパプリカキサントフィルが豊富に含まれています。また、赤パプリカにたくさん含まれているカロテノイドは、皮膚や目の角膜、毛髪などの健康維持、美肌効果、抗酸化作用、生活習慣病の予防、免疫力の活性など健康パワーがいっぱいです。

手間をかけずにたくさんとる方法は、パプリカパウダーです。スーパーやエスニックのお店で手に入りますよ。

一言レシピ

パプリカパウダー活用術

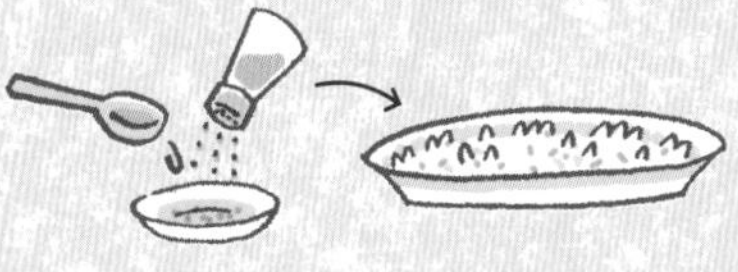

オリーブオイルとパプリカパウダーを混ぜ、ホカホカのたきたてごはんに合わせるだけ。カレーとの相性も抜群♪　また、ミネストローネにパプリカパウダーを入れるのもおすすめ。トマトのリコピンと合わせて抗酸化作用アップ！

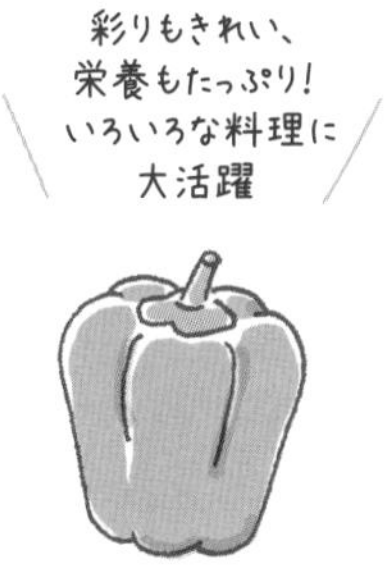
彩りもきれい、
栄養もたっぷり！
いろいろな料理に
大活躍

6月17日 ♥

イヤなことは水に流すプチ滝行のススメ

水には浄化のパワーがあります。イヤなことがあったとき、疲れたときには、水に打たれるとスッキリします。帰宅後には、すぐにお風呂に入ったりシャワーをあびたりして、負のできごとや、モヤモヤとした気持ちを水で洗い流してしまいましょう。

外出先や勤務先では、手洗いやうがいをするだけでも効果的です。手洗いをするときは、肘まで洗うとよいでしょう。

人と接する仕事の人は、よいことも悪いことも相手の影響を受けやすいので、イヤな気持ちになったときには、すぐに実践してみてください。

外出先でのプチ滝行のやり方

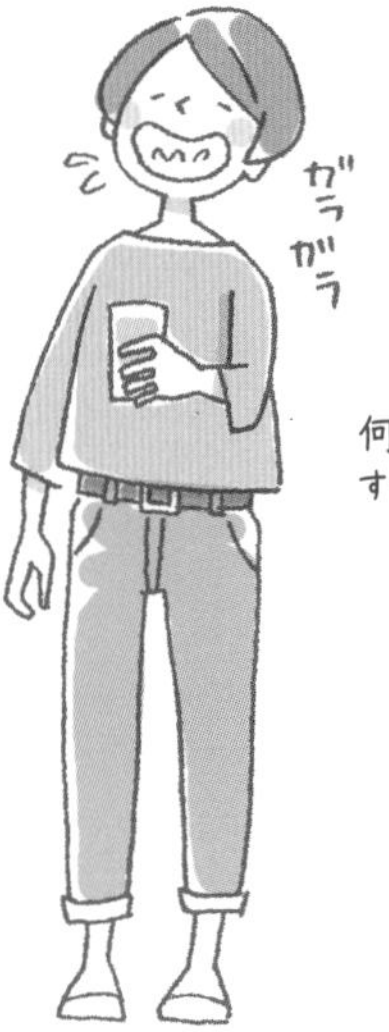
ガラガラ
何度かうがいをするだけ

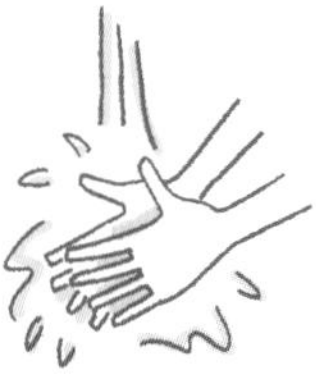
イヤな気持ちを洗い流すイメージで、よく洗いましょう。肘まで洗うとさらに効果がアップ！

6月18日

トウモロコシは夏の万能食材

料理のトッピングや、お菓子の材料としても人気のとうもろこし。あの実からあふれるやさしい甘さには、気を補い、胃腸の働きを高めて消化吸収をよくする効果があります。利尿作用もあり、体を冷やさずに体内の余分な水分を排出してくれるので、むくみ解消につながるのもうれしいですね。

また、高血圧の予防効果や便秘改善、血中脂肪の低下など、まさに万能の食材です。体調をくずしがちになる梅雨の前に、トウモロコシごはんなどにして、積極的に食べておきましょう。

一言レシピ

トウモロコシごはん

トウモロコシ（1本）は皮をむき、包丁で実をそぐ。ひげは硬い部分を取り除き、白くやわらかい部分をみじん切りにする。炊飯器に、といだ米（2合）・トウモロコシのひげ・実・軸を入れ、塩（小さじ1）、薄口しょうゆ（小さじ1）、酒（大さじ1）を入れてたく。たきあがったら、トウモロコシの軸を取り除き、まんべんなく混ぜる。器に盛り、好みでシソを添える。

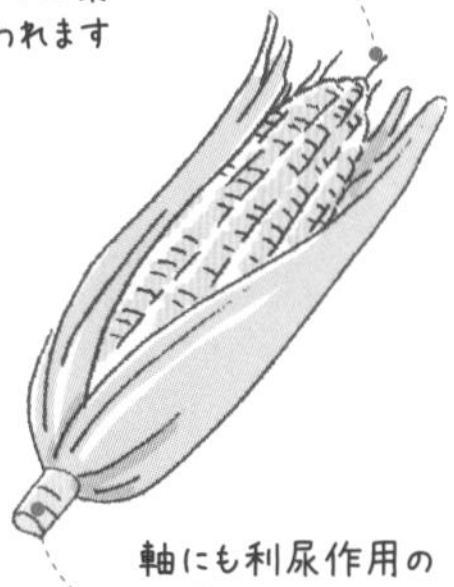

ひげは「玉米鬚《ぎょくべいす》」という生薬として使われます
軸にも利尿作用の効果があるので、スープなどをつくる際には一緒に煮込みましょう

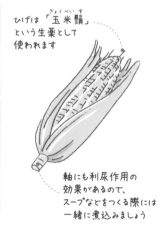

6月19日

キャンドルナイトで緊張をやわらげる

慌ただしい日が続いたときには、キャンドルナイトをしてみませんか。キャンドルのオレンジ色の炎には副交感神経を優位にする力があり、体と脳の緊張をやわらげてくれるセラピー効果があります。

また、キャンドルの炎が持つ「1/fゆらぎ」という癒やしの周波数は、人を心地よくさせるといわれています。「1/fゆらぎ」は規則性がない自然界のリズムで、小川のせせらぎ、海の波が打ち寄せる音などと同じで人間の心拍のリズムに同調して自律神経を整えてくれるのです。

自然由来の蜜ろうのキャンドルを選び、アロマオイルで好みの香りをつけるとより効果的ですよ。

蜜ろうとは

ミツバチが巣をつくるために分泌するろうを、精製したもの。ろうそくのほかに、化粧品や医療用品に使われたり、食用のものもあります。

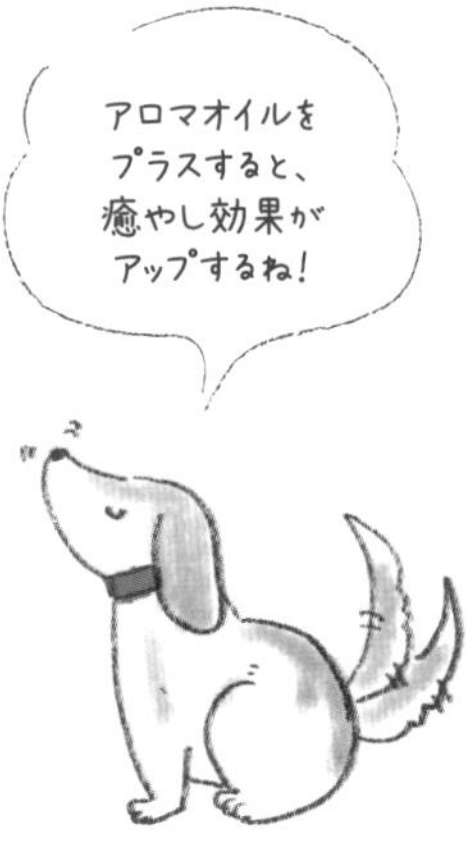
アロマオイルをプラスすると、癒やし効果がアップするね!

6月20日

だるさや食欲減退には トウガラシ

中国の湿気の多い地域の人々が、体から湿気を追い出すためによく食べているのが、トウガラシです。体の余分な水分を排出する作用があるので、湿気でひどくなるむくみやだるさを改善できます。梅雨の季節には体に湿気がたまりやすいので、炒め物などに活用したいですね。

　また、トウガラシに含まれる辛みの成分であるカプサイシンは、胃酸の分泌を促して消化を促進するので、蒸し暑さで食欲のないときにぴったり。殺菌作用もあり、食中毒を防ぐともいわれています。血行をよくし、代謝を高めて脂肪燃焼する効果もあります。

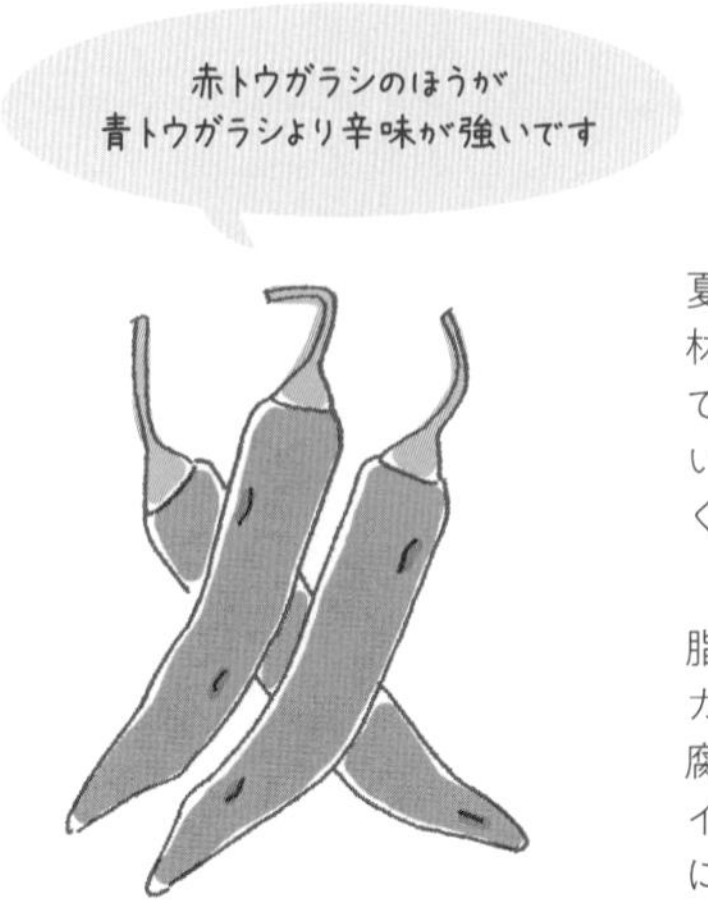
赤トウガラシのほうが
青トウガラシより辛味が強いです

夏におすすめの赤い食材・トマトと組み合わせて炒め物にすれば、心をいたわることができ、むくみ解消効果もアップ。

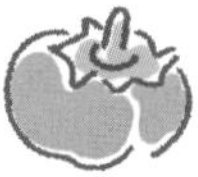

脂肪燃焼効果もあるトウガラシを低カロリーの豆腐と組み合わせれば、ダイエット向きのメニューになります。

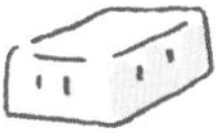

6月21日

喜びは「心」のエネルギー

「病は気から」というように、感情と健康は深い結びつきがあります。中国医学では夏に働きが活発になる「心」は、喜びの感情に影響されると考えます。

喜びの感情にはエネルギーを開放させる効果があり、心や血管をリラックスさせます。そのおかげで気血の巡りがよくなり、心身の調子が整うのです。

この時期は友人と会ったり、海や山に出かけたりスポーツ観戦に行ったり、お笑いや落語のＤＶＤを見たりするなど、よく笑い、楽しいことに取り組みましょう。ただし、喜びの感情が強すぎると、興奮状態になって不眠などの症状が現れるので注意してください。

感情と臓器の関係

P88にも
出てきたね

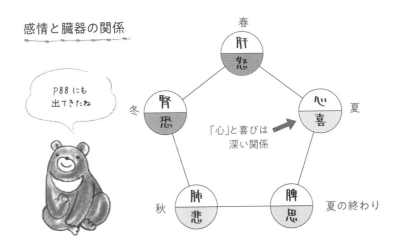

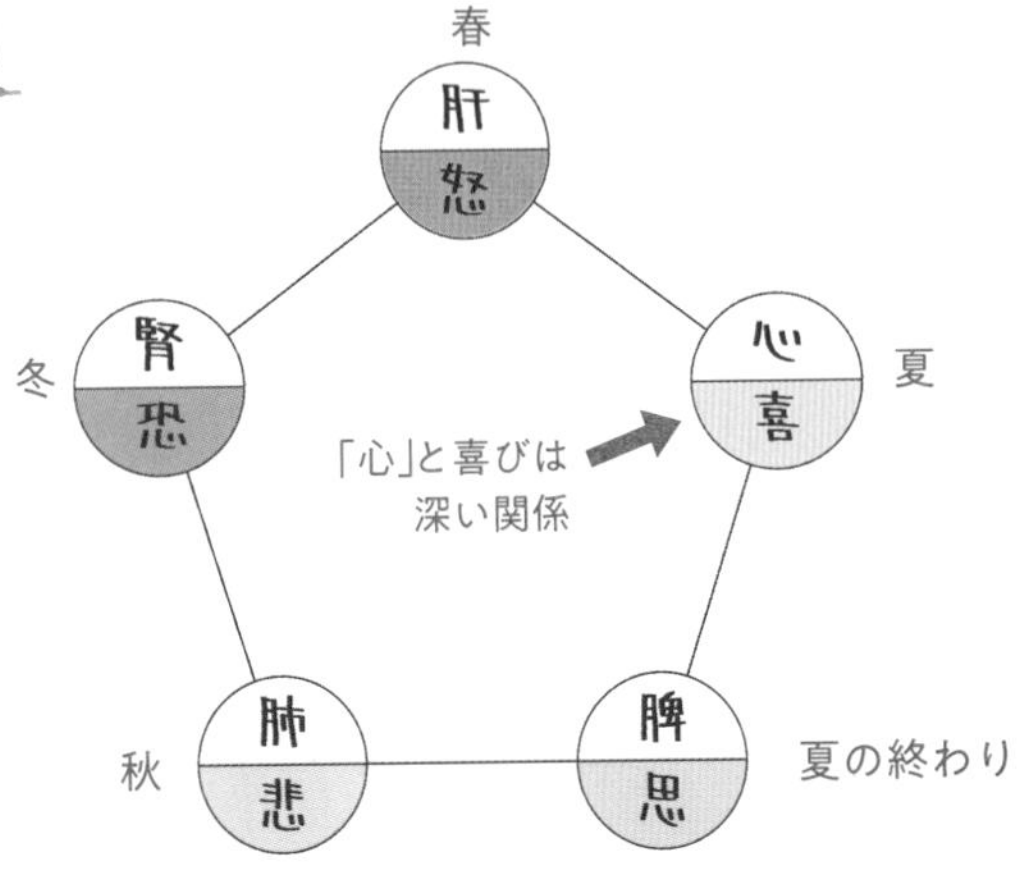
春
肝
怒
夏
心
喜
夏の終わり
脾
思
秋
肺
悲
冬
腎
恐
「心」と喜びは
深い関係

6月22日 夏至《げし》

夏風邪予防は「中脘《ちゅうかん》」にお灸を

エアコンのきいた暮らしや冷たいものの取り過ぎで胃腸の働きが低下してしまうことがあります。これが、夏風邪の原因に。

夏は外の暑さと室内の寒さで、体温調節だけでかなりの体力を使います。また、暑さによって寝不足になりやすい時期。栄養をしっかり取って体力低下を防ぎたいところですが、冷たい飲食物の取り過ぎが原因で胃腸の働きが低下しやすくなっています。そのため栄養の吸収が不十分になり、疲れやすく、結果、夏風邪をひくというパターンとなるのです。

胃腸の働きを高めるツボ「中脘」へのお灸で、夏風邪予防できますよ。

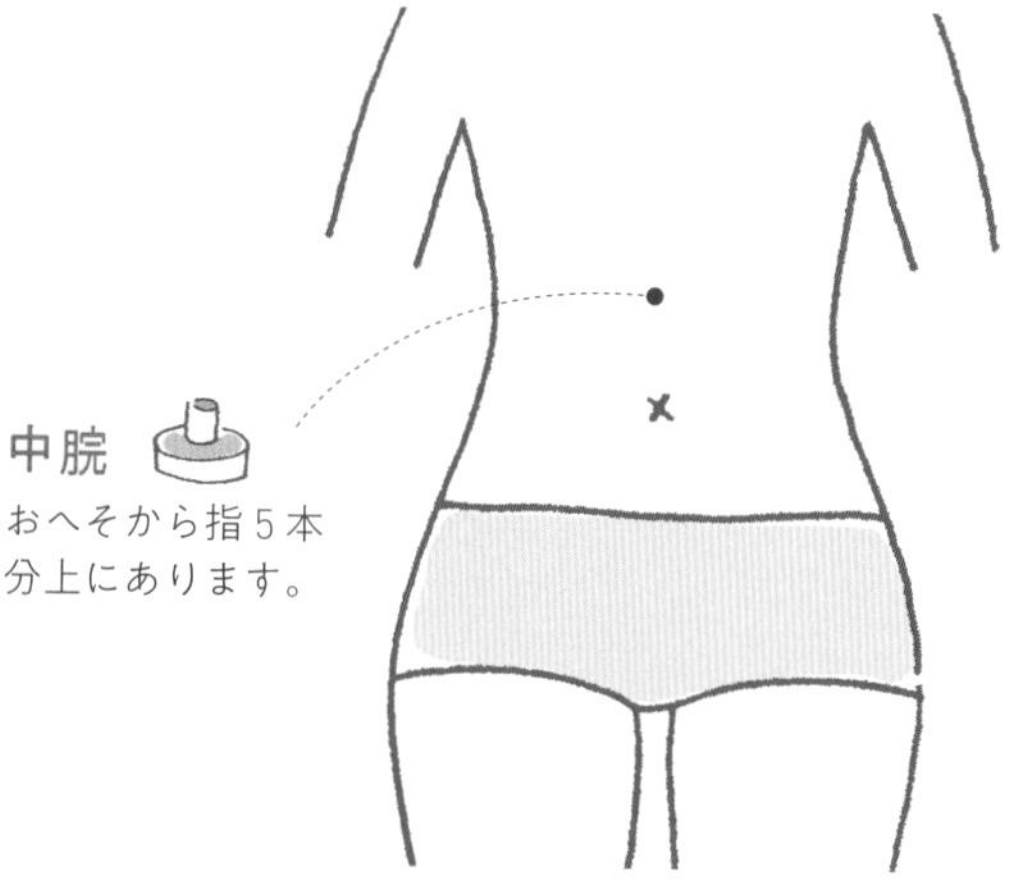
中脘
おへそから指5本分上にあります。

6月23日

細菌と炎症を抑えるティーツリーオイル

梅雨時期に起こりやすい肌のムレやかぶれ、水虫、膣カンジダといった皮膚や粘膜、デリケートゾーンのトラブル。高い殺菌効果・消臭効果と、炎症を抑える作用があるティーツリーオイルを使えば、香りを楽しみながら体を守ることができます。ティーツリーはオーストラリア原産の樹木で、そのオイルは昔から感染症や皮膚病の治療に使われていました。

病院に行くほどではないけれど、不快だったり、ちょっとしたかゆみに悩んだりするときには、精油を味方にしてみましょう。スプレーボトルに準備しておけば、部屋の消臭から肌のケアまで幅広く使うことができます。

ティーツリースプレーのつくり方

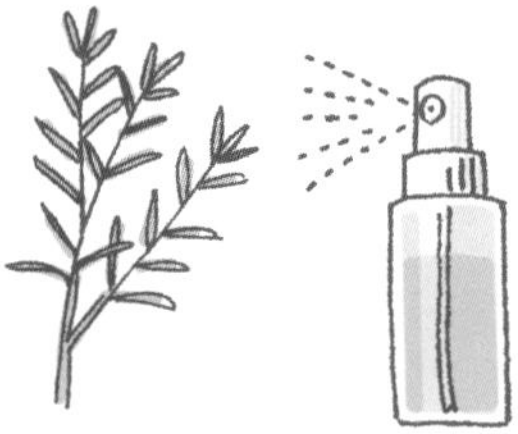

精製水50mlにティーツリーオイルを5滴程落とし（ラベンダーかユーカリを加えてもOK)、スプレーボトルに入れます。使い切らない場合は、冷蔵庫に入れて保存しましょう。

- 水虫は指の間に直接スプレーを。
- デリケートゾーンに使用するときは、座浴が効果的。

※大きめの風呂桶にお湯を入れ、オイルを数滴入れて、浸かりましょう。

- お部屋や洗濯物の消臭にも使える。
- 布団を干すときにシュッとスプレーも◎。

6月24日

夏は「内臓冷え性」に注意！

手足は温かいのに、おなかまわりが冷えている。暑い季節でも、冷えの症状を訴える人が増えています。これは内臓が冷えている内臓冷え性のサインなのです。

内臓冷え性の原因は、暑いからといって冷たい飲み物を何杯も飲んだり、クーラーの効いた部屋など、現代の夏の生活スタイルにあります。

おなかを下しやすく、体のだるさを感じやすくなったら、内臓冷え性を疑い、おなかを内側と外側から温めるようにしましょう。

おなかを温めよう

◆内側から温めるには

・沸騰させたお湯を40～50℃ぐらいにまで冷まして飲むのを習慣にする。

・冷たい飲み物・食べものは極力控える。

・体を温める食材（加熱したショウガ、ニンニク、ニラなど）を積極的に取る。

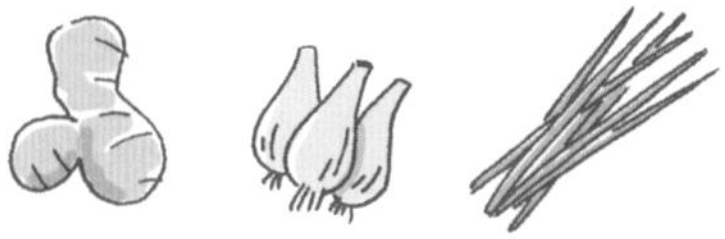

◆外側から温めるには

・カイロでおなかまわりを温める。

・腹巻をする。

・入浴をシャワーですませず、必ず湯船に浸かる。

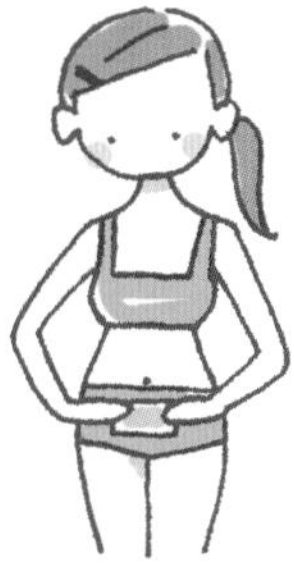

6月25日

鼻血が出るのは「気」が頭に上がるから

夏に向かうこの時期は鼻血を出しやすくなります。それは「肝」や「心」が熱を持つので、その熱が気とともに、体の上部に行きやすくなり、いわゆる「頭に気が上った」状態になってしまうのが原因です。気が頭部に偏ることなく、全身を巡るようにするためには、足の裏をもみましょう。足への刺激によって、頭部にあった気が徐々に下がり、鼻血の頻度を下げてくれます。

また、グレープフルーツやミントなどの食材にも、上がった気を下げる効果があります。鼻血の出やすいお子さんには、これらを含んだ飲み物を飲ませてみましょう。

鼻血が出たとき

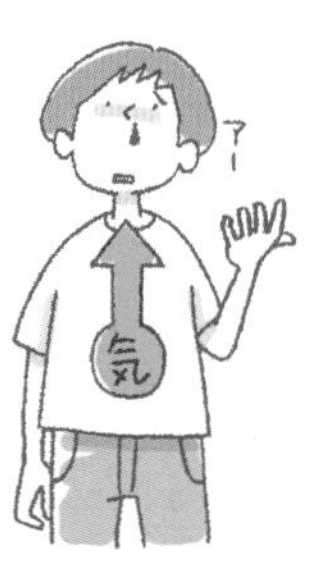

体内の気が体の上部へと行きやすくなっているため、のぼせるようになり鼻血が出やすくなる。

足の裏をもむ

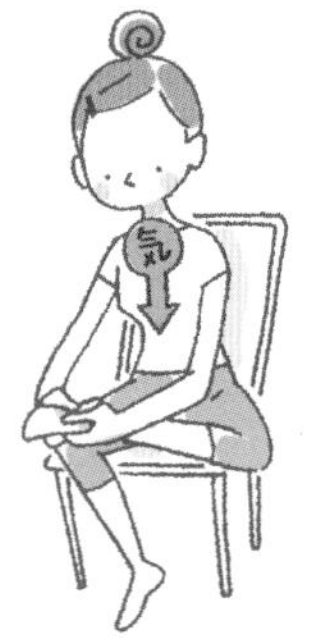

足への刺激によって、体の上部にあった気が下がってくるため、鼻血が出にくくなる。

6月26日

薬味は漢方の原型

生薬の歴史は古く、その記録は竹簡（紙の発明前に使われていた竹の札）に残っています。中国医学でもっとも古い生薬は、ショウガ、ニンニク、シナモンなどの薬味。中国は肉食文化なので、肉のくさみを取る香りの強いハーブやスパイスを使ってきました。

一方、日本は島国で、新鮮な魚介に恵まれ、生魚を食べる機会が多かったので、ミョウガやワサビなど、殺菌、解毒、殺虫効果が高く、香りが強すぎず、素材の味を引き立てる優雅なものが使われてきました。どちらの薬味も、胃腸の働きを整えて代謝を高め、感染症を防ぐなど、まさに薬の原型です。

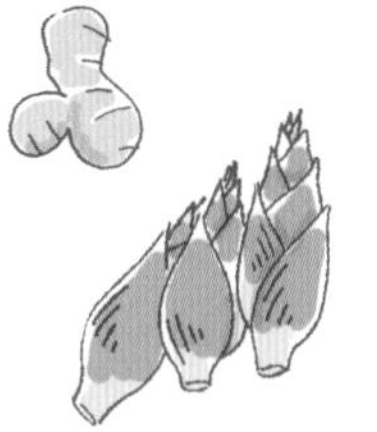

いろいろな薬味の効果

ショウガ	胃腸の働きを高める。体を温める。風邪の初期に（P23、P32参照）。
ニンニク	体を温める。冷えによる下痢を改善する（P253参照）。
シナモン	全身の冷えを取り、腹痛や月経痛を改善する（P32参照）。
シソ	胃腸の働きを高め、ストレスを改善する（P194参照）。
ネギ	風邪の初期に◎。体を温め、血流促進（P28参照）。
山椒	おなかを温め、体内の余分な水分を排出（P135、192参照）。
ミョウガ	消化不良や便秘に◎。解毒殺菌効果が高く食中毒防止に効果的。
ワサビ	とても強い解毒・殺菌効果。食欲増進、消化促進、血流を高める。
大根	気を巡らせ、体内の余分な毒素や水分を排出（P16参照）。
ユズ	胃腸の働きを高める。気を巡らせ、疲労感、ストレスを改善する（P355参照）。

6月27日

夏こそ湯船に浸かろう

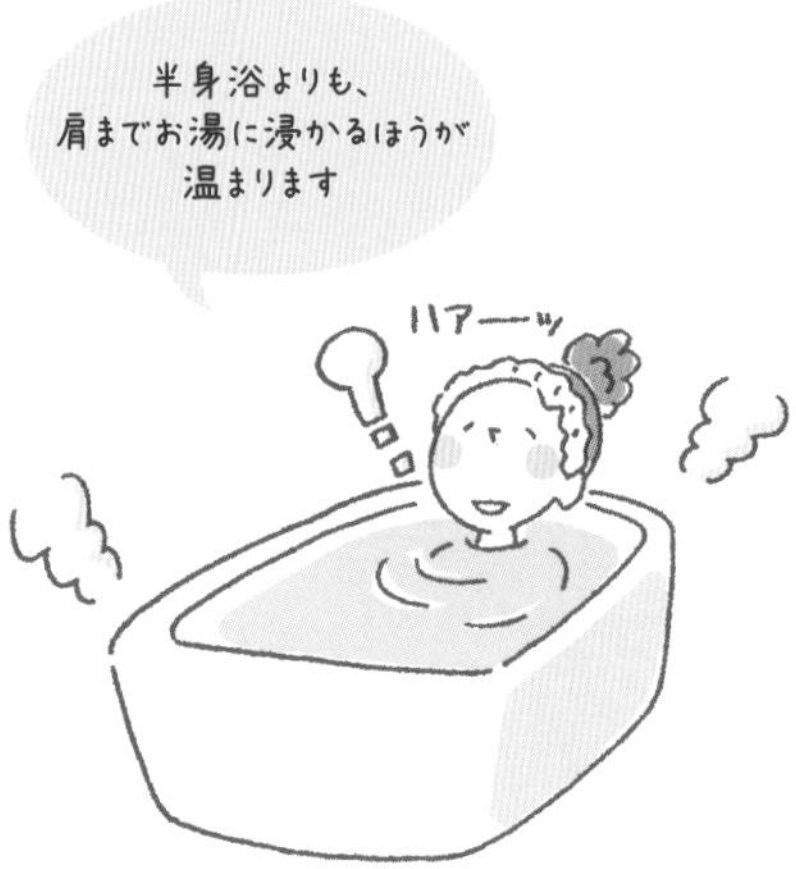
半身浴よりも、
肩までお湯に浸かるほうが
温まります
ハアーッ

暑い季節になると、入浴はシャワーでサッとすませたくなるものです。しかし、シャワーでは体がほとんど温まらず、疲労回復効果が得られません。1日の疲れをしっかり取るには、毎日湯船に浸かるようにしましょう。

湯船に浸かると血流がよくなり、栄養素や酸素などが全身のすみずみにまで運ばれ、老廃物や余分な水分がすみやかに流れます。とくにこの時期、クーラーの効いた場所ばかりにいると、体内に冷えた水がたまりやすくなるので、湯船に浸かって余分な水分を取り除くようにしましょう。

湯船に浸かるときのポイント

温度は40℃前後

40℃程度のお湯にゆっくり浸かることで、体の奥まで温めることができます。

入浴時間は10～20分

無理して長時間入ろうと思わず、額にうっすら汗がにじむ程度の入浴時間にしましょう。

入浴後は体を冷やさない

温まった体を冷やさないことで、血流のよい状態を維持することができます。

6月28日

ベリー系の果物で女子力アップ

最近のレストランでは、ドリンクバーにサラダバー、フルーツバーなど、好きな食材を選んで食べられるところが増えていますね。

ベリー系の果物はポリフェノールによる抗酸化作用が強いものが多く、血管を強くし、血行を促進します。膀胱炎や尿漏れ、便秘など、女性がかかりやすい症状を防止したりやわらげたりする効果もあります。

また、「肝」の働きを高めて「血」を増やすので、美しい肌づくりをサポートします。美容やアンチエイジングに励む女性は、ベリー系の食材を積極的に選んでみましょう。

ベリー系果物の効能

ラズベリー

加齢にともなう頻尿や尿漏れに効果的。香りの成分ラズベリーケトンには脂肪分解作用も。

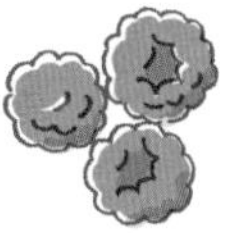

ブラックベリー

抗酸化作用がひときわ高いのが特徴。発がん性阻害やシミ予防効果のあるエラグ酸が豊富。

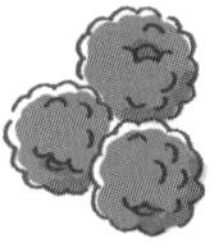

クランベリー

胃や膀胱の粘膜に細菌がつくのを防ぎ、胃潰瘍や膀胱炎、腎盂炎などを予防する効果が。

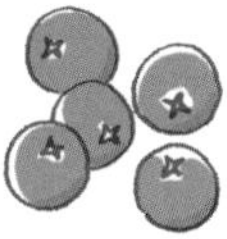

マルベリー（桑の実）

アンチエイジング効果が高く、貧血や更年期の症状を改善します。便秘の解消にも効果あり。

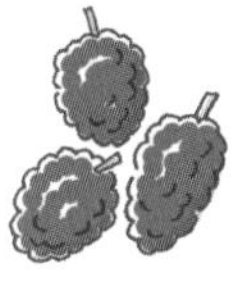

6月29日

年の離れた友達は自分を高めてくれる

友達といえば、だいたいは共通の話題の多い同年代が多いものですが、あえて世代の離れた友達を持つことで、人生がいっそう楽しくなります。

異世代の友人がいれば、自分にはない価値観や人生経験について聞くことができるので、見識を広めることができます。また、年上の友人には甘えてみたり、年下の友人には頼りがいのあるところを見せたりするなど、普段の自分とは違う役割や行動をとれるようになるので、自分の意外な一面を発見することもできるのです。

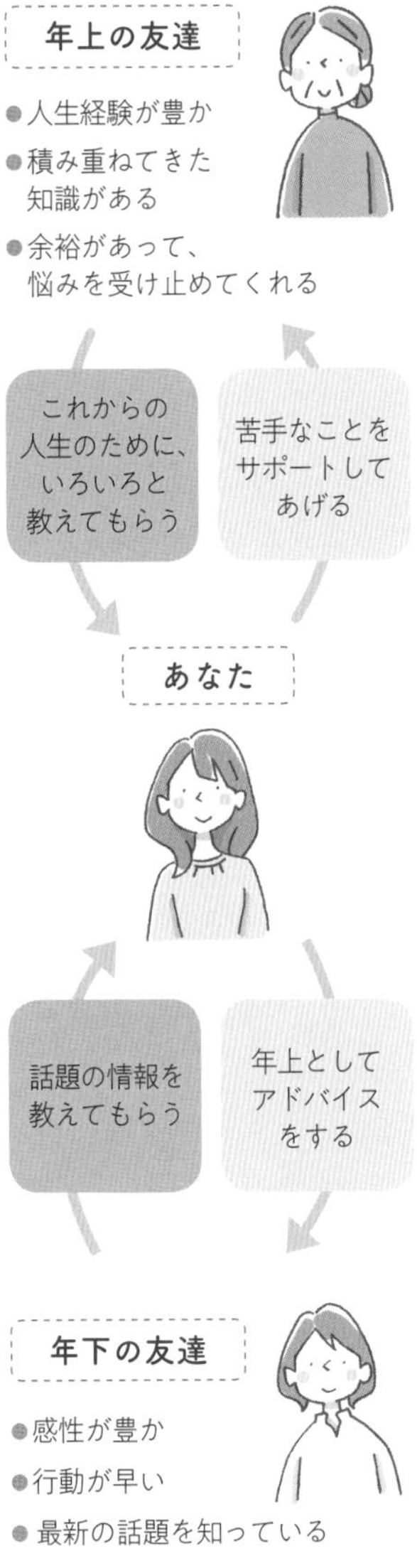

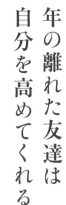

年上の友達
人生経験が豊か
積み重ねてきた知識がある
余裕があって、悩みを受け止めてくれる
これからの人生のために、いろいろと教えてもらう
苦手なことをサポートしてあげる
あなた
話題の情報を教えてもらう
年上としてアドバイスをする
年下の友達
感性が豊か
行動が早い
最新の話題を知っている

6月30日

山椒は食べるサウナ

水分の代謝を整え、むくみの解消に効果的な山椒（P135参照）は「食べるサウナ」といえるほど。おなかを温めて、胃腸の働きを高めてくれるので、食欲が落ちるこの時期にぴったり。花椒をたっぷり入れて、四川風麻婆豆腐をつくってみては。

体の湿気を取る

かんたん！　本格麻婆豆腐

①木綿豆腐を1cm角の大きさに切る。ネギ、ニンニク、ショウガをみじん切りにする。調味料は合わせておく。

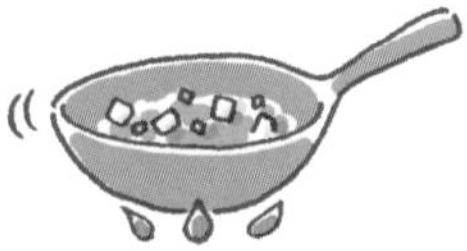

②鍋を熱してごま油を入れ、ネギ、ショウガ、ニンニクを入れ、すぐに合いびき肉を入れる。

③合いびき肉に火が通ってきたら、調味料を入れて炒める。木綿豆腐を加えてかき混ぜる。

④水を入れ、煮立ったら5分ほど煮含める。水溶き片栗粉を入れて、やさしくかき混ぜる。

⑤一度強火にしてから火を止めてラー油を加え、鍋をゆすって味をなじませる。

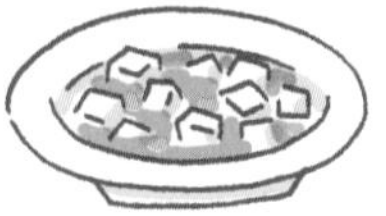

⑥器に移したら花椒をふる。

材料

木綿豆腐（1丁）／合いびき肉（50g）／ネギ（1/2本）／水溶き片栗粉（大さじ2）（片栗粉と水を1：1の割合で混ぜたもの）／ニンニク（ひとかけ）／ショウガ（親指大くらい）／ごま油（大さじ2）／花椒または粉山椒（好みの量）／ラー油（適宜）／水（2/3カップ）

【調味料】酒（大さじ1）／しょうゆ（小さじ2）／甜麺醤（小さじ1）／豆板醤（小さじ1）／豆鼓（小さじ2）※なければ豆鼓醤（大さじ1）

COLUMN 03

もっと知りたい 薬膳と漢方

中国医学では、自然界の植物、鉱物、動物には、人間の体を整える効果があると考えています。薬膳も漢方もどちらも中国医学で使われる方法です。漢方はより専門的な知識が必要なので、季節や体に合う食材を取る薬膳からはじめましょう。

薬膳と漢方を知るQ&A

Q 薬膳と漢方はどこが違うのですか？

A 薬膳は穏やかな効果をもたらす食材を、毎日の食事に取り入れることで心身を整えます。漢方は効果の強い薬草を使い、症状を積極的に治療します。

Q 薬膳はどんなときに有効ですか？

A 病院では問題がないと言われたのに、不調が続く慢性的な症状に有効です。また、花粉症、冷え症、不眠などの改善、家系でかかりやすい病気の予防にも役立ちます。

Q 薬膳に使う食材は、どこで購入できますか？

A スーパーやデパートの中華食材コーナーで購入できます。最近は農薬不使用の野菜を扱うお店も増えてきました。近くのお店にないときはインターネット通販がおすすめです。

Q 年齢や性別で食べたほうがよい食材は変わりますか？

A 年齢や性別や社会的な環境により、養生の方法は変わります。たとえば、社会の一線で働く人は「肝」のバランスを整える食材、産前産後は「血」を補う食材、受験の不安を感じる人は「心」をサポートする食材など適切なものを選びましょう。

Q 漢方をはじめるときの注意点はありますか？

A 本書で紹介する漢方は、副作用の少ないものを選んでいますが、医師や漢方薬局の専門家に相談してから使いましょう。

Q 薬膳や漢方を学べるところはありますか？

A 中国の医薬大学の提携校や、薬膳を学べるスクールがあります。
●日本中医学院（北京中医薬大学提携校） https://www.jbucm.com/
●漢方キッチン薬膳スクール http://kanpokitchen.com/school/

7月1日

冷え取りと夏風邪対策にシソを

夏の薬味の代表であるシソは、発汗を促して冷えを取ります。胃腸の働きを高めておなかを温めることで食欲増進させるので、夏バテで食欲がないときにはぜひ食べてください。また、解毒作用もあるので、夏風邪や食中毒の予防に効果を発揮します。

シソの香りには「解鬱《かいうつ》」といい、うつうつとした気持ちをスッキリとさせてくれる効果もあります。リモネンという鎮静効果のある精油が含まれるので、ストレスやイライラが改善します。

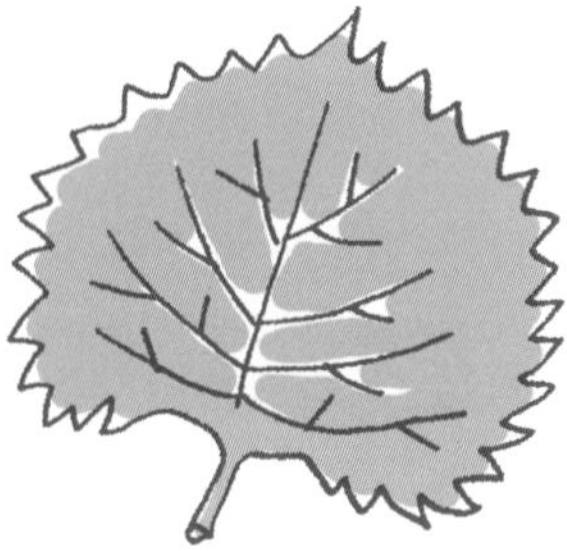

シソの薬効成分は揮発しやすいので、生で食べるのがおすすめです。加熱する場合も、さっと火を通す程度にとどめましょう。

一言レシピ

シソのお茶

シソの葉を刻み、5分ほど煮出します。イライラや気分の落ち込みに効きます。

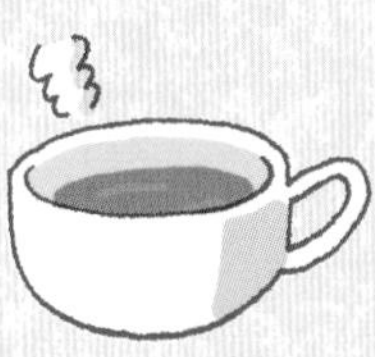

陳皮やショウガを加えれば、体を温める効果がアップ。風邪のひきはじめにおすすめです。

7月2日 エビは体を温めてスタミナアップ

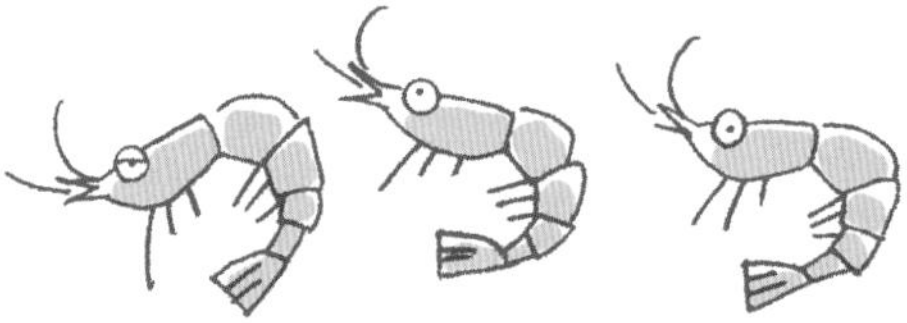

エビの栄養素

- アスタキサンチン：殻に含まれる赤い成分。抗酸化力が高い。
- タウリン：肝機能を高める。疲労回復に効く。
- カルシウム：骨によいのはもちろんのこと、イライラ解消にも効く。

POINT

エビの皮には栄養素がたっぷりなので、皮ごと食べるか、だしをとって料理に活用しましょう。

日本人のエビの消費量は世界でもトップクラス。長いひげと腰の曲がった姿が長寿の象徴とされて、お祝いごとの料理にたくさん使われてきましたが、健康に効く栄養素もたっぷり含まれています。

エビはエイジングにかかわる「腎」の働きを高め、体力や気力を養ってくれます。また、足腰の冷えを改善し、血行不良の緩和、胃腸の働きを高めて食欲増進という効果も。また、干しエビは食材の中でカルシウム量がもっとも多い食材。だしにも活用できます。

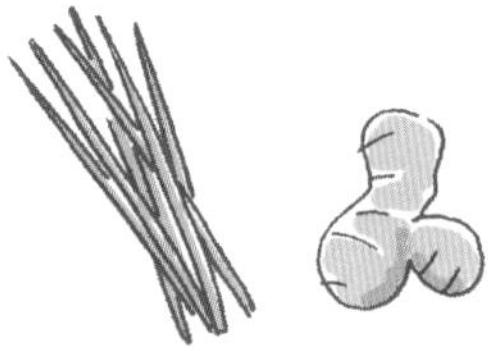

ニラやショウガと合わせると、血行促進効果がアップ！

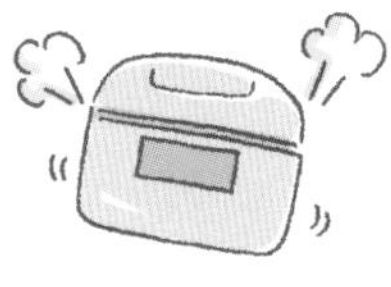

桜エビのたき込みごはんなら皮ごとおいしく食べられます！

7月3日

食欲が出ないときはスパイスカレー

ルーを使わないカレーをつくってみませんか。少し疲れたと感じたとき、食欲が出ないとき、スパイスは胃腸の働きをアップさせてくれます。

カレーの色はターメリックの色です。ターメリックはショウガ科の植物で、生薬として使われます。クミンは、消化促進に効果的なスパイスです。そのほか、チリペッパーはトウガラシと同様の効果を発揮してくれますし、甘くさわやかなカルダモンは消化液の分泌を促進します。

この時期は「脾」の力が落ちるので、脾を温めて整えるためにも、スパイスたっぷりのカレーがおすすめです。

一言レシピ

ルーを使わないカレー

市販のルーは油脂や添加物が多く胃もたれの原因になるので、ルーの代わりにスパイスとブイヨン(またはコンソメ)を入れ、食材でとろみをつけましょう。きなこを入れると香ばしいカレーに。カボチャをやわらかくなるまで煮るとまろやかなカレーに。カットトマトを入れるとコクとうまみがたっぷりのカレーに♪

カレーに使うスパイスの成分

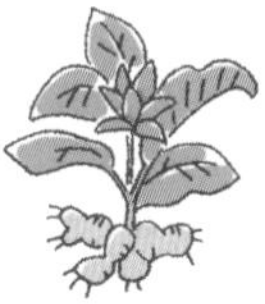

ターメリック

ポリフェノールの1種であるクルクミンという成分が天然の色素。

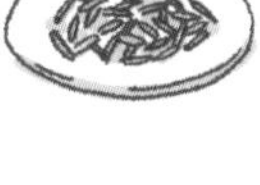

クミン

ビタミンとミネラルをたくさん含む。クミナールという天然の香り成分が食欲増進に◎。

7月4日

書くことで苦手意識を克服する

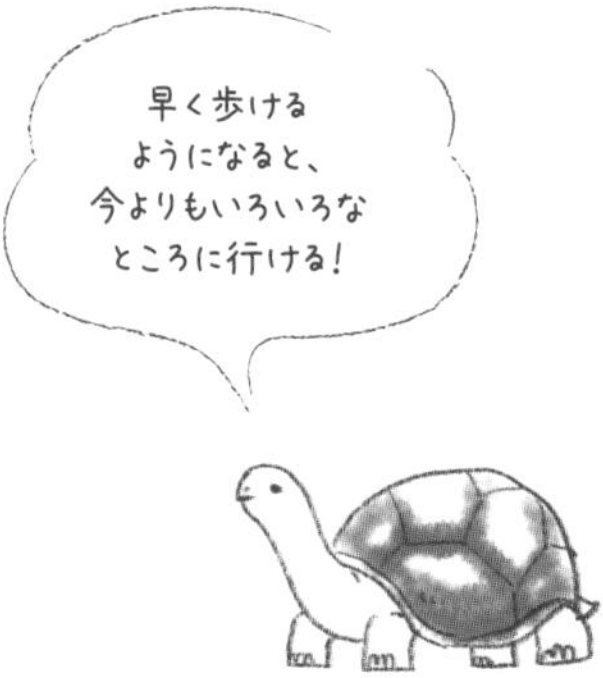
早く歩ける
ようになると、
今よりもいろいろな
ところに行ける！

苦手なことはありますか。整理整頓、人前で話すことなど、人によっていろいろなことがあると思います。苦手なことは取り組まなければ楽に生きていけますが、できることが増えれば、世界が広がり、いいことがたくさんあります。

やっかいなのは、できないという事実より、苦手意識。考えるだけで気持ちが重くなってしまう、その感情が問題です。多くの場合は本当にできないわけではなく、思い込みだったりやり方がわからないだけなのです。

苦手なことをできるようにするための近道は、苦手なことを書き出してみること。苦手意識を減らし、自分のやる気を上げるために、苦手を克服したときのメリットと、苦手を楽しくする方法を思いつくだけ書き出してください。「こんなにいいことがたくさんあるんだ」と前向きな気持ちになれますよ。気楽にやってみようという気持ちがわけば、すでに半分くらいはその苦手を克服できたも同然です。

7月5日

一日一杯の豆乳で免疫力を上げる

だんだんと気温が上がってくるこの時期、夏バテで食欲が落ち込んだときは、喉ごしがよく栄養価の高い豆腐や豆乳を取りましょう。

豆腐や豆乳は、大豆の栄養素がたっぷり。たんぱく質や脂質、ビタミンB群、ミネラルを豊富に含んでいます。疲労回復や消化不良に効果があるほか、女性ホルモンの働きをよくするイソフラボンもたくさん含んでいますので、更年期障害や骨粗鬆症の改善、美肌効果などが期待できます。

毎日コップ1杯の豆乳を飲むと免疫力が上がるので、夏風邪対策にもおすすめです。

一言レシピ

豆乳ごま豆腐

粉ゼラチン（7g）を水（30cc）に入れてふやかし、湯煎にかけて溶かす。鍋に成分無調整豆乳（400cc）を入れ、白ねりごま（大さじ2）をよく溶かし弱火にかける。ふつふつしてきたら、ふやかした粉ゼラチンを入れて混ぜ溶かす。型に流し込み冷蔵庫で冷やす。

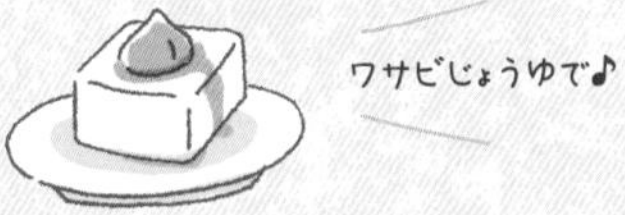
ワサビじょうゆで♪

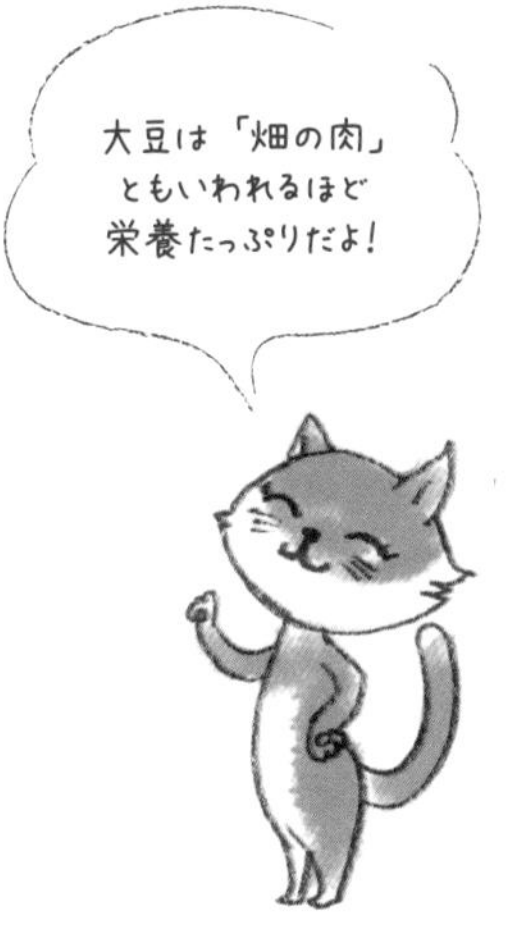
大豆は「畑の肉」
ともいわれるほど
栄養たっぷりだよ！

7月6日 小暑《しょうしょ》

体内の湿気がむくみの原因

もうすぐ本格的な夏になるこの頃、夏のむくみや冷えを訴える人が増えます。夏のむくみは水分の取り過ぎや冷房の当たり過ぎにより、水を体の外に出すのが滞ってしまうことが原因です。体内のジメジメが症状を引き起こすのです。

また、かいた汗が冷房で急に冷やされると、体のむくみと冷えが進行して、体が重い、だるい、めまいなどに悩まされることになります。このようにむくみと冷えが進行して、体調不良を引き起こす体の湿気を「湿邪《しつじゃ》」といいます。

「湿邪」を予防し、余分な水分を排出する「大都《だいと》」と「太白《たいはく》」のツボへのお灸がおすすめです。

7月

大都・太白

足の親指を曲げてできるシワのうち、親指側が大都、かかと寄りが太白。

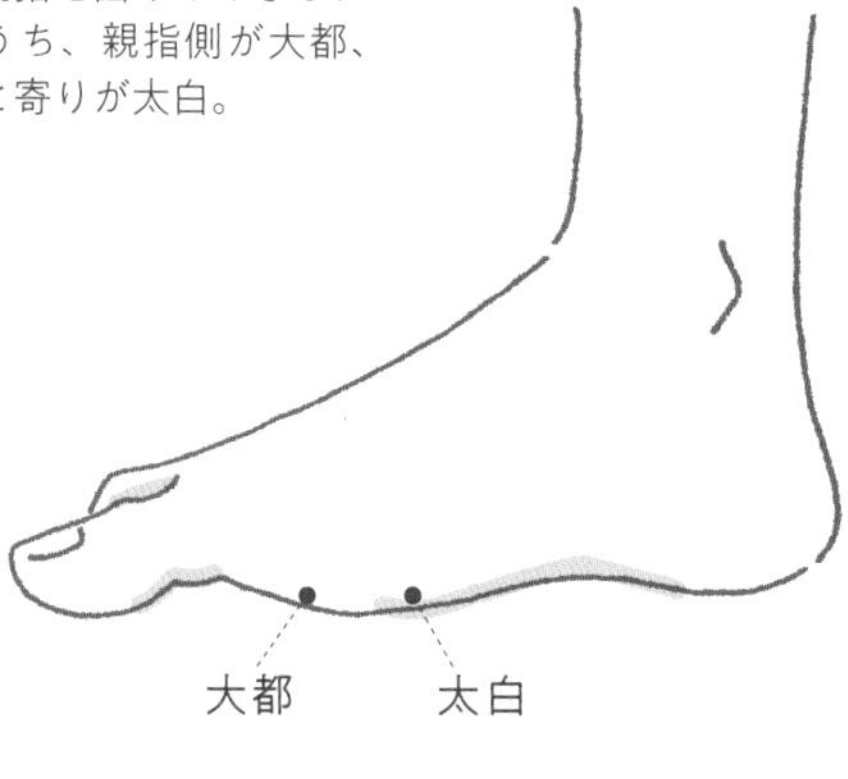

POINT

大都・太白にお灸をすると、胃腸の調子が整い、余分な水分が排出され、栄養が吸収されやすくなります。内臓全体の機能がアップし、夏バテの予防・解消、むくみや手足の冷えが解消します。

7月7日 七夕

七夕パーティーは家でバーベキュー

七夕の夜は、楽しくおいしい食事でこれからも健康でいられるように願いを込めて、バーベキューパーティーなんていかがでしょうか。網や炭などを買いに行かなくても、キッチンのグリルやホットプレートで焼くだけで十分楽しめます。

普段はゆでたり蒸したりすることが多いトウモロコシやオクラなどの夏野菜は、グリルとの相性も抜群。ゆでるよりもグリルで短時間で表面を焼くほうが、野菜のうまみをぎゅっと凝縮できますよ。スパイスをまぶして食べると食欲も増進。スパイスには体にうれしい薬効がたくさんあるので、P196も参照ください。

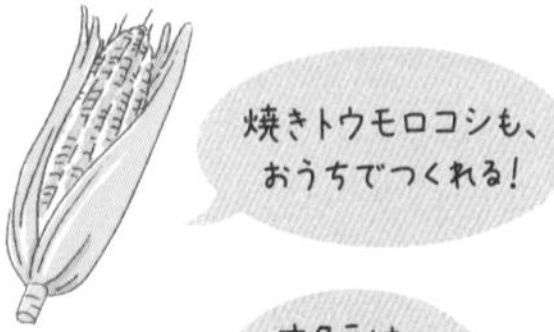
焼きトウモロコシも、
おうちでつくれる！

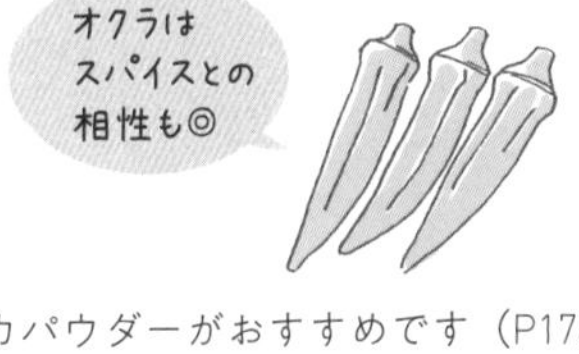
オクラは
スパイスとの
相性も◎

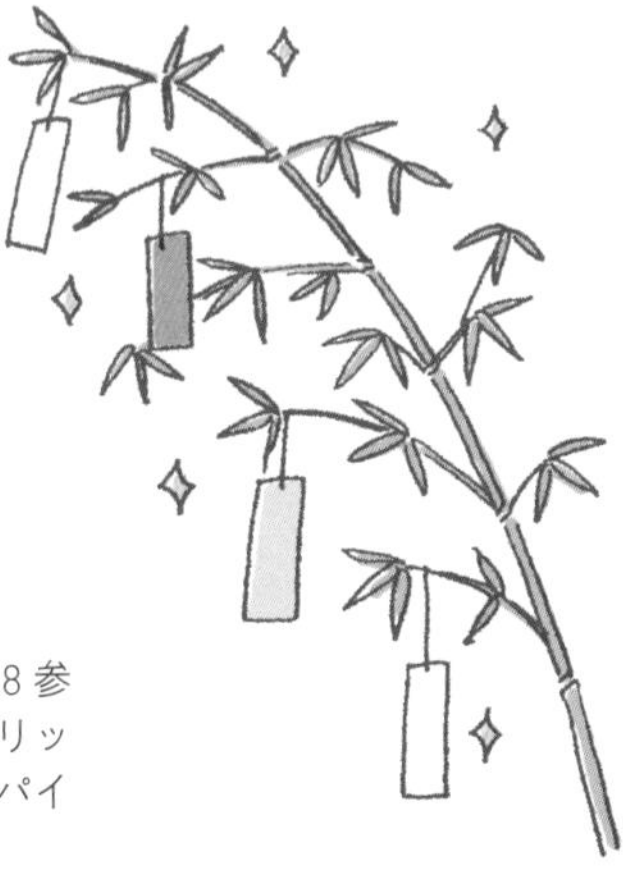

POINT

夏はパプリカパウダーがおすすめです（P178参照）。パプリカパウダー、チリパウダー、ガーリックパウダー、クミンパウダー、塩を混ぜたスパイスで焼いた野菜を食べるのもおすすめ。

7月8日

小豆《あずき》ごはんで老廃物を排出

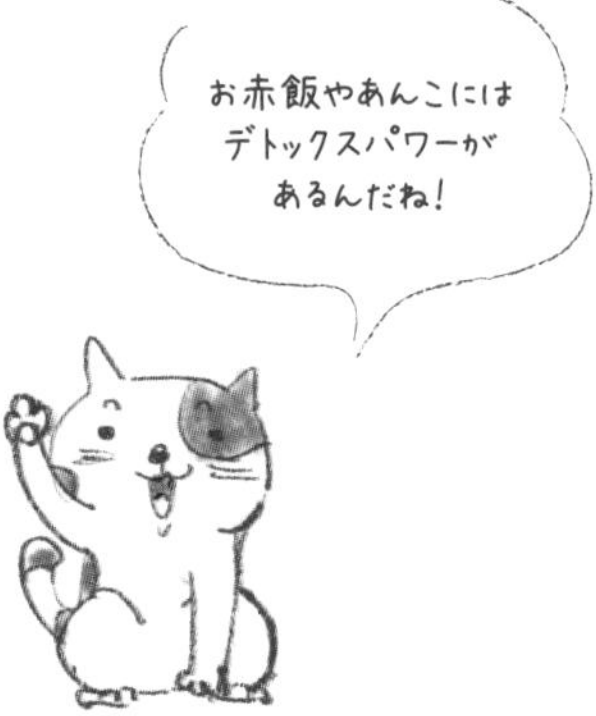
お赤飯やあんこには
デトックスパワーが
あるんだね！

デトックスをするのにおすすめしたいのが「小豆ごはん」です。小豆には汚れた血液を浄化し、水分代謝を高めて、余分な水を排出する効果があります。また、むくみの解消やたまった毒素を出す働きも。食物繊維も豊富に含むので、便秘、肌荒れ、高血圧の方にもおすすめです。

ここでは、忙しい人でもかんたんにつくれる小豆ごはんを紹介します。

一言レシピ

小豆ごはん

温めた魔法瓶（保温水筒）に小豆（30g）を入れ、熱湯を注いでふたをしてそのまま一晩おく。米（２合）を小豆の漬け汁（水を加えて450ccにする）で浸水して、戻した小豆と一緒に炊飯する。好みでごま塩をかけて♪

※冷凍保存可能。

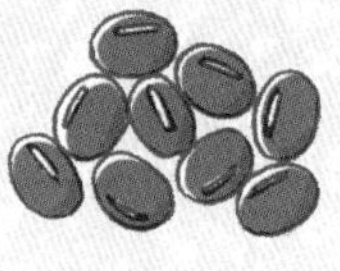

7月9日

【体質チェック】「水毒《すいどく》」タイプとは？

むくみやめまいがひどくなっていませんか。吐き気や下痢や胃もたれはありませんか。下半身が冷えていませんか。水の代謝が滞り、体に余分な水分がたまってしまっているタイプです。

「脾」「肺」「腎」といった代謝にかかわる機能が低下すると、水の代謝や分泌に異常が起こり、尿や鼻水、唾液や汗などが出過ぎたり、少なくなってしまうなどの症状が表れます。

チェックシートで6つ以上チェックがついたら、このタイプに当てはまるといえます。

水毒の人の特徴

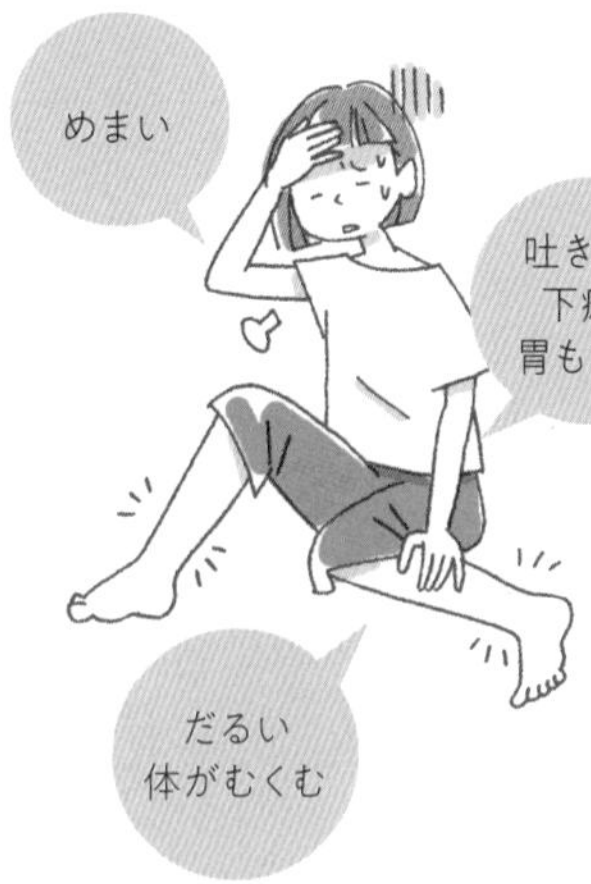
めまい
吐き気、下痢、胃もたれ
だるい 体がむくむ

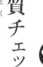

Check Seet

- □ むくみやすく、体が重だるい
- □ 冷たいものをよく飲む
- □ 関節痛がある
- □ 乗り物酔いしやすいほうだ
- □ めまいやまぶしさを感じる
- □ 下痢や軟便になりやすい
- □ 舌に歯形がついている
- □ おりものが多い
- □ 食欲がない、味を感じない
- □ 雨や曇りの日は体調が悪い

7月10日

「水毒」タイプの人はこうして解決！

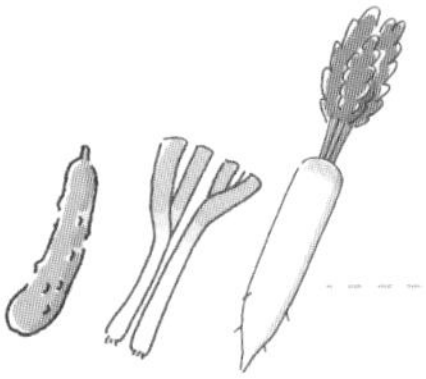

おすすめ食材

- **ウリ科、ナス科、アブラナ科の野菜**…キュウリ、冬瓜、ナス、ズッキーニ、白菜、大根、キャベツ
- **薬味類**…ショウガ、ネギ
- **果物類**…スイカ、メロン
- **穀類・豆類**…小豆、トウモロコシ、黒豆、ハト麦、緑豆
- **魚介類・海藻類**…アサリ、シジミ、昆布など
- **香辛料・ハーブ類**…山椒、トウガラシ、カルダモン

体に余分な水分がたまっている状態なので、水の飲み過ぎには気をつけましょう。とくに冷たい水は控えてください。また、乳製品や味が濃いもの、脂っこいものは避け、消化の負担を軽くするように心がけましょう。

余分な水分を代謝させるキュウリやスイカなどのウリ科のものや、魚介類や海藻類は積極的に取るようにしてください。体を温める食材であるショウガやネギも合わせて取ると効果的です。

また、食事だけではなく体を動かして汗をかくのも水毒タイプの人にはおすすめです。

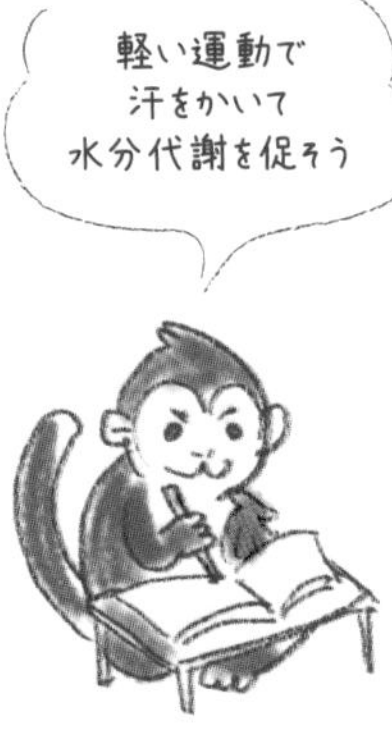

7月11日

キュウリで体の熱を冷ます

夏野菜の代表格であるキュウリは、水をたっぷり含んでおり、体の余分な熱を冷ましたり、喉の渇きを癒やす効果があるので、暑いこの時期にもってこいの食材です。

また、利尿効果が高く、余分な水分を排出させるので、むくみに悩む人や尿の出が悪い人にも積極的に取ってもらいたい食材です。過剰なナトリウムを排出してくれるカリウムを多く含んでいるので、高血圧予防にも役立ちます。

食べるだけではなく、日焼けしたときにパックとして使用すると、ほてりが取れて肌が潤いますよ。

一言レシピ

キュウリとアサリの炒めもの

生食のイメージが強いキュウリはじつは炒めてもおいしい♪　油をひいたフライパンで、一口大に切ったキュウリとアサリを、ニンニク、トウガラシと一緒に炒め、ナムプラー（またはオイスターソース）で味つけしたら、おいしい夏の一品に！　体内の熱を冷ます作用があるので、のぼせやすい人におすすめ。

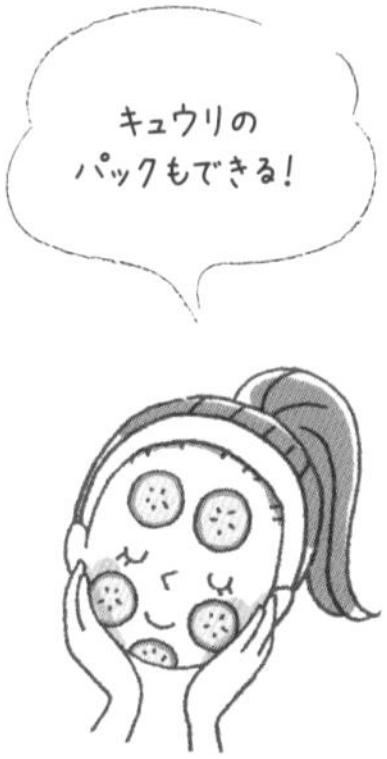

7月12日

夏風邪には「湿邪」対策を

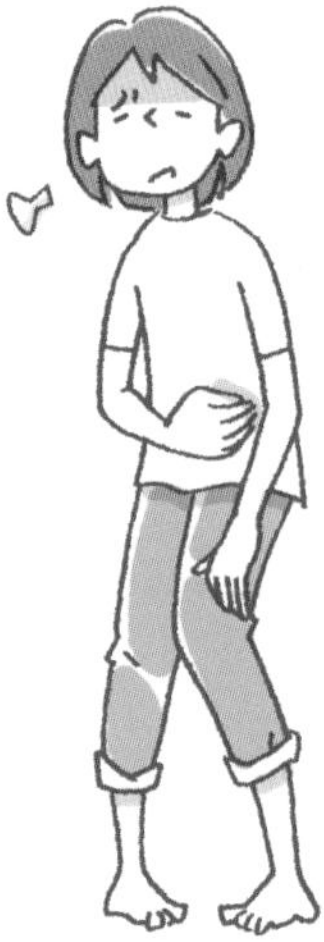

夏風邪の症状

頭痛、腹痛、下痢、嘔吐、食欲がない、体全体がだるい、舌苔が厚い

中国医学では、風邪は「邪」が引き起こすと考えています（P173参照）。この時期の暑さと湿気で「湿」のエネルギーが強くなり、邪と合わさって「湿邪」となり夏風邪の原因となります。頭が重い、下痢をするなどの症状が出てきたら、薬味やハーブ（シソ、ミョウガ、コリアンダー、ショウガ、カルダモン、山椒など）などの食材を取りましょう。

また、体の中の余分な水分を排出できるよう、利尿作用の高い食材を取りましょう。冬瓜、スイカ、緑豆、トウモロコシのヒゲのお茶、ハト麦などがおすすめです。漢方なら藿香正気散《かっこうしょうきさん》が効きます。

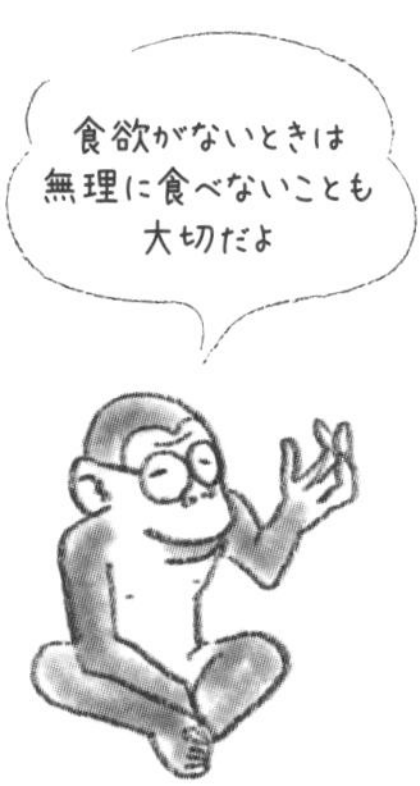
食欲がないときは
無理に食べないことも
大切だよ

7月13日 夏のサラダにはハーブ+レモン

ハーブを暮らしに取り入れてみませんか。香りのいいハーブは、それぞれに効果があります。

一年じゅう収穫できるローズマリーは清涼感のある香りが特徴で、血行促進や殺菌、消化促進、抗アレルギー作用などの効果があります。脳の働きを活発にして記憶力や集中力を高める効果もあるといわれています。

レモンの皮と組み合わせると消化が促進されるので、暑い毎日で胃腸が弱っているときにおすすめです。オイルにつけてローズマリーオイルにしておけば、サラダのドレッシングやグリル料理に手軽に使うことができますよ。

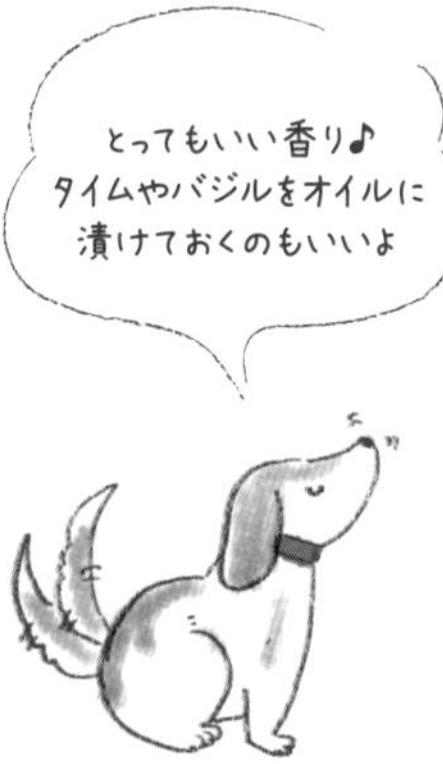
とってもいい香り♪
タイムやバジルをオイルに
漬けておくのもいいよ

一言レシピ

ローズマリーオイル

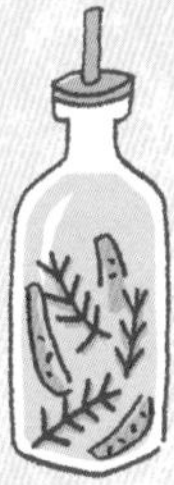

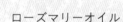

密閉瓶に、薄くむいたレモンの皮（1/2個分）、ローズマリー、オリーブオイル（100ml）を入れておくだけで自家製のローズマリーオイルがつくれます。１週間程置いたらレモンの皮を取り出します。

※ワックス不使用・無農薬のレモンを選びましょう。手に入らない場合は、50℃以上のお湯（1ℓ）に重曹（小さじ1）を入れて沈めて洗います。

7月14日

いいこと日記で自己肯定感を高める

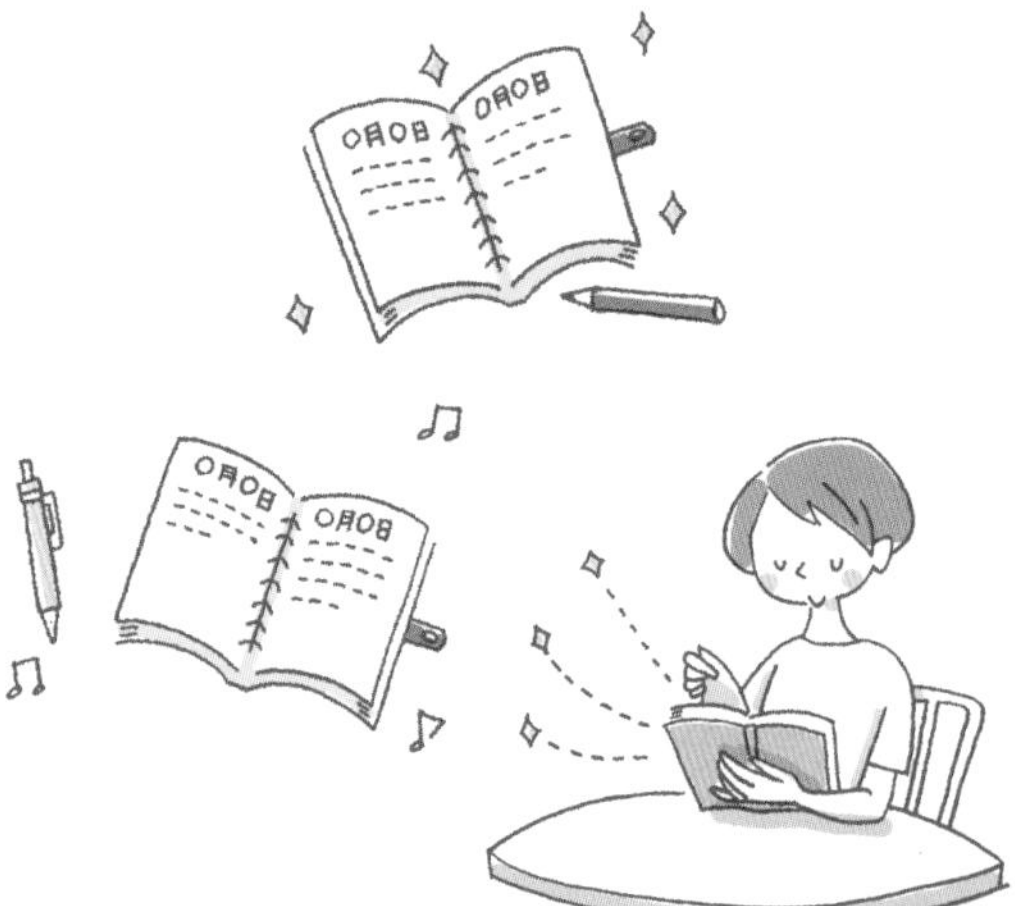

いいことやうまくいったこと、成功したことがあったら書き留めておきましょう。いいこと日記帳として、1冊ノートをつくるのもいいですし、スマホのメモにどんどん書きためていくのもおすすめです。たくさん集めていくことがポイント。

日々の暮らしの中、ときには落ち込むこともあります。そんなときに役立つのが、いいこと日記なのです。書くことにより意識的に自分を肯定することができます。また、たくさん書き綴られた「これまでのいいこと」は落ち込んだ気持ちを回復させてくれます。それを読み終わるころには気持ちがスッキリし、「私ってすごいかも」と思えるはずです。

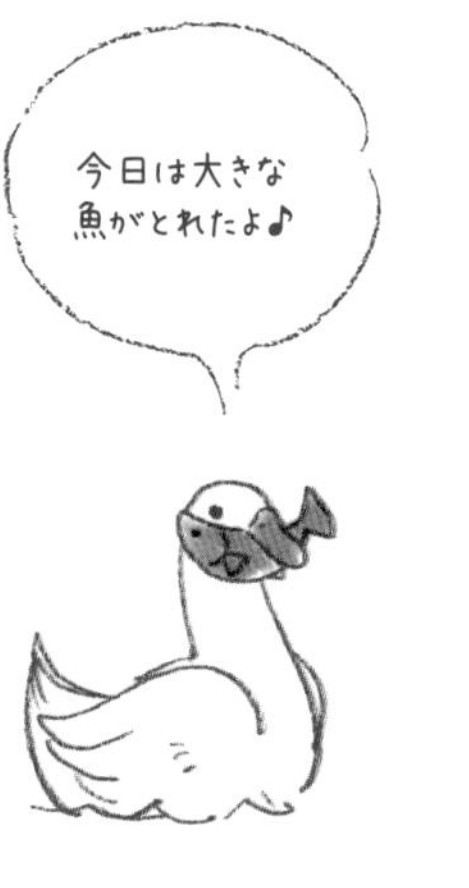

7月15日

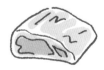

豚肉＋ユリ科で疲れを取る

豚肉はスタミナ食材のひとつです。「腎」の働きを補強し、「気血」を補うので、滋養強壮効果が抜群です。体に潤いを与える働きもあるので、乾燥肌や喉の渇き、便秘を改善してくれます。

豚肉に多く含まれるビタミンB_1は、エネルギー代謝を高める栄養素。疲れを感じさせる物質（乳酸）を分解してエネルギーに変えたり、糖質をエネルギーに変えるときに活躍します。しかし、ネックは体に吸収されにくいことです。そこで活躍するのが、ユリ科の食材に含まれるアリシンという成分。ビタミンB_1と結びつきアリチアミンとなることで、体に吸収されやすくなります。

ユリ科の食材

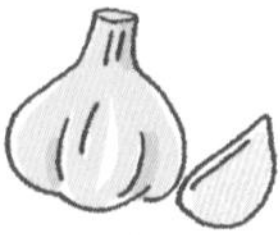

ニンニク

- 生活習慣病の予防
- 疲労回復
- 脳の活性化

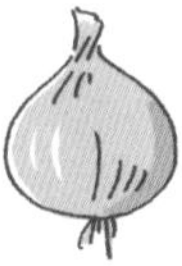

玉ネギ

- 生活習慣病の予防
- 消化促進
- 胃もたれ解消

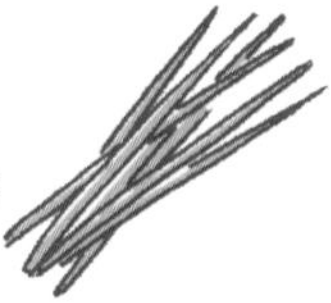

ニラ

- 疲労回復
- 冷えの改善
- 腰痛改善

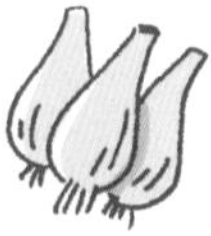

ラッキョウ

- 胸の痛みを解消
- 下痢の改善
- 体を温める

ビタミンB_1がいちばん多い部位はヒレ肉。続いて、ロース肉、バラ肉です

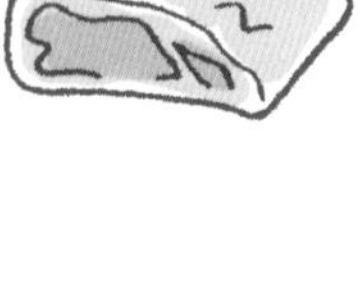

7月16日

15分の昼寝が「心」をいたわる

夏の暑さで汗をかき過ぎると、体内の水が消耗し、血液が凝縮して巡りが悪くなります。そのため、五臓のうちの「心」が血液を巡らせようと休まず働くので、負担がかかり、大きな病気の原因となることもあるのです。

夏に疲れた心をいたわるには、十分な睡眠をとることが大切です。暑さで熟睡できないときには、昼寝をするようにしましょう。15分程度の短い昼寝はパワーナップといわれ、頭をリフレッシュさせて疲労をとる効果があります。アインシュタインやエジソンなども脳の働きやインスピレーションを得るために実践していたことは有名です。

夏の暑さで汗をかくと、血液から水分が奪われ、血がドロドロになり、巡りが悪くなる。

↓

血液を巡らせようと、必死で働き続ける心に負担がかかり、ヘトヘトに！

↓

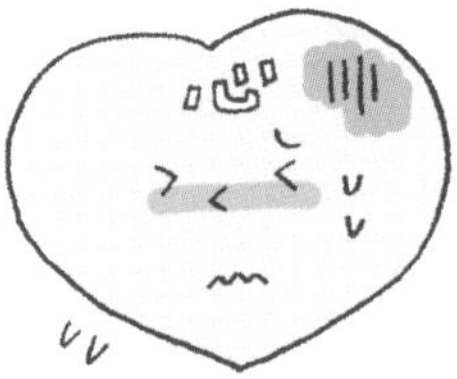

POINT

心を休ませるには睡眠が一番！ デスクの上で少し眠るだけ（または眠らなくても目を閉じて過ごすだけ）でも効果あり。

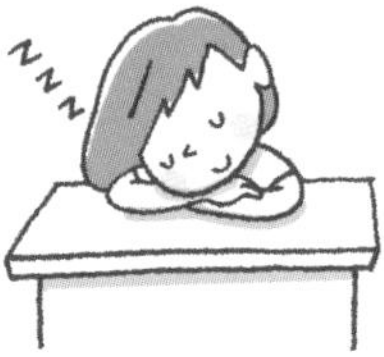

7月17日

夏の過ごし方で冬の不調が決まる

中国医学には「冬病《とうびょう》夏治《かじ》」という言葉があります。これは冬にかかりやすい不調を夏の間にケアして、予防したり治しておくという意味。ここでいう冬の不調は、呼吸器や関節の疾患や冷えです。

夏に冷たいものを飲み過ぎたり、クーラーに当たり続ける生活をしていると、湿気が体の中にたまり、それが秋冬の呼吸器や関節の疾患や冷えにつながります。暑いからといってむやみに体を冷やさず、ショウガ湯など体を温める飲みもので湿気を追い出し、秋冬の不調を防ぐようにしましょう。

冬に備える夏の養生

体の湿気を抜く

体を温める飲み物で、余分な水分を排出しましょう。

- ショウガ湯
- チャイ など

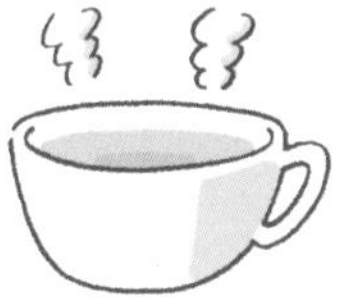

体を温める

夏の冷えは秋冬の大きな病気につながることも。しっかり温めましょう。

- お灸
- 足湯 など

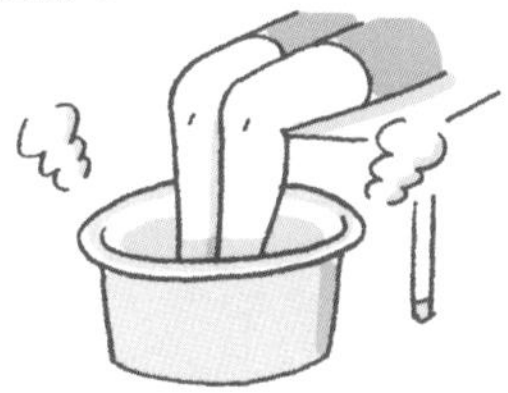

7月18日

へそヨガで暑くても安眠

頭頂部を床につけることでツボを刺激し、頭がスッキリしてぐっすり眠れるようになるポーズです。

胸を開き、肩甲骨を中央に寄せることで、より丹田に意識を集中させられるので、体の軸を意識しやすくなります。

安眠のポーズ

※■は神闕、★は関元（丹田）、▲は命門の位置です。

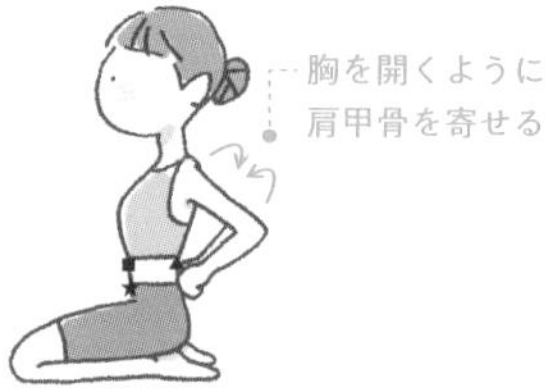
胸を開くように
肩甲骨を寄せる

1 正座になり、両手の甲側を腰に当てて、肘を締めて肩甲骨を寄せる。

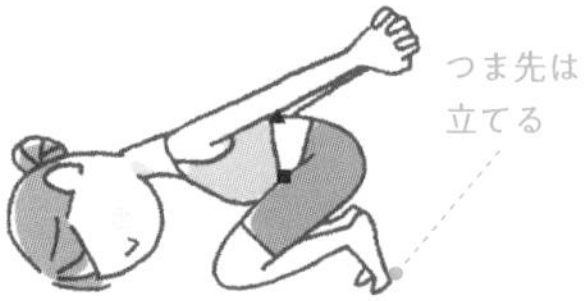
つま先は
立てる

2 両手を後ろに組んで、肩甲骨を寄せたままおでこを床につけ、つま先を立てる。

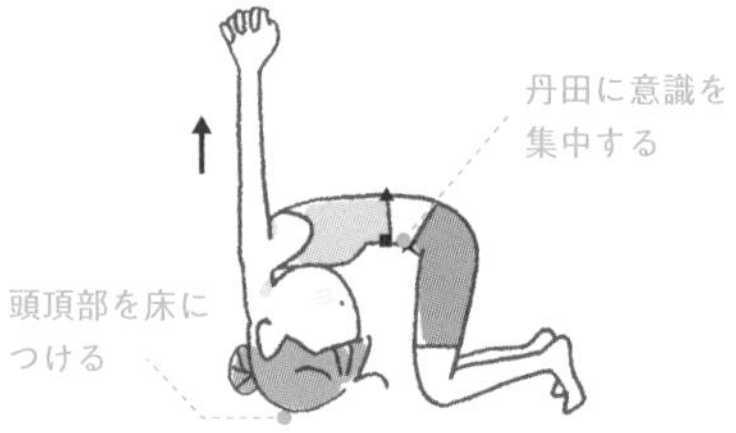
丹田に意識を
集中する
頭頂部を床に
つける

3 息を吐きながら腕を伸ばし、お尻を上げる。頭頂部は床につける。丹田に集中して、呼吸を3～5回くり返す。

※急に起き上がらず、ゆっくりと戻りましょう。

7月19日

腸内環境を整える手づくり調味料

みそや酒粕などの発酵食品は、おなかを温める効果が高く、日本人の体に合う植物性の発酵食品。胃腸の働きを高めて、腸内環境を改善します。
毎日取り入れたい食材ですが、忙しい人はP163で紹介したみそ玉で、みそ汁生活をぜひ実践してみてください。また、食欲が落ちるこの時期、みそを使ったかんたん調味料で元気に過ごしましょう。

混ぜるだけ！
かんたん調味料

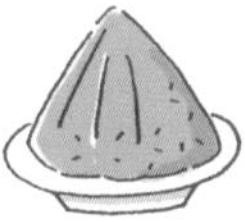

みそドレッシング

練りごま（大さじ1）、しょうゆ（大さじ3）、酢（大さじ1）、みそ（大さじ1）、みりん（大さじ3）を練り合わせると、中華あえそば、バンバンジー、しゃぶしゃぶ、サラダに大活躍！

甜麺醤《テンメンジャン》風みそ

みそ、ハチミツ、豆板醤を好みの割合で混ぜるだけで回鍋肉やビビンバなどの味つけにぴったり！

ハーブみそ

みそ（大さじ3）、みりん（大さじ1）、酒（大さじ1）を小鍋に入れ、弱火にかけて3分煮る。オリーブオイル（大さじ2）、ローズマリー（2枝）を加える。あれば、セージ（適量）を刻んで加えても◎。肉や魚、芋などをグリルで焼き、仕上げにハーブみそをぬる。

※どちらも冷蔵庫で1カ月程度保存可能。

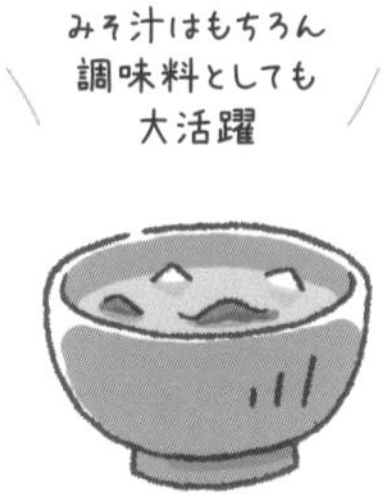

7月20日

うまくいかないときは自分を「大きく」する

物事がうまくいかない、どうしたらよいかわからないと悩むのは、問題が大きくなり、余裕がなくなっている証拠です。そんなときは、まず考えるのをやめましょう。睡眠不足のときは余裕がなくなりやすいので、まずは十分な睡眠をとりましょう。

次は、自分のキャパシティーが、その悩みや問題を包み込めるほど大きいことを想像してみましょう。自分の視点を引き上げ、現状を上から客観的に眺めるようにします。すると、全体像が見えてきて解決の方向性が見つかり、複雑に見えることもシンプルに見えてきますよ。そこから、やるべきことやできることが発見できるはずです。

悩み・問題を自分よりも大きいととらえる

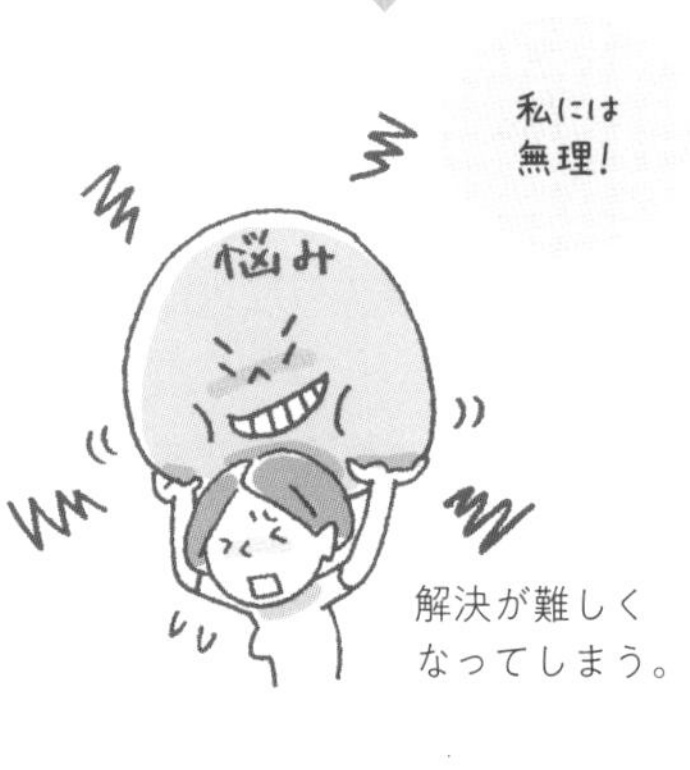
私には
無理!
悩み

解決が難しくなってしまう。

悩み・問題を自分よりも小さなものととらえる

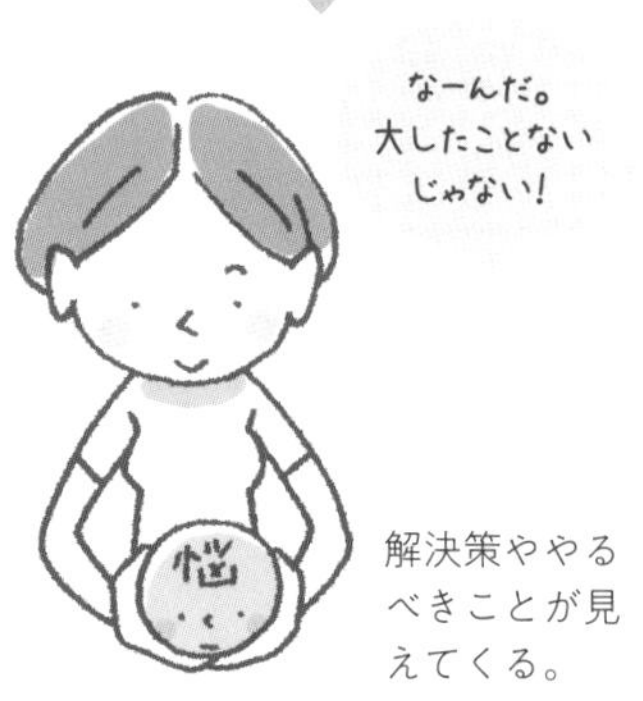
なーんだ。
大したことない
じゃない!
悩

解決策ややるべきことが見えてくる。

7月21日

夏は水に入って「水」の巡りをよくする

夏は水分を多く摂取しすぎる傾向にあり、全身の「血」や「水」の巡りをつかさどる五臓の「心」が疲れやすくなっているので、むくみやすくなります。そんなときには、海やプールなどに行きましょう。水中では体に水圧がかかるため、体内の水の巡りがよくなりむくみが解消されやすくなるのです。

夏の間は有酸素運動でも、陸上より水中で行う水泳などが向いています。疲れている心に負担をかけないものが望ましいのです。首まで水につかった場合、体重は陸上にいるときの10分の1程になるといわれています。水中なら心への負担が軽く、また、膝や腰の弱い人も無理なく体を動かせます。

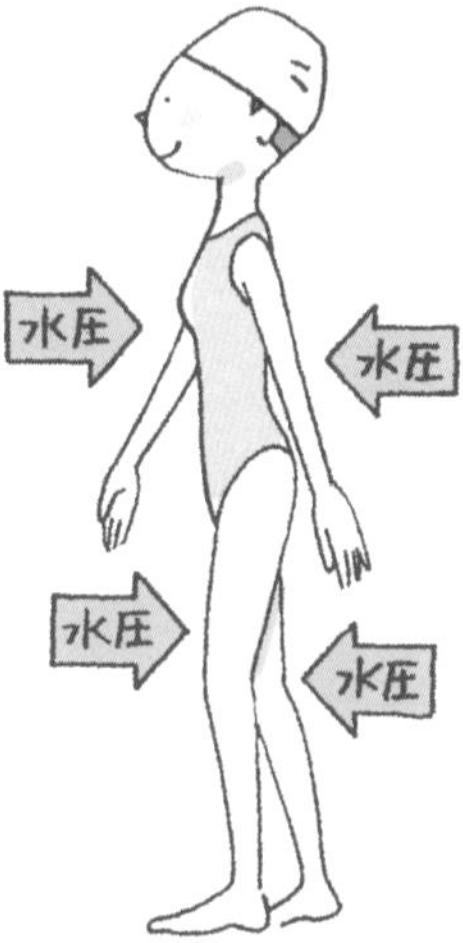

水中では適度な圧力(水圧)がかかる。

↓

水圧によって、体内の血や水が押し出されるように流れやすくなる。

↓

血と水の巡りがよくなり、余分な水分が排出されやすくなる。水泳のあとには、むくみが解消されてワンサイズダウンする人も。

7月22日

甘酒は飲む点滴！夏こそ飲もう

甘酒は冬の飲みもののイメージがありますが、江戸時代には夏バテ防止の飲みものとして親しまれていました。ブドウ糖や必須アミノ酸、各種ビタミンなど、点滴とほぼ同じ成分を含む甘酒は、当時は夏の栄養ドリンクとして役立っていたのです。

夏バテの原因は、汗をかきすぎて体内の「気」と「水」が失われることが原因です。甘酒はこれらを補って体力を回復させる効果があるうえに、腸内環境を整えて免疫力をアップさせるすぐれものです。

この夏は、江戸時代の人を見習って、手づくりの甘酒にチャレンジしてみませんか。炭酸水で割ると、さわやかなおいしさが楽しめますよ。

パワーアップドリンク

桜色甘酒

①胚芽米と黒米を洗い、水を加えて1時間以上浸水させ、炊飯器でたく。

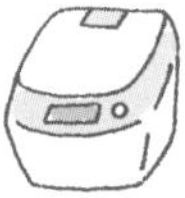

②ボウルに米麹を入れてほぐす。

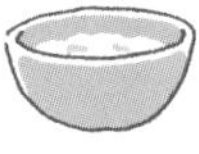

③たきあがった①に湯冷ましを注ぎ、70℃くらいにまで冷めたら②の米麹を加えて混ぜる。

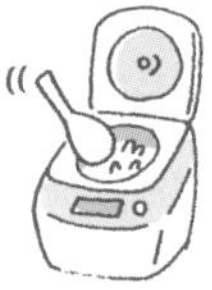

④炊飯器のふたは開けたまま、ふきんをかけ、50～60℃で保温する。7～8時間で完成。

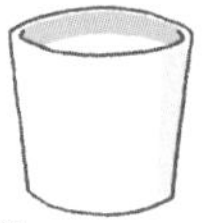

※冷蔵庫で約1週間保存可能。

材料（4杯分）

胚芽米（2/3カップ）、黒米（1/3カップ）、水（2カップ）、米麹（200g）、湯冷まし（1カップ）

7月23日

大暑《たいしょ》

夏を乗りきる力は胃腸でつくられる

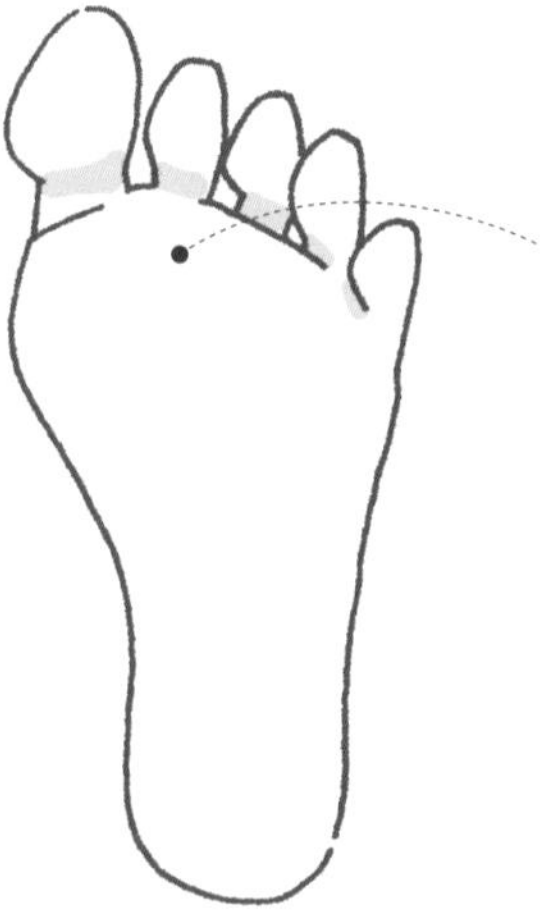

裏内庭《うらないてい》

足の人差し指を折り曲げて、指の腹が足裏についたところ。

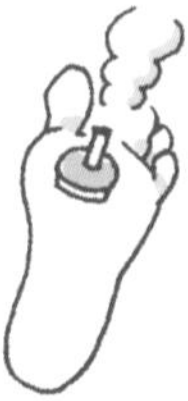

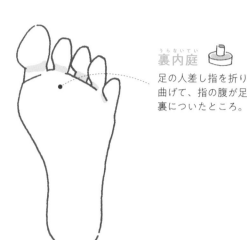

POINT

食欲不振、食当たりに効果的。じっくり温めましょう。

高温多湿の夏をスムーズに乗り切るために、体は大量の熱やエネルギーを必要とします。その熱やエネルギーを生み出すのは、胃腸をはじめとする消化機能を受けもつ「脾」です。ところが、クーラーや冷たい飲みものの取り過ぎにより、胃腸が冷えると、体を動かすエネルギーがつくれなくなり、夏バテにつながるのです。夏の胃腸の疲れをやわらげるのは、足裏にある「裏内庭」のツボへのお灸です。

足裏は消化器の状態を反映しています。足裏の肌の潤いやハリがないなど、足裏の肌トラブルがあれば、消化器の不調のサインです。

7月24日

ながら足湯で内臓の冷えを取る

　暑さの厳しい夏でも、冷房や冷たいものの飲み過ぎなどで、体内が冷えている人が増えています。冷えは夏風邪や夏バテの原因になりますので、第2の心臓ともいわれる足を温めて解消しましょう。

　深めのバケツに、熱めのお湯と一緒に塩をひと握り入れて足を浸します。腰まわりが発汗してくるまで続ければ、体はポカポカに。沸かしたお湯をポットに入れておき、お湯がぬるくなったら、継ぎ足して温度をキープしましょう。テレビを見ながら、読書をしながらのながら足湯で、ゆったりとくつろぐのも夏の養生のひとつです。

POINT

足湯のあとは、温まった熱を逃がさないように、靴下をはいて温度をキープしましょう。

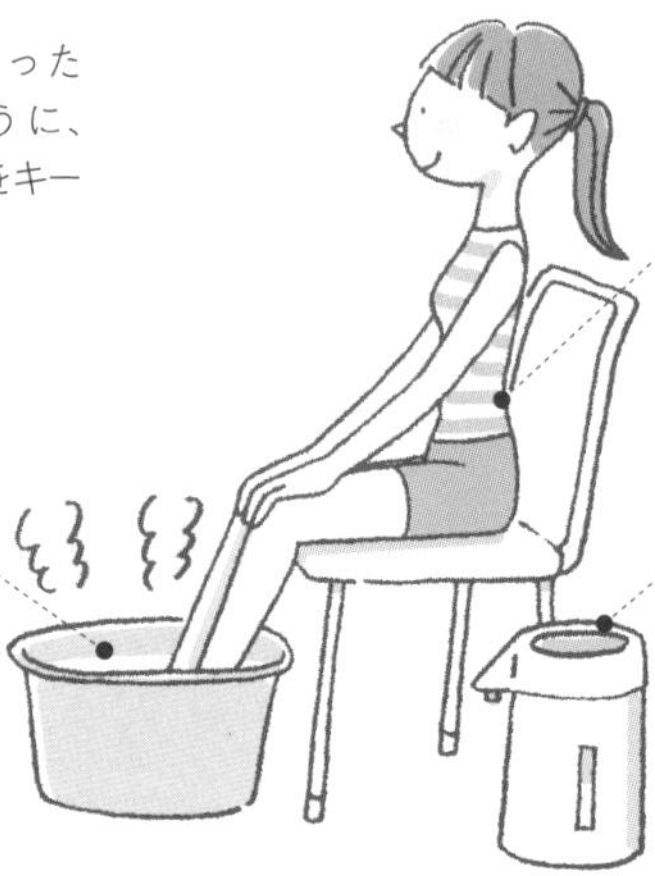

腰まわりが発汗すれば、体全体が温まったサイン。最低でも20分は浸けましょう。

深めのバケツに、熱めのお湯（40℃くらい）を入れて、塩をひと握り加えます。

50℃ぐらいのお湯をポットに入れてそばに置いておき、足湯のお湯がぬるくなったら継ぎ足します。

7月25日

ほめられたら素直に受け取ろう

ほめられたとき、つい「そんなことないですよ」「とんでもないです」と否定してしまうことはありませんか。今日からは、にっこり笑顔で「ありがとう」「うれしい」と受け取りましょう。

日本人は、ついつい謙遜してしまう人が多いのですが、素直に受け取るようにすると自分に自信がついてきて、ポジティブな気持ちになりますよ。謙遜しすぎると、あなたに送られたよいエネルギーを逃してしまいます。ほめ言葉のプレゼントをしっかり受け取ることで、相手もうれしい気持ちになるはずです。相手も気分がよくなり、あなたのまわりに幸福の連鎖が起こりますよ。

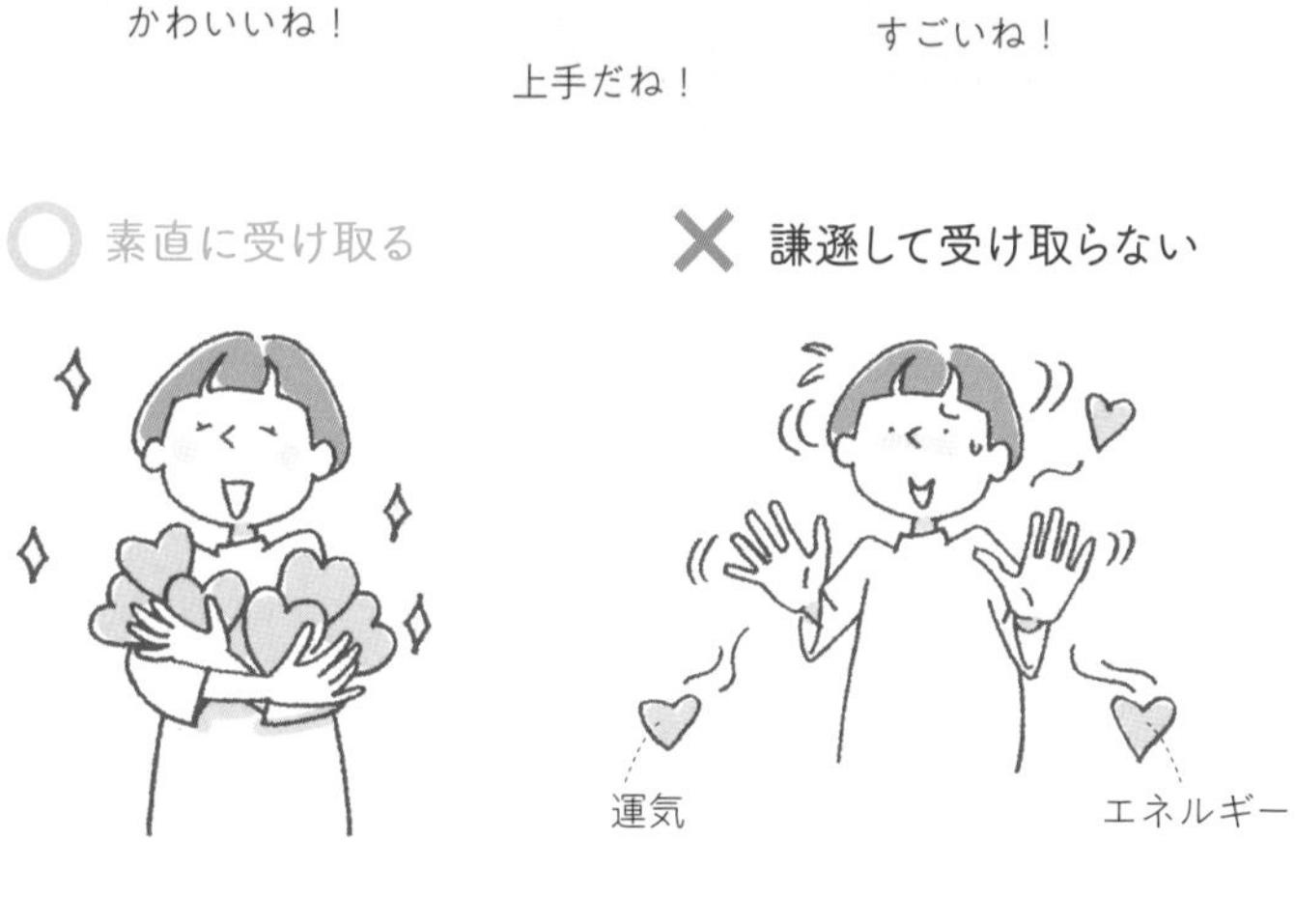
かわいいね！
上手だね！
すごいね！
○ 素直に受け取る
× 謙遜して受け取らない
運気
エネルギー

7月26日

つらい夏バテには漢方薬「生脈散《しょうみゃくさん》」

中国医学では、汗をかくと体の水分とともに気力も失われると考えます。汗のかき過ぎで夏バテがつらいときには、水分はもちろん、気力も補う必要があります。そんなときにぴったりなのが、即効性のある漢方「生脈散」です。配合されている高麗人参と麦門冬《ばくもんどう》、五味子《ごみし》が汗による体力の消耗を防いでくれます。

生脈散は、汗での消耗が激しいアスリートにもおすすめです。スポーツドリンクなどに混ぜて飲めば飲みやすくなります。ジョギングを趣味にされている方も、ぜひお試しを。

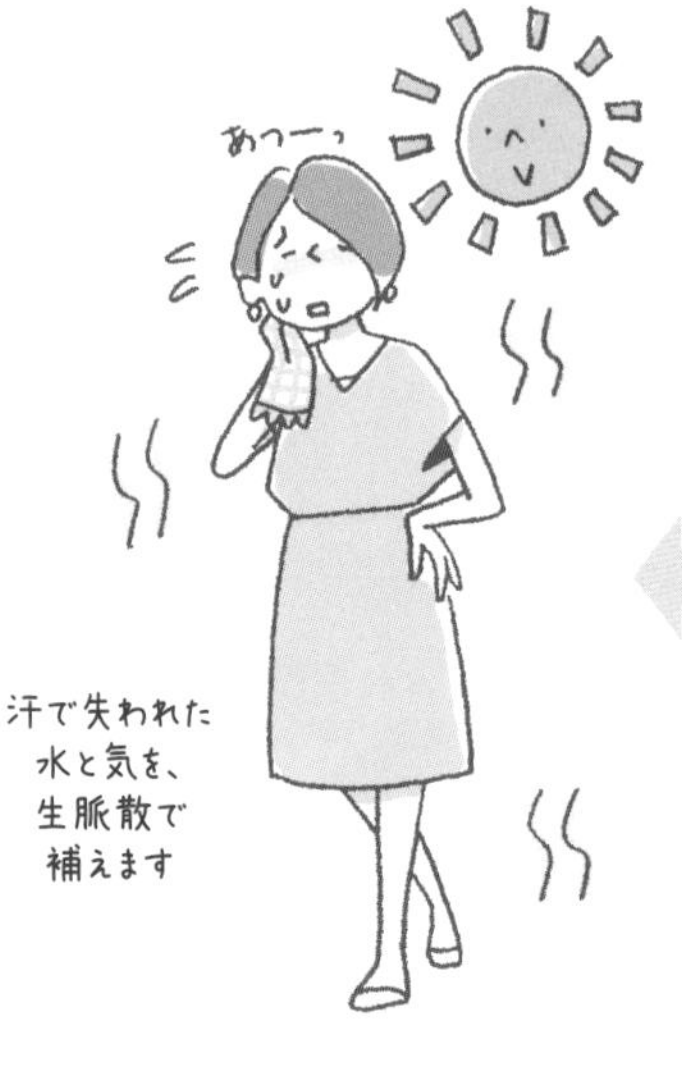
あつーっ
汗で失われた
水と気を、
生脈散で
補えます

生脈散

高麗人参
体に気を補い、心肺機能を高めて疲れを取る。

麦門冬
体から失われる体液を補う。

五味子
発汗を抑えるなどの作用で体の潤いを閉じ込め、エネルギーの消耗を抑える。

7月27日

正常な月経に痛みはない

本来、月経には痛みがなく、定期的に訪れるのが正常ですが、現代の多くの女性は何らかの月経トラブルを抱えています。あなたの月経は正常ですか。まずは下の表で確認してみましょう。

月経トラブルの中でももっとも多い悩みは、月経痛です。月経痛は血行不良があると起こります。体は冷やさないようにし、月経開始の約1週間前から血行不良を解消する食材（P221参照）を積極的に取りましょう。

このような月経に向けての準備を「調血《ちょうけつ》」といいます。3カ月間、意識的に調血をすると、痛みがやわらぐなどの変化を感じられるはずです。

正常な月経とは？

周期	21～35日
日数	3～7日
月経血の量	月1回の月経で50cc
月経血の色	少し暗い赤
月経血の状態	少し粘りあり
月経痛	痛みはない状態

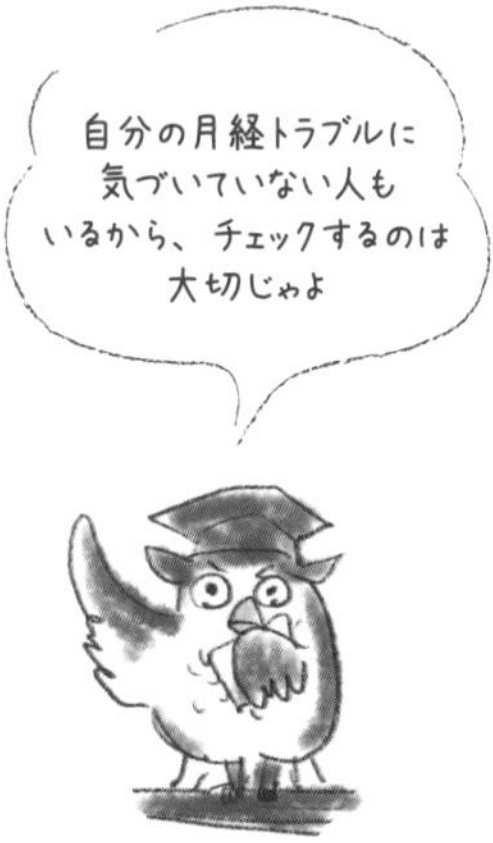
自分の月経トラブルに気づいていない人もいるから、チェックするのは大切じゃよ

7月28日

月経痛をやわらげる赤と黒の食材

月経痛をやわらげるためには、血行不良を改善することが大切。左のおすすめの食材は「調血」（P220参照）するときの基本的な食材です。スープにするとかんたんに取り入れられますよ。

次のページからは、原因別にプラスするとよい食材も紹介します。月経がはじまる約1週間前から、プラスの食材も合わせて取るようにしましょう。

血行不良を改善する食材（調血の基本的な食材）

- **赤い色の花**…サフラン、紅花、ハイビスカス、ローズ
- **赤い食材**…トマト、パプリカ、小豆
- **ユリ科の薬味**…ニンニク、ラッキョウ、ニラ、玉ネギ、ネギ
- **黒い食材**…黒キクラゲ、黒豆、ナス
- **青魚**…イワシ、サバ

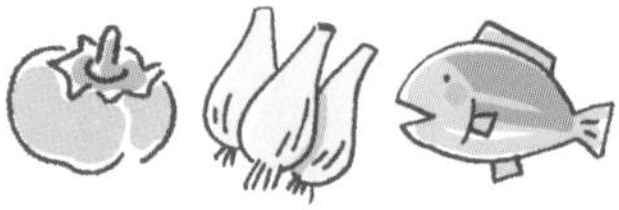

一言レシピ

かんたん！調血ミネストローネ

ニンニク、玉ネギを刻んで炒め、サバ缶、カットトマト、パプリカ、ゆで小豆、刻んだ黒キクラゲを入れて、好みで塩を加えて煮るだけでOK！一度にたくさんつくって保存しておくと便利！♪

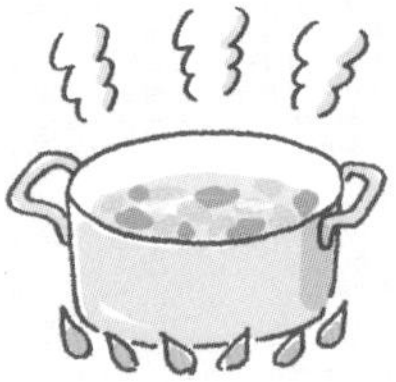

7月29日

月経痛の原因はストレスと冷え

月経痛を引き起こす血行不良の原因は、主に2つあります。ひとつ目はストレスです。日頃がまんをする機会が多く、月経前に気持ちの落ち込みや便秘・下痢が起こりやすい人です。

もうひとつは冷えです。月経痛が激しく、痛みとともに腹部や腰部に冷えを感じる人です。月経痛で悩んでいる人は、自分はどちらが原因の血行不良なのか確認してみてください。

ひとつだけでなく、両方に当てはまる人もいます。それぞれの症状を解消できる食材を次のページで紹介するので、P221で紹介した調血の食材にプラスして取りましょう。

Check Seet

「ストレス」が原因の人の特徴

- □ PMS（月経前症候群）がある
- □ 月経前～中に便秘・下痢がある
- □ 月経前～中に乳房や鼠径部《そけいぶ》の痛みが強い
- □ 仕事・家事・習い事がハード
- □ がまんすることが多い

Check Seet

「冷え」が原因の人の特徴

- □ 月経痛が激しい
- □ 痛みとともに腹部や腰部に冷えを感じる
- □ 体を冷やす服装をすることが多い
- □ 冷たい食べ物・飲み物が好き
- □ シャワーばかりで、湯船につからない

7月30日

月経前に食べたいプラス食材

下記に紹介するプラス食材は、月経がはじまる約1週間前から積極的に食べることをおすすめします。

ストレスが原因の月経痛の人は、エネルギーの流れがよくなる食材を取りましょう。また自分の好きな香りで気を巡らせることが大切なので、自分の好きな香りのお茶をボトルに淹れて持ち歩くとよいですよ。

冷えが原因の月経痛の人は、体を温める食材を取りましょう。軽く汗が出るくらい、ポカポカに温まるのが理想です。また、足首や首元などを冷やさないように、普段の服装にも気をつけてくださいね。

原因別のプラスの食材

「ストレス」が原因の場合

気の巡りがよくなる食材をプラス！

- かんきつ類の皮（ミカン、レモン、ユズ）
- シソ科のハーブ（シソ、ミント、ローズマリー、バジル、ラベンダー）
- 香りのよい花（ローズ、菊花、ジャスミン）

ジャスミン茶＋ミカンの皮、ローズ＋レモンの皮＋紅茶などのお茶をマイボトルで♪

「冷え」が原因の場合

体を温める食材をプラス！

- 香りの強い薬味（ショウガ、ニンニク、ネギ、ニラ、山椒）
- シソ科のハーブ（シソ、ミント、ローズマリー、バジル、ラベンダー）
- スパイス（八角、シナモン、パクチー、トウガラシ）

温めた甘酒に、ショウガのすりおろし（チューブでOK）と、シナモンパウダーを入れて♪

7月31日

胃もたれにはおなかさすりを

朝起きたときにおなかが重くもたれていたり、空腹感を覚えない状態があるものです。これは疲れや冷えや消化不良によって、胃腸が正常に機能しなくなっているのが原因。そのせいでさらに食欲が減って体が弱り、おなかが重くなる……といった悪循環が生じているのです。

胃腸の機能を正常に戻すためには、おなかさすりが効果的です。また、ふだんからおなかの状態を整えるために、朝起きてすぐと寝る前におなかを上下にさするのを習慣にしてみませんか。これはかんたんな気功のひとつです。さするだけで胃腸の動きがアップして消化機能が正常に働きやすくなります。

おなかさすりのやり方

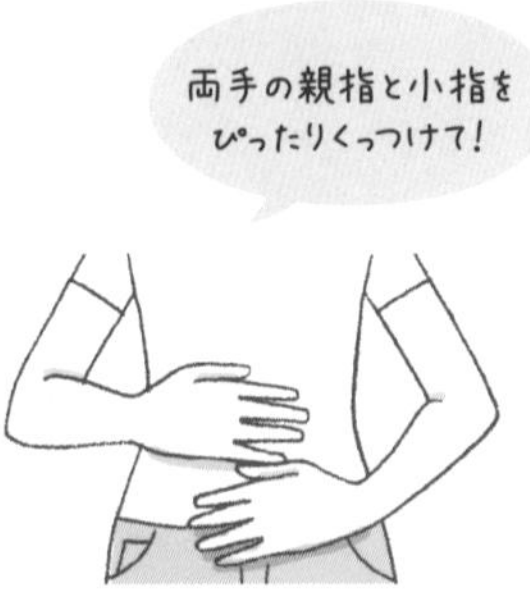
両手の親指と小指を
ぴったりくっつけて!

1 あお向けに寝て、女性は左手を上、男性は右手を上にしておなかの上に置く。親指と小指を合わせるようにする。

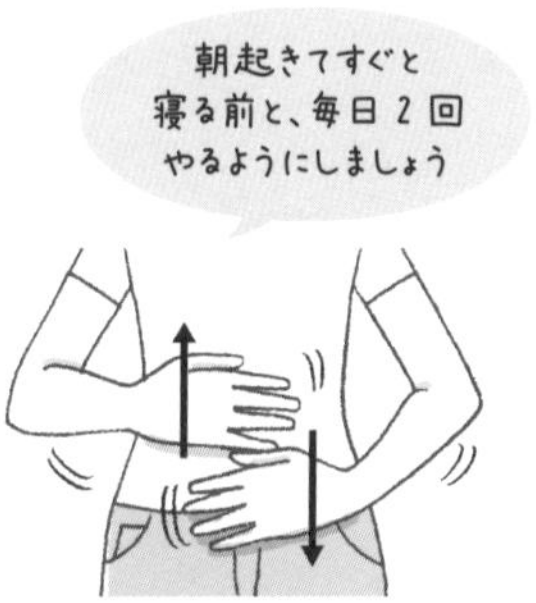
朝起きてすぐと
寝る前と、毎日2回
やるようにしましょう

2 両手を同時に動かして、50～100回さすると、胃もたれが解消されておなかが軽くなるのを感じられる。

8月1日 パワースポットを自宅につくろう

8月はお盆があり、お墓参りの機会が増える季節です。ふだん意識することはないと思いますが、今自分がここに存在するのは、ご先祖様からあなたまで、一度も途切れることなく命を紡いでくれたからです。感謝の気持ちを持ってお参りしましょう。

さて、お盆の時期だけではなく、毎月1日と15日は「目に見えないものに祈りを捧げる」ということを習慣にしてみませんか。

月に2回、感謝の気持ちを持ってお参りすると、多くの人とのつながりや、まわりの人に感謝の気持ちを抱けるようになり、自己肯定感が高まります。

私も尊敬する方から教えていただき、この習慣をはじめましたが、この習慣をつけてから、よいご縁や小さないいことが自然と増えていきました。近所の神社に行ったり、部屋に小さな神棚をつくったりして、お祈りするのがおすすめです。私は小さな神棚と七福神のオブジェを本棚の一番上の段に置き、お菓子をお供えしています。

パワースポットのつくり方

チェストの上などを拭き清めて、お札やお守りを置き「パワースポット」をつくりましょう。かわいい神棚も売っていますよ。

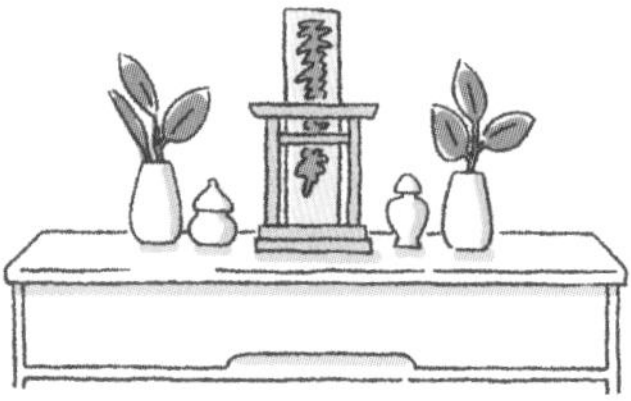

POINT

水や酒や米、またはあなたが好きなものを供え、感謝の気持ちを持って祈りましょう。

8月2日

スイカは皮にも栄養がある

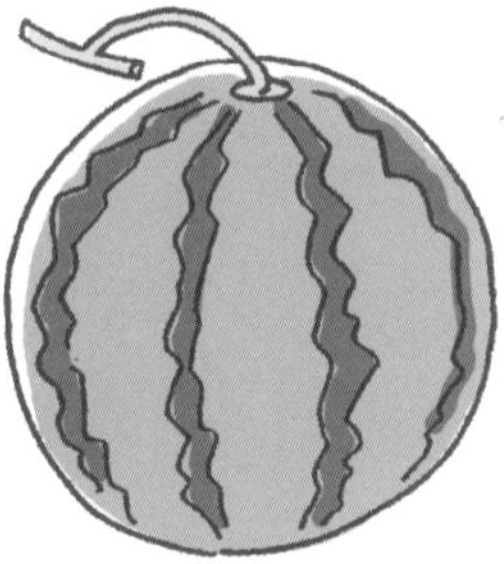
スイカから発見された
シトルリンという
アミノ酸は
血管を若返らせる
効果も♪

夏の風物詩のひとつであるスイカは、おいしいだけでなく、暑さを乗り越えるためのうれしい効果がたくさんあります。体にこもった熱を冷まして水分を補う作用が強いので、熱中症予防はもちろん、暑さで頭がぼーっとするときや、イライラするときにぴったり。利尿作用も高く、むくみや体のだるさを改善するので、夏バテを予防・解消できます。

スイカの皮の白い部分はむくみ解消や腎臓病に効く民間薬として昔から活用されており、皮ごと搾って水あめ状になるまで煮たものを食べていました。

夏バテ解消に！

スイカの皮と豚肉のスープ

①スイカの皮の白い部分を3センチ幅に切る。豚コマ肉を一口大に切り、片栗粉（分量外）をまぶす。ショウガをすりおろす。

②沸騰させたカツオだしに、①のスイカの皮とおろしショウガ、酒を入れて弱火で3分煮る。

③塩・コショウをして①の豚肉を加えて火を通す。塩で味を整え、刻みネギをちらす。

材料

スイカの皮（100g）、豚コマ肉（100g）、カツオだし（600cc）、ショウガ（1かけ分）、酒（大さじ1）、刻みネギ（適宜）、塩・コショウ（好みで）

8月3日

枝豆は野菜と豆のいいとこ取り

ビールのおつまみとしておなじみの枝豆は、大豆が熟す前に収穫したもので、野菜と豆の栄養をあわせ持つすぐれた食材です。「気血」を補い、夏バテ防止や疲労回復効果があります。また、胃腸の働きを高めて消化能力を高めるうえに、体内の水の巡りを改善するため、むくみにも効果的。便秘を解消して美肌をもたらす効果もあります。

また枝豆に含まれる豊富なたんぱく質には、アルコールの分解を促して肝機能の働きを助けるメチオニンが含まれています。

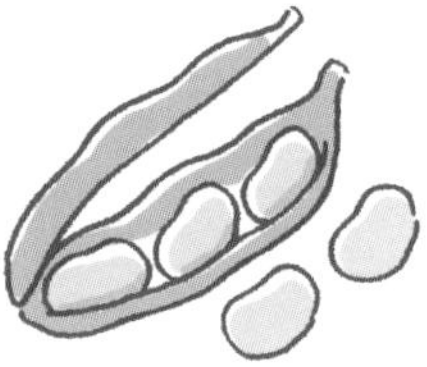

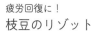

疲労回復に！

枝豆のリゾット

①玉ネギはみじん切りにし、枝豆はさやから出す。

②鍋にオリーブオイルを入れ、玉ネギを透き通るまで炒める。米を加えて炒めツヤが出てきたら、白ワインを加えて炒める。

③水分がなくなってきたら鶏ガラスープを数回に分けて注ぎ入れ、強火で煮る。米を崩さないように軽く混ぜながら15分ほど煮て、アルデンテに仕上げる。

④パルメザンチーズと塩、枝豆を加えて、軽く煮たら火を止める。

⑤皿に盛り、黒コショウとオリーブオイル（分量外）をふる。

材料（2人分）

玉ネギ（1/4個）／ゆでた枝豆（120～150g）／米（160g・1合）※洗わない／オリーブオイル（大さじ2）／鶏ガラスープ（500～600ml）／パルメザンチーズ（大さじ1）／白ワイン（1/2カップ）／塩、黒コショウ（各適量）

8月4日

ゴーヤの苦みが熱を取る

沖縄料理などでおなじみのゴーヤは、体の熱を取る作用が強く、消化器の働きを助けるので、熱中症や夏バテの予防におすすめの食材です。また、体にこもった熱による目の充血や吹き出物、口内炎、イライラ感などの解消にもよく効きます。

ゴーヤ特有の苦みは、モモルデシンやチャランチンという成分で、解毒作用や食後の血糖値の上昇を抑える働きがあります。うれしい効果の多い食材ですが、体を冷やす作用が強いので、冷え症の人は旬の時期以外は控えめにしましょう。

鮮やかな緑色で、イボに黒ずみがないツヤツヤしているものが新鮮。重みのあるほうがよいですよ。

ゴーヤの健康効果

POINT

ゴーヤに含まれるビタミンCは、熱に強いのが特徴です。

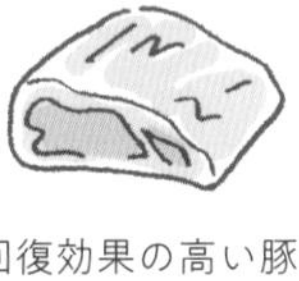

疲労回復効果の高い豚肉と一緒に調理すると、夏バテ解消メニューに！

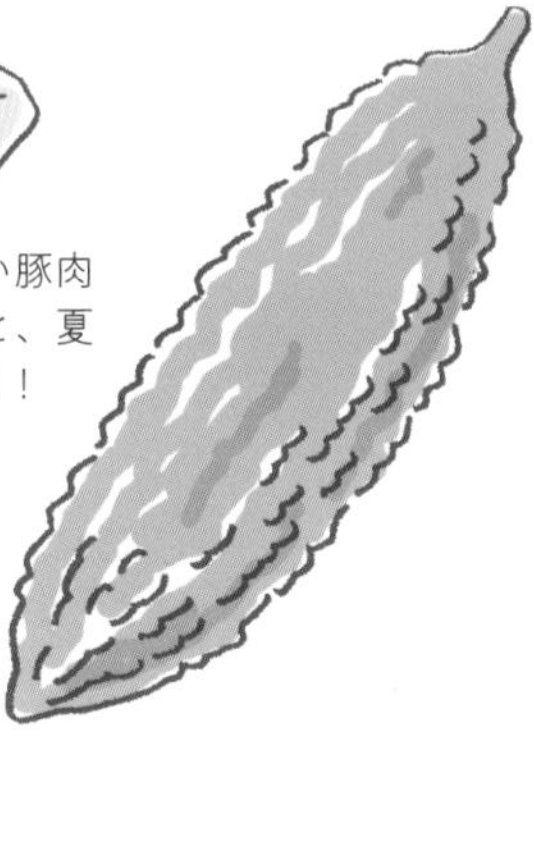

パイナップルと一緒にミキサーにかければ、熱中症や夏バテなどの症状を予防できるジュースに♪

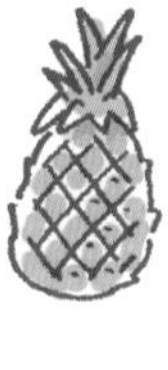

8月5日

デンタルケアは全身のケア

歯周病とは

歯と歯肉の境目に細菌が停滞し、炎症を起こす病気です。進行すると、歯と歯肉の境目が深くなり（歯周ポケット）、歯を支える土台の骨が溶けてしまうのです。

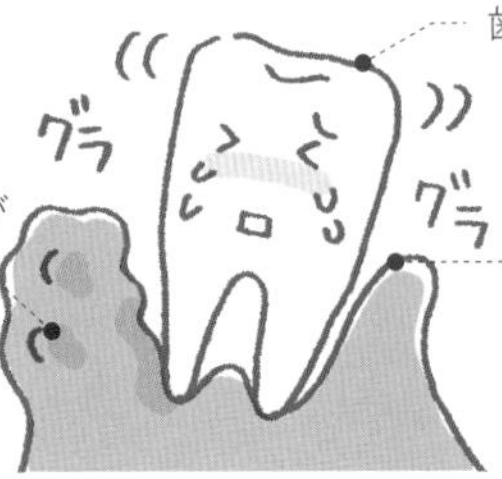
歯が揺れる
グラ
グラ
土台の骨（歯槽骨）が溶ける
歯と歯肉の境目に歯周ポケットができる

成人の約80％がかかっている歯周病。30代以上の人が歯を失う原因の第1位であるだけでなく、糖尿病や心臓病の原因になることもわかっています。中国医学では、歯や歯ぐきは「脾」の入り口であると考えます。歯が弱ると脾が弱り、「最大の免疫器官」と呼ばれる腸の免疫力も弱ってしまうのです。

高齢者施設で入所者に歯みがき指導をしたところ、ノロウイルスとインフルエンザの発生率が下がった報告もあります。歯の健康は全身の健康につながっています。定期的にデンタルケアを行いましょう。

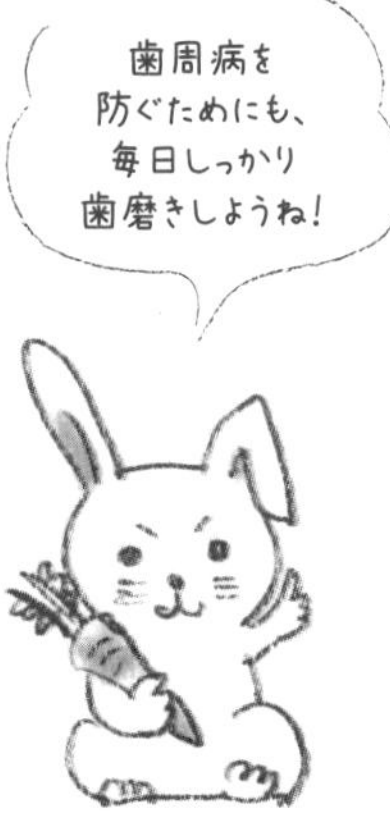
歯周病を防ぐためにも、毎日しっかり歯磨きしようね！

8月6日

【体質チェック】「陽亢《ようこう》」タイプとは？

「陽亢」タイプは、脂っこいものや味つけの濃いもの、辛いものや熱いものを取り過ぎたり、お酒を飲み過ぎたりしている人に多いタイプです。体の機能が異常に高ぶって熱がこもり、消耗が激しくなっているので、炎症も起こりやすくなっています。

暑がりでよく汗をかいていませんか。喉の渇きや目の充血はありませんか。歯槽膿漏や口内炎はありませんか。イライラしやすく、寝つきが悪くなっていませんか。チェックシートで6つ以上チェックがついたら、このタイプに当てはまります。

陽亢タイプの特徴

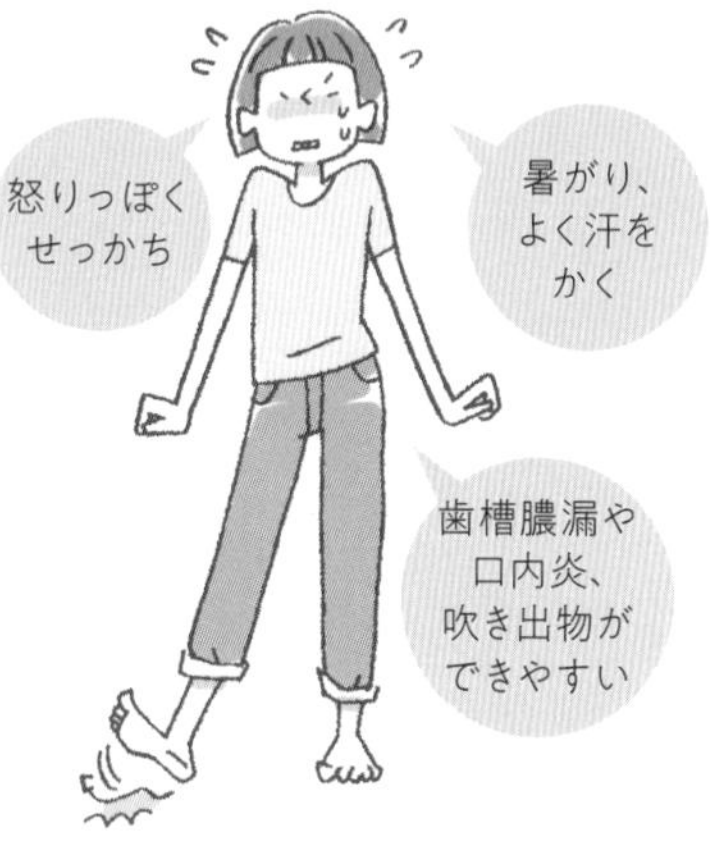
怒りっぽくせっかち
暑がり、よく汗をかく
歯槽膿漏や口内炎、吹き出物ができやすい

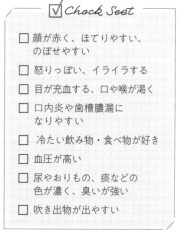

Check Seet

- □ 顔が赤く、ほてりやすい、のぼせやすい
- □ 怒りっぽい、イライラする
- □ 目が充血する、口や喉が渇く
- □ 口内炎や歯槽膿漏になりやすい
- □ 冷たい飲み物・食べ物が好き
- □ 血圧が高い
- □ 尿やおりもの、痰などの色が濃く、臭いが強い
- □ 吹き出物が出やすい

8月7日

「陽亢」タイプの人はこうして解決！

「陽亢」タイプの人は、できるだけさっぱりとした薄味のものをとるようにして、お酒の飲み過ぎには気をつけてください。また、食材は体の熱を取る作用のあるものを選ぶようにしましょう。

「気」が上がっている状態なので、ヨガや腹式呼吸などを取り入れて、深い呼吸を意識的にするとよいでしょう。足裏マッサージも効果的です。飲み物はクールダウン効果のある緑茶などを飲んで落ち着かせることもおすすめです。

おすすめ食材

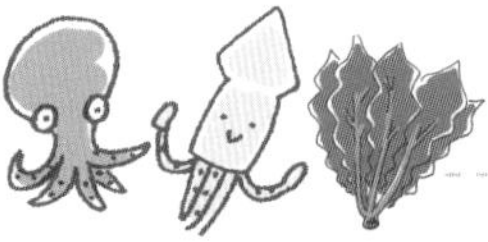

- **葉もの野菜**…コマツナ、ホウレンソウ、チンゲンサイ、空芯菜
- **苦味やえぐみのある野菜**…ゴーヤ、セロリ、ゴボウ、ナス
- **果物類**…柿、梨、スイカ、メロン、バナナ、パイナップル
- **魚介類**…アサリ、イカ、カキ、タコ、海藻類
- **熱を下げるお茶**…緑茶、菊花茶、ドクダミ茶、タンポポ茶

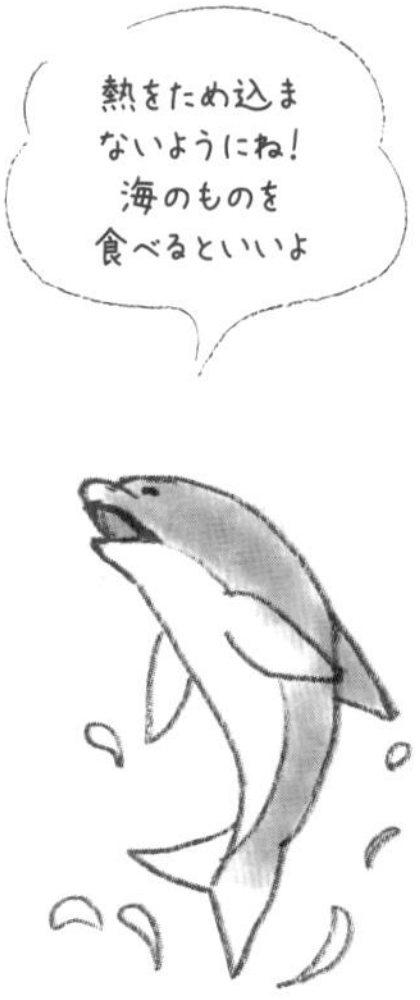
熱をため込まないようにね！海のものを食べるといいよ

8月8日 立秋《りっしゅう》

「中渚《ちゅうしょ》」へのお灸でめまいを改善

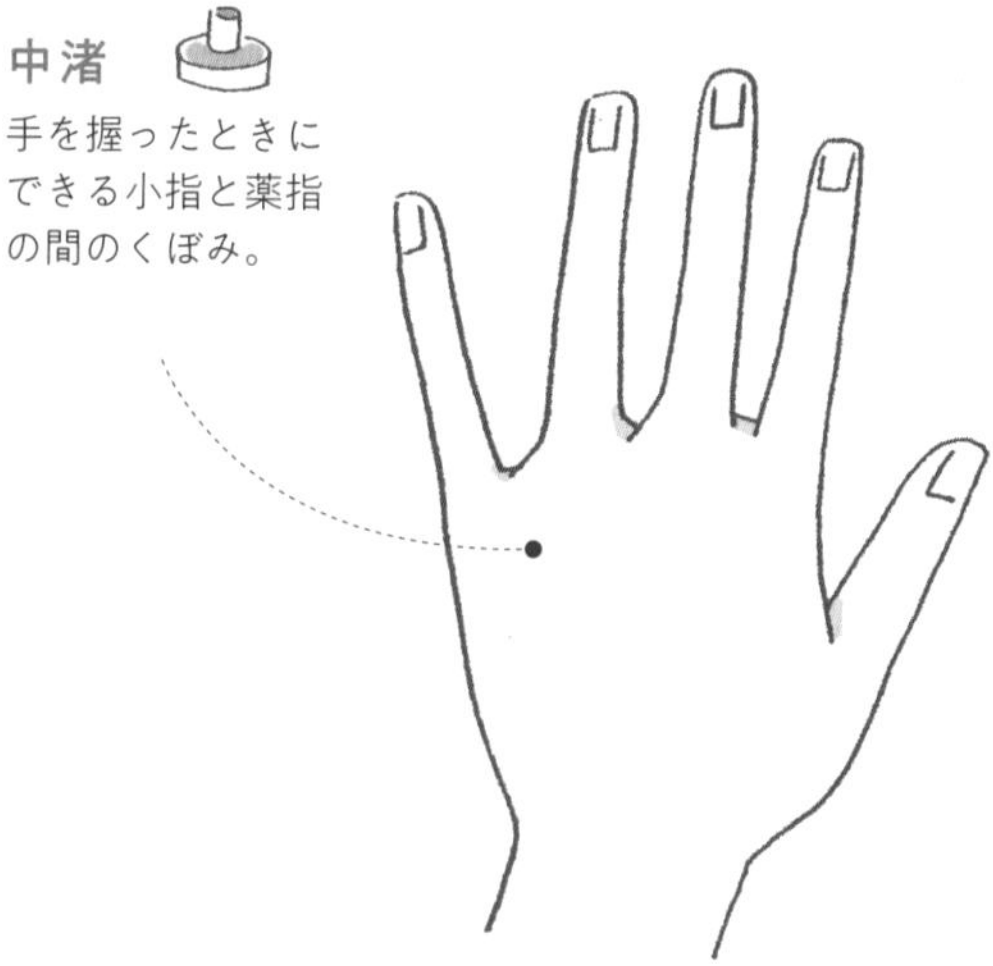
中渚
手を握ったときにできる小指と薬指の間のくぼみ。

突然起こっためまいは、必ず病院での診察が必要です。しかし、病院で「異常ありません」といわれてしまうめまいも多いのです。

東洋医学では、めまいは気の巡りをコントロールする働きが季節の変化にうまく対応していないために起こるとしています。めまいは気の巡りをコントロールする「肝」と深い関係があります。

「中渚」のツボへのお灸でめまいを改善しましょう。

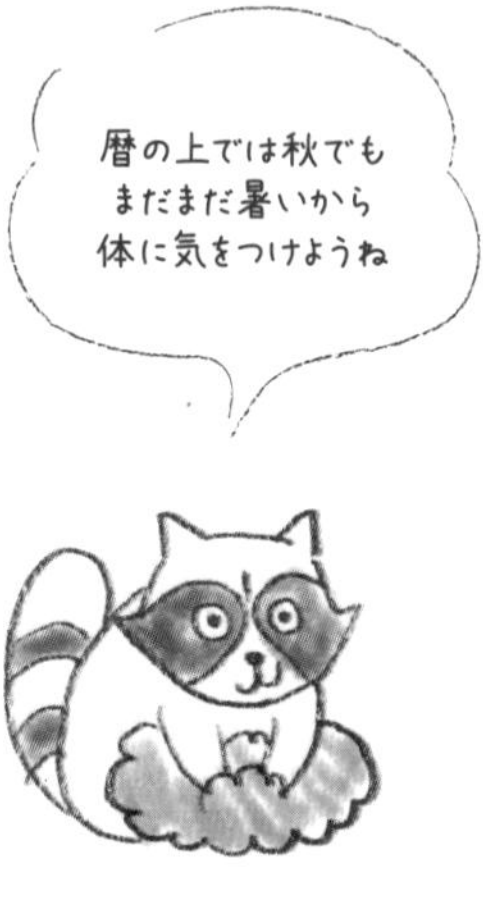
暦の上では秋でも
まだまだ暑いから
体に気をつけようね

8月9日 ♥

流行＝「気運」に乗って運気を上げる

ある程度の年齢になると、流行に疎くなったり、流行を追いかけることが面倒に感じられるようになったりします。しかし、流行のものには多くの人の心を動かし、その時期の流れを決めるほどのパワーがあります。そのパワーを取り入れることは、自分の運やパワーを上げることにもつながりますよ。

「もう年だから」と尻込みし、「私のスタイルじゃない」とシャットアウトするのはもったいないこと。流行のファッションやスイーツ、アクセサリー、音楽などを、ひとつだけでも取り入れてみましょう。わからないときには、お子さんや年下の人に教えてもらうのもよいでしょう。

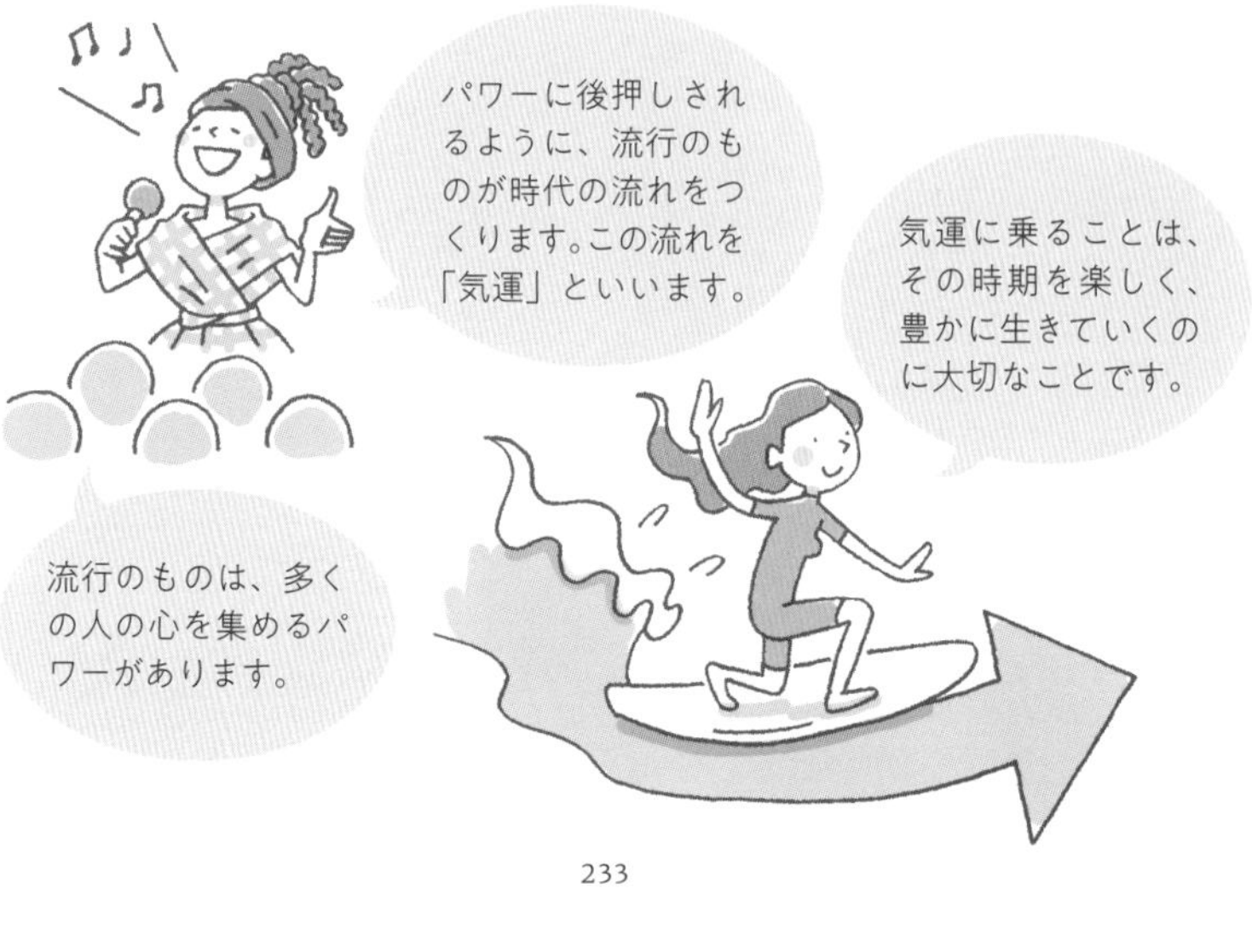
パワーに後押しされるように、流行のものが時代の流れをつくります。この流れを「気運」といいます。
気運に乗ることは、その時期を楽しく、豊かに生きていくのに大切なことです。
流行のものは、多くの人の心を集めるパワーがあります。

8月10日

男性不妊には「腎」の気と精をチャージ

現在、カップルの約15％は不妊の状態にあると考えられ、その中でも約24％のカップルが、男性側に不妊原因があるとされています。男性不妊の原因の約90％は、精子をつくり出す精巣や内分泌系（ホルモン）に異常があり、造精機能障害といわれます。

中国医学ではこれらを「腎」の働きの低下として捉えます。精子に元気がなく、活動率が低いタイプは、「腎の気（エネルギー）」が低下しています。精子の数が少なく奇形率が高いタイプは、「腎精」という栄養物質が不足しています。腎の潜在力を上げるためには亜鉛を多く含む食材を取りましょう。タイプ別には下記の食材がおすすめです。

男性不妊に効果的な食材

亜鉛を多く含む食材（カキやレバーなど）を取りましょう。漢方では、シベリア人参、高麗《こうらい》人参、鹿茸《ろくじょう》大《たい》補《ほ》丸《がん》、サケの白子エキスが効果的です。

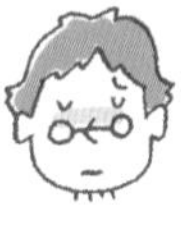

精子に元気がなく、活動率が低いタイプ（エネルギー不足）

- **粘りのある根菜**…山芋、里芋、レンコンなど
- **豆類・ナッツ類・種実類**

※きなこ、ごまなどを豆乳で溶かしたドリンクがおすすめです。

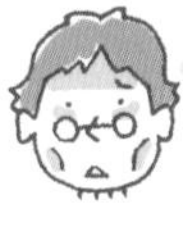

精子の数が少ない、精子の奇形率が高いタイプ（栄養不良）

- **黒い食材**…黒ごま、黒豆
- **海や淡水の食材**…カキ、シジミ、海藻類、エビ、ウナギ、スッポン
- **精子の奇形率を下げる食材**…クコの実、白キクラゲ

8月11日

長夏はおなかをケアしよう

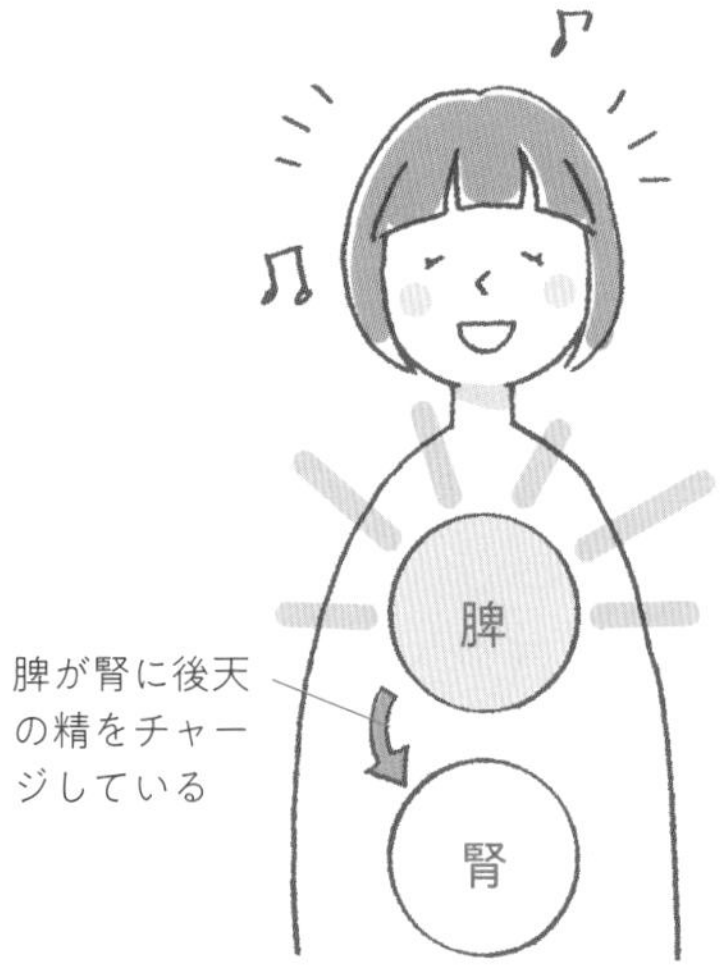

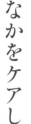

中国医学では8月ごろを長夏と呼びます。この時期は湿気の多い気候で、冷たい飲食物の取り過ぎなどが原因で「脾」の働きが低下します。脾は飲食物を消化し、気血をつくり出し、体にエネルギーと栄養を与える働きを担当します。脾が弱ると、食欲の低下、胃もたれ、むくみ、下痢などの消化のトラブルや、疲れやすい、やる気が出ない、立ちくらみなど、エネルギーや栄養不足の症状が出ます。

このように脾は、活動の原動力をつくり出す場所で、つくられた気と血の素は「後天の精」と呼びます。P18で紹介した腎に蓄えられた先天の精である「腎精」は生まれつきのものですが、脾でつくられる後天の精は、適切な食事によってチャージすることができます。さらに、後天の精は腎精にも変化します。そのため、もともと体が弱い人でも脾の働きを整えることでカバーできるのです。おなかを温め、脾によい食材（P349参照）や消化を高める薬味（P188参照）を取りましょう。

8月12日

快眠食材でよい眠りを

この時期に起こりやすい不眠や早期覚醒を改善するには、眠りを誘いやすい快眠食材がおすすめです。リラックス効果のあるレタスや金針菜《きんしんさい》（P293参照）、睡眠の質を改善するシジミやカキは、この時期には積極的にメニューに取り入れましょう。

さらに、ゴーヤや緑茶、蓮の芯、蓮の実（P142参照）などには高ぶった気持ちを落ち着かせる鎮静効果があるので、副交感神経（セロトニン）を優位にし、入眠をスムーズにしてくれますよ。

豚や鶏の心臓であるハツも心の働きをよくする働きがあります。

快眠食材

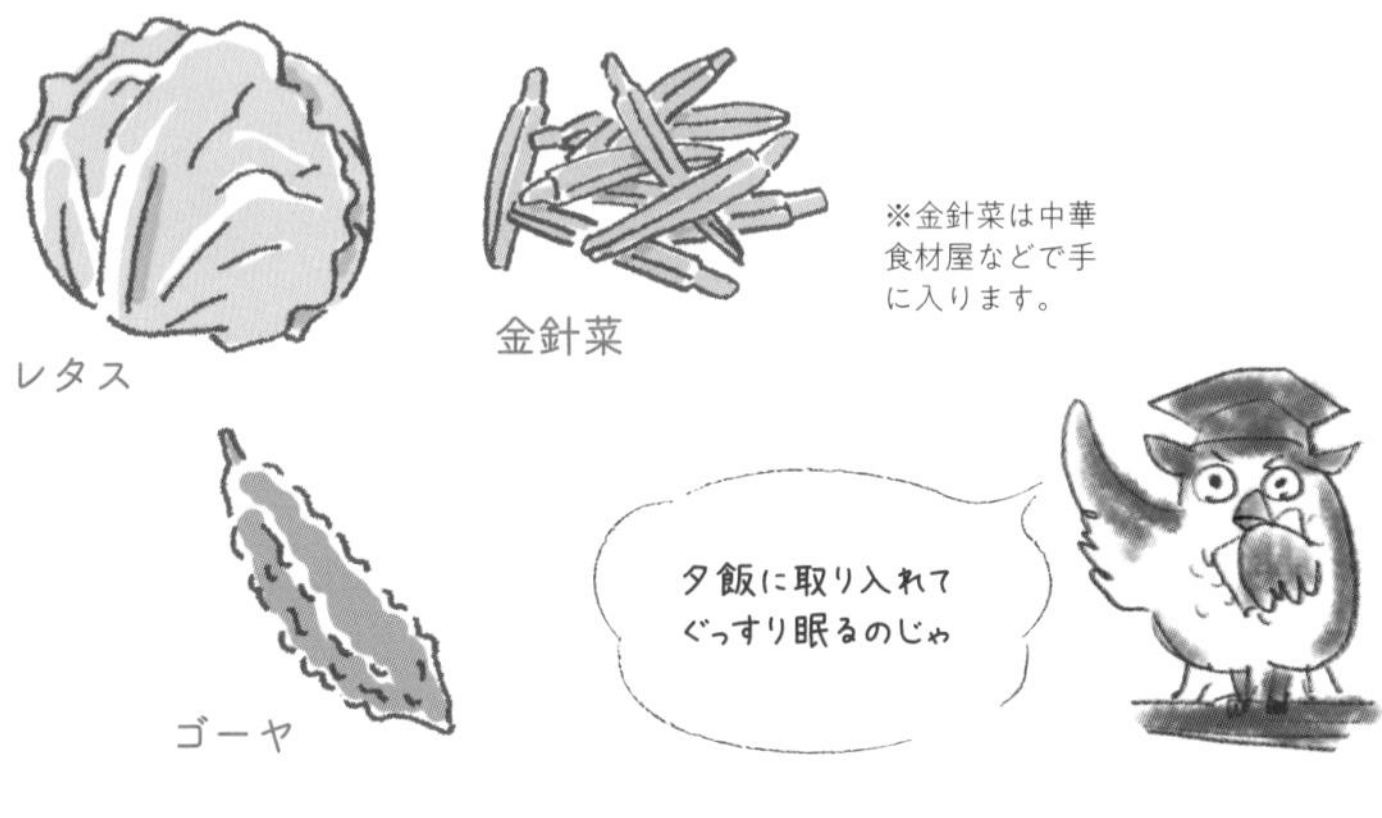
レタス
金針菜
※金針菜は中華食材屋などで手に入ります。
ゴーヤ
夕飯に取り入れて
ぐっすり眠るのじゃ

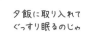

8月13日

夏には瞑想がおすすめ

リラックスのために毎日の瞑想を習慣にしませんか。夏は気が上がりやすく、「心」に負担がかかる季節。怒りの感情は「頭に血がのぼる」という言葉でも表されますね。落ち着かせるためには、へそヨガの瞑想で上がったままの「気血」を下げましょう。瞑想は集中力アップや不眠の解消にも効果的ですよ。

へそヨガの瞑想のやり方

※■は神闕、★は関元（丹田）、▲は命門の位置です。

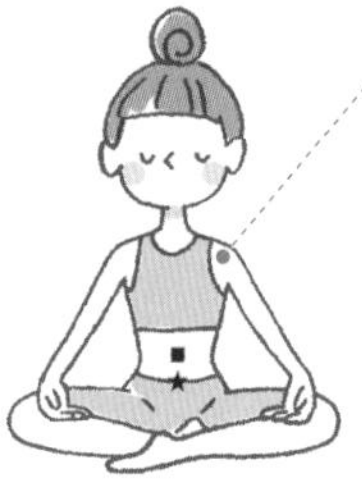

1 姿勢を正して座り、へそ呼吸を行う（P67参照）。

2 背骨を伸ばして頭頂を天に向ける。両手の平は上に向け、膝の上にのせる。

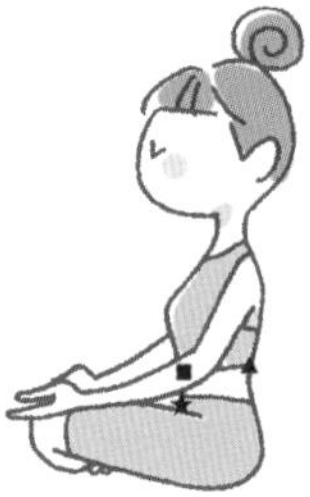

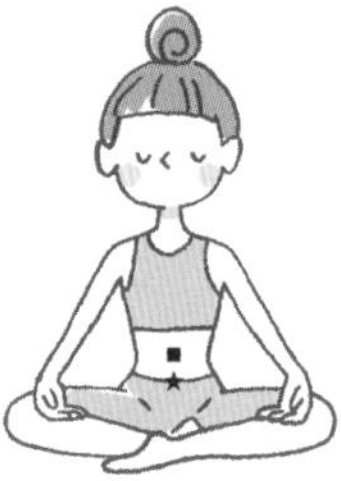

3 鼻から吸って鼻から吐く。ゆっくりと繰り返す。丹田に意識を集中する。5～10分、何も考えないで丹田に意識を集中する。

8月14日

胃腸にやさしいイカで婦人科トラブル解消

刺身で食べても、炒め物に入れてもおいしいイカ。歯ごたえがあるため、消化しにくいと思われがちですが、じつは、とても消化率がいいというデータが出ています。胃腸に負担をかけずに、アミノ酸やビタミンなどを取ることができる食材です。

血を補う働きがあり、月経不順や不正出血、おりものなどの婦人科系のトラブルで困っている人におすすめの食材です。

また、タウリンが豊富なので、疲労回復や生活習慣病の予防にも効果的。動脈硬化や高血圧、コレステロール値の低下にも役立ちます。

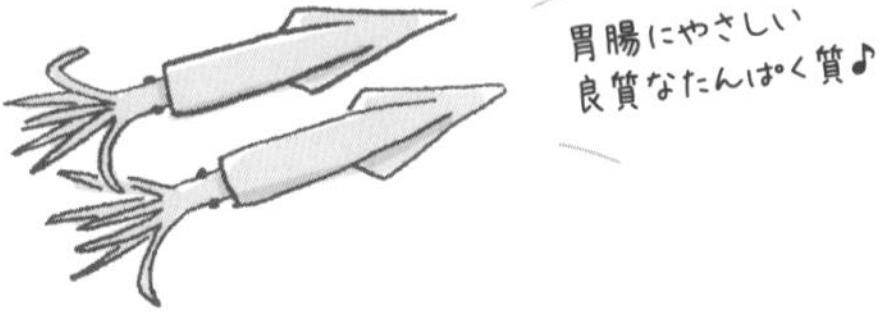
胃腸にやさしい
良質なたんぱく質♪

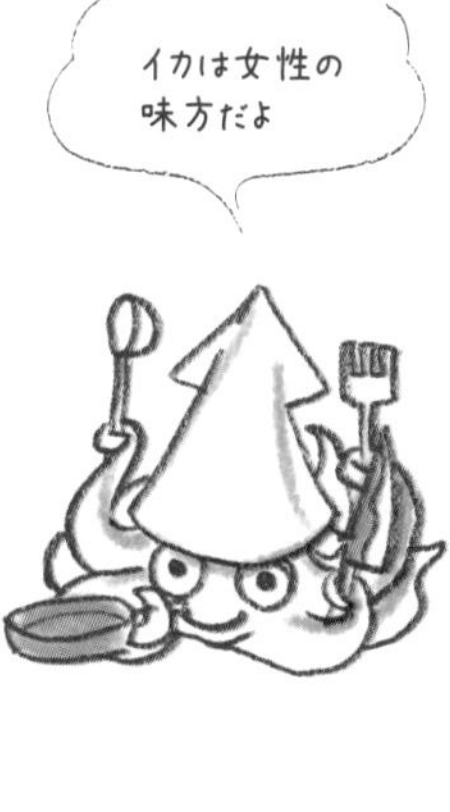
イカは女性の
味方だよ

POINT

生薬の「烏賊骨《うぞくこつ》」は、イカの甲を煎じたり、砕いたりしたもので、胃の酸を抑えたり、止血をするときに用いられています。

8月15日

ウナギは夏のパワーフード

夏の滋養強壮食材の代表であるウナギ。「肝」と「腎」の働きを高めて「気血」を補う作用があるので、平安時代から滋養強壮のために食べられていました。

夏バテの防止はもちろん、心身の疲れや老化防止、視力回復、めまい、手足のしびれの解消といった全身の症状に効くパワーフードです。

肝吸いや串焼きで食べられる肝には、皮膚や粘膜を丈夫にしたり、免疫力を高めるビタミンAが豊富ですので、夏だけでなく1年を通して取りたい食材といえます。

一言レシピ

ウナギのやまかけ

ウナギのかば焼きを一口大に切る。すりおろした山芋をたっぷりとかけて、ワサビを添えましょう♪　滋養強壮効果の高い山芋をプラスすると、夏の疲労回復に効く一品に！

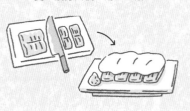

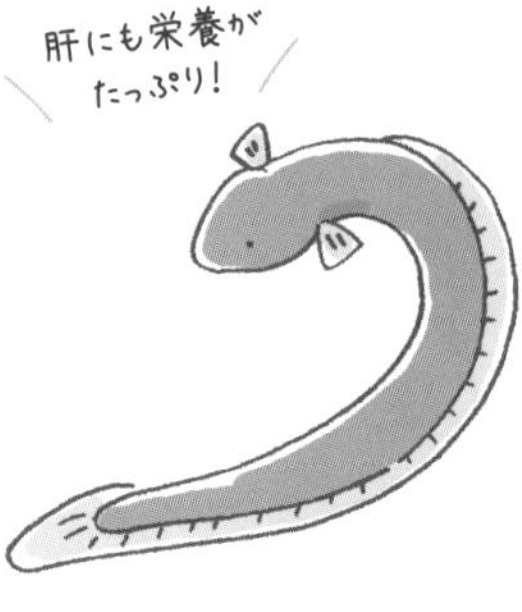

8月16日

トマトで食べる紫外線対策

生のトマトは体の余分な熱を冷まし、水分を補い、潤いを与えてくれるので、夏におすすめの野菜です。消化の働きを高めるため、夏バテによる食欲不振や体力減退を解消できます。また、赤い色素のリコピンやビタミンC・Eなど、抗酸化作用の成分がたっぷり。夏の紫外線によって体が酸化するのを防いでくれますよ。リコピンは油に溶けやすいので、オリーブオイルをかけて食べると吸収率がアップします。

冷え性の人は加熱したトマトや、市販のトマトの水煮などを食べるようにしましょう。血を補い、血行促進の作用がありますよ。

POINT

トマトソースに使われる、ニンニク、オリーブオイルは抗酸化作用の強い組み合わせ。

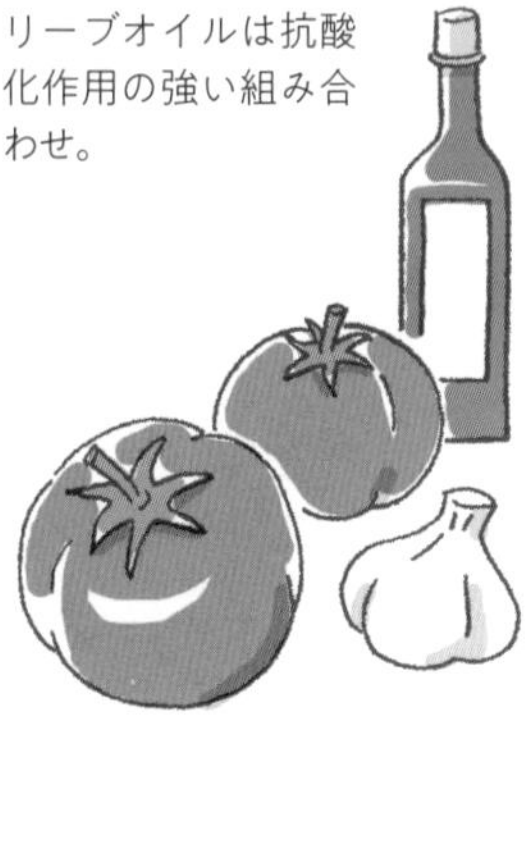

一言レシピ

いろいろ使えるトマトソース

湯むきして刻んだトマトを、ニンニクと一緒にオリーブオイルで炒めて煮込みましょう。トマトは市販の水煮でもOK！

パスタはもちろん、蒸し野菜のドレッシング代わりにかけても♪

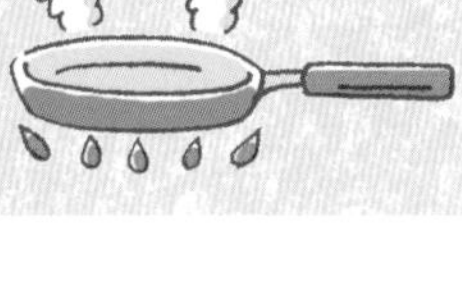

8月17日

ピーナッツは薄皮に補血のパワー

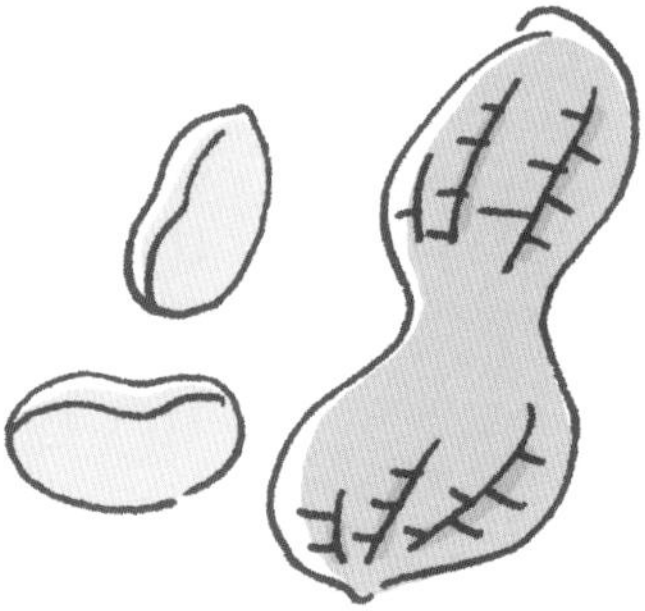

POINT

ピーナッツの栄養をもっとも効果的に摂取できるのは、薄皮つきでゆでたピーナッツです。

ナッツ類の中でも人気のあるピーナッツには「血」を補う効果があり、貧血やめまいの解消に効果があります。とくにピンクの薄皮は「花生衣《かせいい》」と呼ばれる漢方です。補血の効能が強く、アンチエイジング効果のあるポリフェノールも含まれています。薬膳では、ピーナッツ、小豆、ナツメを入れた、赤いスープを貧血の治療に使います。薬効を十分に取り入れるには花生衣ごと食べるようにしましょう。

　また落花生に含まれるオレイン酸などの豊富な脂質と食物繊維は、腸の働きを高めるので、便秘の解消にもおすすめです。

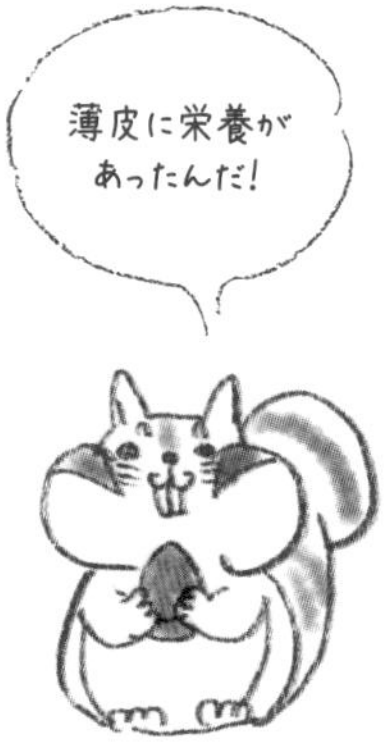

8月18日

妊活の養生①「血」を補おう！

近年の晩婚化・出産年齢の高齢化から、妊娠しやすい体をつくることが注目を集めています。中国医学では、女性が妊娠しやすくなるには、血を補うことが大切であると考えられています。とくに現代の生活スタイルは血を消耗しやすいため、血を補う養生が必要です。

　血は月経で毎月消耗されるうえに、目の使い過ぎや睡眠不足、頭脳労働、心労でも消耗してしまいます。忙しくて養生できずにいると、体が妊娠の準備をできないままになってしまいます。いつか赤ちゃんを授かりたいと思っているあなた、今から血を補っておけば授かり体質になることができますよ。

血を補うために

◆血を補う食材を取りましょう
・赤い食材やベリー類…ナツメ、クコの実、ラズベリー、クランベリー、トマト、小豆
・赤い肉や魚…カツオ、サケ、レバー、牛肉の赤身、羊肉

◆「当帰」が入った漢方を活用しましょう
四物湯、当帰芍薬散、婦人宝、婦宝当帰膠など

◆ライフスタイルを見直しましょう
・スマホやパソコンを夜遅くに見ない
・12時までには寝る

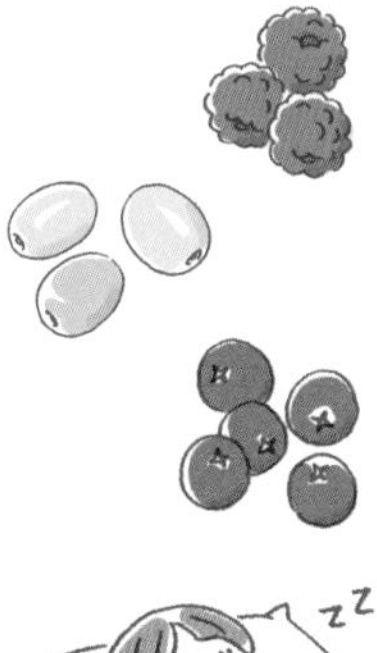

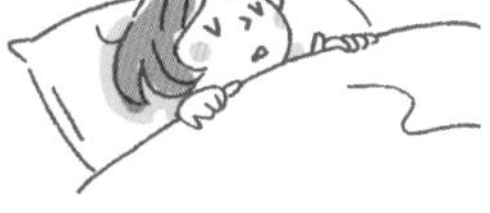

8月19日

妊活の養生②「気」の不足と冷え対策

妊娠・出産に備えた体をつくるには、「気」のエネルギーチャージも必要です。毎日のオーバーワークで過密スケジュールが続くと、気のエネルギーを消耗してしまいます。

気が不足すると、「血」を巡らせる力が低下して、血が体の隅々にまで行き渡りません。とくに毛細血管のある末端が冷えてしまいます。

じつは、子宮も毛細血管の集まる場所。体が冷えていると子宮に血が回らず、栄養やエネルギーを補給できないため、妊娠するのが難しくなってしまうのです。冷えを解消する食材を取り、体を温めることを心がけてください。

気の不足と冷えを解消するために

◆冷えを解消する食材を取りましょう

- ユリ科の食材…ネギ、玉ネギ、ニラ、ニンニク
- 薬味やスパイス…ショウガ、シナモン、ヨモギ
- ナッツや種実類…クルミ、松の実、栗
- 体を温める肉類…羊肉、骨付き肉

◆「気」を補う漢方を活用しましょう

補中益気湯、十全大補湯など

◆ライフスタイルを見直しましょう

- おなかや下半身を冷やさず、体を温める（腹巻き、靴下、湯たんぽ、お灸などを活用する）

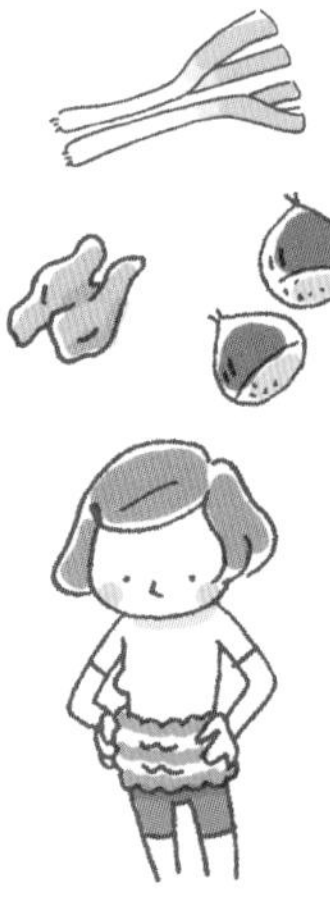

8月20日

妊活の養生③ ストレスと「瘀血」対策

女性は体の状態だけでなく、外的な要因で妊娠しにくくなることがあります。その中でも最大の要因がストレスです。ストレスがあると、たえず緊張を強いられるために血行が悪くなり、毛細血管が集まっている子宮に栄養やエネルギーが行き渡らなくなります。ストレス対策の養生を行ったうえで、血の巡りの悪い状態である瘀血を解消しましょう。

ストレスを解消するために

◆香りのいい食材を取りましょう

シソ、バジル、ミント、パクチー、三つ葉、かんきつ類の皮など

◆軽い酸味のものを取りましょう

酢の物、梅など（少量でOK）

◆漢方を活用しましょう

逍遙散、香蘇散、女神散（のぼせが強いとき）、九味檳榔湯（イライラが強く、便秘・むくみがあるとき）

◆ライフスタイルを見直しましょう

・やりたいことをする時間を増やす
・人間関係の整理
・運動する、大きな声を出す

※運動することで骨盤内の血流が改善します。また、リラックスできると、幸せホルモン（βエンドルフィン、セロトニン）が出て授かりやすい体質に近づけます。

「瘀血」を解消するために

◆血を巡らせる食材を取りましょう

・赤い食材…紅花、ハイビスカス、ローズ、小豆など
・青魚…イワシ、サバなど
・黒い食材…黒豆、黒ごま、カカオ

◆漢方を活用しましょう

芎帰調血飲第一加減、折衝飲、通導散、田七人参など

◆ライフスタイルを見直しましょう

・お風呂で温まる、マッサージをする
・体を締めつける下着はつけない

8月21日 中国医学では食材と薬を分けない

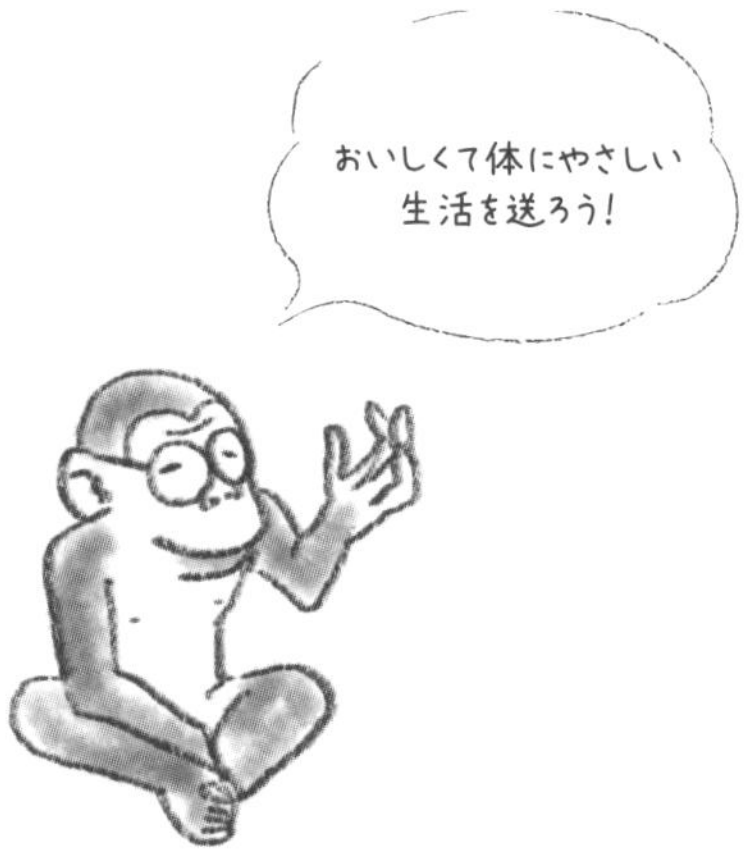

中国医学では食材と薬の境界線はあいまいです。P188で薬味は漢方の原型と紹介したように、ショウガなどは食材としても漢方としても使われます。また、日本人になじみ深い緑茶は、細茶《さいちゃ》という生薬名で漢方薬に配合されています。

1世紀ごろに書かれた中国最古の本草書『神農本《しんのうほん》草経《ぞうきょう》』は、中国古代の伝説の人物である炎帝神農《えんていしんのう》が、みずから毒味して調べて書かれたといわれ、365種類の動植物や鉱物を収載し、その効用を次の3つに分類しました。

「上品」（作用が穏やかで毒がなく、長期間服用できるもの）、「中品」（病を癒やして体力を補う。上品よりも作用が強いが、毒のあるものもある）、「下品」（病を治すが毒も強いので、長期間服用しないもの）です。

穏やかな効果があって副作用のない、「上品」で体を整えるのが薬膳です。おいしい食事で毎日の健康づくりを続けましょう。

8月22日

高齢でも妊娠しやすい体づくり

40代の出産は働く女性の増加とともに増えていますが、年齢とともに自然妊娠の可能性は低下します。自然妊娠の可能性は、20～30代前半の健康なカップルで各月経周期あたり25～30％、37歳以降からこの割合は急速に低下し、40歳には10％未満に低下するといわれます。また、染色体異常や流産のリスクも高くなります。

中国医学では、女性は35歳を過ぎると腎精が減りはじめ、瘀血という血行不良が増えることで着床しにくい体になると考えます。加齢による妊娠力の低下を防ぎ、母子ともに安心安全な出産を目指すためには、瘀血を解消し、腎精をチャージしましょう。

妊娠しやすい体づくり

◆婦人科系疾患や持病のチェックをする
糖尿病の潜在因子がある人や甲状腺の病気がある人は注意が必要です。

◆食事で瘀血を取り腎精を補う

◆動物由来の漢方を取り入れる
鹿茸、プラセンタなどがおすすめです。

◆ライフスタイルを整える
ストレスを軽減するために仕事を整理して、人に任せられるものは任せる習慣を身につけましょう。睡眠をしっかりとりましょう。

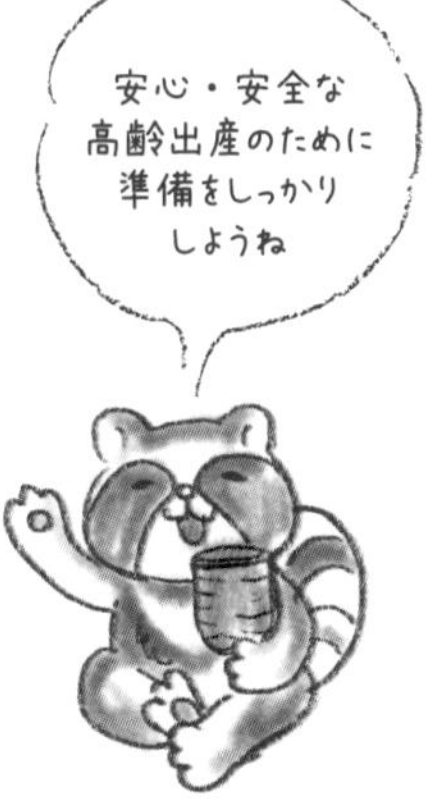
安心・安全な
高齢出産のために
準備をしっかり
しようね

8月23日 処暑《しょしょ》

秋の肌荒れには「曲池《きょくち》」で潤いを

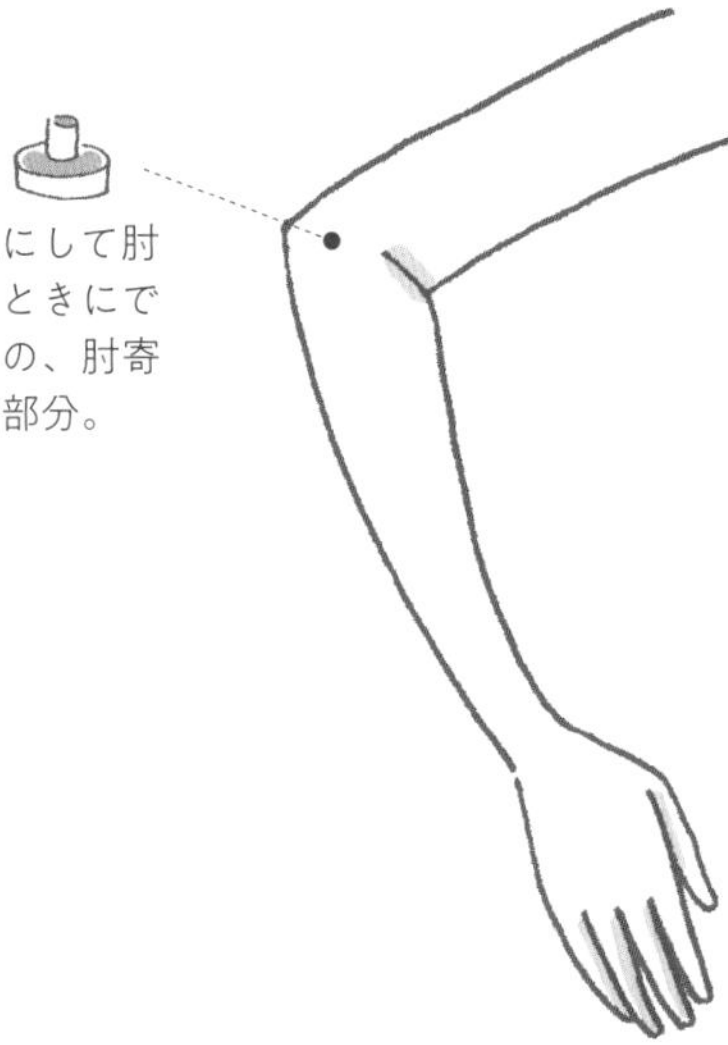
曲池
親指を上にして肘を曲げたときにできるシワの、肘寄りの先端部分。

二十四節気では暑い時期の終わりとされる処暑《しょしょ》。たくさん汗をかく夏の間には気づかなかった肌荒れが、秋の訪れとともに目立ってきます。

中国医学では秋の肌荒れは「燥邪《そうじゃ》」（P173参照）のしわざだと考えられています。燥邪とは乾燥による体へのダメージのこと。皮膚は毛穴を開閉して体温調節をする働きと、紫外線や病原菌など体外のストレスから身を守るバリアとしての働き、皮脂を分泌して保湿する働きがあります。肌荒れは体の機能低下のサインなのです。

「曲池」のツボへのお灸で、血の巡りをよくして肌の健康を取り戻しましょう。

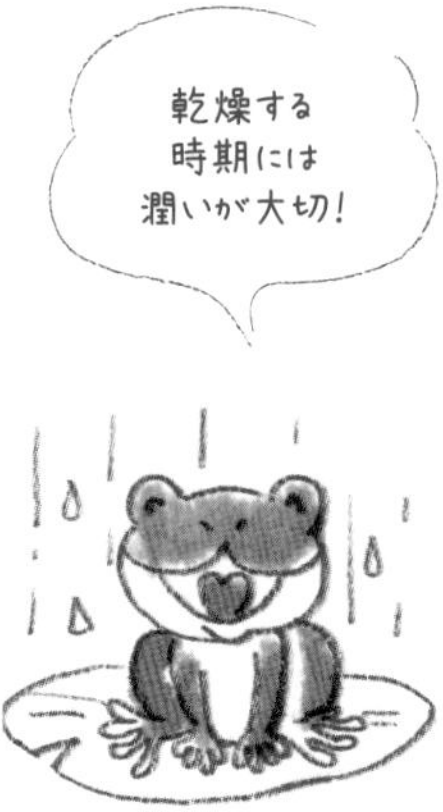
乾燥する
時期には
潤いが大切！

8月24日

男性におすすめ 酢で血液サラサラに

薬膳では、酢は消化を促進して食べ過ぎによる毒素を排出し、血液をきれいにして血行を促進する働きがあるとされています。酢に含まれる酢酸は1日15ccを取ることで血糖値、血圧を下げて内臓脂肪を減らすこともわかっています。

日本の男性はあまり酢の味を好まない人が多いのですが、女性に比べて食事が乱れがちなので、男性こそ酢を積極的に取るようにしましょう。血圧は朝起きてから昼にかけて上昇しやすいので、朝食に飲むのがおすすめです。毎日続けましょう。酢には、米酢や黒酢、果実酢など、原材料によって多くの種類がありますが、その基本的な薬効は変わりません。

一言レシピ

リンゴ酢とハチミツのドリンク

リンゴ酢（500cc）とハチミツ（2/3カップ）をよく混ぜ合わせて密封瓶で保存。毎日大さじ1～2を取りましょう。

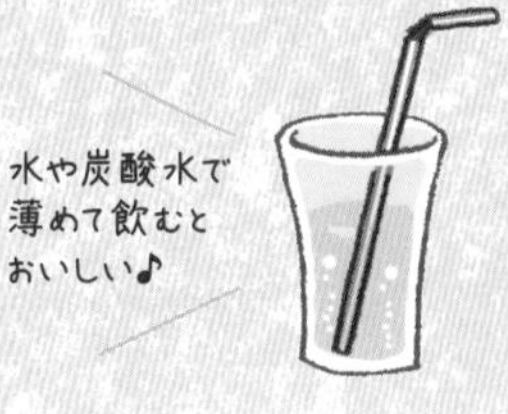
水や炭酸水で薄めて飲むとおいしい♪

POINT

酢の酸味にはストレスを軽減する働きがあります。また、食欲を増進させる効果もあるので、夏バテで食欲がないときには、酢の物から食べはじめるといいでしょう。

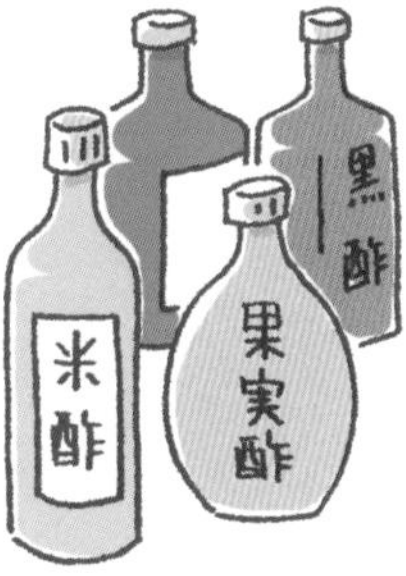
黒酢
米酢
果実酢

8月25日 ♥

うまくいかないときは「気」を変化させる

うまくいかないことが続くときは、あなたを取り囲んでいる「気」が重くなっていると考えてみましょう。気はちょっとしたきっかけで変化しますので、まずは目の前の状況を変えて、楽しくて心が落ち着くことをしてみることです。散歩をしたり、お茶を飲んだり、何もする気が起きなければ、その場で昼寝をしたり、お笑いの動画を見たり、友達とチャットをしたり……。気は止まっているよりも動いているほうがいいので、停滞している気の場から逃げることが有効です。頭の中でテレビのチャンネルを変えるように、うまくいかない状況を絶ち切って変えるイメージをしましょう。

気を変えるコツ

重い気は放っておくとさらに重くなる

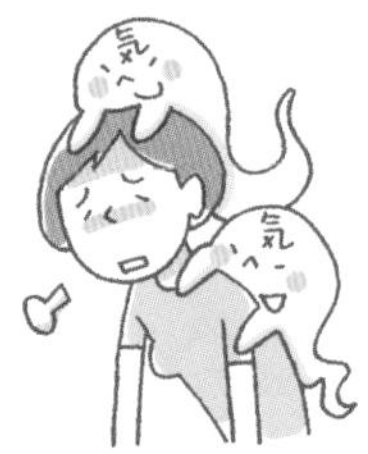

重い気をそのままにしていると、うまくいかないサイクルにはまってしまいます。

重い気を振り払うにはまず動く！

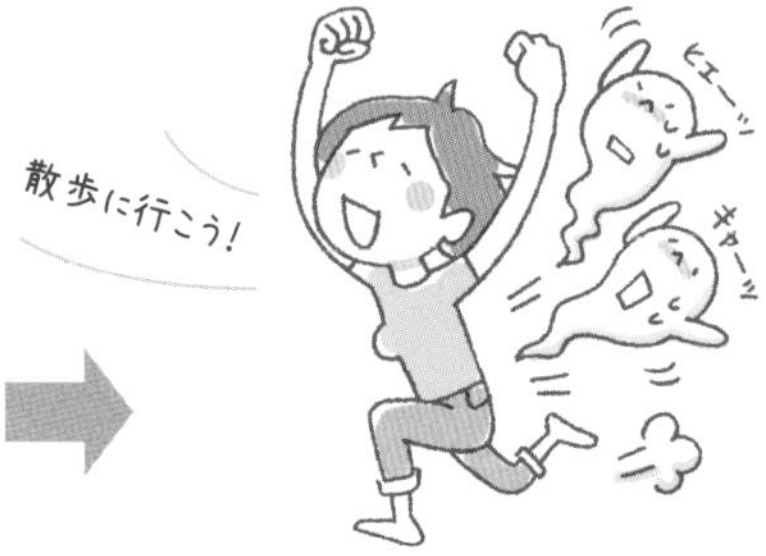

行動を起こせば重い気から逃げられます。まわりの気が変化し、よい流れをつかめるはずです。

8月26日

足の指でドレミファソラシド

足の指を動かせますか。人間の足の指は、手の指とほぼ同じ数の骨からできていて、本来はよく動くようにつくられています。はじめは動かしにくいかもしれませんが、毎日トレーニングすれば可動域が広がります。

足の指を動かすと、健康にいいことがたくさんあります。まず、血行がよくなり、むくみや疲れが取れやすい体になります。また、足の指を使えると地面をしっかりキャッチできるようになるので、体の軸がぶれにくくなり姿勢が美しくなります。外反母趾の予防や対策にもなりますよ。体もリラックスするので、副交感神経の働きもよくなります。

ドレミファソラシド運動

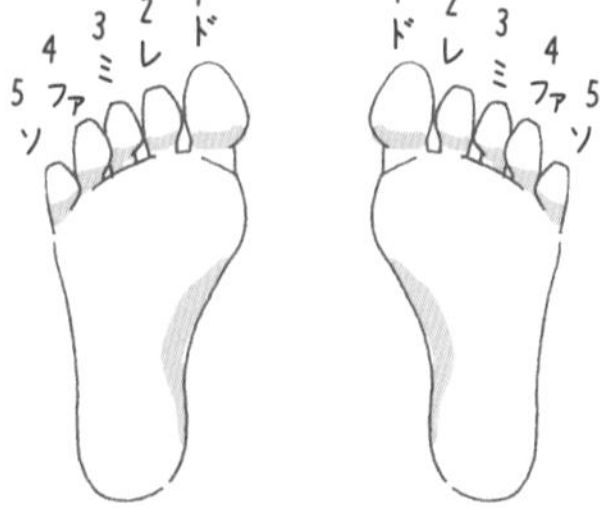
1 ド
2 レ
3 ミ
4 ファ
5 ソ
1 ド
2 レ
3 ミ
4 ファ
5 ソ

ピアノを弾くイメージで親指から順に指を動かします。まずは1週間続けてみてください。少しずつ動かせるようになりますよ。

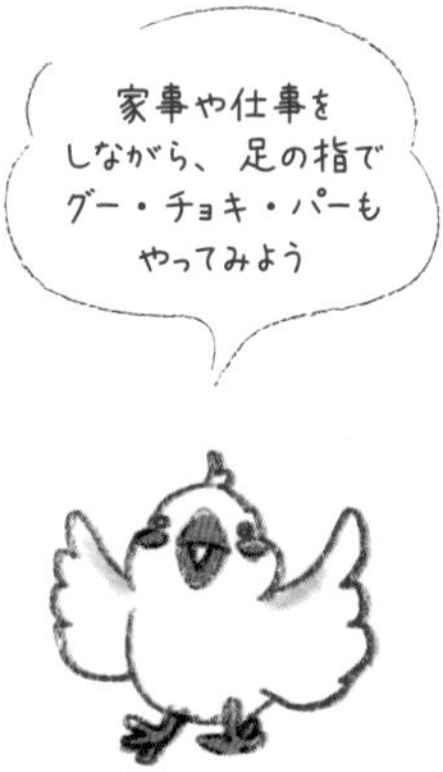
家事や仕事をしながら、足の指でグー・チョキ・パーもやってみよう

8月27日 浅い呼吸は疲れや老化のもと

私たちはふだん、無意識に呼吸をしています。しかし呼吸の仕方をよく見てみると、呼吸が浅くなっている人が多いものです。とくに仕事などでストレスがかかっていると、知らず知らずに数秒息を止めてしまっていることも。そんな呼吸の浅さは体内の酸欠を引き起こし、慢性疲労や老化につながり、記憶力や視力の低下につながってしまいます。

意識して深い呼吸をすれば、血中の酸素が増えて、体もリフレッシュ。まずは息を十分に吐き切るようにしましょう。そうすれば、自然と空気が体に入っていき、深い呼吸ができるようになりますよ。

体全体に空気を入れる　全身呼吸

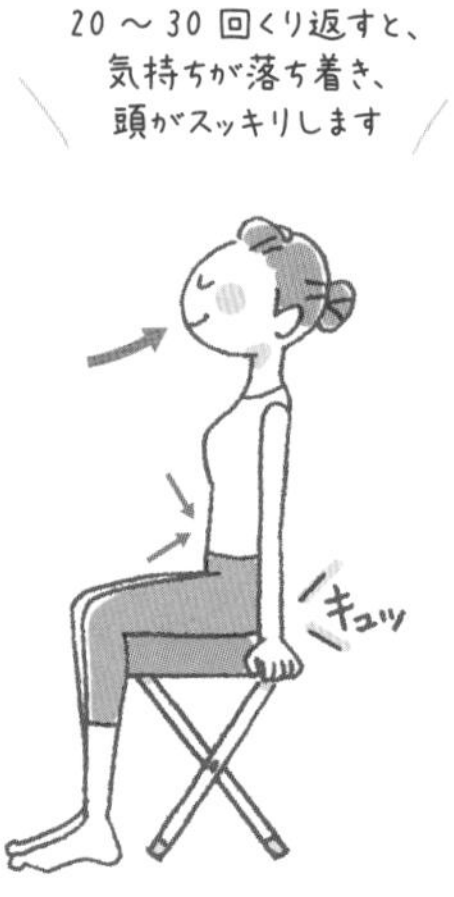
20～30回くり返すと、
気持ちが落ち着き、
頭がスッキリします
キュッ

①椅子に腰かけます。肺の中の空気を出し切るイメージで、息を吐き切ります。

②吐き切ったら、肛門を締めるような感じでおなかをへこませながら、ゆっくりと鼻から息を吸い、吸い切ったところで3～4秒息を止めます。このときに空気が背中のまわりや腹腔のすき間に入り込むのをイメージします。

③おなかと肛門を引き締めたまま、静かにゆっくりと息を吐きます。口からでも鼻からでもかまいません。おなかと肛門は引き締めたまま、肩の力は抜きます。

8月28日

プランターで薬草を育ててみよう

料理のトッピングがほしいときに重宝するのがワケギ。8～9月にかけてはワケギの種を植えるのに最適な時期。プランター栽培をはじめてみませんか。ワケギにはβカロテン、ビタミンCなどの栄養が豊富に含まれ、免疫力向上効果が期待できます。

薬膳の食材では、クコやヨモギなどの薬草も栽培することができます。クコを育てたら、実だけではなく葉にも栄養があるので、クコの葉ごはんをつくりましょう。ヨモギは湯がいて刻んで、カレーのごはんに混ぜると食べやすいですよ。

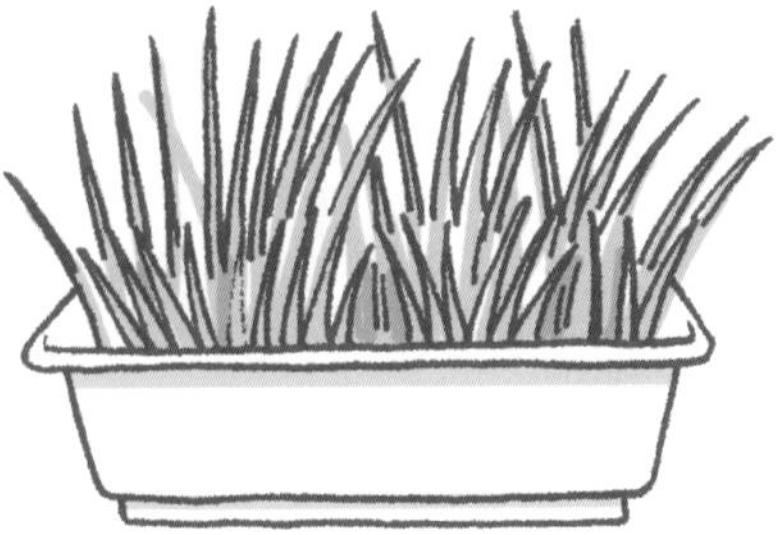

POINT

ワケギの球根から育てる場合には、夏～秋に植えます。切っては伸びて、切っては伸びて、くり返し食べられるのでたくさん楽しめます。

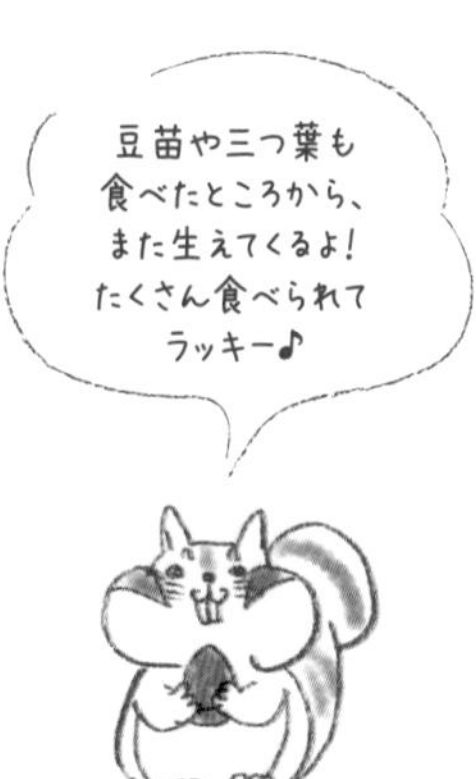
豆苗や三つ葉も
食べたところから、
また生えてくるよ!
たくさん食べられて
ラッキー♪

8月29日 ニンニクで万能調味料づくり

スタミナ食材の代表ともいえるニンニクは、疲労回復や抗がん作用、血糖値の低下、脳の活性化などに効果を発揮する万能食材です。とくに、暑さで疲れのたまりやすいこの時期にはぴったりですので、積極的に取るようにしましょう。

薬膳では、ニンニクは「気血」を巡らせて体を温め、五臓の機能を活性化させるとされています。また、消化吸収の働きを高めるので、胃もたれや食欲不振、冷えによる下痢を改善します。独特の香りと辛みのもとであるアリシンは殺菌作用が強く、風邪の初期に食べれば悪化を防ぐこともできます。のぼせやほてりの強い人は、加熱して食べましょう。

おいしくて疲れも取れる
ニンニクの万能だれ

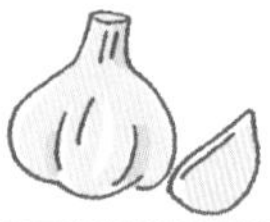

①みじん切りにしたニンニク（2かけ分）、すりおろしショウガ（10 g）、細かく刻んだネギ（1本、100g程）を器に入れて、レンジで2分加熱する。

②みりん（大さじ3）、しょうゆ（大さじ3）、酢（大さじ2）、ごま油（小さじ2）を①に加えて混ぜる。冷めたら密閉瓶に入れる。

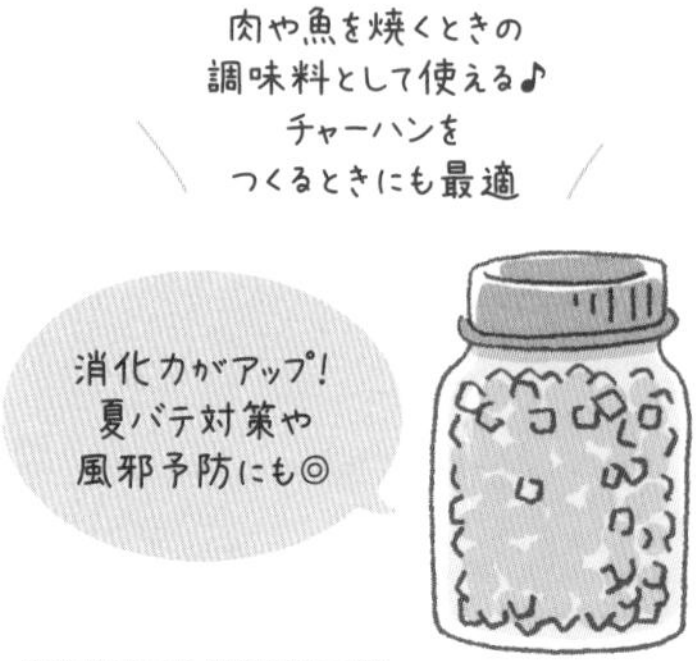
肉や魚を焼くときの
調味料として使える♪
チャーハンを
つくるときにも最適
消化力がアップ！
夏バテ対策や
風邪予防にも◎

※冷蔵庫で5日程保存可能。

8月30日

セルライトを解消する食材とアロマオイル

セルライトは、薬膳では「瘀血《おけつ》」という血行不良による血の毒と、「水毒《すいどく》」という水分代謝が悪化した水の毒によって引き起こされると考えます。水毒を放っておくとセルライトを引き起こす原因になります。水毒の解消に効くアロマオイルを使って、マッサージをしましょう。冷えているとセルライトができやすいので、半身浴で温めるのもよいでしょう。

また、飽和脂肪酸の多い欧米人型の食事やアルコールの取り過ぎも、セルライトをつくりやすくしてしまいます。食事の改善と外から与える刺激で対策をしましょう。食材は瘀血（P111参照）や水毒（P203参照）を解消するものを取りましょう。

水毒の解消に効くアロマオイル

・ジュニパーベリー
・グレープフルーツ
・サイプレス

ホホバオイルやアーモンドオイルと混ぜて、マッサージに使いましょう。

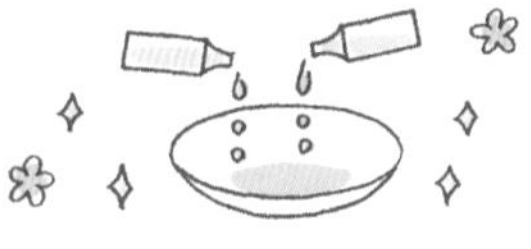

一言レシピ

セルライト解消！水毒取りスープ

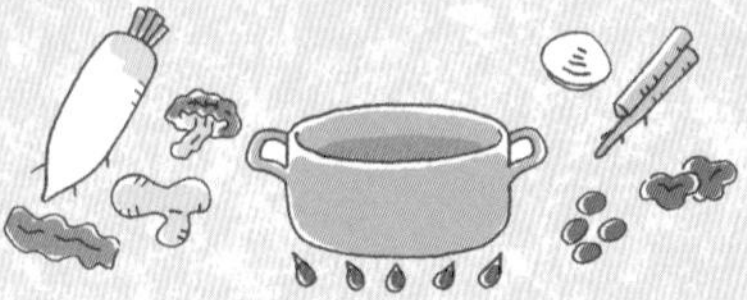

大きな鍋に干しシイタケと昆布のだし、大根とゴボウ、アサリ、キクラゲ、市販の蒸し黒豆、ショウガを入れ、鶏がらスープを加えて煮ます。

※だしをとった後の干しシイタケと昆布は、食べやすい大きさに切ってスープに加えましょう。

8月31日 ♥ ストレスなしの会話術

会話は大切なコミュニケーションツール。相手と仲良くなり、リラックスして話ができるといいですね。私がスムーズな会話のために心がけているのは、相手と一体感を持つことです。たとえば、ふんわりとした居心地のいい場所（なんでも話せる安心安全な空間）で、くつろいでいるようなイメージをつくります。そして、話をするときには、その空間の中に声を響かせるイメージで話します。そうすることで、自分も相手も自然とリラックスします。共感力がアップしたり、話が盛り上がったり、好きな異性となら距離が近くなったりするかもしれません。ぜひ試してみてくださいね。

会話のコツは一体感

✕ 相手と一体感がないと、お互いに自分の言葉だけをたよりにコミュニケーションをとろうとするので、共感しにくく伝わりにくい。

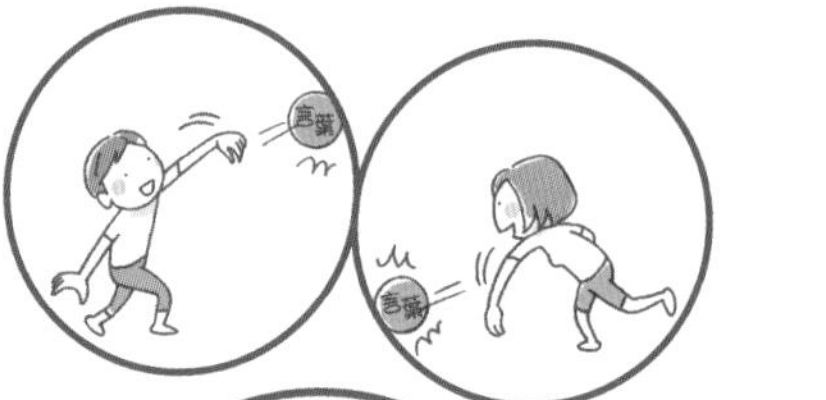

○ 相手とひとつの空間を共有するイメージを持つと、一体感を感じられる。言葉はコミュニケーションのひとつの手段という余裕が生まれ、お互いに共感しやすくなる。

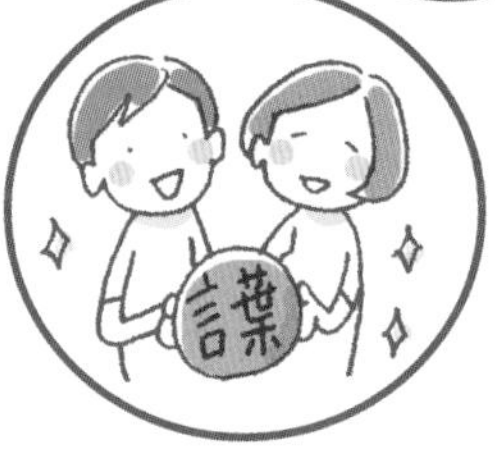

9月1日 秋は「肺」をケアしよう

涼しい秋風が吹きはじめると、乾燥と温度変化により、バランスを崩しやすくなるのが、五臓の「肺」という臓器です。

中国医学では肺は、呼吸器や体表を守る「衛気」（P26参照）をつくる臓器。秋になると、喉や鼻の乾燥、咳、肌のかさつきなどが起きやすくなり肺が弱ります。そうすると、体表を守る衛気のバリア力が弱くなるため、温度変化や気圧の変化に反応しやすくなったり、感染症にかかりやすくなります。秋から冬にかけて収穫される食べ物の多くには肺の働きをサポートする働きがあります。白い食材も肺の働きを高めてくれますよ。

秋に取りたい食材

◆体表のバリア機能を高める食材

きのこ類、芋類（山芋・里芋）
発酵食品

◆肺の働きをサポートする食品

梨、柿、ブドウ、貝類（アサリ、ホタテ、カキなど）
白い食材（ゆり根、レンコン、白キクラゲ、大根、カブなど）

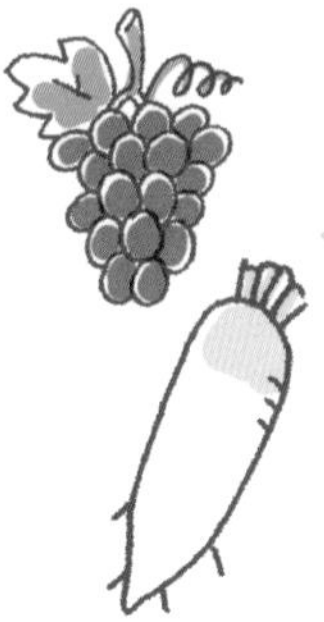

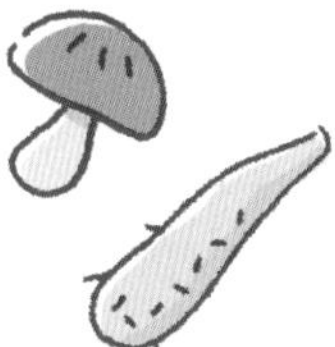

9月2日 梨のパワーで体を潤す

夏の終わりからおいしい梨がたくさん出回りますね。梨は呼吸器と肌に潤いを与え、喉の不快な症状を改善してくれる効果があります。

私が留学していたとき、乾燥の激しい北京の秋で、子どもたちが咳や喉の痛みを訴えると、お母さんが梨を蒸した料理をつくって食べさせていました。医者にかかる前に家庭でできる養生のひとつです。美肌づくりにもよいので、サラダやスムージーなどにして旬の味を楽しんでくださいね。

また、梨のシャリシャリした食感は石細胞と呼ばれるもので、腸壁を刺激し、腸の調子を整え、便秘解消の効果もあります。

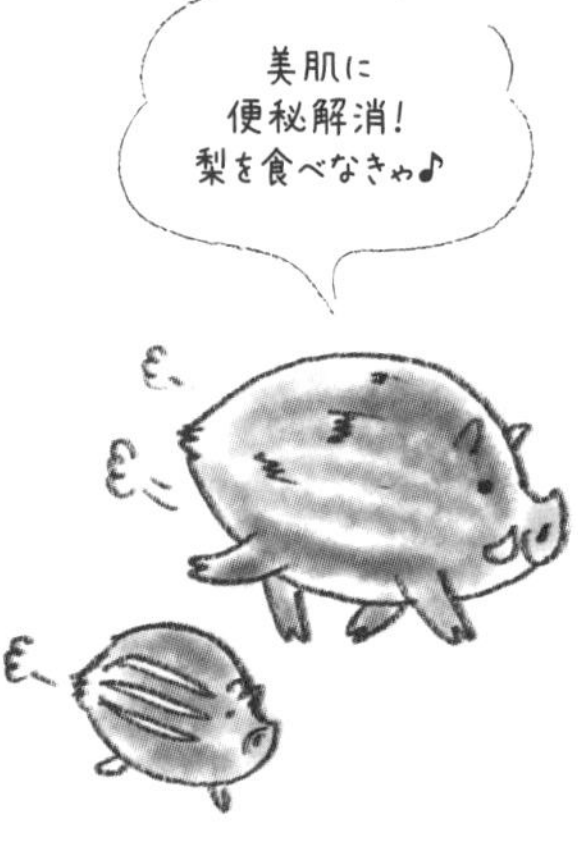

一言レシピ

美肌と美腸に 梨と甘酒のスムージー

梨（1/2個）、麹甘酒（125cc）、白キクラゲ（戻してさっとゆでたもの・50g）、水（50～60cc）を、ミキサーに入れて撹拌する。好みでレモンなどのかんきつ類の絞り汁を入れる。

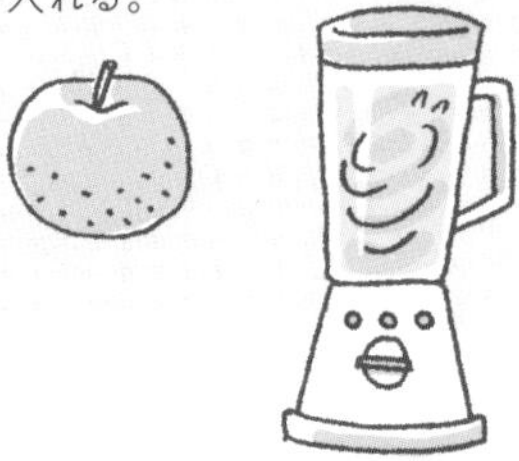

9月3日

妊活、妊娠中は「気血」を補うナツメを

ナツメ（クロウメモドキ科の果実）は、アジアでは何千年も前から健康を保つ果物として愛されてきました。各種ビタミンやマグネシウムなどの栄養価がとても高く、胃腸の調子を整え、体力の回復、増血作用があります。甘麦大棗湯《かんばくだいそうとう》という精神安定の漢方の主原料でもあり、高いリラックス効果も。

葉酸や鉄分が豊富で妊活中の方や妊婦さん、産後のお母さんにおすすめ。妊娠中は自分と赤ちゃんの両方の血が必要で、母乳は血を材料にしてつくられているからです。妊娠中に必要な気のエネルギーも補ってくれますよ。中国では妊娠のお祝いにナツメを贈る習慣があるほど、重宝されています。

一言レシピ

ナツメとクルミのスナック

ナツメ（大4個）を縦半分に切り、種を抜きます。軽く炒めたクルミ（4個）をナツメの間にはさんで、できあがり。

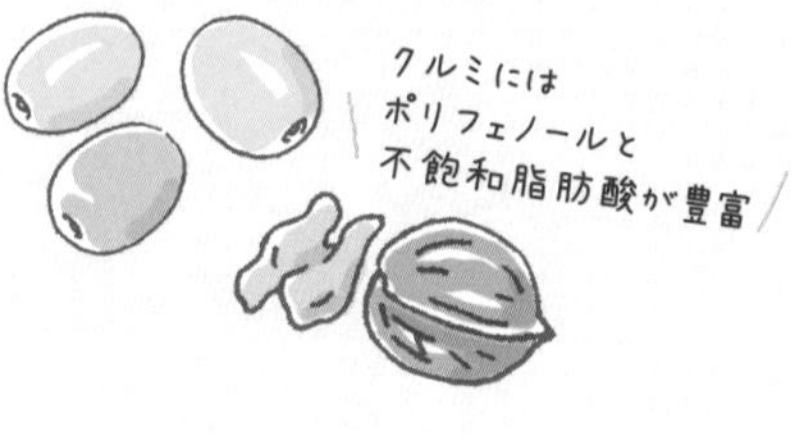
クルミには
ポリフェノールと
不飽和脂肪酸が豊富

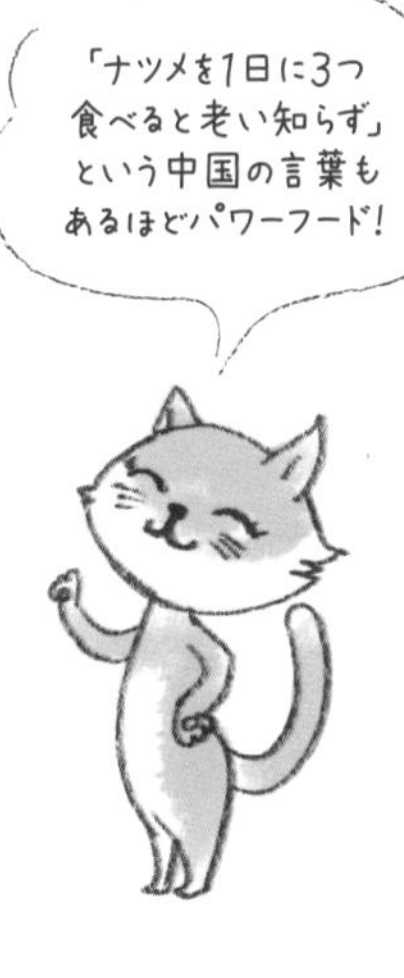
「ナツメを1日に3つ
食べると老い知らず」
という中国の言葉も
あるほどパワーフード！

9月4日

巡りの改善で妊娠糖尿病対策

血と水の巡りをよくすることは、
健康な体づくりには欠かせないよ。
妊娠中はとくに気をつけようね。

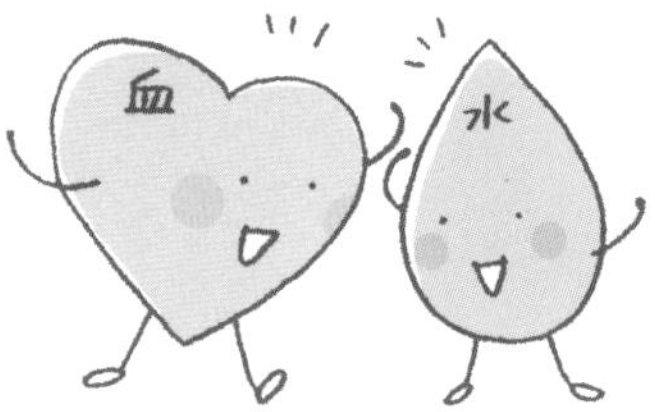

妊娠前には血糖値が正常だったのに、妊娠後に高くなる症状が現れるのが妊娠糖尿病です。女性は妊娠すると、血糖値が高くなる傾向にあります。とくに普段から血糖値が高めの状態だとなりやすく、母子の健康に影響が出たり、産後も糖尿病になるおそれがあります。

中国医学では、高血糖を「血の毒」と「ヘドロ化した水の毒」の混合と考えます。「血」と「水」の巡りをよくする食材を取り入れましょう。

妊娠糖尿病対策によい食材

◆血の毒を解消する食材

赤い色の花（紅花、ハイビスカス、ローズ、小豆など）、
青魚（イワシ、サバなど）、
黒い食材（黒豆、黒ごま、カカオなど）

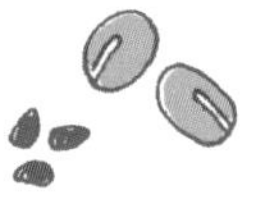

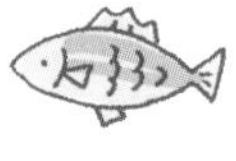

◆ヘドロ化した水の毒を排出する食材

食物繊維を多く含む食材（大根、きのこ類、海藻類など）

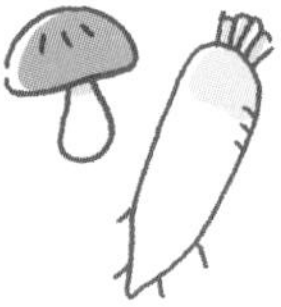

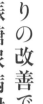

9月5日 ブドウは疲れた体に効く

ブドウの糖は体内に吸収されやすく、すぐにエネルギーになるので、疲れたときに食べるといいですよ。「肝」と「腎」の働きを高め、「気」と「血」を補ってくれます。

また、赤いブドウは血を補う作用が強く、皮にはアントシアニンが多く含まれているので、視力回復、血圧降下、老化防止などの効果が期待できます。しっかり洗って皮ごといただきたいですね。

生のブドウだけではなく、干しブドウにも注目しましょう。食物繊維、ミネラル、ポリフェノールなどの健康パワーがたっぷり。ヨーグルトや野菜サラダにトッピングして食べましょう。

干しブドウのパワー

- **食物繊維が豊富**
  → 水溶性と不溶性の食物繊維が両方含まれる。
- **ミネラルが豊富**
  → カリウムと鉄がとくに多く含まれる。
- **ポリフェノールが豊富**
  → レスベラトロールなどの抗酸化作用の強いものが含まれる。

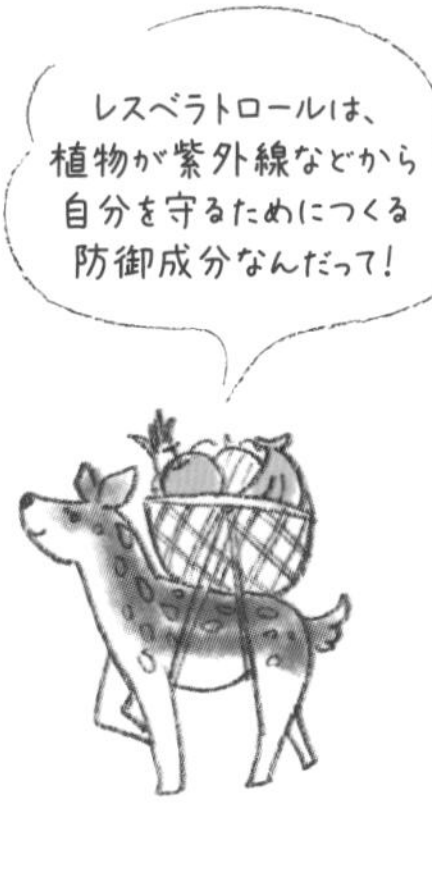

レスベラトロールは、植物が紫外線などから自分を守るためにつくる防御成分なんだって!

9月6日

産後ケアには小豆で補血と浄血

産後は圧倒的に血が不足します。血の不足により、母乳の出や精神の安定、悪露《おろ》の排出などに影響が出ます。産前産後にはナツメだけでなく、小豆もおすすめ。血を補うだけでなく、体を温め血の巡りを改善し、むくみも解消してくれますよ。

ただし、乳製品や砂糖の取り過ぎは、乳腺がつまりやすくなります。甘さを控えめにした小豆がゆや小豆茶などで取り入れましょう。血を補う養生は、P81も参考にしてください。

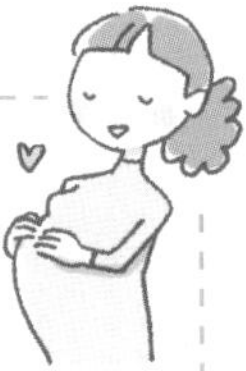

妊娠中は、胎内の赤ちゃんに血を送る必要がある。

↓

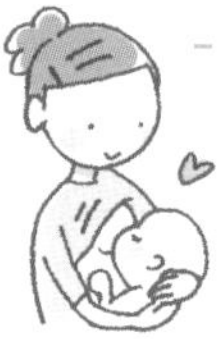

出産後は、母乳の材料として血を使わなくてはならない。

↓

産後は血の不足が起こりやすい。

↓

血が不足すると出る症状

- ささいなことでイライラ
- 憂うつ
- 疲れやすい
- 母乳が出にくい
- 動悸や不眠

→産後は気血を補って、巡りをよくすることが大切！

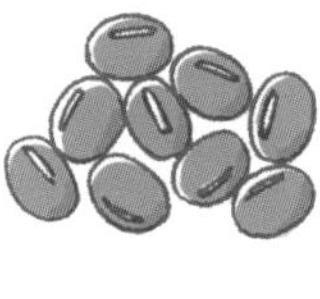

9月7日 うつ症状はおなかを丈夫に

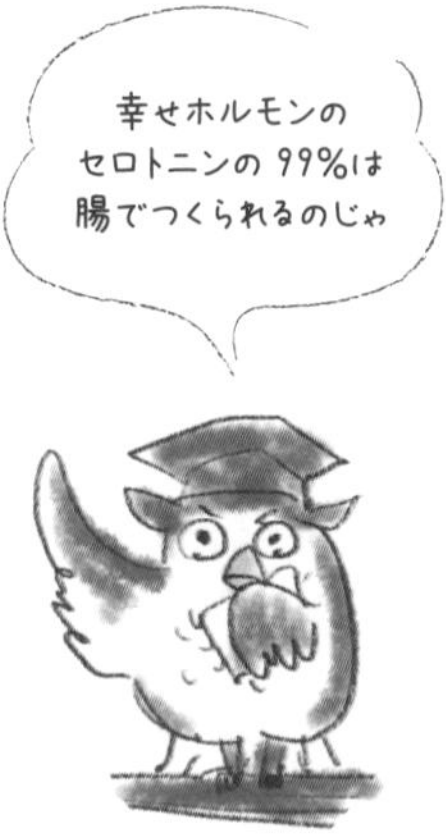
幸せホルモンの
セロトニンの99%は
腸でつくられるのじゃ

夏の疲れが出やすいこの時期に、働きが低下する五臓の「脾」。中国医学では臓器の脾臓を指すのではなく、消化の働きを意味します。また各臓器の働きが感情にも関係することをP88で説明しましたが、脾は「思う」とつながっています。「思う」が行き過ぎると、ありもしないことを考え、悪いほうへと妄想するようになります。考え過ぎると脾も弱り、胃腸の働きも低下。それが悪化するとうつ症状が出ることもあるのです。ストレスから、腸に疾患が出る過敏性腸症候群もそのひとつといえます。

中国医学では、こころの状態からくる症状を脾を整えることで改善します。脾をいたわるポイントは温めること。温かい食べ物や飲み物を取るようにし、おなかまわりを冷やさないような服装を心がけましょう。

気功やおなかさすり（P224参照）もおすすめです。体調がよくなり、気持ちも明るくなりますよ。

9月8日 白露《はくろ》

「尺沢《しゃくたく》」でつらい咳をストップ

この時期、夏の間エアコンで冷やし続けた体がうまく気温の変化に対応できず、さまざまな不調が表れます。そのひとつが咳です。

秋の冷たく乾燥した外気が体に入ってくると、肺をはじめとする呼吸器の粘膜が乾燥して働きが低下し、咳を引き起こします。「尺沢」は肺につながるツボの中でも体の水分に関係しているので、乾燥による咳の症状に効果的です。

咳が出ていなくても、乾燥を感じる季節になったら、意識的に「尺沢」のツボを親指で押したり、ふだんからお灸でじっくり温めたりすると風邪の予防にもなりますよ。

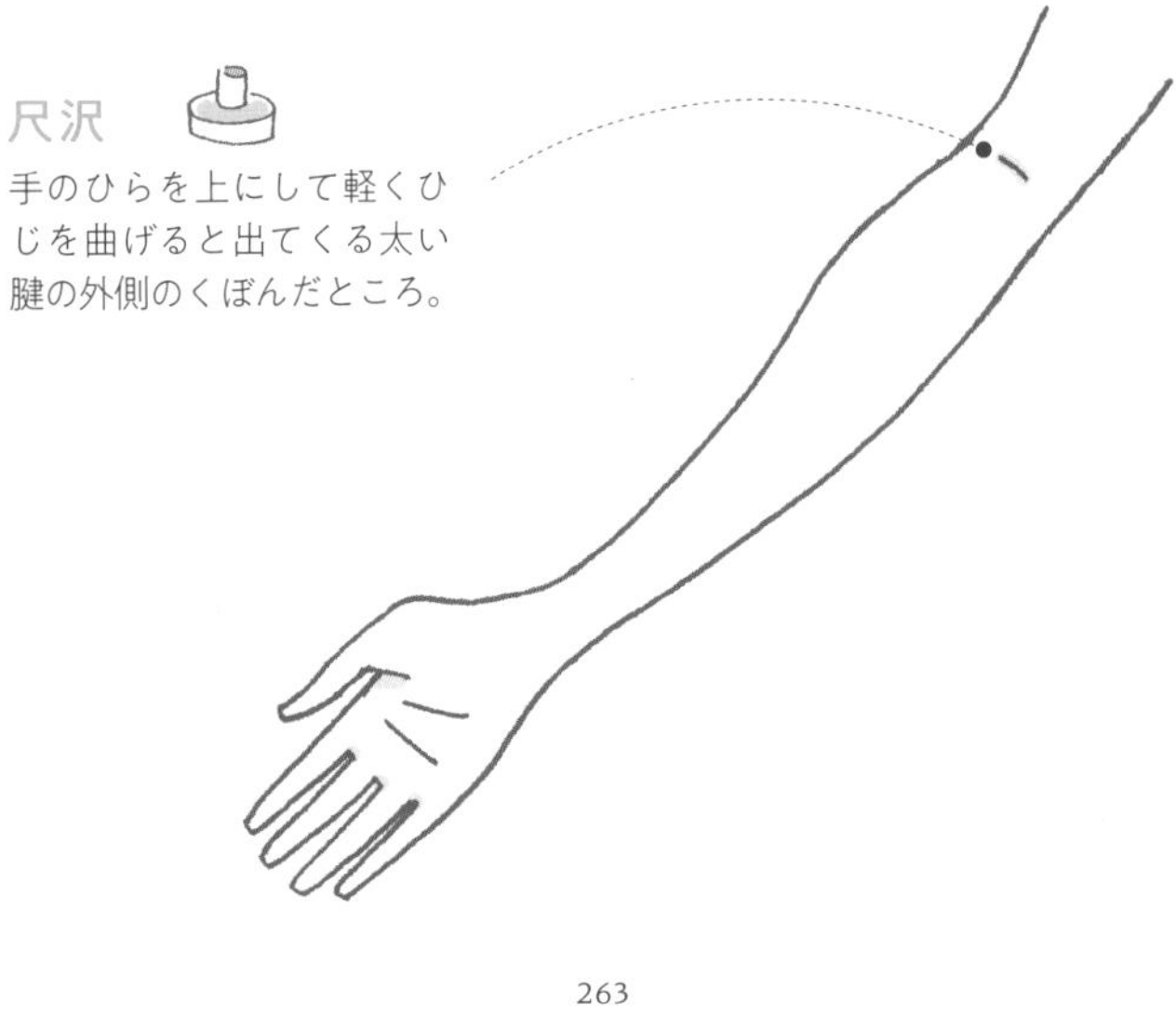

尺沢
手のひらを上にして軽くひじを曲げると出てくる太い腱の外側のくぼんだところ。

9月9日

水で戻すだけ！かんたん健康だし

干しシイタケは、胃腸の働きを整えて免疫力を向上させ、がんなどの免疫疾患異常に効果があるといわれています。

干しシイタケからは栄養豊富なおいしいだしが取れますが、だしを取るのはめんどうくさいと思っている人も多いのでは。じつは、水に入れて一晩寝かせておくだけでも、しっかりだしは取れますよ。昆布を一緒に入れておくと、さらに風味がアップ。いろいろな料理に活用しましょう。ジャガイモと豆乳のスープ（P107参照）はおすすめです。だしを取った後の干しシイタケも食べましょう。スライスしてお吸い物やみそ汁、煮物、炒め物などに使えます。

一言レシピ

干しシイタケと昆布のだし

密閉できる瓶を用意して、水（800cc）、干しシイタケ（5～6枚）、昆布（10cm程度・1枚）をすべてその中に入れます。冷蔵庫で一晩寝かせておけば完成。

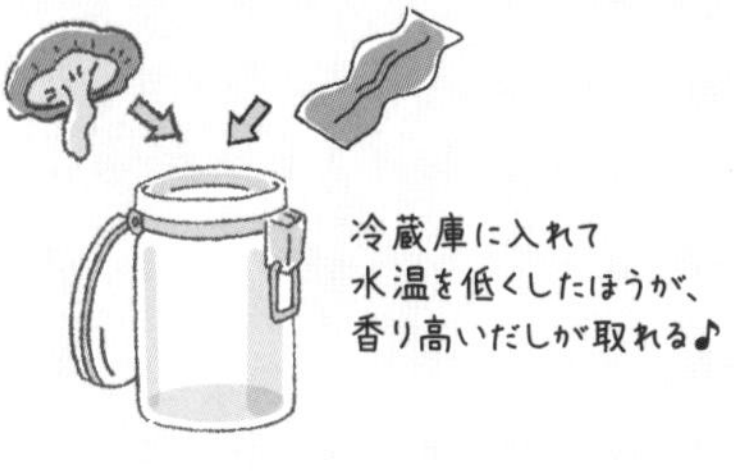
冷蔵庫に入れて
水温を低くしたほうが、
香り高いだしが取れる♪

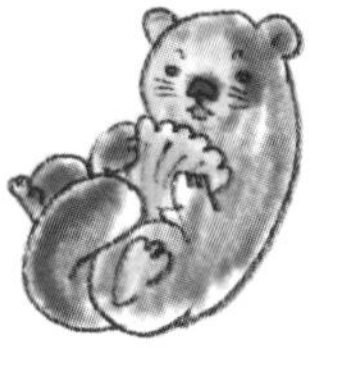
干しシイタケの
ほうが、生シイタケ
より栄養価が
高いんだって！

9月10日

へそヨガで胃腸をケア

体の前面を刺激し、気血の流れが促進されることで、胃腸を整えることができます。

膝や股関節が硬くて、正座ができないという人の柔軟性をあげるためのストレッチとしてもおすすめのポーズです。

胃腸を整えるポーズ

※■は神闕、★は関元（丹田）、▲は命門の位置です。

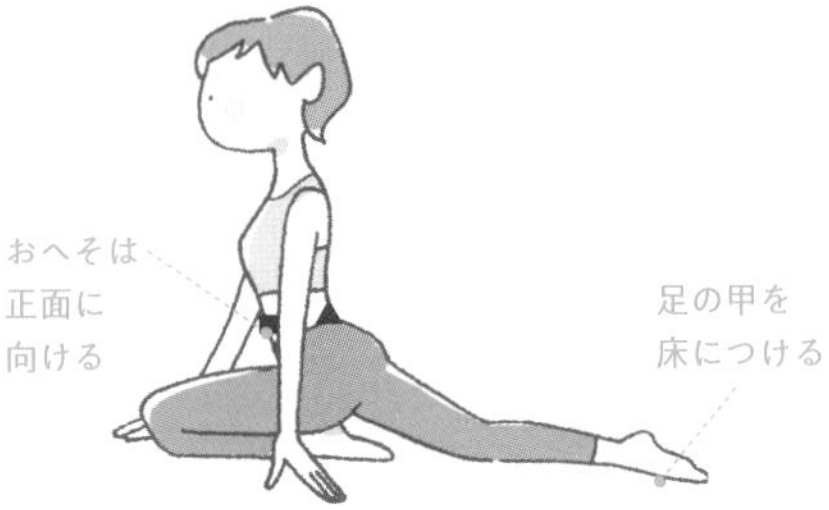

おへそは
正面に
向ける
足の甲を
床につける

1 正座から右足を後ろに伸ばす。両手は床について、背中を伸ばす。

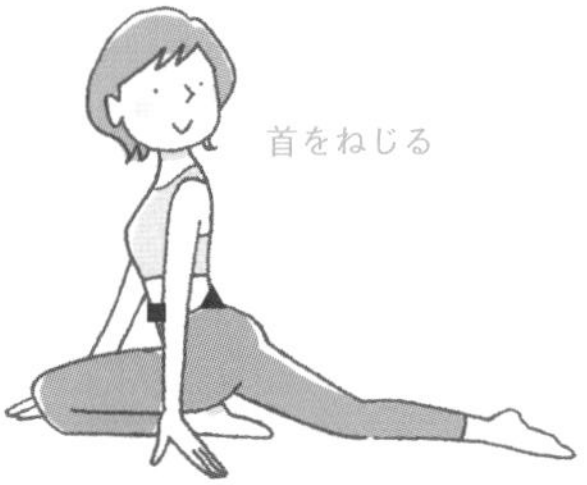

首をねじる

2 息をゆっくり吐きながら、首を左へねじる。

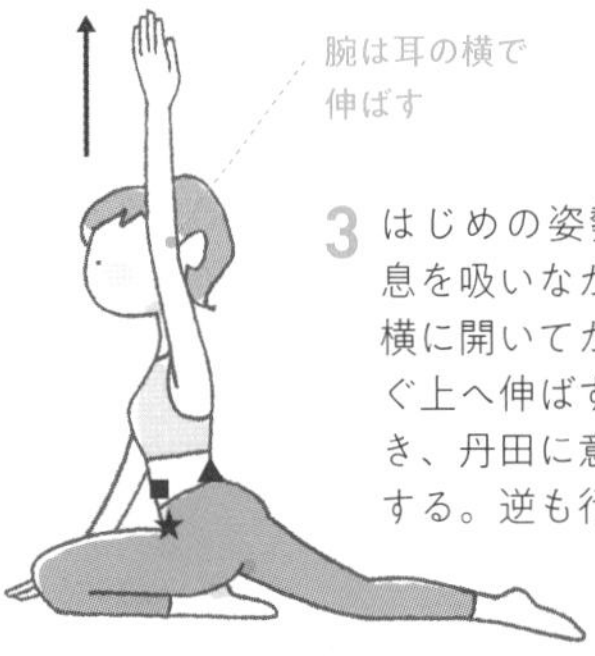

腕は耳の横で
伸ばす

3 はじめの姿勢に戻り、息を吸いながら左手を横に開いてから真っすぐ上へ伸ばす。息を吐き、丹田に意識を集中する。逆も行う。

9月11日

「薬膳あんこ」でおはぎづくり

お彼岸が近いですね。お彼岸におはぎをつくってお供えする理由はふたつ。あんこの材料である小豆の赤は、邪気を払う効果があることと、そのおはぎをお供えして感謝の気持ちをお伝えすることでした。薬膳では、小豆には「血」を補い、解毒させる食材として使われます。

今年のおはぎは「薬膳あんこ」でつくってみませんか。血を補うナツメやレーズンとデトックス効果の高い昆布を入れて。砂糖を入れなくても、ドライフルーツの甘さでおいしいおはぎがつくれます。

血を補う

薬膳あんこ

①小豆はさっと洗い、ナツメ、レーズン、昆布と一緒に鍋に入れ、1.2ℓの水を加えて30分おく。火にかけ、沸騰したら中弱火にし、水が減ったら水を少しずつ足しながら1時間ほど煮る。

②鍋からナツメと昆布を取り出し、みじん切りにして鍋に戻す(ナツメは種を取り除く)。

③みりんを加えて材料をつぶすようにかき混ぜながら、やわらかくなるまで弱火で20分ほど煮る。

④塩を加え、あんがもったりするまで軽く煮詰める。

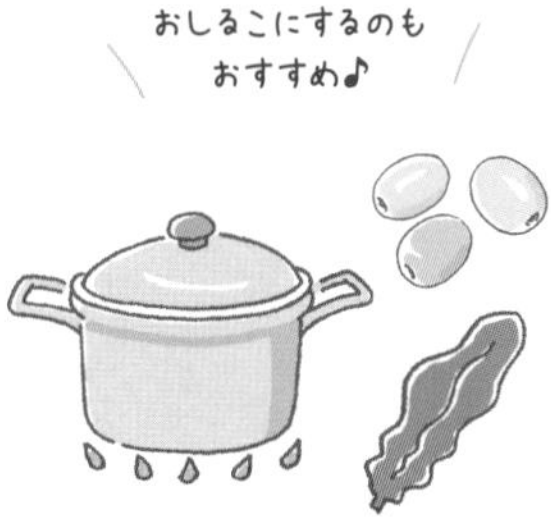

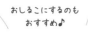

材料

小豆(100g)/ナツメ(50g)/レーズン(50g)/昆布(5g)/みりん(75ml)/塩(ひとつまみ)

9月12日

サツマイモは皮ごと食べよう

サツマイモの収穫の季節ですね。落ち葉を集めて焼き芋をするという昔ながらの光景はあまり見かけなくなってしまいましたが、おいしい秋の味覚を、ぜひ楽しんでくださいね。

サツマイモは胃腸の働きを促し、「気」を補う作用があります。食物繊維が多く、カリウムも含まれているので、むくみや便秘も解消します。

また、サツマイモの皮には血行を促す薬効があるので、よく洗って皮ごと食べるのをおすすめします。ジャスミンの茶葉と一緒に焼くと、気の巡りがよくなり、胃もたれしない、さわやかな焼き芋になりますよ。

一言レシピ

サツマイモのジャスミン焼き

サツマイモをよく洗い水で湿らせたジャスミン茶を散らす。濡れたクッキングペーパーで包んでからアルミホイルで包み180℃のオーブンで焼く（または中華鍋に入れふたをして、ごく弱火で加熱する）。

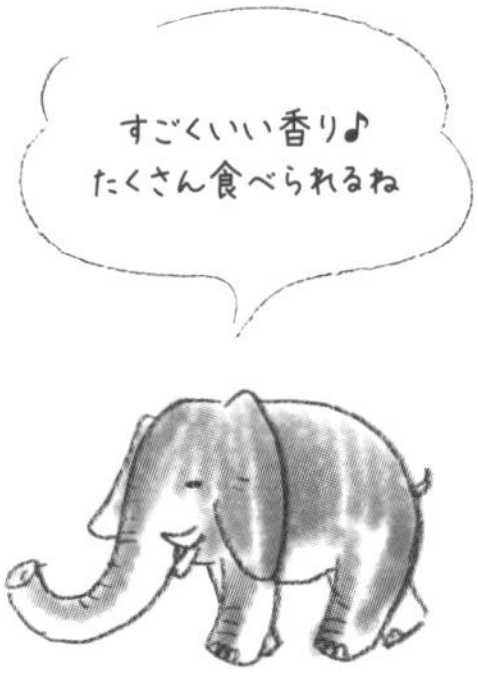

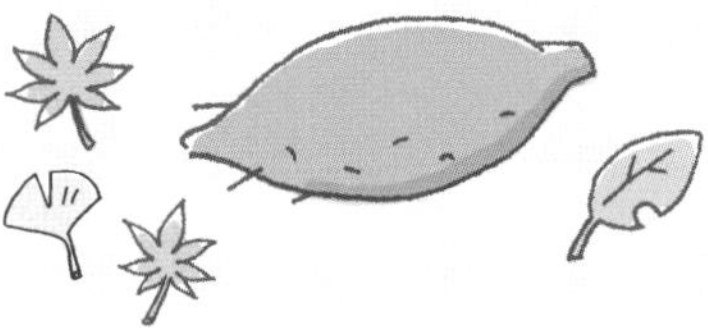

9月13日

【体質チェック】「痰《たん》飲《いん》」タイプとは？

脂っこいものや味の濃いものが好きだったりしませんか。「痰飲」タイプの人は食べ過ぎや飲み過ぎにより、痰飲という毒素がたまった状態になっています。チェックシートで6つ以上チェックがついたら、このタイプに当てはまります。

消化しきれなかった栄養物が体内で滞ってヘドロ化した状態になり、気血の巡りが妨げられています。肩こりや頭痛、むくみがあったり、便や尿や口のにおいが強かったり、痔の症状がある人もいます。不整脈、肥満、中性脂肪が多い、脂質代謝異常、糖尿病、脂肪肝などもこのタイプに入ります。

「痰飲」タイプの特徴

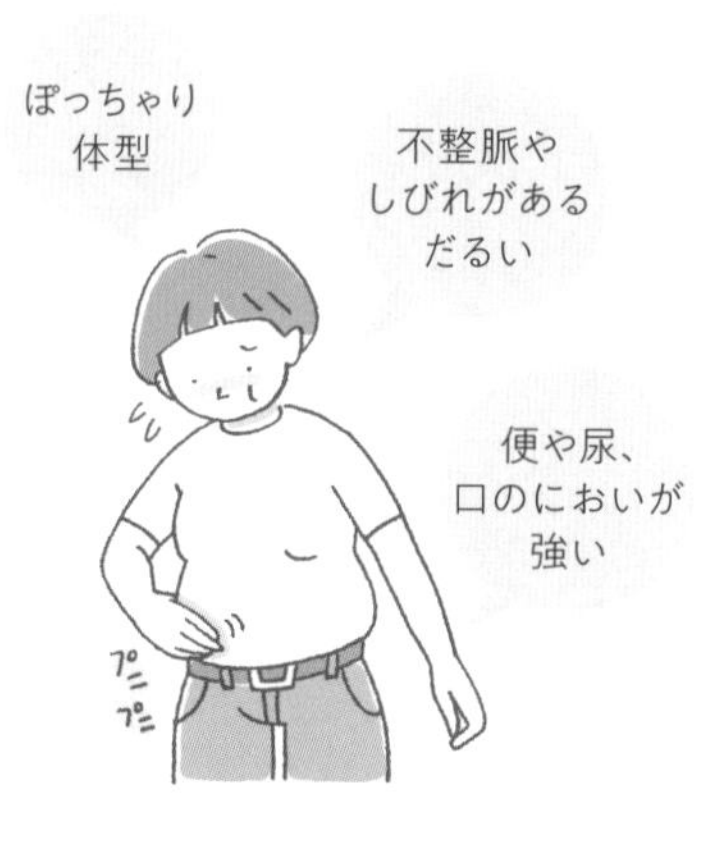
ぽっちゃり
体型
不整脈や
しびれがある
だるい
便や尿、
口のにおいが
強い
プニ
プニ

Check Seet

- □ 血圧が高い、血糖値が高い
- □ 中性脂肪値や
コレステロール値が高い
- □ 手や足が常に湿っている
- □ 脂っこい食事を好む
- □ 肩こりや頭痛がする
- □ めまいがする
- □ むくみやすい
- □ 便の匂いが強く、粘り気がある
- □ 舌の色が暗い（ピンクでない）

9月14日

「痰飲」タイプの人はこうして解決！

毎日の食べ過ぎや飲み過ぎが原因なので、朝ごはんを減らしたり、週末だけ食べる量を減らしたり、プチ断食することをおすすめします。

脂っこいものや味の濃いものを控え、甘いものの取り過ぎや、お酒の飲み過ぎにも注意してください。

キャベツ、ゴボウなどの野菜や、きのこ類など、デトックス効果の高い食材がおすすめです。歩いたり、ストレッチをしたり、体をこまめに動かす習慣もつけましょう。

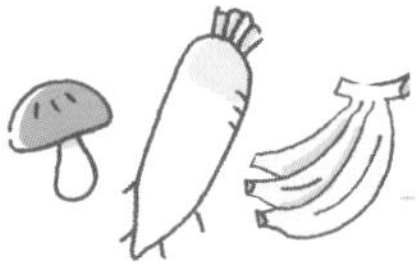

おすすめ食材

- **アブラナ科の野菜**…キャベツ、大根、ブロッコリー
- **イヌリンが豊富な食材**…ゴボウ、菊芋
- **ユリ科の野菜**…玉ネギ、ネギ
- **きのこ類**…シイタケ、シメジ、キクラゲ
- **果物類**…イチジク、バナナ、リンゴ
- **穀類**…小豆・黒豆・大豆（とくに皮の部分）、玄米
- **香辛料やハーブ**…カレーパウダー、シソ、パクチー、三つ葉
- **海藻類**…昆布、海苔、ワカメ

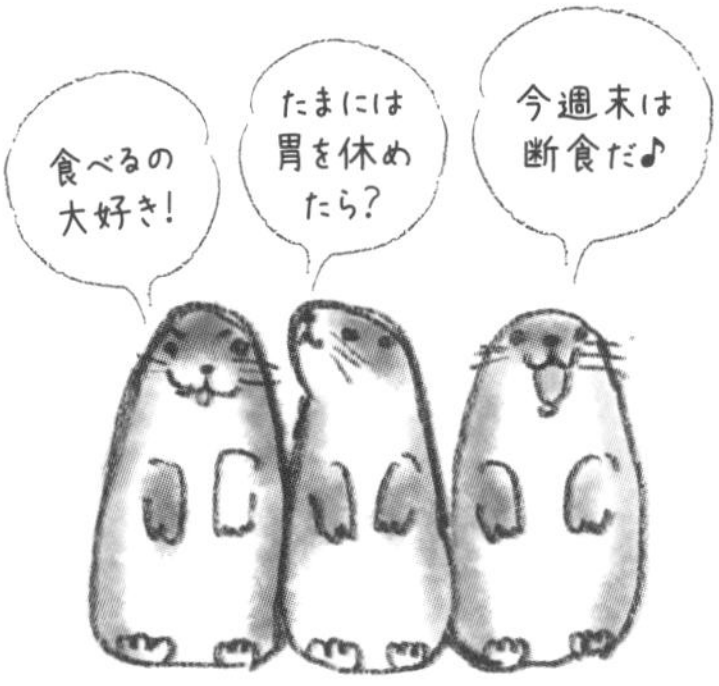
今週末は断食だ♪
たまには胃を休めたら？
食べるの大好き！

9月15日

養生ワインで体を温める

女性にうれしい素材でつくる養生ワインで、秋の夜長を楽しみませんか。ビールは飲み過ぎると体を冷やす性質がありますが、ワインや日本酒には、体を温める性質があります。

お酒は「気血」の巡りを改善するので、薬膳ではエネルギー不足、血不足、温める力が不足している人にはおすすめです。

飲酒と長寿の関係性には、いろいろな研究がありますが、1日1〜2杯の飲酒をする人は、ほとんど飲酒をしない人よりも寿命が長くなるという結果が出ているものもあります。

一言レシピ

養生ワイン

ナツメ（70g）とクコの実（40g）をザルに入れて熱湯をかける。消毒した密閉瓶に入れて、白ワイン（700ml）を注ぎ、2週間ほど置く。グラスに注ぎ、好みでオレンジを入れてミントをそえる。

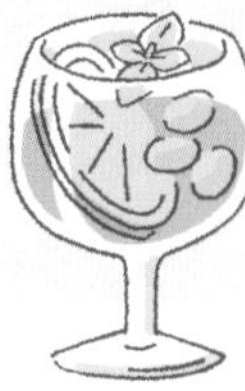

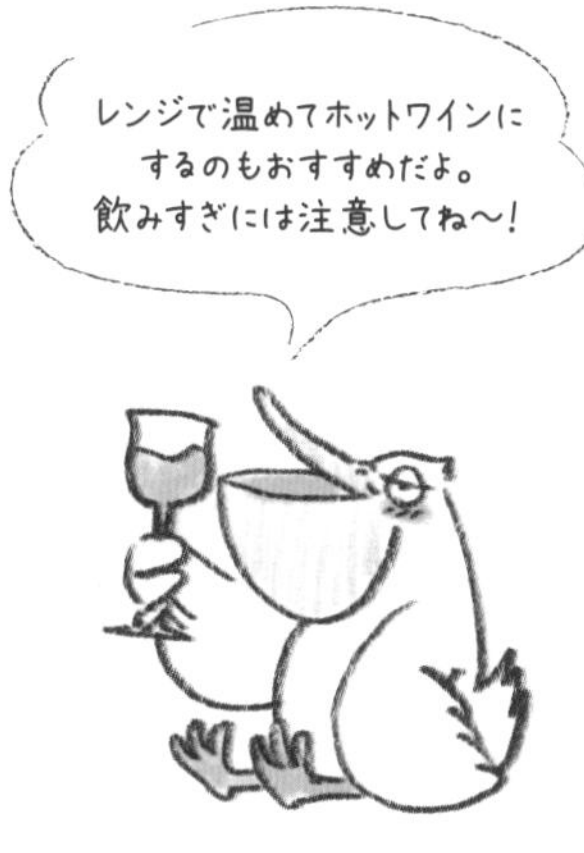
レンジで温めてホットワインにするのもおすすめだよ。
飲みすぎには注意してね〜！

9月16日

秋の空咳に旬の柿を

秋の果物の代表といえる柿は、秋に起こりやすい体のトラブルを解消できる食材です。「肺」を潤すため、喉の渇きをやわらげたり、乾いた咳や口内炎を改善します。ビタミンCも豊富なので、風邪の予防にもおすすめです。

また、アルコールを分解したり水分の代謝を促す作用もあるので、酔い覚ましや二日酔いの解消に効きます。ただし、食べ過ぎるとおなかが冷え、下痢や腹痛の原因になるため、冷え性の人は食べ過ぎに注意しましょう。天日干しの干し柿なら体を冷やしません。

一言レシピ

柿のスパイスあえ

皮をむいて一口大に切った柿を、シナモンやクローブなど体を温める作用のあるスパイスであえます。

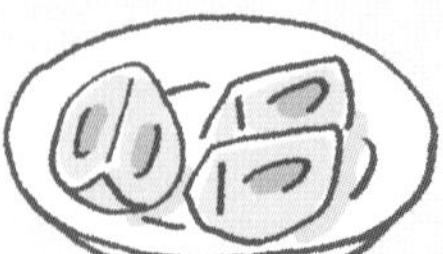

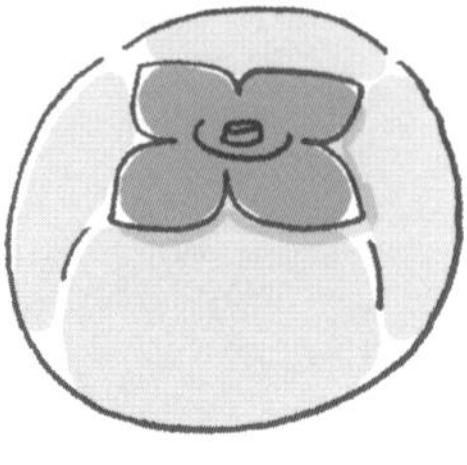

体を冷やし過ぎないように、体を温める効果のある食材と一緒に食べるのがおすすめです。

9月17日

無理をしない、疲れをごまかさない

多忙な人は、疲れを感じても「やるしかない」と思い、意識をそらせてしまうことがあります。疲れているはずなのに感じない人は、あるとき急激に体調をくずす可能性が高いといえます。疲れは体からのサインです。

「気持ちを切り替えれば大丈夫」「この状況を乗り越えるのが楽しい」と忙しさを気合で乗り越えてしまう人も、体は休みを要求しているはずですよ。

また、楽しいことや好きなことには疲労を感じなくなる傾向もあります。平日忙しく過ごしている人は、週末は出かけるよりも家でゆっくり過ごし、疲労回復の時間を確保することも大切です。

無理に予定を詰め込んだ場合

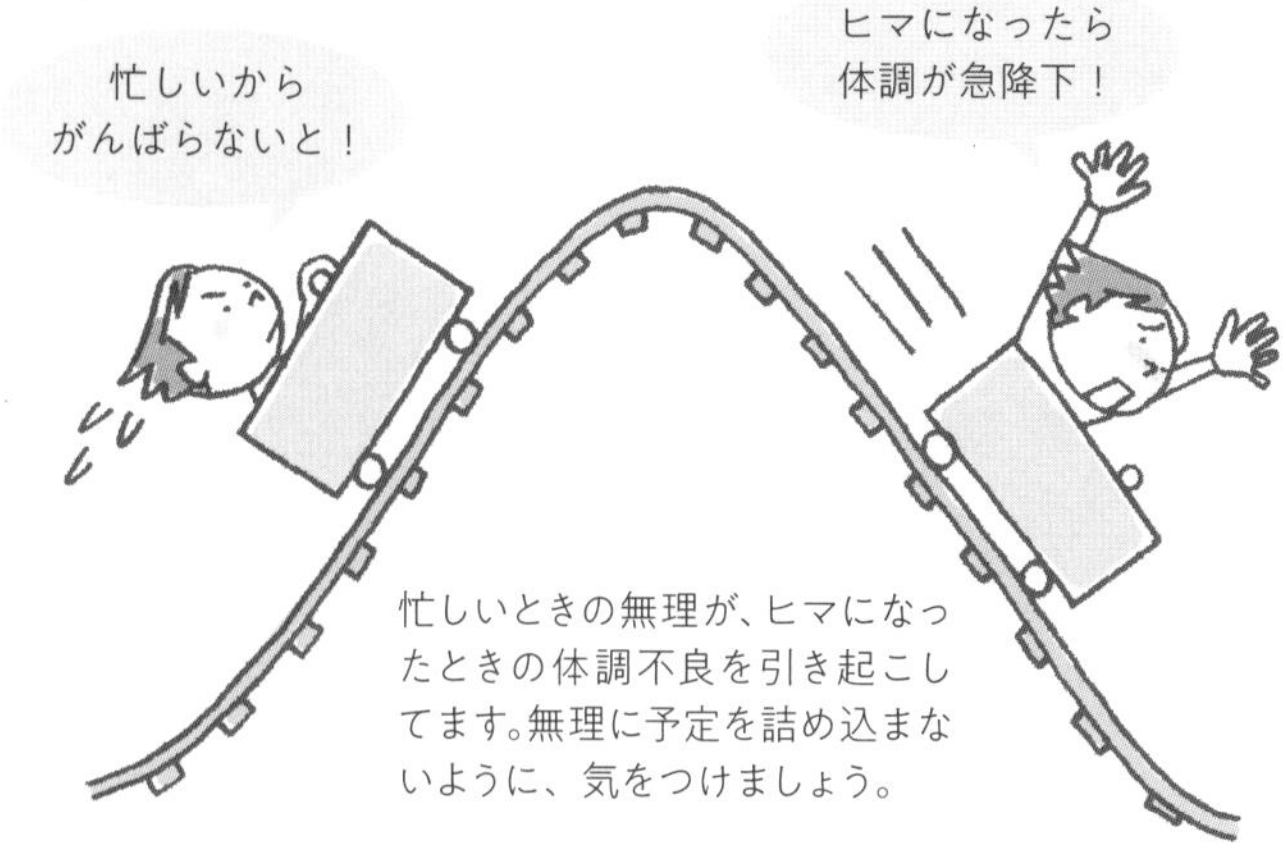
忙しいから
がんばらないと！
ヒマになったら
体調が急降下！

忙しいときの無理が、ヒマになったときの体調不良を引き起こしてます。無理に予定を詰め込まないように、気をつけましょう。

9月18日

腰痛のタイプは主に4つ

腰痛には主に4つの原因があります。「寒の邪気」「湿の邪気」「気血の巡り悪化」「腎虚（加齢）」です。

腰痛の中で、原因がわからないものは「腰痛症」と呼ばれます。根本的な治療ができずにコルセットを使ったり、痛み止めに頼ったりと、痛みを逃しながら生活している人も多いことでしょう。

基本的に中国医学では、「邪気」や「気血」の滞りが血行不良をまねき、腰に痛みが出ると考えます。また腰は「腎」と関係が深く、加齢によって腎がパワーダウンするとだるさや痛みが出てきます。次のページから痛みの原因を知り、タイプに合わせて対処しましょう。

腰痛に効くツボ

腰痛をやわらげるためには、お灸がとても効果的です。P274～276を参考にした上で、タイプに合わせたツボにお灸をすえましょう。P374、375で紹介します。

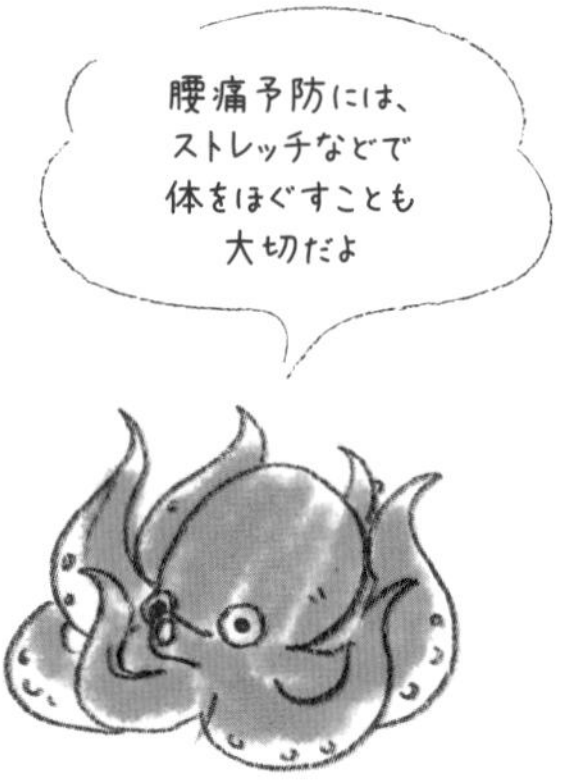
腰痛予防には、ストレッチなどで体をほぐすことも大切だよ

9月19日

「邪気」と「気血の滞り」が腰痛の原因

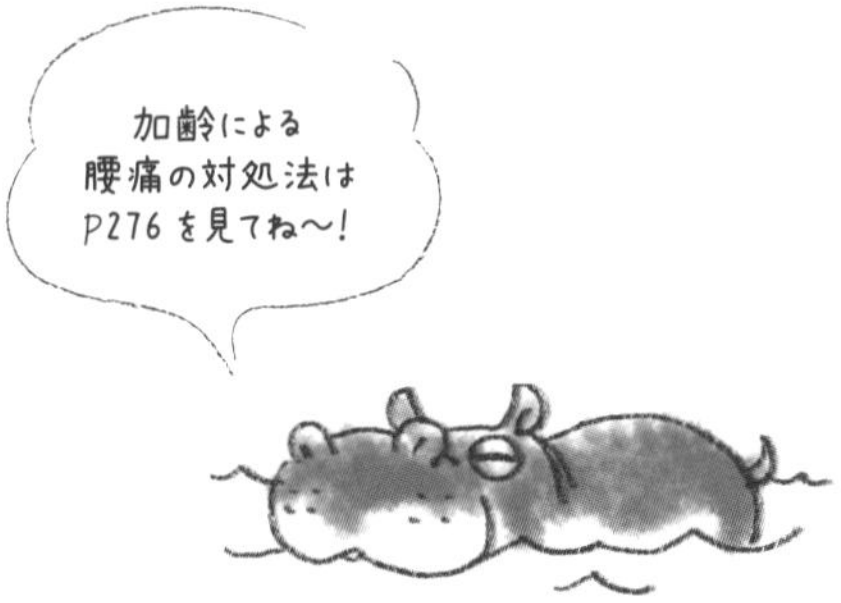
加齢による
腰痛の対処法は
P276を見てね〜!

腰痛の原因のひとつ目は「寒の邪気」です。寒の邪気が経絡に侵入したことで起こり、こわばったような痛みが続きます。冷えると腰に痛みがでるので、温度が低いときや、急に寒くなったときに悪化しやすいのが特徴です。解消には体を温めて、寒の邪気を追い出し、経絡の流れを整える食材や漢方を使います。

二つ目は「湿の邪気」が原因のタイプです。余分な水分が経路をふさぐことで起こり、重だるさを伴い、うずくような痛みがあります。湿度が高いと痛みが出るので、天気の悪い日や梅雨の時期、気圧の変化があるときに悪化します。解消には、水分を排出する食材や漢方を使います。

三つ目は「気血の巡りの悪化」が原因のタイプです。キリキリと刺すような痛みで、昼間より夜に痛くなりがちなのが特徴です。ストレスや精神状態の変化で痛むこともあります。解消には、気血の巡りを改善する食材や漢方を使います。

9月20日

タイプ別腰痛に効く薬膳

「寒の邪気」「湿の邪気」「気血の巡りの悪化」の3つのタイプは、滞りのもとになるものを取り除くことが大切です。

本来は、信頼できる漢方薬局で適切な漢方を選んでもらうことをおすすめしますが、ここでは腰痛のタイプ別に使いやすい漢方と食材を紹介します。

3つのタイプに効く漢方

◆疎経活血湯《そけいかっけつとう》

経絡の詰まりを取り、血流や水分代謝を改善し、痛みを発散して治します。腰痛をはじめとし、関節痛や神経痛、筋肉痛などにも使われます。

それぞれのタイプに効く薬膳

「寒の邪気」が原因のタイプ

体を温める薬膳として、鍋に水とショウガのすりおろしを入れて混ぜ、火にかけます（本葛を入れるとより効果的）。火を止めてハチミツを加え、シナモンパウダーを多めに入れて飲みましょう。

※葛の根は、首や肩や腰の痛みの緩和に役立ちます。

「湿の邪気」が原因のタイプ

湿気を取る薬膳として、ハト麦パウダー（大さじ1）をスープなどに入れて加熱し、毎日食べましょう。

※ハト麦は関節の湿気を取り除き、痛みを緩和する食材です。

「気血の巡りの悪化」が原因のタイプ

血行をよくする薬膳として、サンザシ、紅花を混ぜて（ローズもあるとより効果的）、熱湯で抽出し、お茶にして飲みましょう。

9月21日

加齢による腰痛の対処法

加齢による腰の不調は、「腎虚《けんきょ》腰痛」といいます。だるくて腰に力が入らない、朝起きたときに腰がこわばっているという特徴があります。激しい痛みではなく、だるい、重い、しびれる、身の置きどころがないという症状が多くあります。下半身全体のだるさやしびれが出ることも。「腎精」が不足しているので、腎精を補う漢方と食材を使いましょう。

加齢による腰痛に効く漢方

◆独活《どっかつ》寄《き》生丸《せいがん》

加齢や栄養不足によって、体に栄養やエネルギーを十分に送れないために起きる痛みやだるさを緩和します。

加齢による腰痛に効く薬膳

腎精をチャージし筋骨を強くする薬膳として、杜仲《とちゅう》茶を飲みましょう。また、煮込み料理には骨付き肉を使い（P49）、赤身の牛肉を食べましょう。

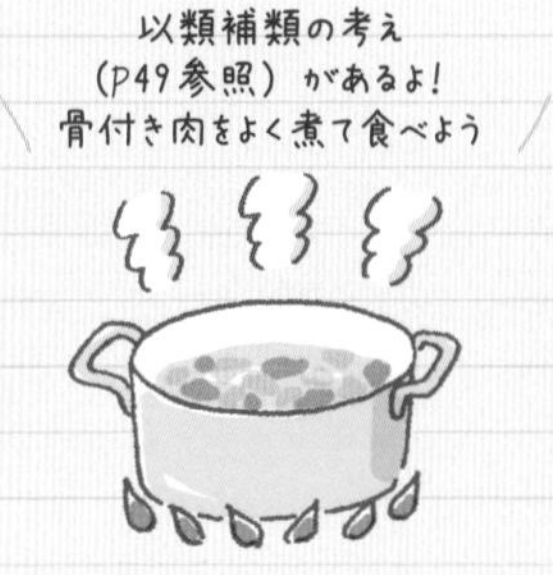
以類補類の考え
(P49参照) があるよ!
骨付き肉をよく煮て食べよう

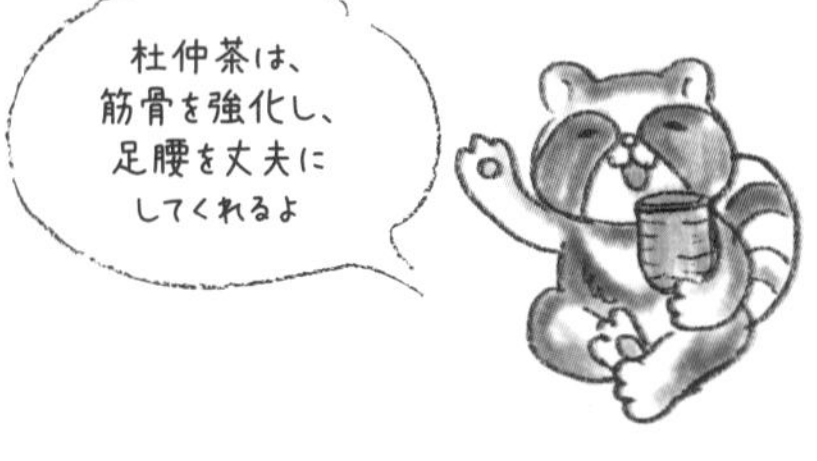
杜仲茶は、
筋骨を強化し、
足腰を丈夫に
してくれるよ

9月22日

へそヨガで腰痛予防

腰がだるいと感じたら、早めにほぐしましょう。

あお向けで行うポーズは、体をねじるポーズの中でも負担が少なく、足の重みを利用して自然に体をねじることができます。

丹田に意識を集中して、深い呼吸をしながら行ってください。

腰痛予防のポーズ

※■は神闕、★は関元（丹田）、▲は命門の位置です。

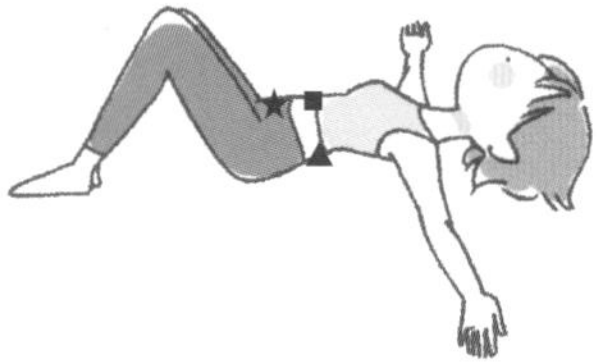

1 あお向けに寝て、両膝を立てる。両手は真横に広げる。

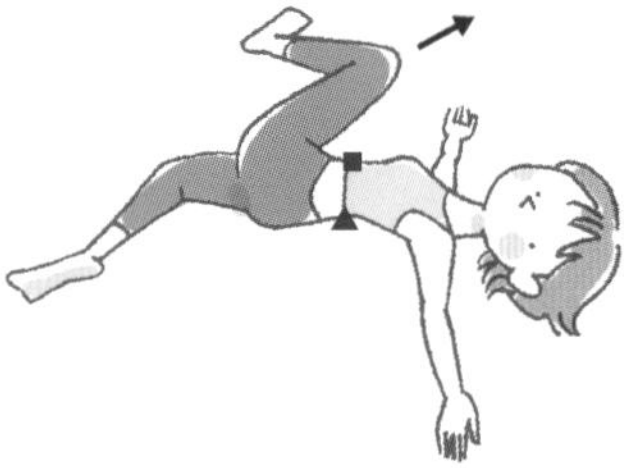

2 息を吐きながら両膝を右へ倒し、左膝を右脇の方向へ引き上げる。首は左へねじる。

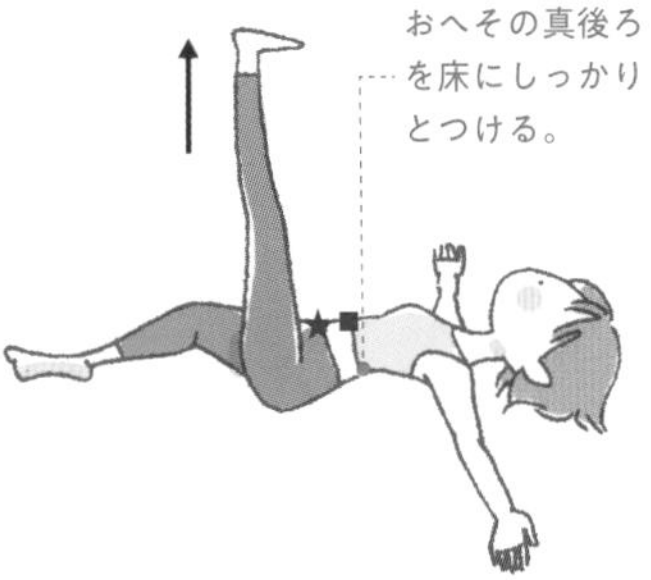

3 右足はそのまま息を吸いながら元に戻し、左足を真上に伸ばす。1～3までを左右交互に2～3回くり返す。

9月23日

秋分《しゅうぶん》

女性が知っておきたい2大万能ツボ

女性はとにかく冷やさないことが、健康な体づくりに重要です。ここではすべての女性が知っておきたい2つのツボを紹介します。

「三陰交《さんいんこう》」は別名「女性のツボ」ともいわれ、ホルモンバランス、成長、加齢にかかわる調節機能を整え、生理にともなうトラブルを改善します。ホットフラッシュ、冷え、むくみ、しわ・たるみなど、女性のあらゆる悩みを緩和してくれる万能のツボです。

「築賓《ちくひん》」は、ふくらはぎの血液循環（ポンプ機能）を促し、冷え、むくみ、こむらがえり、腰痛を改善します。老廃物の排出を促すデトックスにもおすすめのツボです。

女性におすすめのツボ

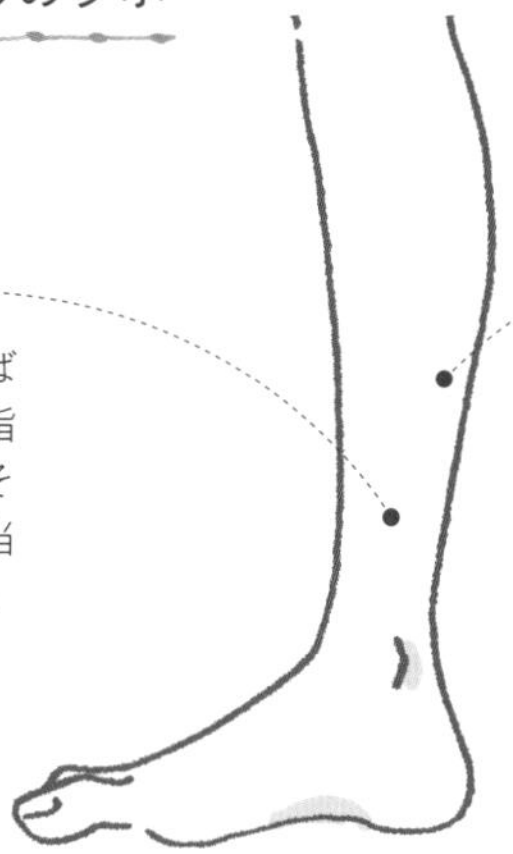
三陰交
内くるぶしのいちばん高いところに小指を置き、指幅4本そろえて人さし指が当たっているところ。
築賓
内くるぶしのいちばん高いところに小指を置いて、指幅7本分上がり、アキレス腱のやや前、痛みを感じるところ。

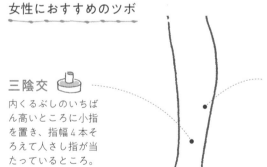

9月24日

スポーツの秋は栗で足腰を強化

薬膳では筋肉をつけ、骨を強化するという意味の「強筋骨《きょうきんこつ》」という言葉があります。栗はまさに足腰を強化する食材です。足や腰の痛み、しびれ、だるさ、筋肉の衰えなどに使われます。加齢からくる関節の不調を感じる人や、スポーツで筋肉を酷使する人におすすめです。

また、渋皮も関節の痛みを取る生薬です。渋皮に含まれるタンニンは、強力な抗酸化作用があり、活性酸素を除去して細胞の老化を防ぎます。渋皮煮にするほか、コーヒー豆に炒った渋皮を加えて抽出すると、フレーバーコーヒーとして楽しめます。

栗の渋皮のきれいなむき方

①ボウルに栗を入れて水に浸し、冷蔵庫に入れて一晩ほど置く。

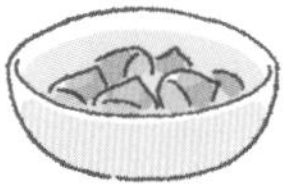

②栗の底の硬い部分に、包丁で縦に1本の切れ目を入れる。

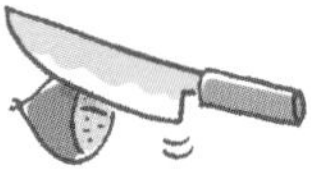

③焼き網か魚焼きグリルで表面が黒くなるまで、両面をこんがり7分ほど焼く。

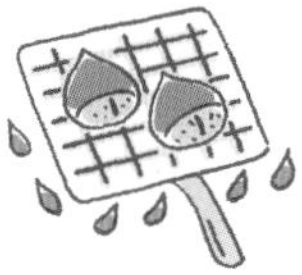

④切れ目から底が割れてくるので、そこにナイフの刃先を引っかけるようにすると、きれいにむける。

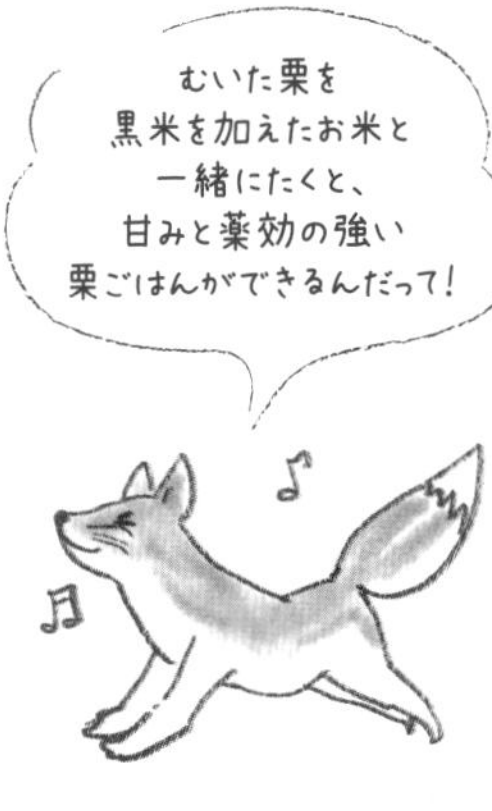
むいた栗を
黒米を加えたお米と
一緒にたくと、
甘みと薬効の強い
栗ごはんができるんだって！

9月25日 ♥

つらい時期こそ陰のパワーをためる

中国には、この世のあらゆるものを、「陰」と「陽」に分類する「陰陽思想」があります。二つのエネルギーはバランスを取りながら存在し、一方が大きくなればもう一方も大きくなると考えられています。

目に見えない努力や人のために尽力をすることは陰のパワーを増やすと考えられています。陰のパワーは積み重なって大きくなれば、人からの評価や結果が出る、という陽のパワーを呼び寄せます。私もつらい出来事があったとき、ある先輩にこの考え方を教えていただきました。つらくて結果が出ない時期でも「いずれは陽のパワーになるのだ」と考えると、乗り越えることができますよ。

「陰徳《いんとく》」と「陽報《ようほう》」

目に見えない徳を積むことを「陰徳」といいます。

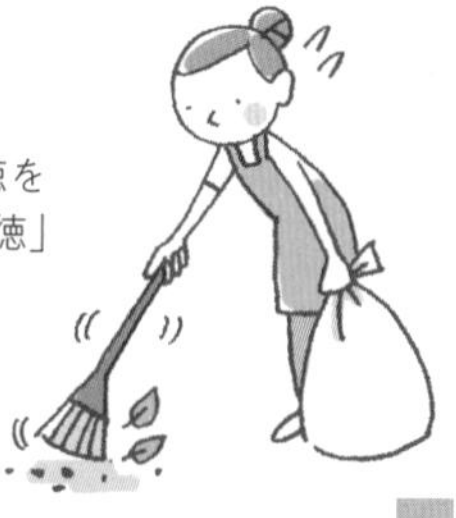

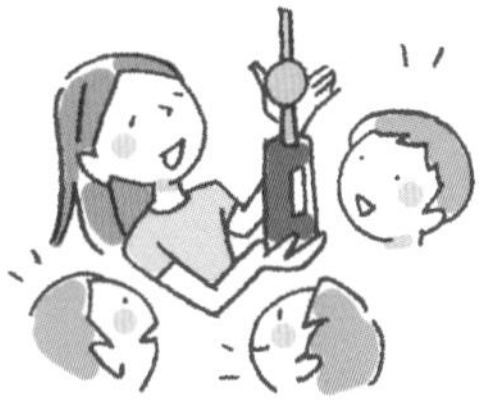

人から見える評価や成果を「陽報」といいます。

「陰が増えて極限までいくと、自然と陽に転じる」と陰陽思想では考えられています。「陰徳」を積むほど「陽報」に変わりやすいのです。

9月26日

サケできれいな体を手に入れよう

サケは「サーモンピンク」という色名があるほど鮮やかなピンク色をしていますが、分類上は白身魚です。身をピンクに見せる赤い色素はアスタキサンチンという物質。サケがこの色素を含む甲殻類のプランクトンを食べることで蓄積されて色がつきます。

アスタキサンチンには強い抗酸化作用があり、化粧品にも使われるほど。食べることで、老化防止や生活習慣病の予防に効果を発揮します。

サケは、血液をサラサラにするＥＰＡやＤＨＡも豊富に含みます。薬膳でも血を補いながら血の汚れ（瘀血）を取る食材とされています。旬の食材をおいしく食べて血を浄化しましょう。

血行促進に

サケとトマトのパスタ

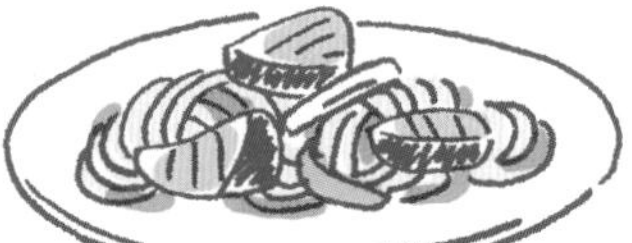

①みじん切りのニンニク（1かけ）、一口大に切ったサケ（1切れ）とトマト（1個）、刻んだブラックオリーブ（5～6個）、あればサフラン（少々）を加え、塩で味つけしてソースをつくる。

②ゆでたパスタ（90g）と①をあえる。

POINT

- 養殖のものは薬効が低いので、天然物を選ぶようにしましょう。
- サケの皮にはビタミンB_2やコラーゲンがたっぷり含まれているので、残さずに食べましょう。

9月27日

黒ごまは生命力アップ、白ごまは体を潤す

ごまは白と黒で味や風味、効果が異なるため、料理や目的に合わせて使い分けましょう。

黒ごまは「肝」や「腎」の機能を向上させる、代表的な「腎精」チャージ食材（P20参照）。血や生命力を補うため、滋養強壮やアンチエイジングに効果バツグンです。また、加齢による足腰の冷えや腰痛、めまい、耳鳴り、白髪の改善にも有効です。

白ごまは黒ごまよりも油分が豊富で、体を潤す働きが強いので、肌の乾燥を防ぎ、美しくする効果が期待できます。薬膳では、便秘の解消にもよく用いられます。

一言レシピ

黒ごまと黒豆きなこのホットケーキ

ホットケーキミックスに、すりごま（黒）と黒豆きなこを混ぜる。すりおろした山芋と豆乳で溶いて焼く。

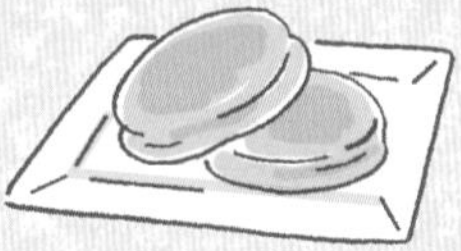

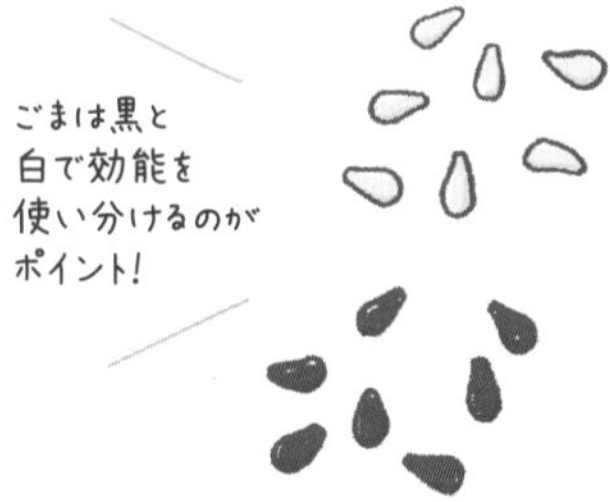
ごまは黒と
白で効能を
使い分けるのが
ポイント!

POINT

ごまは粒のままでは殻が硬く、消化吸収が悪いため、すりごまや練りごまにして食べるようにしましょう。とくに練りごまは、栄養を効率よく摂取できるすぐれものです。

9月28日

瘀血とむくみを解消！秋ナスの使い方

「秋ナスは嫁に食わすな」という言葉は、「秋にナスを食べると、お嫁さんの体が冷えてしまうから」という意味だとされています。実際、もともと夏の野菜であるナスを秋に食べると、必要以上に体が冷えてしまうのです。そんな熱を冷ます効果が高いナスには、「血」の巡りをよくしたり、利尿作用を促してむくみやのぼせを解消し、デトックスさせる働きがあります。また、ナスの美しい紫色はナスニンというアントシアニン系の色素。抗酸化作用があり、アンチエイジングにもおすすめですよ。

ナスの冷やしすぎる働きを抑えるには、ショウガやネギなどの体を温める食材を一緒に取りましょう。

一言レシピ

秋ナスとショウガのスープ

薄切りしたナスを油で炒め、体を温めるショウガ（せん切り）と白ネギ（小口切り）、干しエビを鶏がらスープで煮込む。

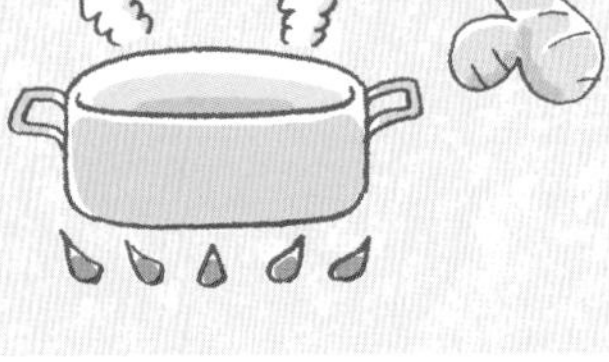

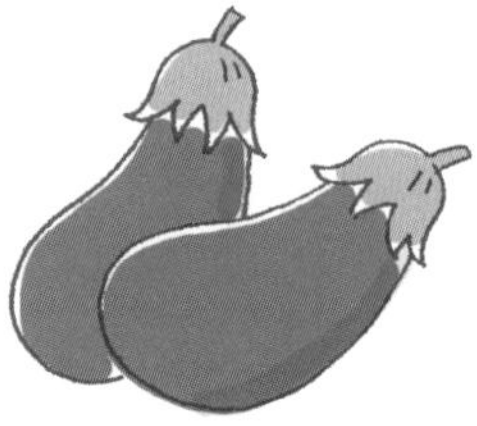

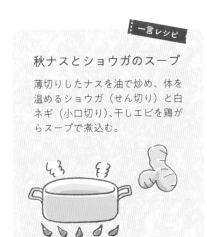

POINT

ナスのアクはクロロゲン酸というポリフェノールの一種。抗酸化作用があるので、水に長時間さらすのは避けましょう。また皮に薬効があるので、皮も使う料理方法を選びましょう。

9月29日

一流のものに触れて自分を高めよう

芸術の秋ですね。美術館やギャラリーに足を運んでみませんか。美術作品に限らず、ふだんから一流のものに触れていると「本物」が分かり、本質をとらえる力を養うことができます。

一流のものは自分を高めてくれます。今の自分からレベルアップしたいと感じている人はぜひ試してみてください。

一流といっても、無理にお金をかける必要はありません。映画館や図書館では、一流の映像や書籍を気軽に楽しむことができます。5つ星のホテルもトイレやロビーを使うだけなら無料です。身近な一流を見つけましょう。

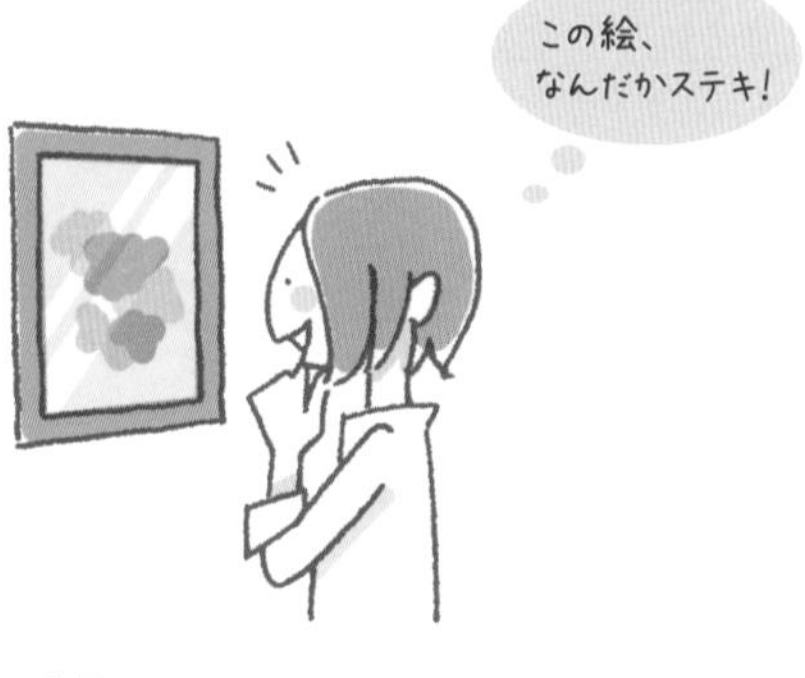

「この感性の作家さんとお話しできたら気が合いそうだな」というような気軽な気持ちで向き合ってみましょう。

POINT

直観で惹かれるものを選びましょう。ピンとくる作家、芸術家に出会ったら、次はシャワーのようにその人の作品を浴びてみましょう。時系列やシリーズで見たり聞いたり読んだり、たくさん経験することで、その作家さんの感性をダウンロードできますよ。

9月30日 カリフラワーで肺の働きを高める

カリフラワーはキャベツを品種改良してできたアブラナ科の野菜で、可食部の白い部分は花のつぼみにあたります。

ブロッコリーに比べると存在感が薄いですが、カリフラワーはじつは健康効果の高い食材なのです。薬膳では、肺の働きを高める白い食材のひとつ。体表や呼吸器を守り、病気が体に入り込むのを防ぐ効果のある食材として重宝されます。

レモンやイチゴにも負けない量のビタミンCやアリルイソチオシアネートという成分が含まれ、免疫力アップが期待できる食材です。

カリフラワー活用術

炭水化物をカリフラワーに置き換えてみましょう。カロリーが抑えられてヘルシーになるうえ、免疫力もアップして一石二鳥です。

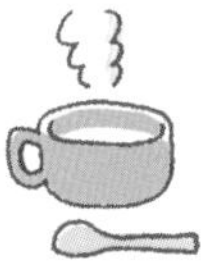

ポタージュをつくるときには、ジャガイモやトウモロコシではなく、カリフラワーを使ったカリフラワーポタージュを♪

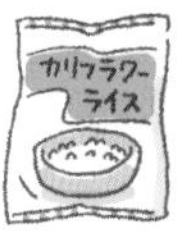
カリフラワーライス

お米にカリフラワーを混ぜて炊いたり、ゆでたカリフラワーをご飯の代わりに食べたり♪　最近では冷凍のカリフラワーライスもあって便利！

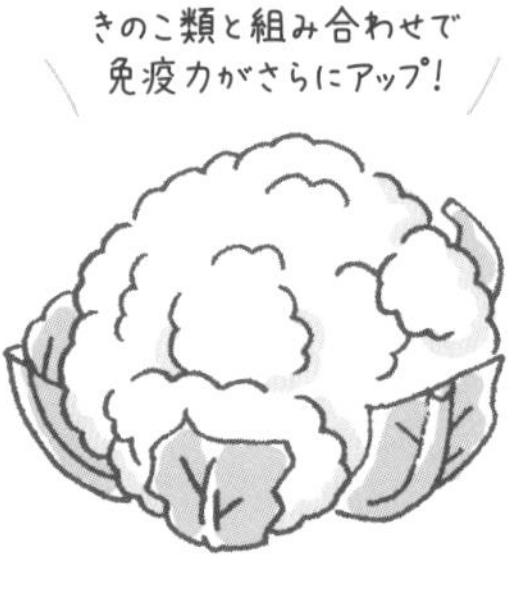
きのこ類と組み合わせで
免疫力がさらにアップ!

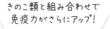

COLUMN 04

もっと知りたい お灸とは？

人間が本来持っている自然治癒力を高めて、体に起こる病気や症状を改善するのが、お灸による治療法です。病気になる前に不調を治すことを目指すお灸は、便利で役立つアイテムです。お灸への理解を深め、毎日の養生に活用しましょう。

お灸を知るQ&A

Q お灸はいつから使われていたのですか？

A 2000年以上も前から使われています。2011年にユネスコの世界記憶遺産に選定された、中国最古の医学書「黄帝内経」にも、お灸について記されています。

Q お灸は何でできているのですか？

A ヨモギの葉の裏の綿毛だけを取り出した「もぐさ」です。ヨモギはヨーロッパでは「ハーブの母」と呼ばれています。東西問わず、古くから身近な薬草・生薬として使われてきました。

Q 日本では、お灸はいつから使われていたのですか？

A 奈良時代に仏教とともに中国から伝えられました。明治時代、政府により、日本の医療は西洋医学だと決定されるまで、漢方とともに日本の医療を支えてきました。

Q お灸は熱いのですか？

A お灸が熱くてやけどをするというのは昔の話。今の市販のお灸は程よい温熱で効果は変わりません。また、シールをはがして火をつけてツボに貼るだけのかんたんなものが多いです。

Q お灸は臭いのですか？

A 今はアロマの香りのお灸や火を使わなくてよいお灸もあります。下記にはさまざまな香りのお灸がありますよ。
●せんねん灸　ホームページ https://www.senneng.co.jp/

Q お灸について学べるところはありますか？

A お灸をする治療室や使い方を学べる教室があります。
●せんねん灸 お灸ルーム 03-6280-6668（定休日：日曜・月曜・祝日）
http://www.okyu-room.jp/

10月1日

秋は山登りで「肺」を鍛えよう

日ごとに寒さが増してくるものの、木々の葉が美しく色づいてくるこの季節には、登山やハイキングに出かける人が増えます。中国でも、秋に山登りをすることを表す「秋《しゅう》登《と》」という言葉があるほど、「山登り＝秋」というイメージが強いのです。

なぜなら、秋は五臓のうちの肺（呼吸器など）とつながりが強い季節。秋に山登りをすることで筋肉が鍛えられ、高度が高いところに行くことで五臓の「肺」の強化につながると考えられているからです。乾燥や寒さに影響の出やすい時期なので、登山で肺を鍛えて、これからの季節に備えましょう。

秋は山登りを楽しもう

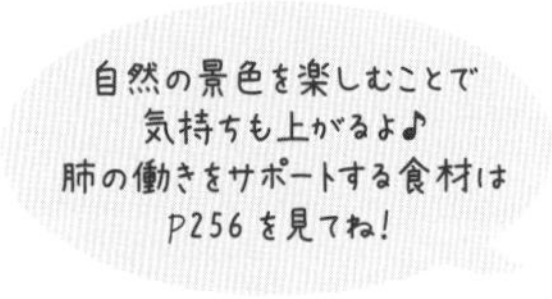
自然の景色を楽しむことで
気持ちも上がるよ♪
肺の働きをサポートする食材は
P256を見てね!

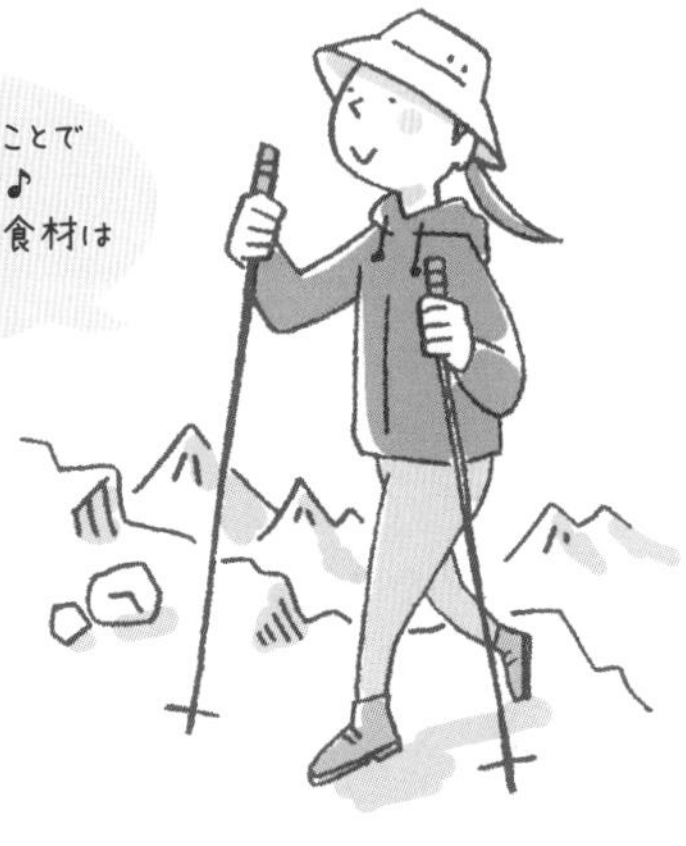

POINT

五臓の「肺」は、呼吸器系の機能、免疫機能、水分などの代謝機能、体温調節機能などがあります。山登りをすることで、これらの機能を鍛えることができます。

10月2日 ♥

声に出して笑うとこころが軽くなる

秋の臓器「肺」は、悲しみや憂いという感情につながります（P88参照）。悲しみは今あったものや、かつてあったものが失われていく喪失感によって起きる感情です。夏が終わって太陽の光が少なくなり、木の葉が落ちはじめると、喪失感を感じて物悲しく寂しくなってしまうのです。悲しい気持ちが続くと肺の働きが低下し、衛気《えき》（P26参照）も弱くなるので、早めに対策しましょう。

肺は声と関係しているので、声に出して笑い、感情をコントロールすることが効果的です。コメディー映画を観たり落語を聞いたり。楽しくなくても声を出して笑っていると、こころも自然と軽やかになっていきますよ。

肺のケアには

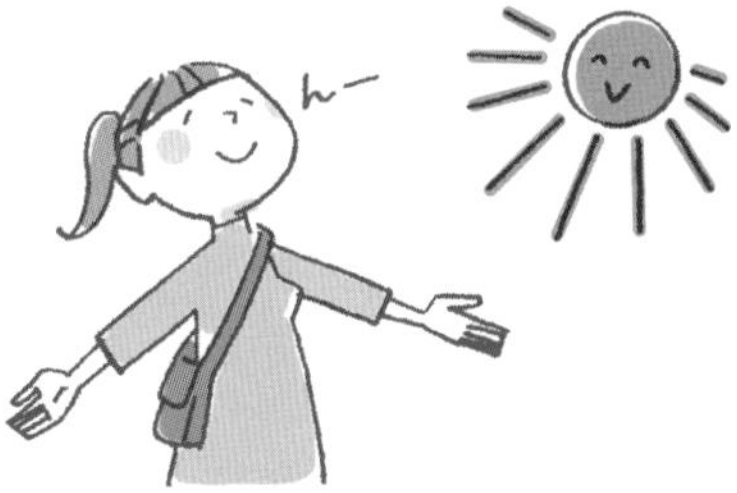

◆**声に出して笑う**
クスクスと笑うのではなく、元気にアハハッと声に出すことがポイントです。

◆**日光を浴びる**
気持ちが前向きになり、肺のケアにつながります。

◆**肺の力を高める食材を取る**
白い食材（白キクラゲ、カリフラワー、レンコン、大根など）を食べましょう。

POINT
身近な人やペットとのお別れを迎えたとき、大きな悲しみで肺の働きが低下し、体調不調になることがよくあります。悲しいときには、肺をケアしましょう。

10月3日

マイタケで五臓をいたわろう

秋の味覚のひとつであるマイタケは、五臓の機能を高め、「気」を補い、「血」や「水」の代謝をよくする効果があります。

また、β-グルカンと呼ばれる食物繊維が豊富で便秘解消に◎。β-グルカンは、免疫機能を高める効果がきのこ類の中でももっとも大きく、感染症の予防や抗がん作用も期待されています。

五臓が元気になる

マイタケとゴボウと豚バラのパスタ

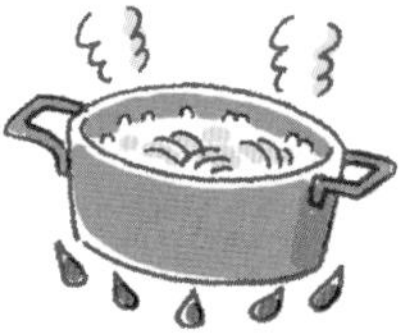

①マイタケは食べやすい大きさにほぐす。ゴボウはささがきにする。豚バラ肉は一口大に切る。ニンニクは薄切りにする。トウガラシは輪切りにする。パスタはゆでておく。

②ニンニクとトウガラシをオリーブオイルで炒め、豚バラ肉を加える。豚肉の色が変わったらマイタケとゴボウを加える。

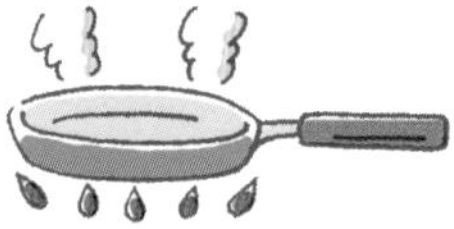

③②に酒、しょうゆ、オイスターソースを加え、ゆで上がったパスタを加えて混ぜ、味をなじませる。器に盛って、すりごまをふる。

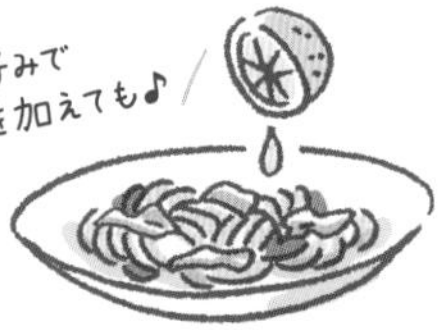

材料（2人分）

パスタ（180g）／豚バラ肉（150g）／マイタケ（100g・1パック）／ゴボウ（60g）／ニンニク（ひとかけ）／トウガラシ（1/2本）／オリーブオイル（大さじ2）／酒（大さじ1）／しょうゆ（大さじ2）／オイスターソース（小さじ2）／すりごま（適宜）

10月4日

クルミは脳に効くサプリ

中国医学では「以類補類」といって、自分の体の弱っている部分と見た目が似ている食材を食べることで、強化したいところを補うという考え方があります。中国ではクルミを「健脳の木の実」として常食しています。そういわれて見ると、クルミの見た目は、脳みそに似ていませんか。

実際クルミには、脳の活性化に効果的な油であるオメガ3脂肪酸（P155参照）がナッツの中でもとくに豊富に含まれており、血液をサラサラにし、脳の老化を予防し、集中力や記憶力を高めてくれます。

薄皮は渋みや苦みがありますが、ポリフェノールが多く含まれ、生活習慣病の予防にも効果的です。

一言レシピ

クルミしるこ

むきクルミ（50g）をさっとゆでて、水（150cc）、豆乳（100cc）、ココナッツミルク（100cc）と一緒にすりつぶす。鍋に入れて火にかけ、ハチミツと塩で味を調えると、おいしくて脳に効くおやつができあがり！

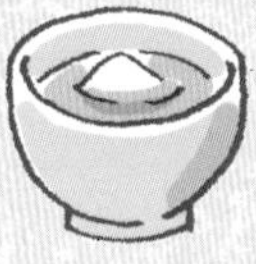

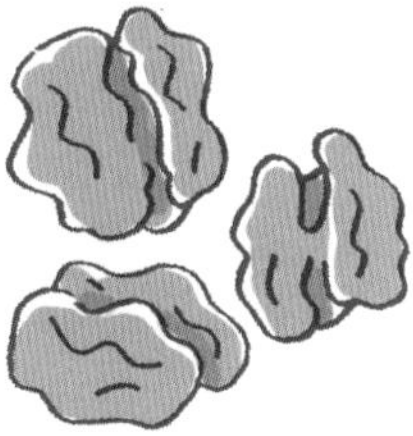

POINT

オメガ3脂肪酸は酸化しやすいので、密閉容器に入れて冷蔵庫で保管し、新鮮なうちに食べましょう。むく手間がかかりますが殻つきのクルミがおすすめです。

10月5日

サンマは「薬の魚」

サンマは漢字で「秋刀魚」と書くとおり、秋に旬を迎える食材。日本では「薬の魚」と呼ばれるほど、すばらしい薬効があることで知られています。

　青魚は中国の薬膳にはない日本ならではの食材。豊富に含まれる不飽和脂肪酸のＥＰＡとＤＨＡが脂質代謝を促すので、動脈硬化や生活習慣病が気になる人にぴったりです。胃腸の働きを高めて食欲不振を改善し「血」の巡りもよくする効果があります。

　現代の日本人は、青魚を食べる機会が減っていますが、サンマをはじめとする青魚は腎精チャージに最適な食材。缶詰でもよいので、週に１〜２回は食べるように心がけましょう。

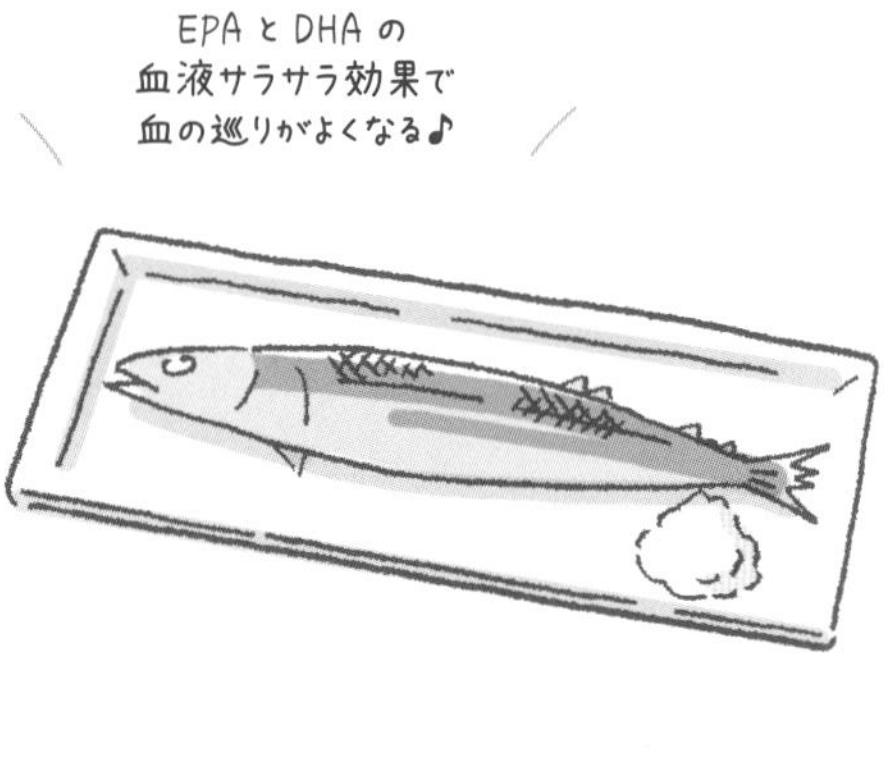
EPAとDHAの
血液サラサラ効果で
血の巡りがよくなる♪

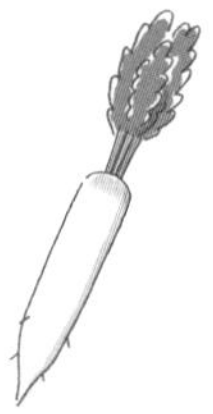

POINT

大根おろしと焼きサンマは最高の組み合わせです。大根おろしがサンマの脂を消化しやすくするうえに、焦げを発がん性物質にさせにくくする効果があります。

10月6日 ときには自分勝手になろう

年を重ねるごとに、まわりから期待されることが増えていきます。それは悪いことではありませんが、期待に応えようとする気持ちが強すぎると、無意識のうちに、自分で自分を追い込んでしまうこともあるのです。

そんなときには、あえて自分勝手を心がけてみましょう。やらなければいけないことよりも、自分のやりたいことを優先してスケジュールを組んだり、食事を家族の好みではなく自分の好みを優先して選んだり。自分を軸にした行動をとることで、ストレスも減り、気持ちも前向きになりますよ。

まわりの期待に応えすぎると悪循環になる

期待に応えようと、
まわりの「気」を読む力が強くなる

↓

「相手の期待」を読んで、
先回りして行動してしまうようになる

↓

自分のことよりも、
相手の都合中心の生き方になる

↓

体や心が消耗する

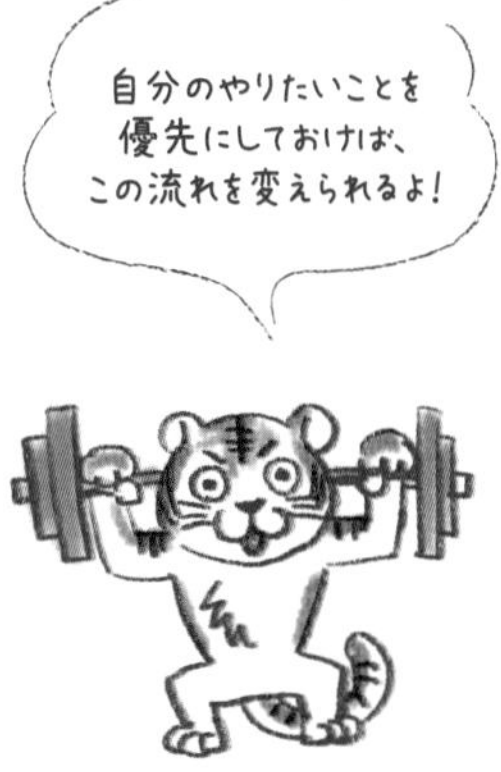
自分のやりたいことを
優先にしておけば、
この流れを変えられるよ!

10月7日

金針菜《きんしんさい》で心身のリラックスを

センチメンタルになりがちな秋には、精神安定効果の高い食材を取り入れてみませんか。金針菜は聞き慣れない食材だと思いますが、本萱草《ほんかんぞう》という花のつぼみ。「忘憂草《ぼうゆうそう》」とも呼ばれ、漢方では乾燥したものを使います。その名のとおり気持ちの落ち込みや憂うつ感を解消してくれます。睡眠ホルモンといわれるメラトニンの分泌を促す働きがあり、安眠効果も。また、「血」を増やす働きもあり、鉄分はホウレンソウの10～20倍含んでいるので、貧血予防にも効果的ですよ。

金針菜の食べ方

日本ではおもに乾燥させたものが流通しています。乾物の場合は、30分ほどぬるま湯で戻し、硬い部分があれば取り除きます。戻し汁にも栄養があるので、スープなどに利用しましょう。油で炒めるとおいしいので、炒め物にもおすすめです。

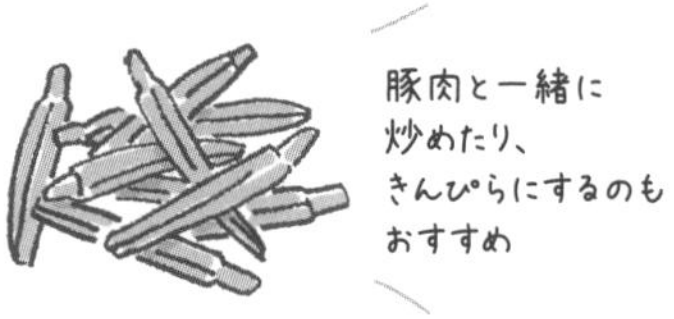
豚肉と一緒に
炒めたり、
きんぴらにするのも
おすすめ

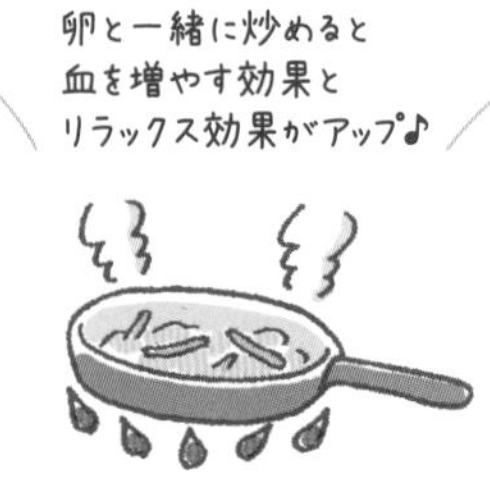
卵と一緒に炒めると
血を増やす効果と
リラックス効果がアップ♪

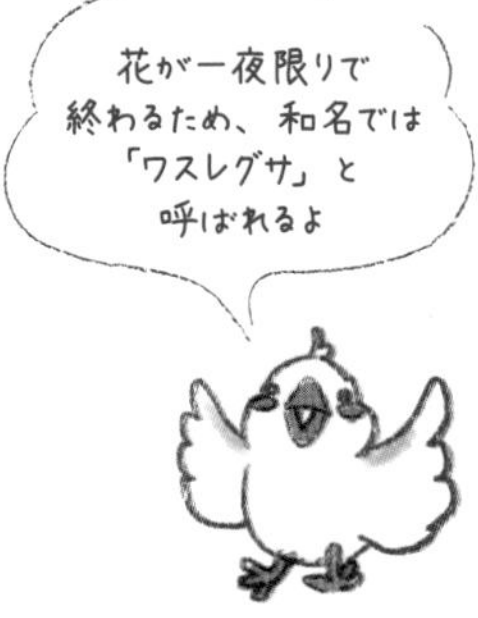
花が一夜限りで
終わるため、和名では
「ワスレグサ」と
呼ばれるよ

10月8日

寒露《かんろ》

膝の痛みは「陰陵泉《いんりょうせん》」で改善

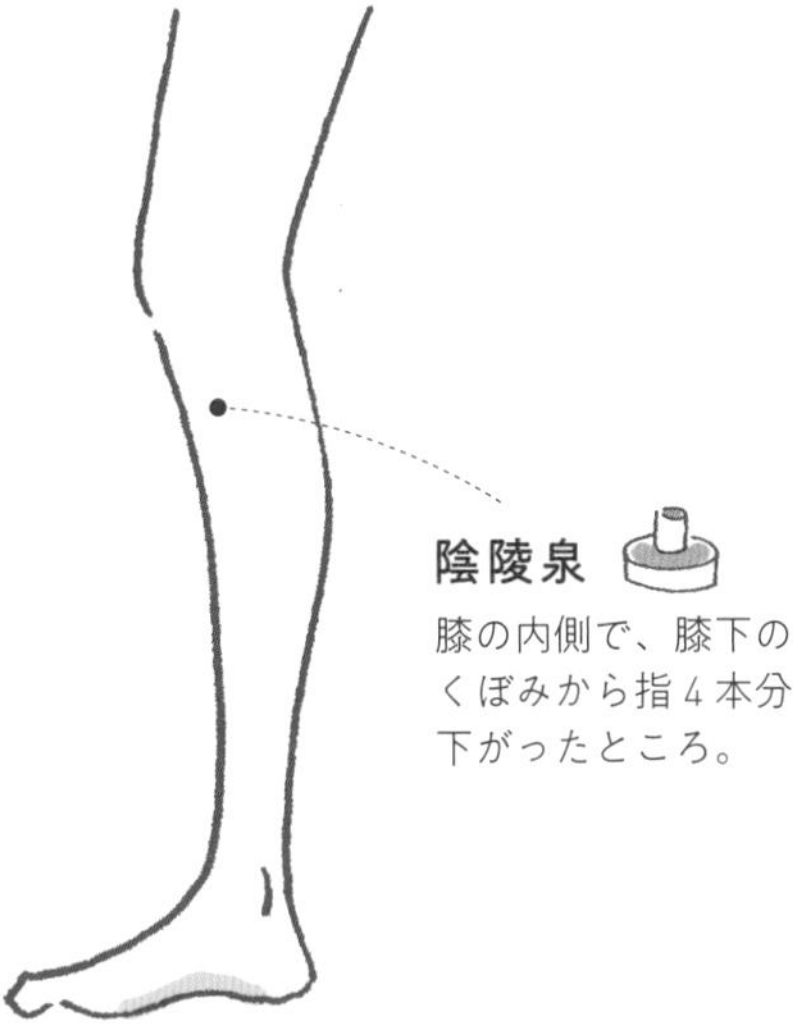
陰陵泉
膝の内側で、膝下のくぼみから指4本分下がったところ。

秋が深まる寒露の時期、歩きはじめや階段を降りるのがつらいなど、寒さとともに膝の痛みを訴える人が多くいます。膝関節は大腿《だいたい》四頭筋《しとうきん》をはじめ、いくつもの筋肉がバランスを取り合って膝の運動を支えているため、ひとつの筋肉の柔軟性が失われると、膝関節にかかる力のバランスが崩れてしまいます。すると、それをかばおうとする筋肉に、過剰に負担がかかり続けることで痛みが起きるのです。

「陰陵泉」へのお灸で膝をとりまく筋肉の血行をよくしましょう。膝まわりの筋肉がこり固まるのを防ぎます。

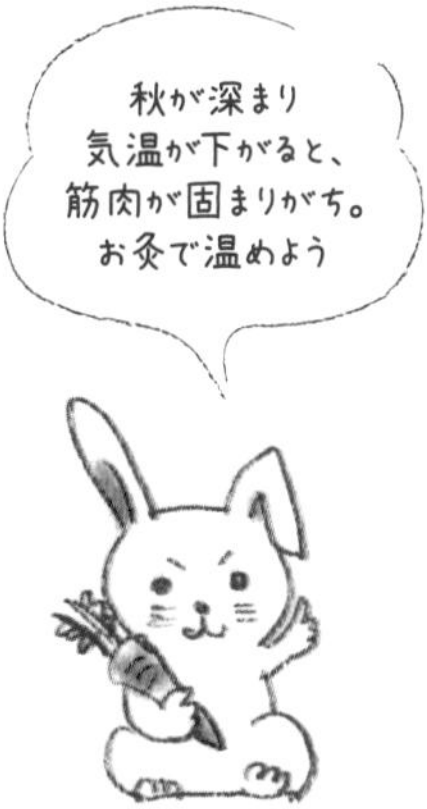
秋が深まり
気温が下がると、
筋肉が固まりがち。
お灸で温めよう

10月9日 黒キクラゲは「血」に効果あり

中華料理でおなじみの食材である黒キクラゲは、ブナやカエデといった広葉樹の枯れ木に生えるきのこ。黒キクラゲと白キクラゲでは薬効が異なりますが、どちらもすぐれた薬膳食材です。

黒キクラゲは「血」を補う効果もあり、血が不足しやすい人、血の汚れで肌がくすんでいる人（P48参照）におすすめの食材です。独特のゼラチン質には、粘膜の働きを高めて胃腸を丈夫にする効果があります。食物繊維が豊富で、腸の熱を取ってきれいにする働きがあるため、食生活の乱れから便秘のある人、便がにおう人、痔がある人は毎日少しずつ食べましょう。

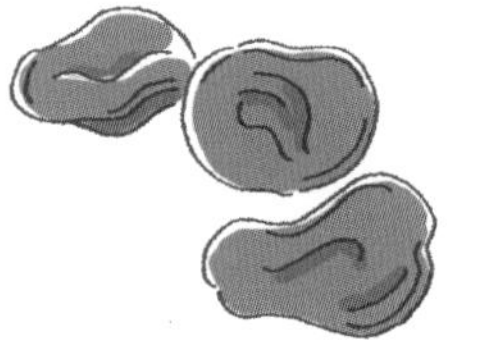

POINT

生の黒キクラゲは皮膚炎やかゆみの原因になることがあるので、必ず加熱して食べましょう。圧力鍋でやわらかくなるまで煮ると、とろみが出て食べやすくなります。

一言レシピ

キクラゲ入りなめたけ

エノキ（1パック）はほぐし、2～3cmの長さに切る。黒キクラゲ（7g）は、水で戻してから3mmほどの幅に切る。鍋に入れて、酒（大さじ1）、だししょうゆ（大さじ2）、みりん（大さじ1）を加えてふたをし3分ほど蒸し煮にする。ふたを取って、好みでしょうゆ（小さじ2）を加えて火を止める。毎日の常備菜に♪

※瓶に入れて冷蔵庫で10日程度保存可能。

10月10日

舌を見れば体調がわかる①

中国医学では舌で体の状態を診断する「舌診《ぜっしん》」という方法があります。毛細血管が集まる粘膜組織である舌は、体調の変化が現れやすい場所です。とくに、体内の血や体液の状態が顕著に現れるため、舌は自分の体調を知るバロメーターになります。舌全体の色や形、質感は、体のエネルギーや血、体液の状態がわかり、舌の苔の色や状態で消化器の状態がわかります。

舌の状態をチェック！①

◆正常な舌

ピンクで艶があり、しっとりしている薄い苔が乗っている。

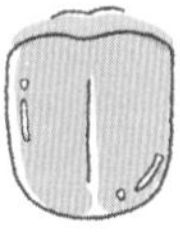

◆体に余分な熱がたまった舌

鮮やかな赤、または深い赤色。

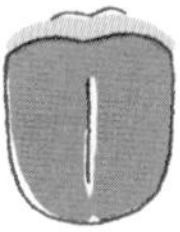

◆エネルギー不足の舌（気血両虚・陽虚）

色が薄く、鈍く光った感じ。

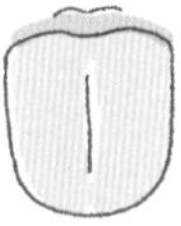

◆水分がたまった舌（水毒）

舌がぽってりして、むくみ歯の跡がついている。

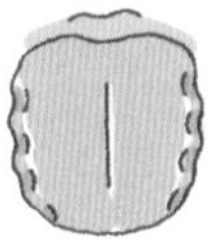

◆体液が減っている舌（陰虚）

細くて、厚みがない。赤みが少し強い。

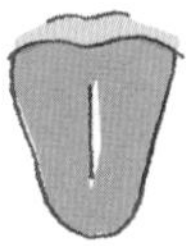

◆体液や血がさらに減っている舌（血虚、陰虚が進んでいる）

表面や舌の端に裂けた様な切れ込みがある。

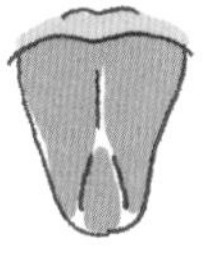

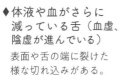

10月11日

舌を見れば体調がわかる②

舌のチェックをするときは、明るいところ（なるべく太陽光）で見てください。

色のついた食べ物（コーヒー、紅茶・チョコレートなど）を食べた後や喫煙のあとは、正しい舌の色がわかりにくいので気をつけましょう。朝、歯磨きをするときなどに、舌を観察するのがおすすめです。

舌の状態をチェック！②

◆血の流れが悪い舌（瘀血）

表面に紫や青紫の点やすじがある。

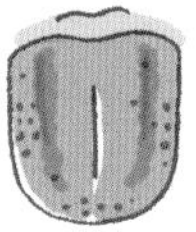

◆消化不良の舌

表面の苔が厚く、色は白または黄色。

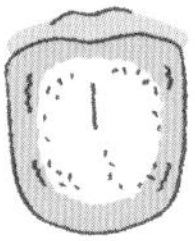

◆炎症やストレスのある舌（気滞）

舌先や舌の周りに赤くとげ状に隆起した小さなざらつきがある（果物のイチゴのように見える）。

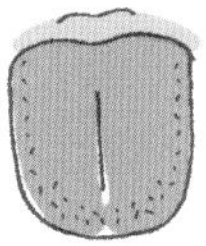

◆血流が滞った舌（瘀血）

舌の裏の血管が浮き出て、ぼこぼこしている。

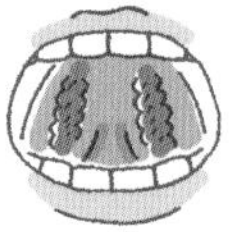

◆過度のストレス、慢性疾患などでバランスがくずれた舌（または体液不足が進んだ舌）

苔が一部はげている。

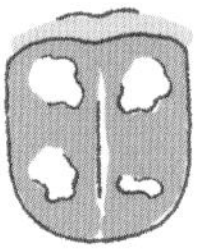

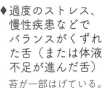

10月12日 白キクラゲで美肌づくり

中国では「銀耳」とも呼ばれる白キクラゲ。滋養強壮作用にすぐれているため、かつては不老長寿の食材として宮中でのみ使われてきました。皇后や貴族女性の美容デザートとしても珍重され、現代でも香港マダムたちのお気に入りの食材です。

五臓の「肺」に潤いを与えるため、肌の保湿や美肌には欠かせない食材。粘膜を潤す働きもあり、喉の乾燥による咳の改善にも効果があります。白キクラゲ多糖体という成分は、ヒアルロン酸をしのぐ保湿力。化粧品の原料にも使われています。まとめて下ゆでしておくとデザートにもお惣菜にも活躍。フカヒレのようなリッチな食感が楽しめます。

まとめて煮ておくと便利！

白キクラゲの下ゆで

①乾燥白キクラゲ（20g）を洗い、たっぷりの水に１時間以上つけて戻す。

②圧力鍋に白キクラゲと水（800cc）を加えて火にかけ、沸騰したら、弱火で 10 分加圧し、そのままおいておく。

※圧力鍋を使わない場合は、たっぷりの水で１時間ほど煮る。

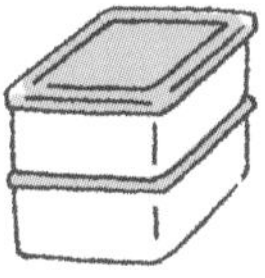

③密閉容器に入れて冷蔵で１週間、冷凍で１カ月ほど保存可能。

※できあがりの量は 700g 前後。小分けにして保存しておきましょう。

梨と合わせてコンポートにすれば美肌デザートに♪

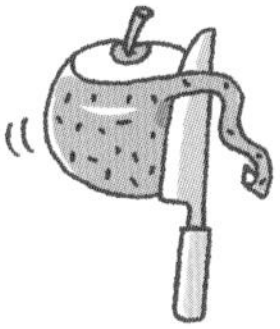

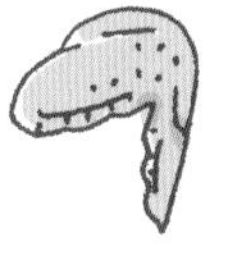

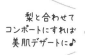

手羽先をよく煮て白キクラゲを加えるとお肌しっとりスープに♪

10月13日

抜け毛には黒い食材を

年齢を重ねるにつれ、多くなるのが毛髪の悩みです。中国では髪は「血」が余らないとつくられないと考えられ、「血余《けつよ》」と呼ぶほど髪と血はかかわりが強いので、抜け毛や細毛を防いで艶のある髪を保つには、血を補うことが欠かせません。また、生命エネルギーの源である「腎」ともつながりが強く、腎精（腎のエネルギー）を補う必要もあります。

血を補う食材（P81参照）と、黒ごま、黒豆、黒キクラゲなどの黒い食材を積極的に取りましょう。男性の抜け毛は、血や腎の不足だけではなく、食生活の乱れやストレスが原因のことがあり、「湿熱」対策が必要です（P302参照）。

一言レシピ

黒ごまハニー

耐熱容器に、黒ごまペースト（大さじ3）、ハチミツ（大さじ3）、みりん（大さじ3）を入れて混ぜ合わせ、ラップをして電子レンジで（500Wで15秒）温めると完成。血を補う効果の高い黒ごまが手軽に取れる。

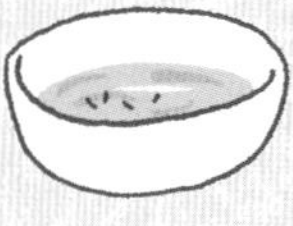

パンにぬったり、ホウレンソウにあえたりするとおいしい♪

POINT

漢方では、二至丹《にしたん》がおすすめです。髪を黒々とさせるといわれる女貞子《じょていし》と旱蓮草《かんれんそう》というハーブがブレンドされています。

黒ごまは清代の女帝西太皇后が抜け毛に悩んだときに使われた薬膳食材

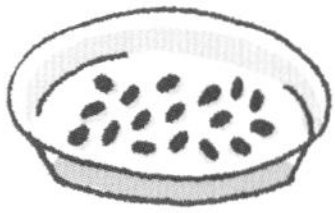

10月14日

「誰かのため」の貯金をしよう

毎日あわただしく過ごしていると、自分のことだけで精一杯になってしまいます。しかし、人は自分以外の誰かのために行動することで、幸福感が増すものです。

誰かのために行動するときに、必ずしもお金がかかるわけではありませんが、募金や寄付、プレゼントやお見舞いをしたいときにはお金が必要です。

毎月少額でも誰かのためのお金を貯金してみませんか。そうすれば、いざ贈り物をしたいと思ったときにお金がない、ということもなくなります。気持ちよくお金を出す余裕ができて、充実感もアップしますよ。

誰かのために行動すると幸せに

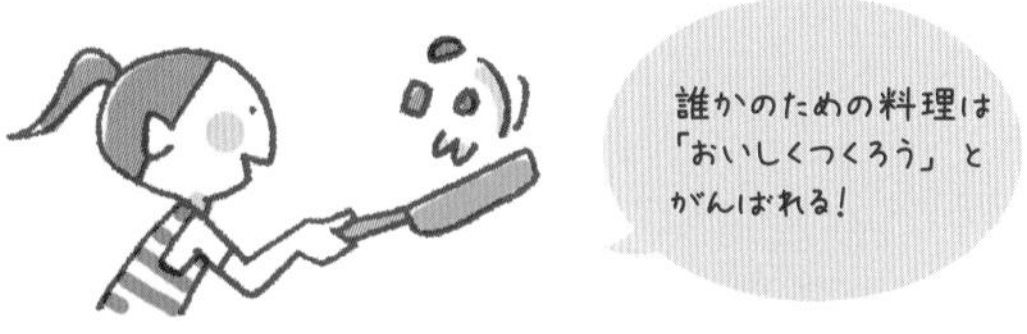

誰かのための料理は「おいしくつくろう」とがんばれる!

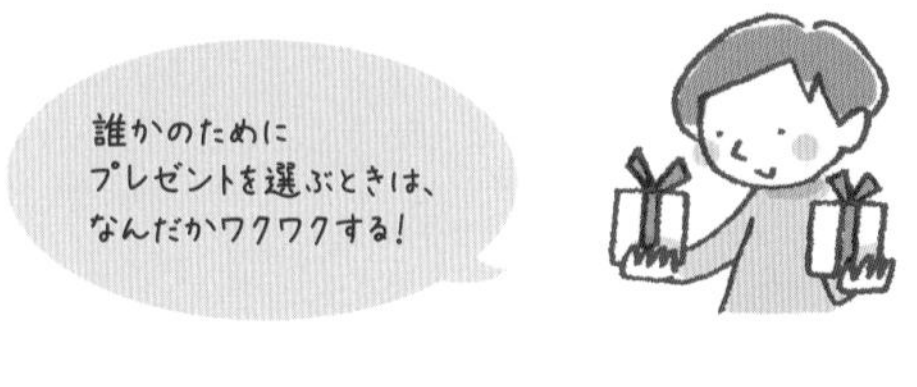

誰かのためにプレゼントを選ぶときは、なんだかワクワクする!

毎月の金額を決めて貯金をはじめましょう。無理のない金額でOKです。まとまったら寄付をしたりクラウドファンディングで支援するのもよいでしょう。

10月15日 腸を整えれば風邪をひきにくい

風邪をひきやすい、風邪が長引く……といった症状は、抵抗力が落ちているサインです。見た目にも、ふだんより顔色が白っぽくなっていたり、虚脱感があったりしたら要注意。抵抗力を上げる食材を積極的に取りましょう。漢方では、高麗人参、玉屏風散《ぎょくへいふうさん》、黄耆《おうぎ》が効果的です。

中国医学では肺の働きによって体のバリア機能がつくられていると考えますが、肺は大腸と密接につながっています。ふだんから大根、カブ、発酵食品（納豆、みそ、漬物）など、大腸の状態を整える食材を取ることで、肺が助けられ、風邪をひきにくく治りやすい体質に近づきます。

抵抗力を上げる食材

ナツメ、干しシイタケ、根菜類（大根、カブ、山芋、里芋、ニンジンなど）、豆腐、ネギ、ショウガ、玉ネギ、ニラ、ニンニク、シナモン、発酵食品など

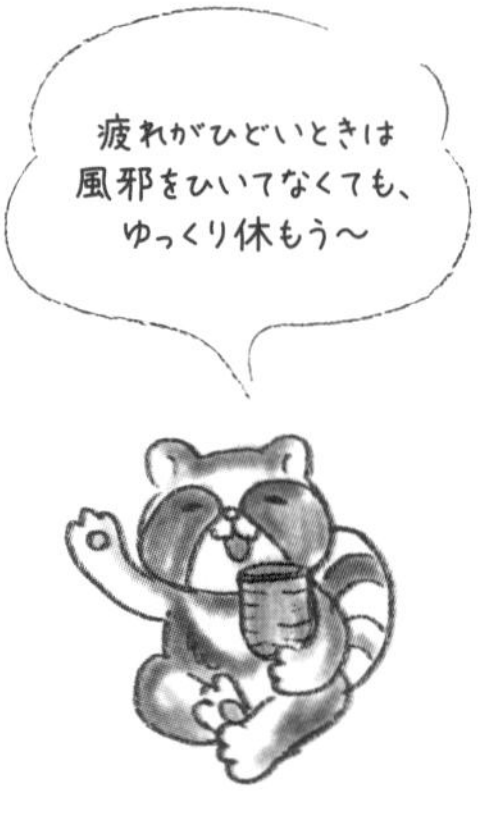

疲れがひどいときは
風邪をひいてなくても、
ゆっくり休もう～

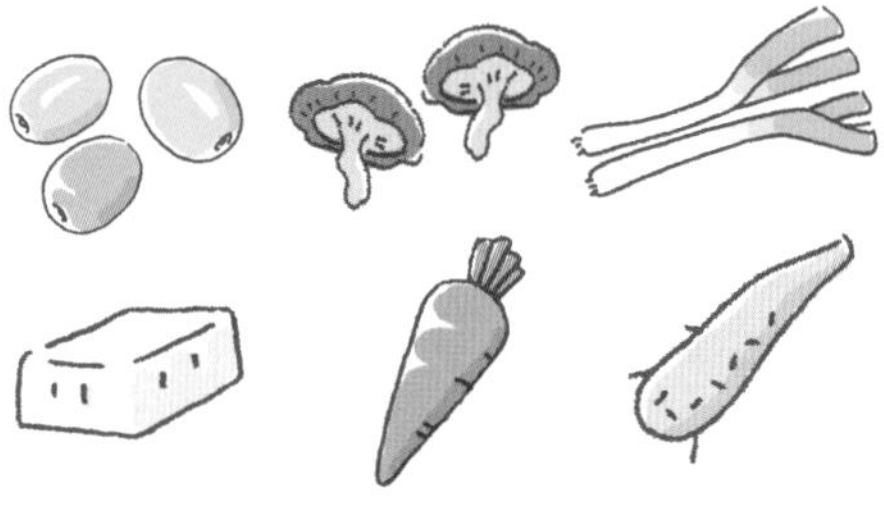

10月16日

男性の抜け毛対策は食事とストレスケア

抜け毛、細毛対策に「血」と「腎」のケアを紹介しましたが（P299参照）、男性の抜け毛は、血や腎精の不足だけが原因とはいえません。食生活の乱れとストレスで、「湿熱」（湿気と熱の毒）が毛根をふさいでしまうことがあるからです。湿熱を排出するには、海苔や昆布やモズクなどの海藻類をたっぷり食べましょう。毒を排出しやすくする酢と組み合わせて、昆布酢をつくっておくと便利ですよ。

抜け毛対策のために

◆海藻類と酢を取りましょう

密閉瓶に酢と大きめの昆布を入れて保存しておく。酢がまろやかになり、昆布の成分が溶け出します。食べるときはめんつゆと混ぜて、モズクやカットワカメにかけるとおいしい。

◆頭皮の血流をよくしましょう

ストレスが多いと頭皮の血流が悪くなりがち。つまようじ（3分の1パック分）を、輪ゴムでまとめて頭皮を軽く刺激すると血流アップ！

※とがったほうでやさしく頭皮を刺激しましょう。

◆シャンプーは泡立ててから使いましょう

そのまま地肌に塗りつけるのは避ける。ネットを使い、しっかり泡立ててから頭皮と地肌を洗う。

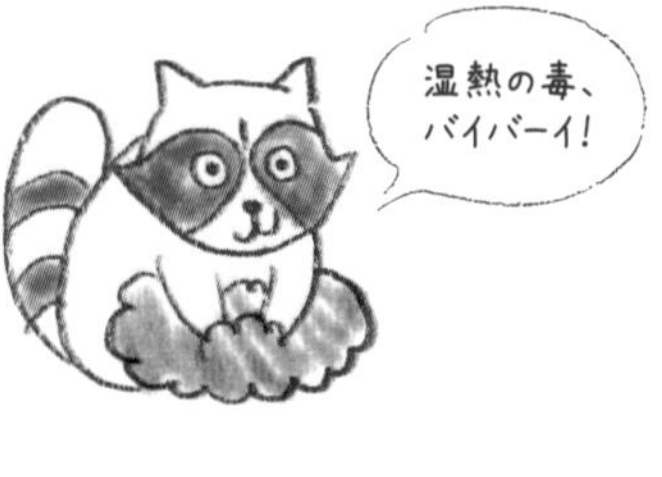

10月17日

口臭の原因は舌の状態でわかる

中国医学における口臭の原因は、大きく分けて2つあると考えられています。ひとつは胃陰《いいん》（胃の体液）の減少です。水分を失った胃が熱を持ち、口臭を強めてしまいます。これは更年期の女性や糖尿病の人に多いタイプです。もうひとつは、体にたまった余分な湿気です。湿気によって胃腸の働きが悪くなり、消化不良物質がたまることで口臭が強くなるのです。このタイプは胃腸の弱い人や食生活が乱れている人に多く見られます。

口臭の原因は舌の状態が目安になります。それぞれに合った食養生を下記に紹介します。

タイプ①
胃陰（胃の体液）の減少

- 更年期の女性、糖尿病の人に多い
- 舌の状態は光滑舌（苔がなく、ツルツルして鏡のように光っている）

胃陰を補う食材
白キクラゲ、クコの実、オクラ、アスパラガス、ジュンサイ

胃の熱を取る食材
ホウレンソウ、コマツナ、空心菜

タイプ②
湿気がたまっている

- 胃腸の弱い人、食生活が乱れている人に多い
- 舌の状態は黄厚苔（黄色い苔が厚くついている）

消化を助けて湿気を取る食材
ミカンの皮、ユズの皮、ハト麦、黒豆、ショウガ、大根おろし

10月18日

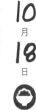

老化防止にはアーモンドを

アーモンドには、不飽和脂肪酸のオレイン酸やリノール酸、ミネラルが豊富に含まれています。とくにビタミンEの一種であるトコフェロールが多く、老化の防止や、動脈硬化、生活習慣病の予防に役立ちます。

血の巡りをよくして脳を活性化し、精神を安定させる効果があるのでストレスの緩和にもぴったり。アーモンドミルクは、アーモンドの栄養を手軽に取れるすぐれもの。砂糖不使用のものを選びましょう。

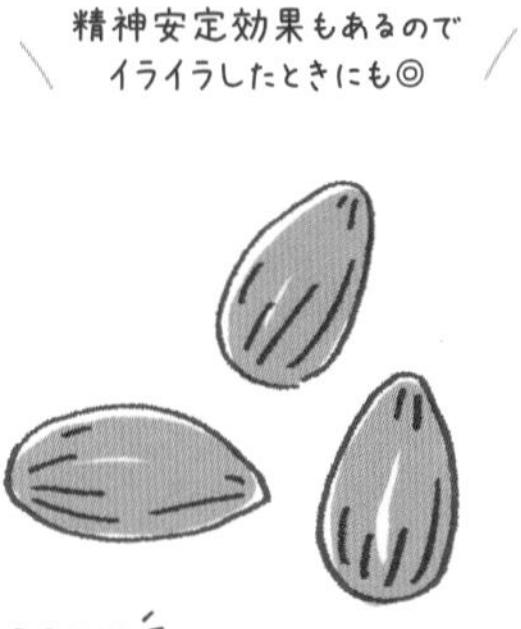
精神安定効果もあるので
イライラしたときにも◎

POINT

カロリーは高めですが、不飽和脂肪酸のオレイン酸の効果により、1日20～25粒食べるとダイエットにも効果的だといわれています。

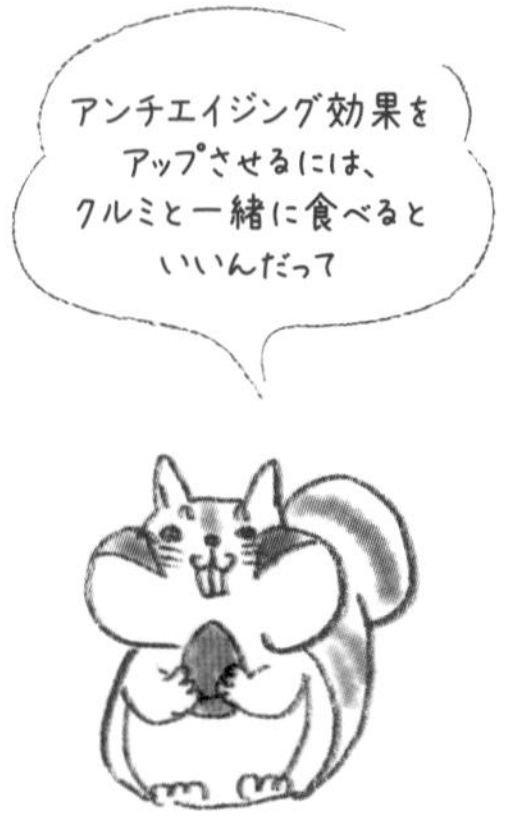
アンチエイジング効果をアップさせるには、クルミと一緒に食べるといいんだって

10月19日 隠れ貧血に注意しよう

貧血のうちの7割は、鉄欠乏性貧血だといわれ、ヘモグロビンの鉄が不足することで起こります。血液中の鉄分のおよそ3分の2はヘモグロビンにあり、残りのほとんどは「貯蓄鉄（フェリチン）」として、肝臓に蓄えられています。

日本人女性には、鉄分の摂取不足や過多月経により、潜在的な貧血（貯蓄鉄が減っている）の人が多くいます。自覚症状はほとんど出ないので、貧血だと気づかないまま放置してしまう人も多く、なんとなく疲れやすい、頭が重い、イライラするといった不調の原因にもなります。こまめな鉄分補給を心がけましょう。

一言レシピ

貧血防止の薬膳おやつ

市販のじゃこアーモンドに、レーズンとクコの実を混ぜたら完成！　鉄分の多いイワシの稚魚であるじゃこと、鉄や銅などのミネラルが多いナッツとドライフルーツをミックスして、小さな缶に入れておけば、手軽な薬膳おやつになります。

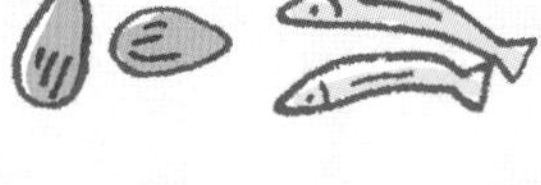

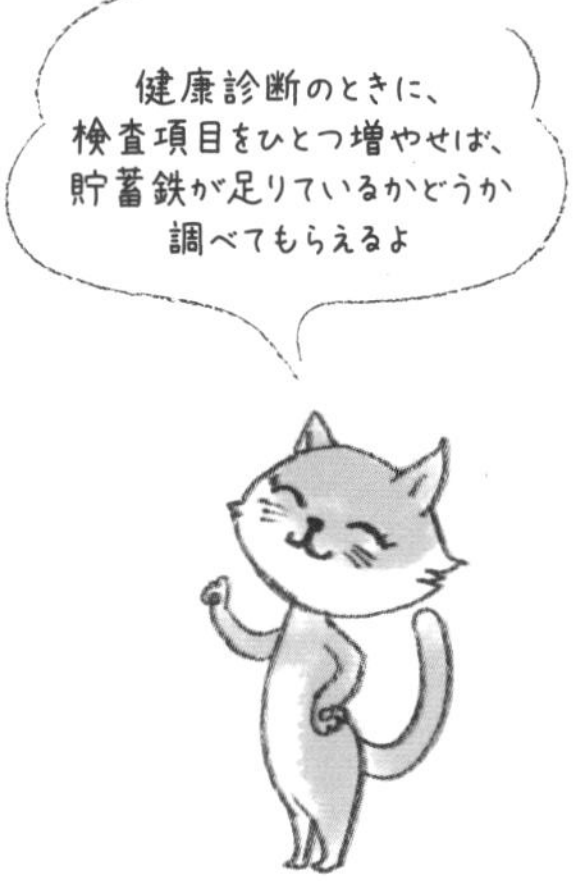
健康診断のときに、検査項目をひとつ増やせば、貯蓄鉄が足りているかどうか調べてもらえるよ

10月20日

背中の緊張を取るへそヨガ

背中の緊張がほぐれて、呼吸がしやすくなるポーズです。現代人は日々のストレスにより呼吸が浅くなりがち。へそヨガで深い呼吸をくり返し、胸（肋骨）をふくらませるようなイメージで行いましょう。

背中の緊張を取るポーズ

※■は神闕、★は関元（丹田）、▲は命門の位置です。

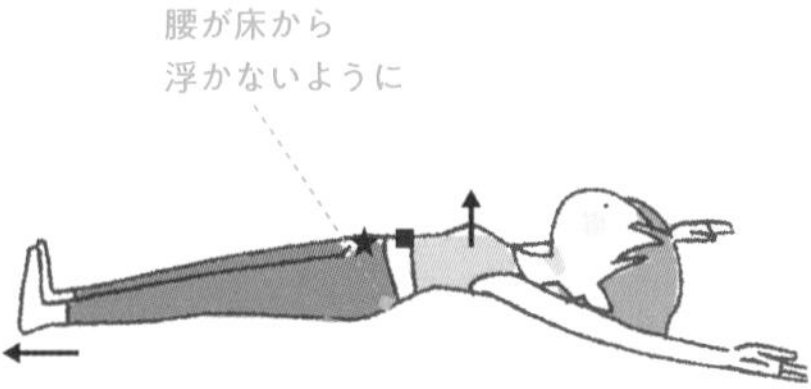
腰が床から
浮かないように

1 あお向けに寝て、両手は斜め上に伸ばす。息を吸いながら、胸を膨らませてかかとを突き出す。吐きながらもとに戻す。

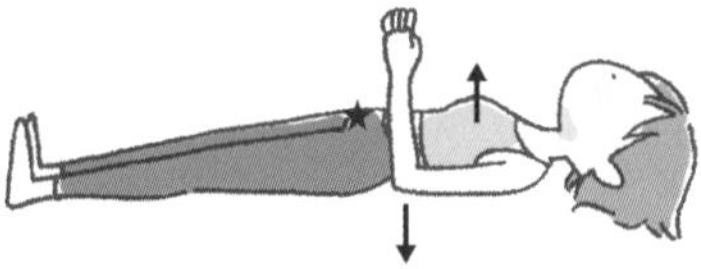

2 親指を中にして手を握り、両肘を床につく。

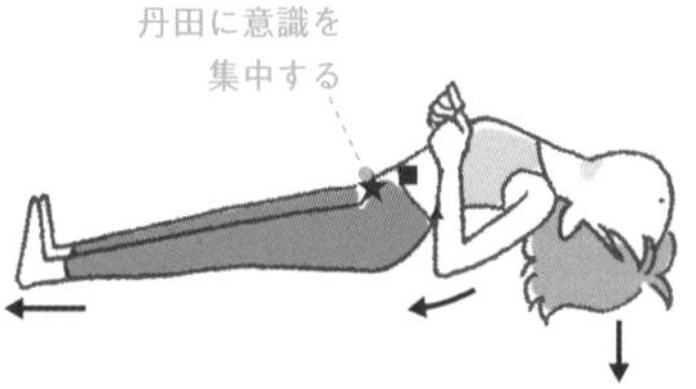
丹田に意識を
集中する

3 息を吸いながら、胸をそらせて頭頂部を床につける。肘の位置を少し下へ移動して、息を吐きながら、かかとをさらに突き出す。

10月21日

里芋で気力・体力アップ

里芋には「気」を補い、胃腸の粘膜を保護して丈夫にする効果があります。疲れているときや食欲のないときに、気力と体力を回復させるのにおすすめの食材です。

ぬめり成分には脂質代謝や肝臓の働きを高める作用があるため、動脈硬化や脂質異常症などの生活習慣病の改善も期待できます。また、デトックス効果も高く、汚れた血を浄化して腫れものやできものを消したり、便秘やむくみの改善にも効果を発揮するなど、体にうれしい効果がたくさんあります。

デトックスに効く

里芋のフライドポテト

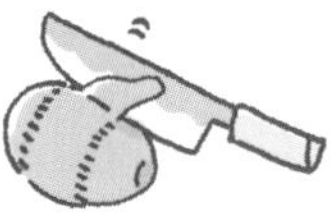

①里芋の皮をむいて食べやすい大きさに切り、160℃程度に熱した油に入れる。

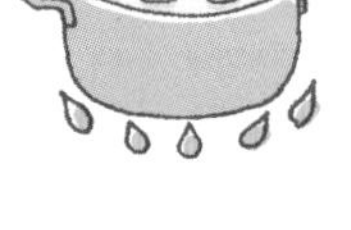

②カラッと揚がってきたら、最後に180℃まで油温を上げて1分揚げたら取り出す。

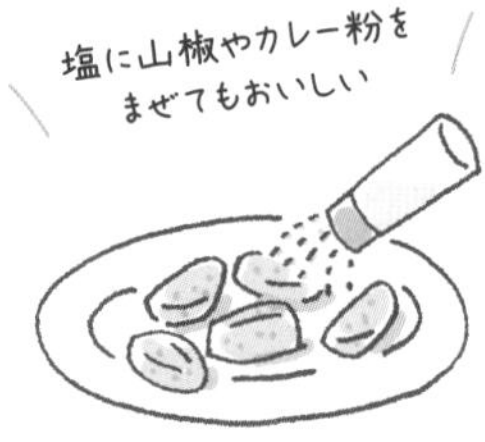
塩に山椒やカレー粉を
まぜてもおいしい

③仕上げに塩をふる。

10月22日

良質な靴下を補強してはく

冷えが気になる人は靴下にこだわってみませんか。靴下は消耗品と考えてリーズナブルなものを選び、痛んだらポイと捨てていませんか。

少し値段が高くても、靴下こそ良質なものを選びましょう。良質な靴下は履き心地がよくて足を締めつけず、温かくて冷えの防止に大活躍します。素材は好みに合わせるのがいちばんですが、肌ざわりの心地よさや調温性能の高さから、メリノウールに人気が高まっています。メリノ種という羊から取れる最高級のウールです。生地が弱く、穴があきやすいので、長く使えるように履く前にあらかじめ補強しておくと何年も使えますよ。

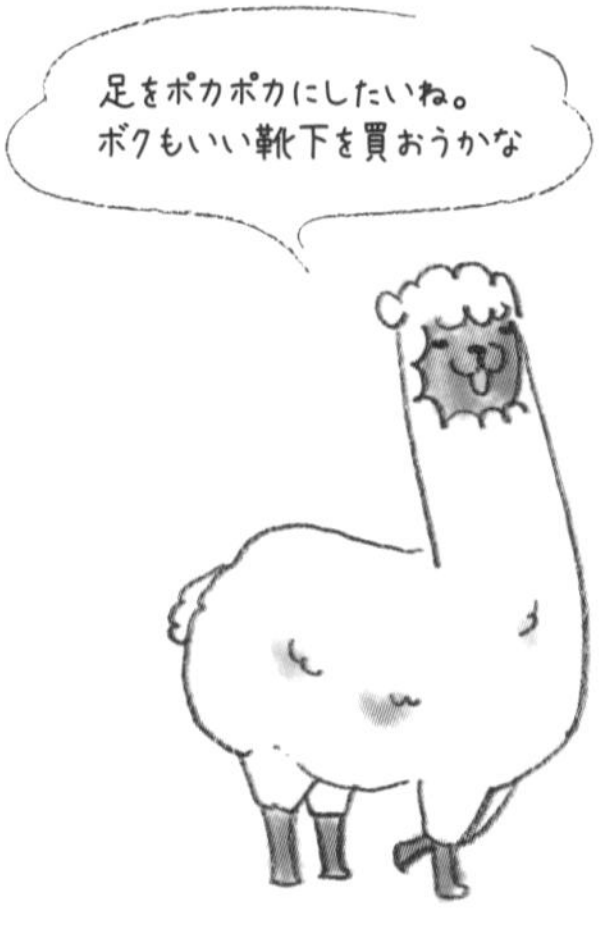
足をポカポカにしたいね。
ボクもいい靴下を買おうかな

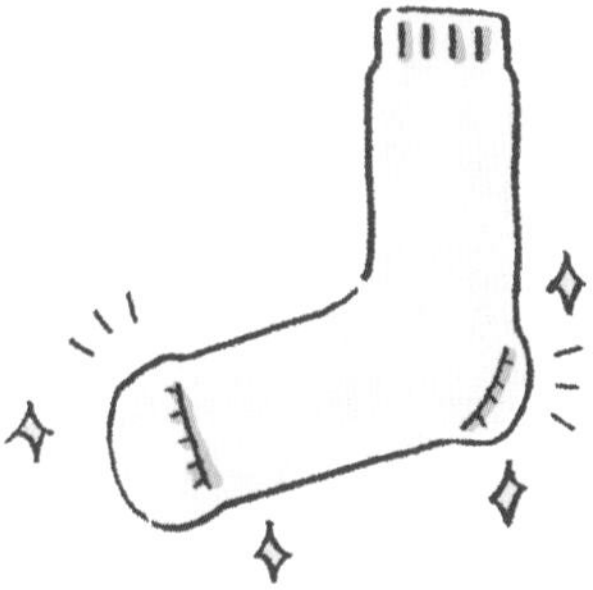

靴下のつま先やかかとを
補強するシートは
市販されているよ

10月23日

貧血を改善する6つの食習慣

P305で紹介したとおり、貧血の原因の7割は鉄欠乏性貧血といわれ、ヘモグロビンが不足することで起こります。「血」をつくる食材と、鉄を補う食材を意識的に取りましょう。左に貧血を改善するための食習慣を6つ紹介します。

貧血の人は胃腸の消化吸収力が弱い人も多いので、胃腸をいたわることも大切です。

貧血を改善する食習慣

◆肉や魚は内臓や骨まで食べる
肉はレバーやハツなどの部位、魚はやわらかく煮て骨まで食べます。

◆深緑色の野菜や、黒い食材（黒ごま、黒豆、黒キクラゲなど）を取る

◆ドライフルーツやナッツ類を取る

◆「蒸す」「煮込む」など消化しやすい調理方法にする

◆マグネシウムを含む食材（ワカメ、ヒジキ、カボチャの種、ごま、玄米など）や亜鉛を含む食材（カキ、ウナギなど）を取る

◆鉄のフライパンで料理し、鉄分摂取する

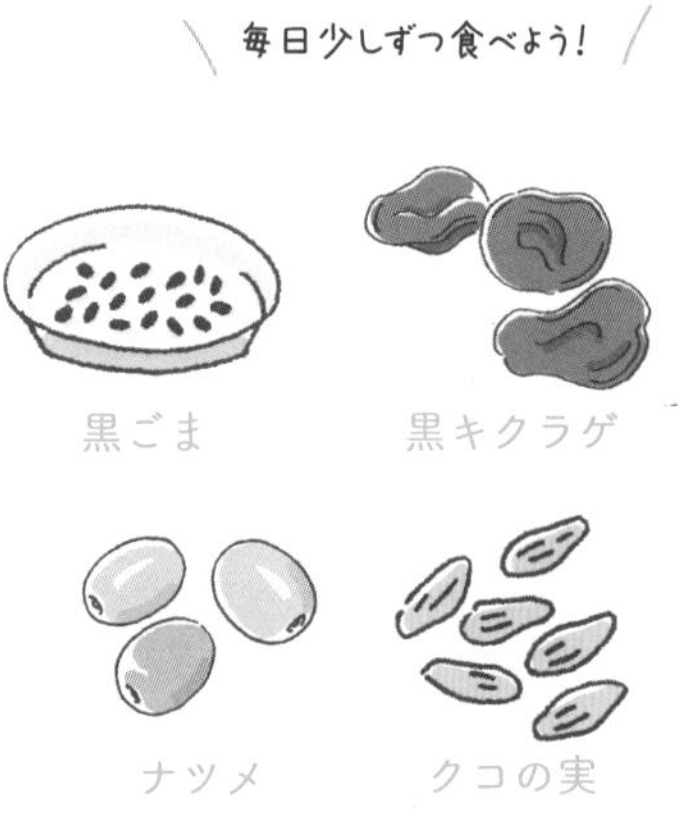

毎日少しずつ食べよう!
黒ごま
黒キクラゲ
ナツメ
クコの実

10月24日

霜降《そうこう》

「三陰交《さんいんこう》」へのお灸で太りにくい体質に

三陰交

内くるぶしのいちばん高いところに小指を置き、指幅4本そろえて、人差し指が当たっているところ。

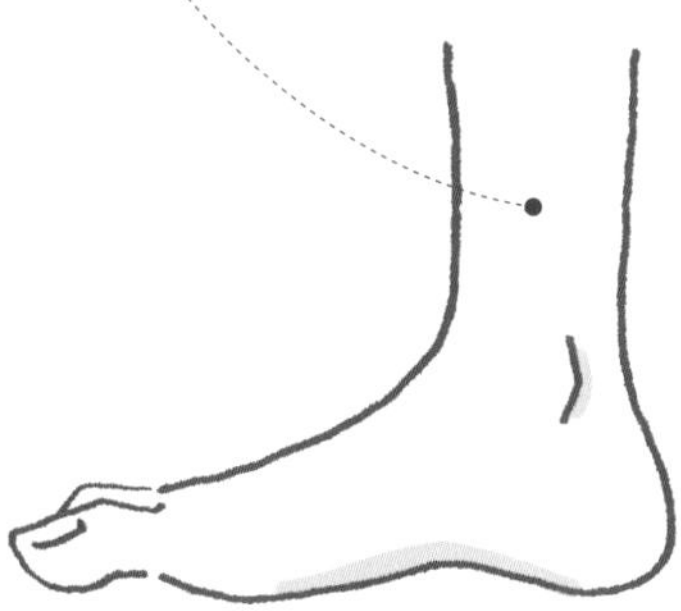

肥満とはエネルギーを消費しきれず、余分なものが体内にたまる状態です。消化器には「栄養の吸収、運搬、消費」と「老廃物の運搬、再生、排出」の働きがあります。これが十分に働かなくなると、体内に滞りが生じて脂肪や水がたまり、太りやすくなるのです。

「三陰交」のツボへのお灸は消化器官の機能を促進し、余分なものを体外に排出してくれますよ。脾や腎の働きを高めることができます。

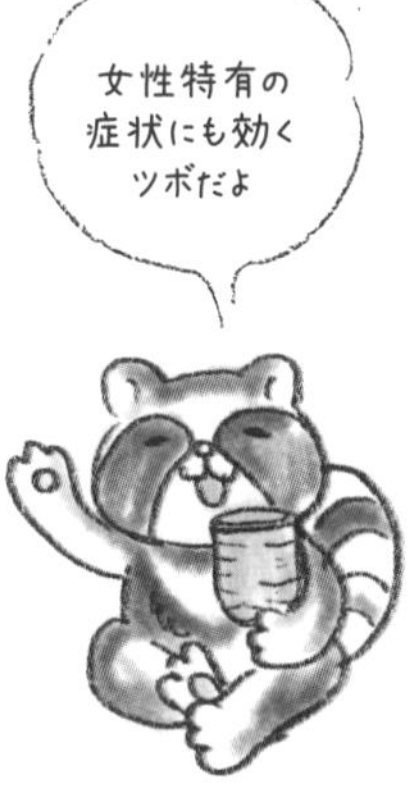

10月25日

山芋は滋養強壮の漢方

山芋は、昔から「山のウナギ」と呼ばれ、精をつける食材といわれてきました。「腎」と「脾」の両方に効き、疲労回復や滋養強壮効果が高いので、薬膳では腎精チャージ食材としてよく使われます。また、若返りホルモンのDHEAを増やすという報告もあります。老化が気になる人におすすめです。

脾の働きも高めるので、食欲がないとき、下痢をしやすいときなどにも使います。子どもの発育にも効果的な食材です。山芋の皮を薄くそいで乾燥させたものは山薬《さんやく》という生薬で、「気」を補う漢方として使われています。

一言レシピ

山芋のステーキ

山芋（長芋）を皮ごと7㎜ほどの厚さの輪切りにする。フライパンにオリーブオイルを熱したら、山芋を入れて両面を焼き、ニンニクの薄切りを加える。酒、しょうゆを入れて混ぜ合わせたら完成♪

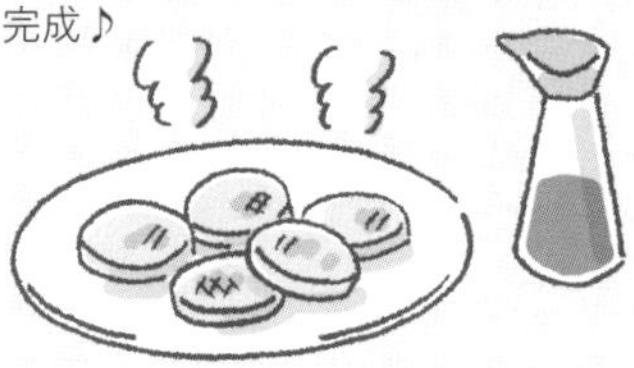

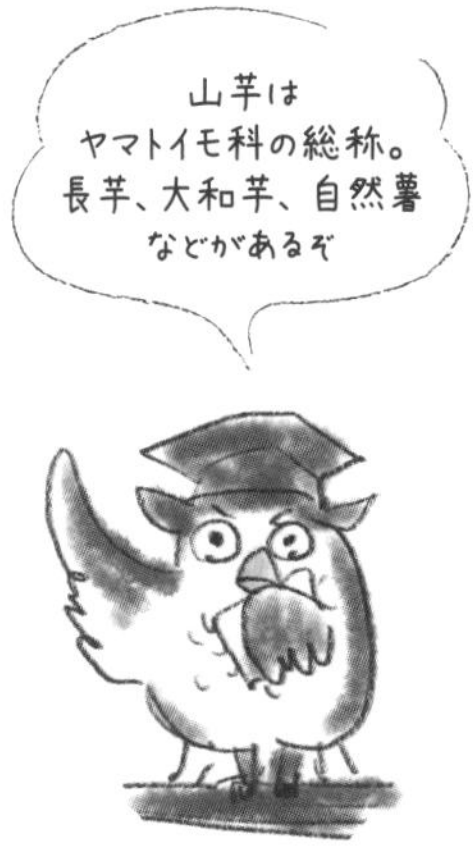
山芋は
ヤマトイモ科の総称。
長芋、大和芋、自然薯
などがあるぞ

10月26日

女性の更年期対策は7の倍数に注目

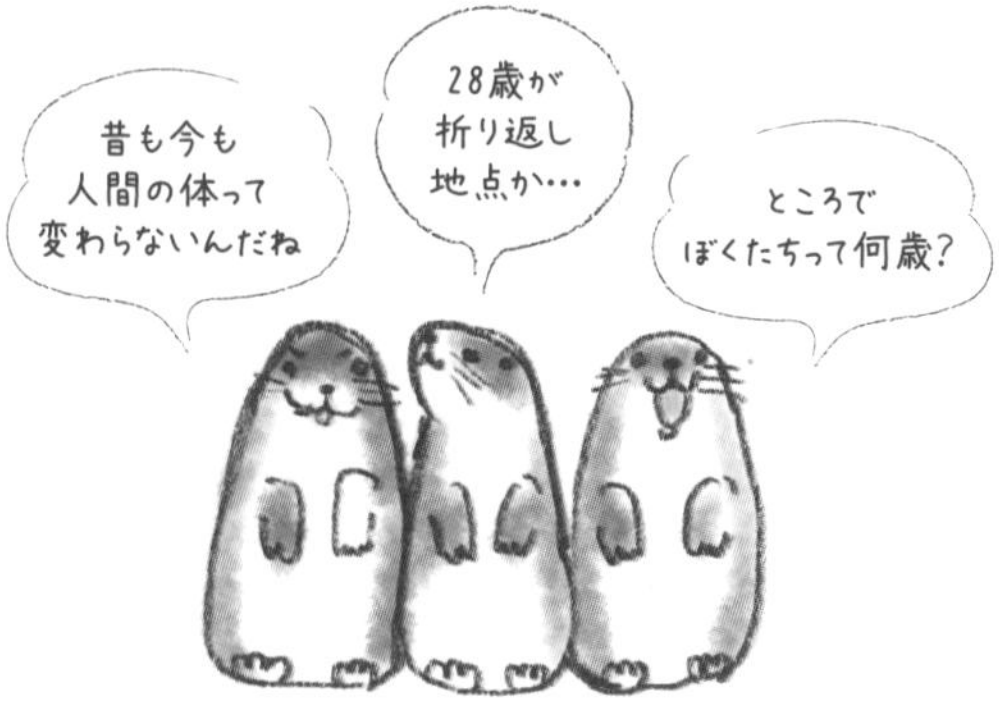
ところでぼくたちって何歳？
28歳が折り返し地点か…
昔も今も人間の体って変わらないんだね

中国の医学書には、次のように、女性は7の倍数の年齢が節目になると書かれています。

0歳…先天的な腎精を授かる。

7歳…エネルギーが活発になり、髪が伸び、歯が生え変わる。

14歳…女性ホルモンの分泌がさかんになり、月経がはじまる。

21歳…エネルギーが満ち、体格が頂点に達する。

28歳…女性ホルモンのピークに達し、筋肉が引き締まり、髪がもっとも増える。

35歳…顔がやつれ白髪が出はじめ、毛が抜けはじめる。

42歳…顔にしわが増え、白髪が増える。

49歳…腎精が衰え、月経が止まる。

中国医学では女性の体のピークは28歳、閉経は49歳とされています。医学が発達し平均寿命が延びた今も、女性ホルモン分泌のピークは20代後半～30代前半、閉経の平均年齢は50歳とほぼ変わりません。

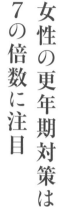

10月27日

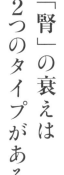

「腎」の衰えは2つのタイプがある

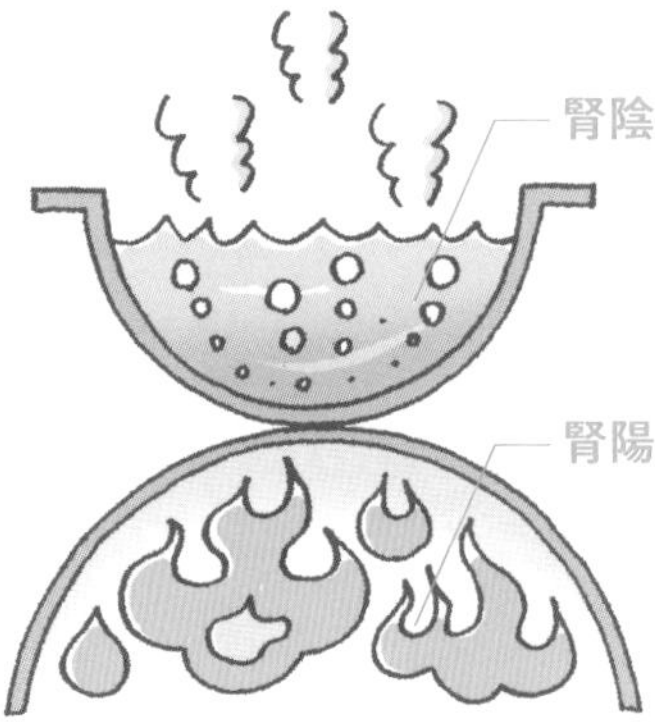

中国医学において「腎」とは、泌尿器系、生殖器系、ホルモン系など、生命エネルギーの貯蔵庫としての働きを表します（P18参照）。そして腎の力は、「腎陽」と「腎陰」に分けられます。

腎陽は体を温めたり、水を代謝させたりするエネルギーです。腎陰は体の潤いを保つ働きを担っており、上のイラストのようにお互いが支え合っている関係です。この2つのバランスがとれていることで、健康な状態が保たれています。

しかし、加齢や栄養不足、生活習慣の乱れなどで腎の働きが衰えると「腎虚」となります。腎陽が減ると（腎陽虚）、冷えやむくみの症状が出てきます。逆に腎陰が減ると（腎陰虚）、ほてりやのぼせ、イライラ、不眠などの症状が現れます。

P314では症状からどちらのタイプ当てはまるか、P315では腎陽虚、腎陰虚それぞれのおすすめ食材を紹介しています。

10月28日

「腎陽虚《じんようきょ》」と「腎陰虚《じんいんきょ》」あなたはどちら？

腎陽と腎陰のどちらが不足するかは人それぞれですが、誰であっても加齢が進めば両方とも徐々に減少していきます。次のチェック項目を見て、自分のタイプを知っておくとよいでしょう。一般的に男性は50代から、女性では40代から体の変化を感じ始めます。ちなみに、更年期のホットフラッシュは腎陰が不足した状態です。

腎陽が不足しがちな人は、体を温めること、腎陰が不足しがちな人は体の中を潤すことがポイントです。次のページで紹介する食材を積極的に食べましょう。

Check Sheet

腎陽の減少度チェック

- □ 手足や腰、お腹がひんやりする
- □ 冷えるとお腹や腰が痛くなる
- □ 下半身がむくみやすい
- □ 汗をあまりかかない
- □ 些細なことが気になる
- □ 尿が少ない、尿の色がうすい
- □ 疲れると顔が白っぽく（または灰色）になる
- □ 寒がりで冬が苦手

Check Sheet

腎陰の減少度チェック

- □ 顔や手足が熱くなる
- □ 口や喉が渇きやすい
- □ 皮膚が乾燥する
- □ 午後に微熱が出る
- □ 寝汗をかくことがある
- □ 耳鳴りや耳の違和感がある
- □ 酒をよく飲む
- □ 怒りっぽく、イライラしやすい
- □ 目が充血しやすい

10月29日

「腎虚」におすすめの食べ物

自分が腎陽・腎陰のどちらのタイプに当てはまるかがわかったら、不足しているほうの腎をチャージする生活をはじめましょう。

　腎陽が不足している人は体が冷えやすいので、体を温める食材を食べましょう。辛い味のものには、エネルギーと血液を巡らせ、体を温める効果があります。冷たいものや水分の取り過ぎには注意しましょう。腎陰が不足している人は、ほてりを鎮め、体を潤す効果のある食材を食べましょう。体液を増やすには、すっぱい味のものが効果的です。トウガラシやニンニクなど、体を強く温める食材は控え目にしましょう。

腎陽が不足している人に

ショウガ、ネギ、
玉ネギ、シナモン、
ニンニク、八角、
クローブ、シソ、
羊肉、ウナギ、
ドジョウ、エビ、
ニラ、ヨモギなど

腎陰が不足している人に

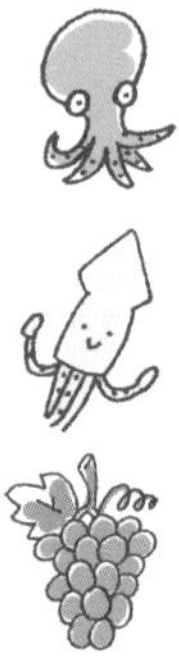

アサリ、ホタテ、
イカ、カキ、
タコ、スッポン、
レンコン、ゆり根、
山芋、クコの実、
マルベリー(桑の実)、
ブドウなど

10月30日

男性の更年期対策は8の倍数がカギ

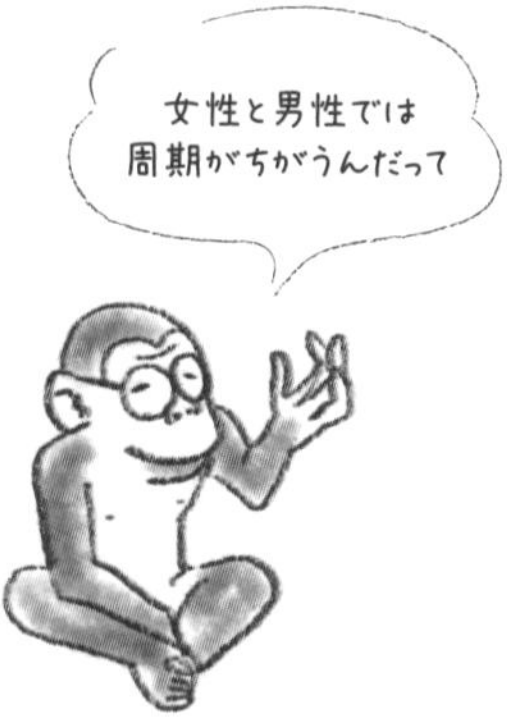

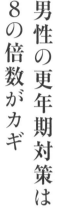

女性の7の倍数に対し、男性は8の倍数の年齢を節目に、体の変化が起こるといわれています。

0歳…先天的な腎精を授かる。

8歳…髪が伸び、歯が生え変わる。

16歳…精通を迎える。男性ホルモンの分泌がさかん。

24歳…エネルギーが満ち、筋骨がたくましくなる。

32歳…男性ホルモンがピークに達し、筋骨がしっかりし、体がもっとも充実する。

40歳…髪が抜けたり、歯がもろくなったりする。

48歳…顔がやつれ、白髪が増える。

56歳…イライラする、やる気出ないなどの精神症状が現れる。筋力が落ち、性欲が減退する。

64歳…髪が抜け、歯が抜ける。筋骨が弱くなり、生殖能力がなくなる。

中高年の男性は腎精が低下する年齢と、定年がかぶるので、気力も一気に落ち、心身の不調になることがあります。男性にも更年期はあるので、腎のケアが大切です。

10月31日
鴨肉は女性にうれしいビューティーミート

鴨肉は「ビューティーミート」とも呼ばれ、女性にうれしい効果がたくさん詰まった食材です。消化吸収がよく、胃腸の働きを高めて水分の代謝を促し、むくみの解消に効果的です。女性に不足しやすい「血」を補う働きもあり、韓国で「オリコギ」と呼ばれる鴨肉の焼肉は、産前産後の女性の養生には欠かせません。

また、栄養学的に見ると肌の保湿や老化予防に役立つレシチンが豊富なので美容効果も満点。鉄分が多く含まれているので貧血予防にも効果的。まさに女性の味方の食材です。

鴨肉の健康効果

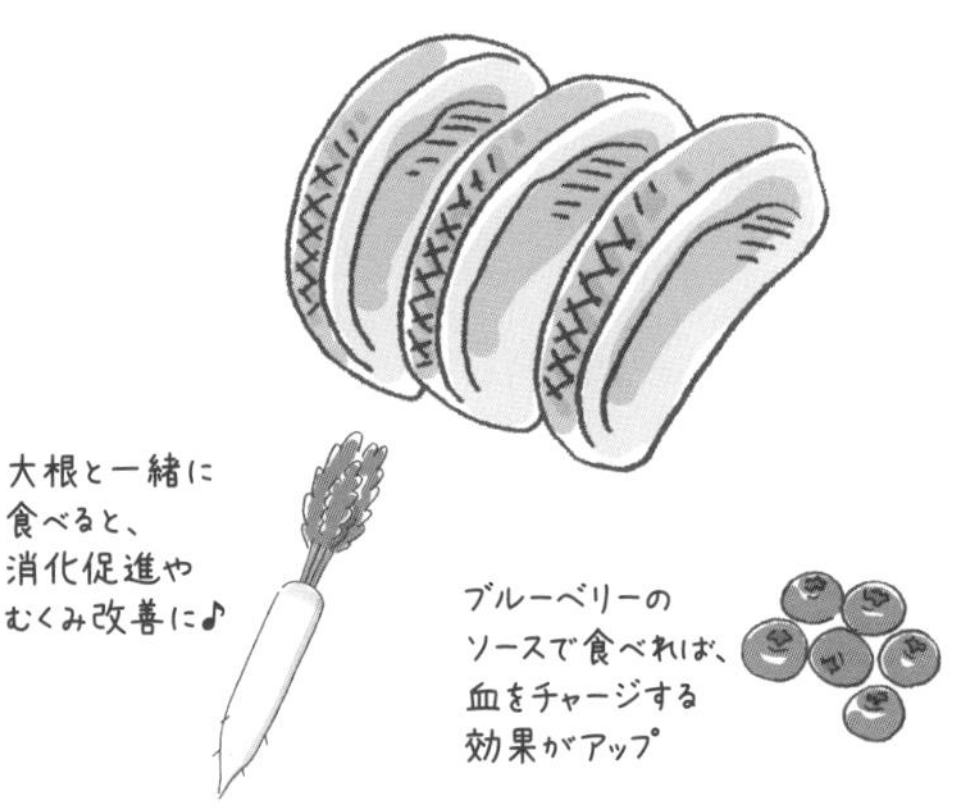
大根と一緒に
食べると、
消化促進や
むくみ改善に♪
ブルーベリーの
ソースで食べれば、
血をチャージする
効果がアップ

POINT

鴨肉の脂身に多く含まれている不飽和脂肪酸には、血液や血管を健康に保つ効果があります。不飽和脂肪酸は人間の体温よりも低い温度で溶けるので、脂身が口でスッと溶けて、まろやかな味わいが広がります。

11月1日

馬油で潤い美人に

馬油はその名のとおり馬の皮下脂肪を原料としたもので、炎症を鎮めて熱を取り去ってくれるすぐれものです。そのため、古くからけがややけどの薬として用いられてきました。

さらに馬油は人の皮脂に含まれる脂肪酸の割合がよく似ているため、人間の肌になじみやすい性質があります。肌に塗ると、皮脂の代わりとして角質層にスッと入り、肌の新陳代謝を高めて透明感を上げてくれます。膝やかかとのガンコな角質にも浸透するので、全身のカサカサ予防にぴったりです。

シミや毛穴の黒ずみ対策！

馬油フェイスマッサージ

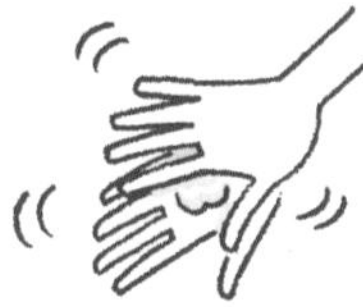

①手のひらに馬油を取り、指で混ぜながら温める。

毛穴の汚れがポロポロと落ちてきます。

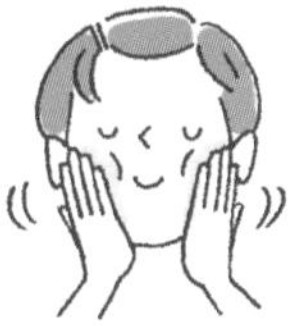

②①を乾いた状態の顔に広げて、指先でクルクルとマッサージする。

週に一度マッサージすることで、肌の透明感が増します。

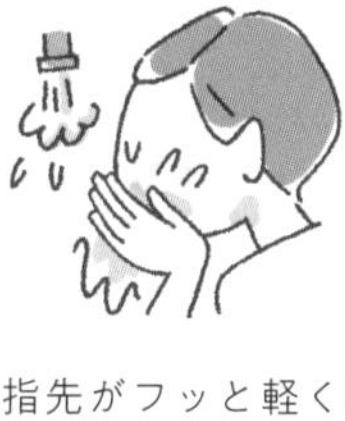

③指先がフッと軽くなったら洗い流す。

11月2日 感謝の気持ちが幸せ体質に

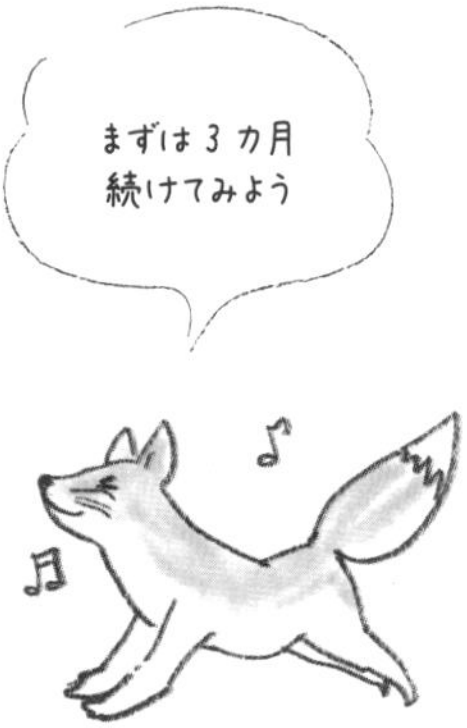

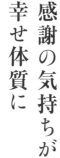

幸せって何でしょうか。お金を持つこと、すてきな彼氏をゲットすること、希望の会社に入社すること……それも確かに幸せなことです。でも、手に入ってしばらくすると、その状態が当たり前になって、最初の幸せな気持ちはなくなり、すぐに不満が生まれてきます。なぜなら、幸せは満ち足りた瞬間のこころの状態であって、ずっと続くものではないからです。

いつも幸せでいるためにはどうしたらいいか。答えは、日常的に物事に感謝するクセをつけることです。たとえば、会社に行く途中、あやうく自転車にぶつかりそうになったときに「ああ、朝からついてない」と思うか、「大けがにならなくてよかった、ありがたい」と思うか、どちらが幸せな考え方でしょうか。それは後者です。

こじつけと思う人もいるかもしれません。でも、このように考えるクセをつけると、幸せ体質になり、不思議とまわりの状況も変わってきますよ。

11月3日

1日2杯のごはんが元気をつくる

糖質制限をするダイエットや健康法の流行で、米を食べない人が増えています。米を食べない食事法は、体重を落としたり、糖尿病などの治療法になったり、短期的にはメリットが高いのですが、長く続けると寿命が短くなるというデータが出ています。

日本では長い間、米を主食としてきました。体に負担なく栄養が取れて、エネルギーになる食材だからです。先祖代々食べ継がれてきたものは、住んでいる土地で手に入りやすく、私たちの体と相性のよいもの。1日にお茶碗約2杯分のごはんを食べると、必要最低限の炭水化物が摂取できるといわれています。改めて米のよさを見直してみませんか。

玄米と白米

玄米は、ビタミンや食物繊維を多く含みますが、よく噛まない人や胃腸が弱い人が食べると、消化されずに排出されるので、低血糖になることも。合わない場合は、5分づき3分づきの米にするだけでも効果的ですよ。

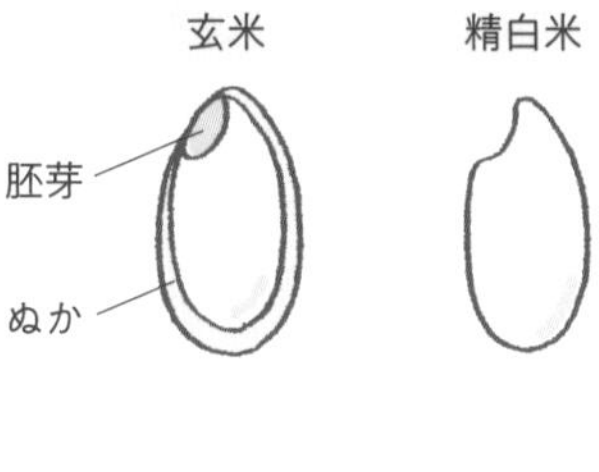
玄米
精白米
胚芽
ぬか

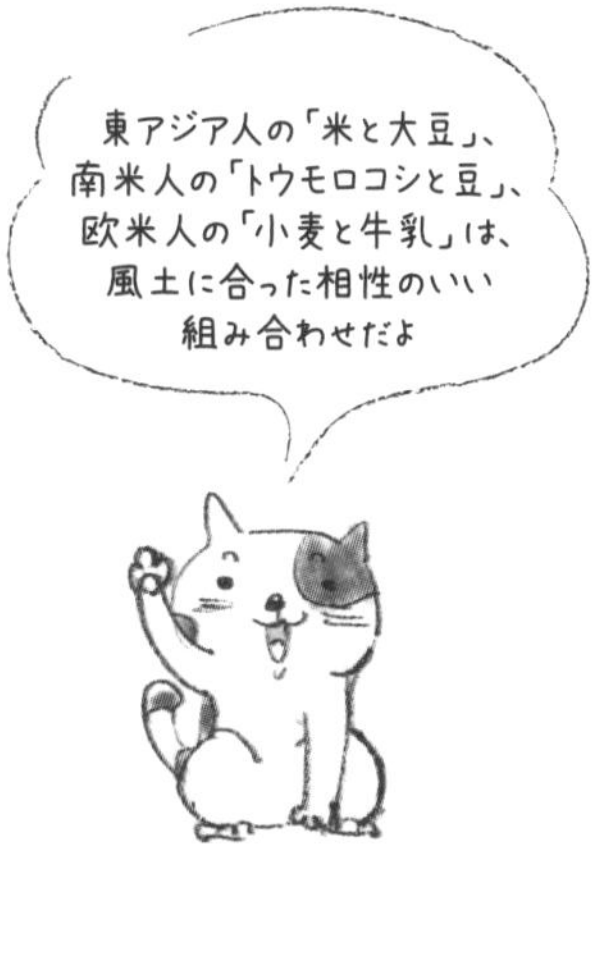
東アジア人の「米と大豆」、南米人の「トウモロコシと豆」、欧米人の「小麦と牛乳」は、風土に合った相性のいい組み合わせだよ

11月4日

レンコンは肺に潤いを与える

レンコンは体に潤いを与える食材です。とくに肺を潤すので、乾燥したこの時期にぴったり。喉の渇きや咳、痰などの解消に効果的で血の巡りも改善します。加熱すると消化にいいので薄切りにして、ホタテやタコなどの魚介類と一緒にさっと炒めて食べましょう。体に潤いが出て、疲労回復にもなります。

また、食物繊維がたっぷりなので、便秘の人も慢性の下痢がある人も、食べると症状が改善します。レンコンは里芋や山芋と同様、ねばねば成分も豊富に含んでいるので、老化防止やスタミナアップにもいいですよ。

一言レシピ

レンコンのすり流し汁

温めたカツオだしに、すりおろしたレンコンを入れて、しょうゆで味つけをする。好みで青ネギをちらしても◎。とろりとやさしい喉ごしで、お年寄りや子どもも食べやすいですよ。

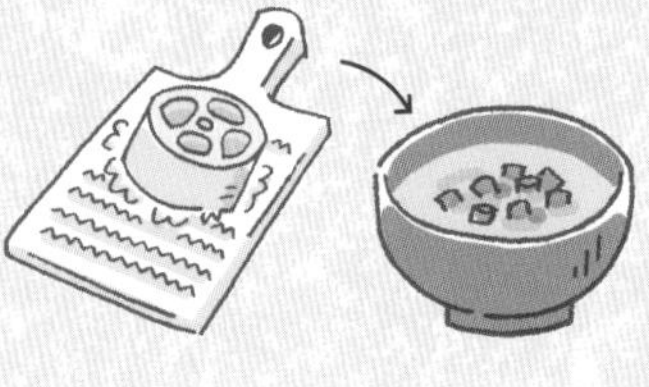

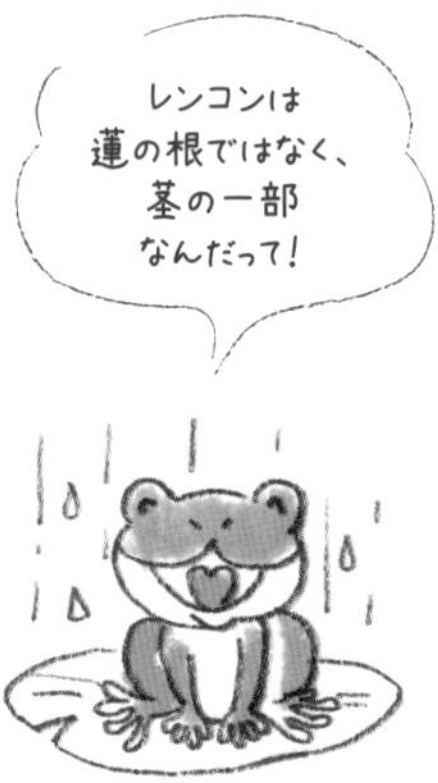
レンコンは
蓮の根ではなく、
茎の一部
なんだって！

11月5日

リラックスしたいときは10分の手浴を

足をお湯につけるだけで、全身がポカポカになる足湯。じつは手をお湯に浸ける手浴でも、同じような温め効果が得られるのです。全身の臓器に対応する経絡やツボが存在している手は、まさに全身の縮図。手の平、指、前腕には温かさを感じる「温点」が集中しているので、手を温めるだけで体全体がすぐに温かくなります。

手を温めると、リラックス効果やネガティブな気分の改善、やる気の向上などのうれしい効果がいっぱい。温泉と同じくらいの作用があるともいわれています。仕事や家事のちょっとした空き時間で、気軽にできるのがうれしいところです。

手浴の仕方

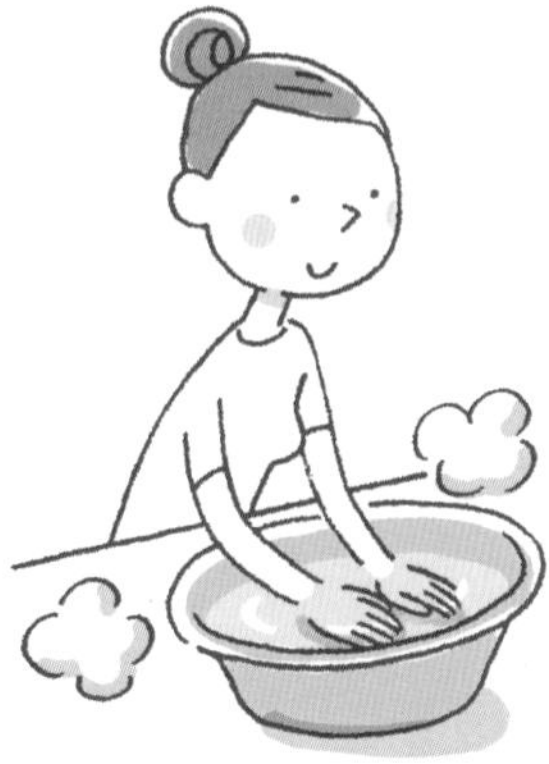

・洗面器などにお湯を入れ、5～10分浸す。
・お湯は心地よさを感じる程度の温度で（40℃くらい）。
・好みのアロマオイルを入れれば、リラックス効果がアップ！

POINT
肘までお湯につければ、肩まわりの緊張がほぐれやすくなります。

11月6日 カツオの力でストレス減退

カツオだしの香りをかいで、心がやすらいだ経験はありませんか。カツオ節はカツオを加熱してから乾燥させ、カビづけをした発酵食品です。体に有益な成分がたくさんあり、疲労回復やストレスをやわらげる作用があることがわかっています。研究では、肩こりや目の疲れが改善されたうえに、怒りや混乱、緊張などのマイナス感情が減り、活気というプラス感情が増加することが確認されたそうです。

カツオは刺身で食べてもおいしいですね。秋のカツオは脂がのっています。胃腸を温めて、貧血や不眠を改善しましょう。

一言レシピ

かんたん! 即席カツオ汁

乾燥ワカメを水で戻して、お椀に入れる。急須にカツオ節を入れて熱湯を注ぐ。3分ほど待ってからお椀に注ぐ。しょうゆまたは塩で味を調えて完成♪

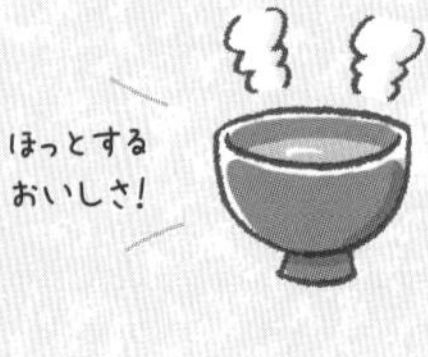
ほっとする
おいしさ!

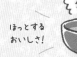

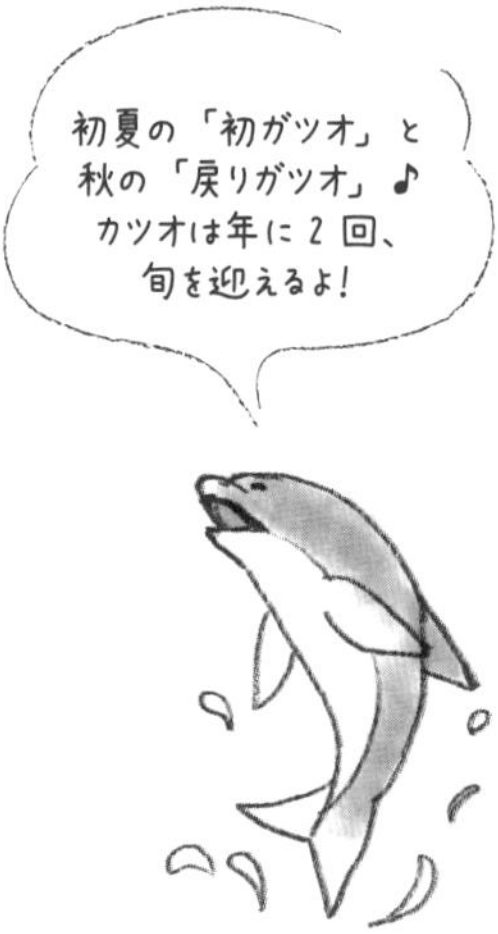
初夏の「初ガツオ」と
秋の「戻りガツオ」♪
カツオは年に2回、
旬を迎えるよ!

11月7日 立冬《りっとう》

「太渓《たいけい》」で冬のむくみ対策

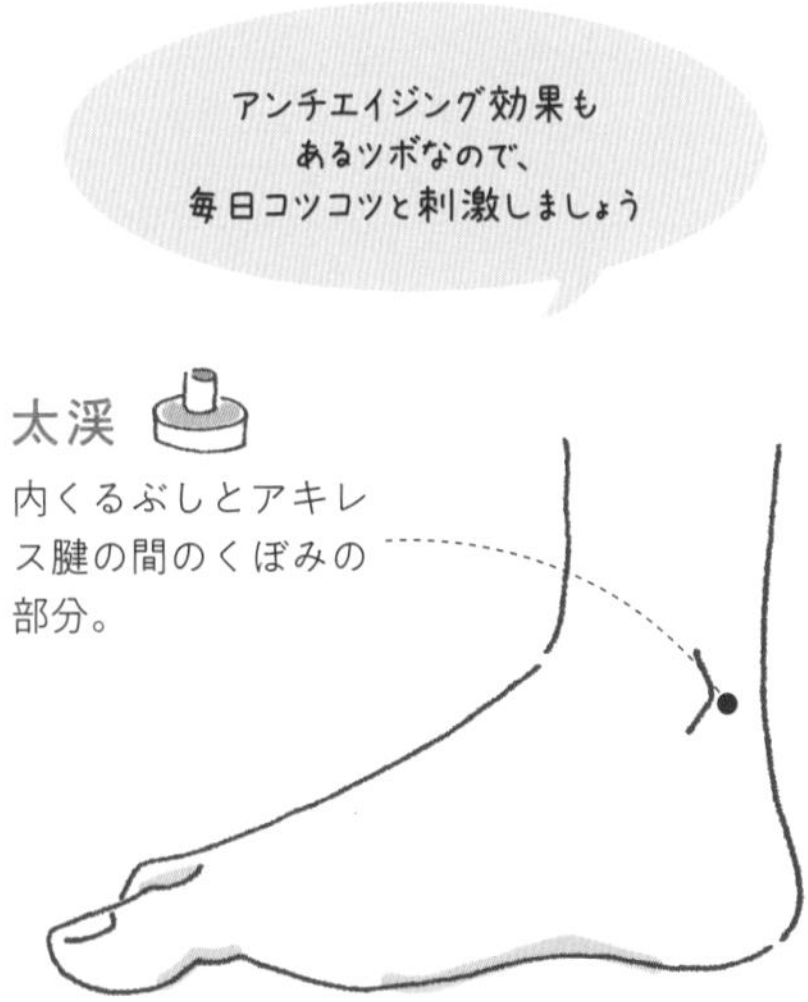
アンチエイジング効果も
あるツボなので、
毎日コツコツと刺激しましょう
太渓
内くるぶしとアキレス腱の間のくぼみの部分。

本来、体で回収されるはずの水分や老廃物が、手足の末端の皮膚の下にたまったのがむくみです。「腎」の働きのひとつに、血液をろ過して老廃物を尿として排出する機能がありますが、腎臓の機能が低下すると余分な水分が体内にたまり、むくみの原因となるのです。

二十四節気では、立冬は冬のはじまり。腎のケアが必要です。「太渓」のツボへのお灸で腎の働きを高めましょう。

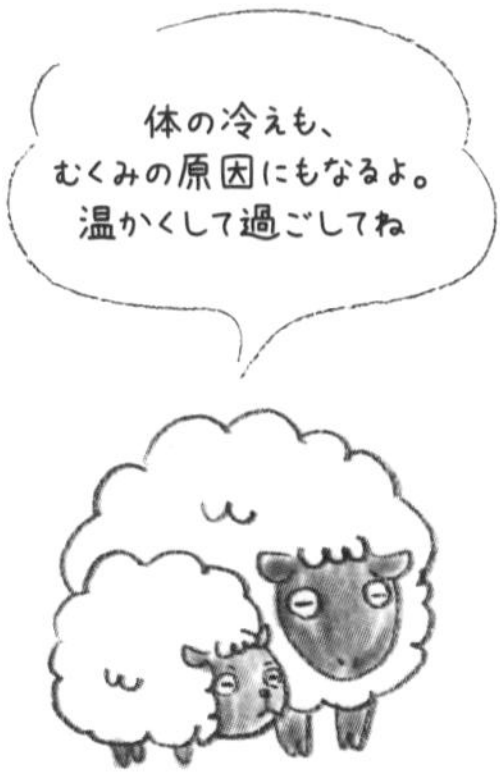
体の冷えも、
むくみの原因にもなるよ。
温かくして過ごしてね

11月8日 ♡

電話で届ける声のエネルギー

みなさんは最近電話をしていますか。メールやSNSなどの利用が広まり、便利な世の中になりましたが、その一方で、以前よりも声で伝える機会が減ったことを少し寂しく感じることもあります。

私は直接会ったり電話したり、声で伝えることを大切にしています。たとえば、お世話になったお礼をメールではなく電話で伝えたり、しばらく会っていない友人に直接電話をしてみたり。声は文字よりも人から人へ、エネルギーが伝わりやすいのです。なぜなら声は、あなた自身の波動だからです。

応援したり、励ましたりしたいときにはもちろん、ちょっとしたことでも電話をしてみましょう。

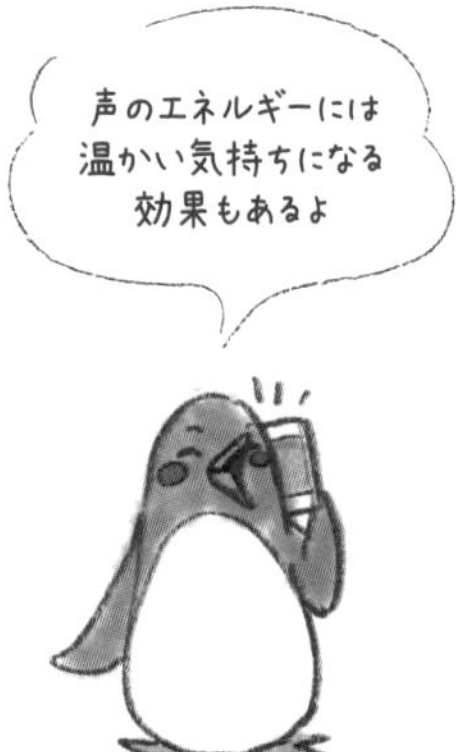
声のエネルギーには
温かい気持ちになる
効果もあるよ

電話のメリット

- 声のエネルギーを届けられる
- 相手の反応や気持ちがわかりやすい
- たくさんの情報を伝えられる
- 相手との距離が近づく

11月9日

タイプ別下痢の養生①

下痢は、排便の回数が増えることや、希薄な便や水のような便が出る状態のことです。
ここでは、感染症ではない場合の下痢のタイプを5つに分けて、それぞれの養生に合うおかゆを紹介します。

①「冷え冷え」タイプ

水のような便が出ておなかが痛いのが特徴です。湿気が原因で起こりやすく梅雨の時期や夏場になりがちです。アイスや冷たいドリンクの取り過ぎは注意！

【ハト麦茶のおかゆ】
米（1/2合）、ハト麦茶（1ℓ）、梅干し（1個）、すりおろしショウガ（5g）、塩（適宜）
※ハト麦茶でおかゆを煮て、梅干しとショウガを加える。

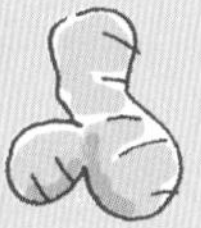

②「刺激いっぱい」タイプ

辛いものやお酒を飲みすぎたあとになるのが特徴で、においのきつい便になりがちです。デトックスしましょう。

【大根のおかゆ】
米（1/2合）、水（1ℓ）、大根の角切り（200g・夏なら冬瓜でもOK）、塩（適宜）
※大根の角切りを米と一緒に煮る。

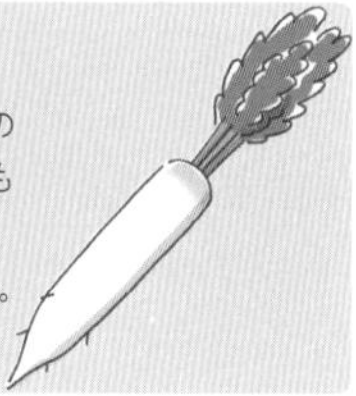

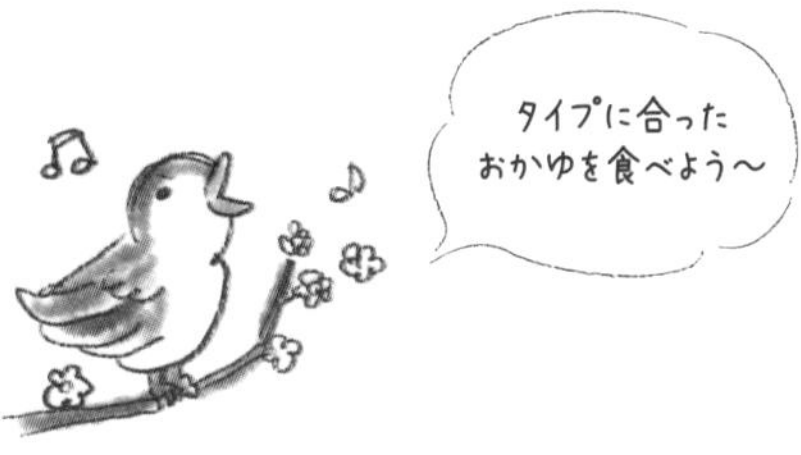

11月10日

タイプ別下痢の養生②

下痢のときに、おかゆを食べるといいのは、消化がよく、水分をたくさん含んでいるからです。つらい下痢が続くときには、タイプに合った食材をプラスしたおかゆを食べ、おなかを温めてゆっくり体を休めましょう。

③「ストレス」タイプ

緊張や感情の起伏に合わせて、腹痛や下痢の症状が出るのが特徴です。ストレスによって自律神経のバランスが崩れ、腸の働きが乱れることで起きます。

【シソとユズのおかゆ】
米（1/2合）、水（1ℓ）、シソ（千切り・たっぷり）、ユズの皮（適宜）、塩（適宜）
※シソとユズをできあがったおかゆに加える。

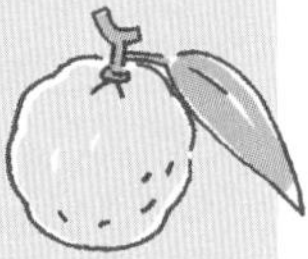

④「胃腸が弱っている」タイプ

便がゆるく、未消化のものが便に交じるのが特徴。長い間の不摂生や過労により、胃腸の機能が低下しています。

【山芋のおかゆ】
米（1/2合）水（1ℓ）、山芋（角切り・200g）、塩（適宜）

※山芋と米を一緒に煮る。

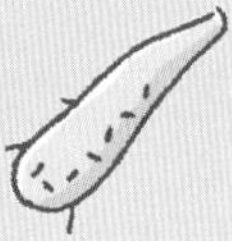

⑤「エイジング」タイプ

朝起きてすぐ下痢をする。下痢のあとはすっきりするのが特徴。寒がりで手足の冷えを感じる人が多いです。温めることが大切です。

【山芋とニラのおかゆ】
④の山芋のおかゆがたきあがったら、ニラ（小口切り・1/2束）を加えてかき混ぜる。

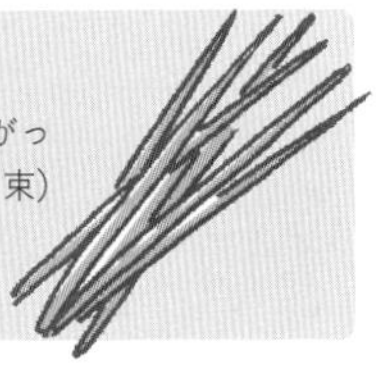

11月11日 ♥

物事を決めるときには心が明るくなるほうを

　何かをはじめる、何かを選ぶ、何かを買う……。日々いろいろな決断のタイミングがあると思いますが、余裕のないときに焦って物事を決めてしまうことは避けましょう。何事でも決断するときには、自分の心が整っているときのほうがいいですよ。もし急な決断を迫られたとしても、自分の心の状態がよくないときには、できる限り、決めるのを先延ばしにしましょう。

　すぐに決めなくてはいけない場合は、できるだけリラックスした状態で、それぞれ選んだ将来をイメージし、心が軽く、明るく感じられるほうを選びましょう。自分のセンサーを信じてみて。

自分にとってよい選択をする

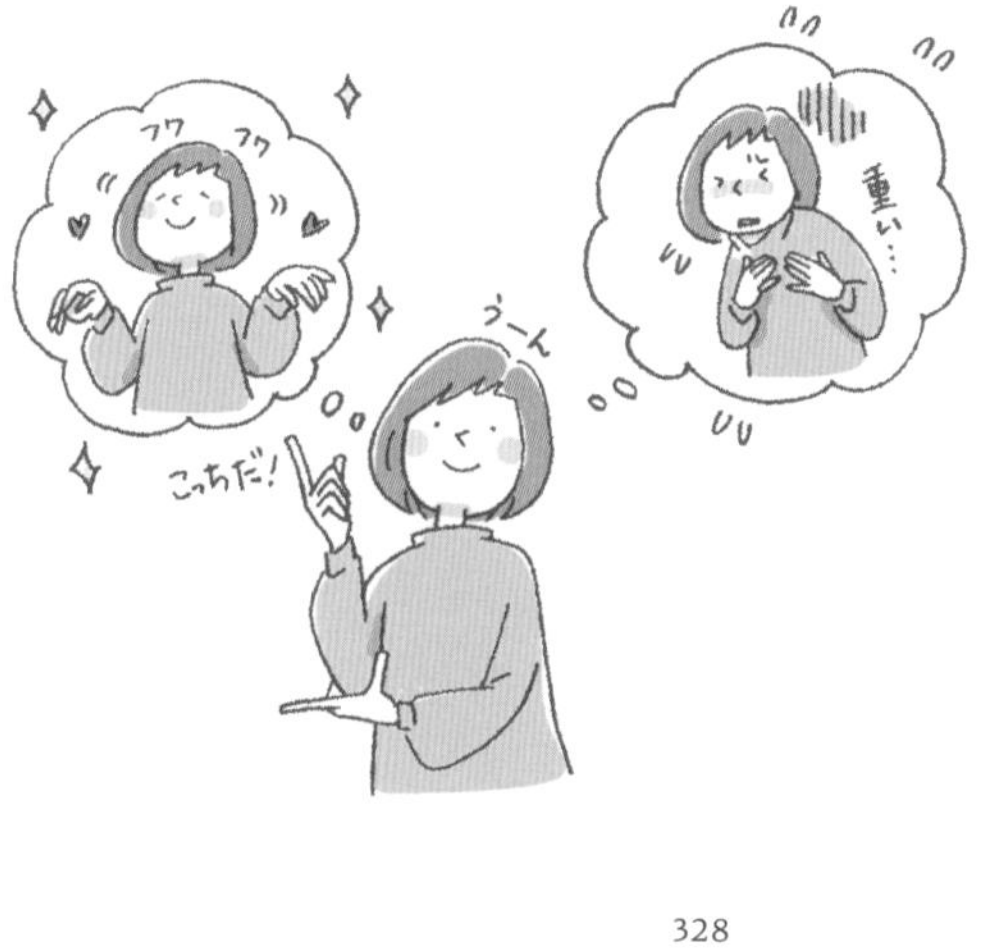

POINT

心が軽く、明るく感じられることとは、楽なこととは限りません。一見難しそうなことや、大変そうなことでも、自分にとって最終的にプラスになることは、不思議と明るく感じるはずです。

11月12日

頭痛をやわらげるスネたたき

ストレスや緊張が続き、頭が痛いときはスネの外側を強めにたたいてみてください。上がりすぎていた「気」が下がり、頭痛がやわらぎます。頭痛には、陰陽の呼吸（P344参照）も効果的です。

スネたたきの方法

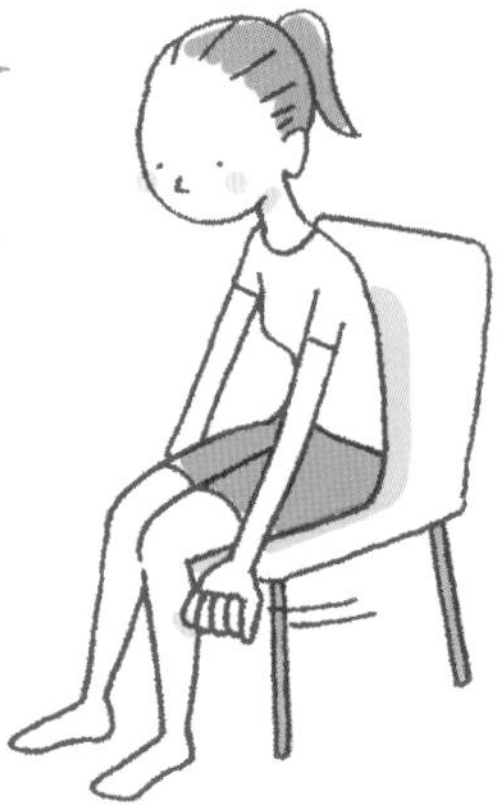

◆ひとりで行う場合

椅子に座り、膝の下から足首まで（下図の斜線部分）を、拳で強めにたたきましょう。3～5分かけてていねいにほぐすと効果的です。

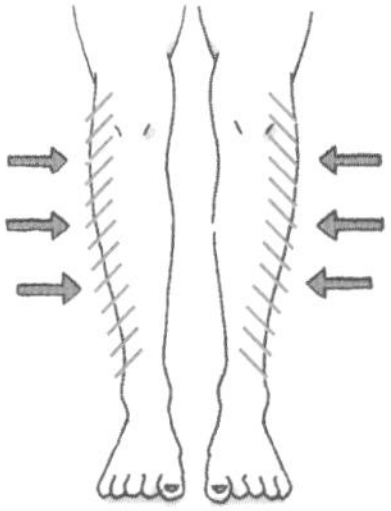

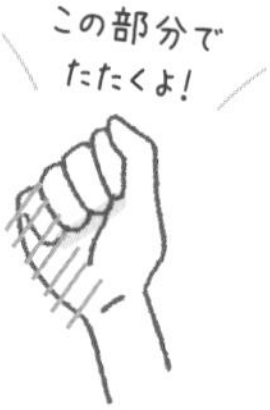

◆2人で行う場合

横になり片足ずつ踏んでもらいましょう。①の方向と②の方向、両側から刺激します。3～5分かけてていねいにほぐしましょう。

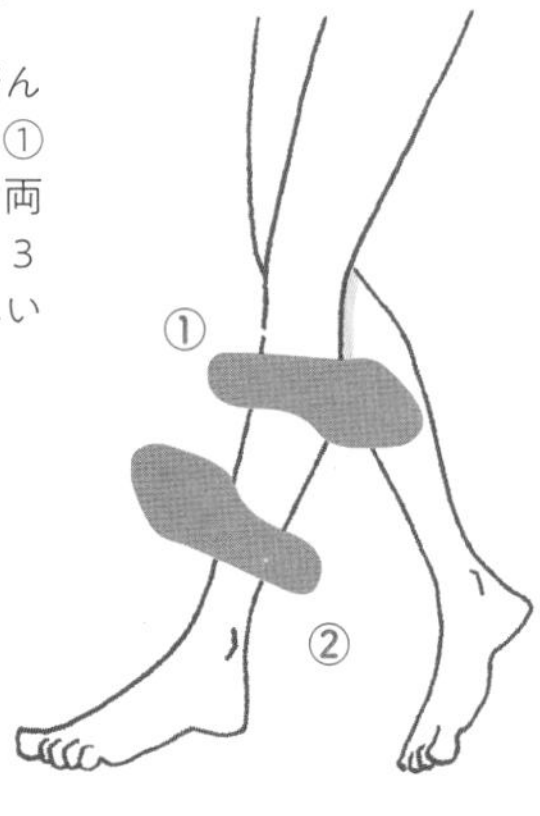

11月13日

シミやクマは「血の毒」がたまっているから

人間の体でつくり出される毒は「血の毒」と「ヘドロ化した水の毒」があり、前者を中国医学では「瘀血」（P110参照）といいます。後者は脂質や水分代謝の不良で「痰飲」（P268参照）といいます。

シミやクマ、疲れると唇が黒っぽくなるのは瘀血の症状です。舌に紫色の点々があったり、舌の裏の静脈が紫色に浮き出て目立つ場合は瘀血が進んでいます。瘀血が進むと動脈硬化や脳血栓など循環器系の病気にかかりやすくなり、子宮筋腫などの婦人科系の疾患にもつながります。また腫瘍やがんのように、目に見える異物が体にできるのも瘀血だと考えます。食生活とライフスタイルを改善しましょう。

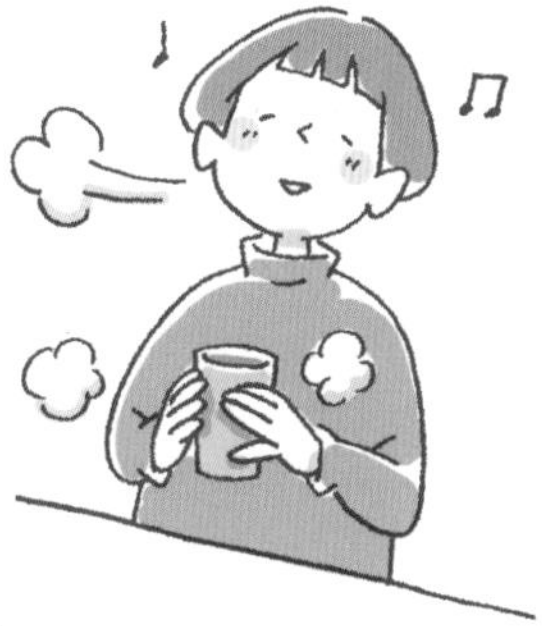

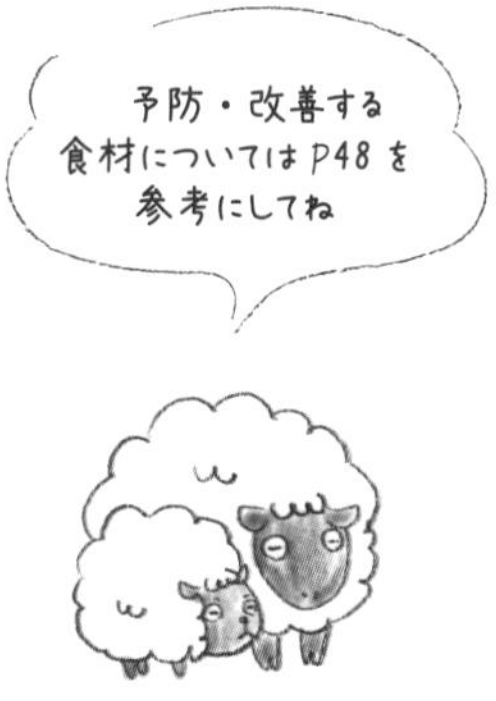
予防・改善する
食材についてはP48を
参考にしてね

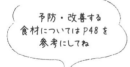

POINT

ストレスと冷えを改善するように心がけましょう。リラックスする時間を増やしたり、温かい飲み物を選んだり、ゆっくりお風呂に入ったりしましょう。

11月14日

耳をマッサージすると「腎」がよくなる

腎は寒さを苦手とする臓器です。この時期には体を温めることはもちろん、臓器の窓（P47参照）である耳をマッサージするのが効果的です。ちょっとした時間の合間にできるので、ぜひ実践してみてくださいね。

また、耳にはいろいろなツボが集まっているといわれています。心地よい刺激を与えると、すぐにポカポカと温まってくるのが実感できるでしょう。

軽くつまんだり、押したり、引っ張るなどの方法で刺激を与えてもよいでしょう。痛気持ちいいくらいの強さがベストです。

腎を元気にする！ 耳マッサージ

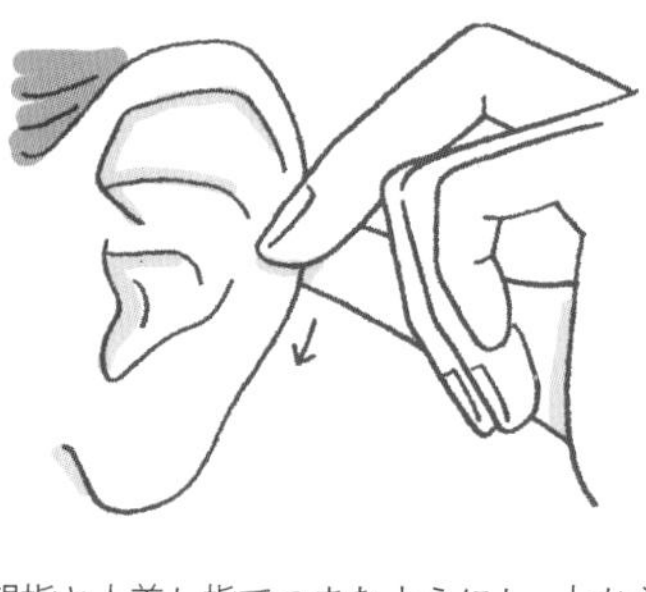

親指と人差し指でつまむようにし、上から下へ位置をずらしていきます。軽く引っ張るのも◎。

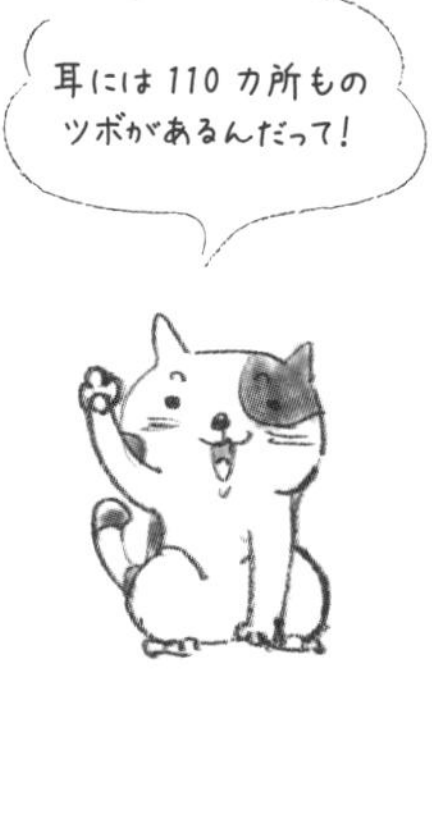
耳には110カ所ものツボがあるんだって！

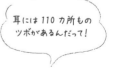

11月15日

ふだんの食事に薬味を入れよう

薬膳はたまに食べるよりも継続することが大切。忙しいときに料理をするのはむずかしいですが、疲れているときこそ、薬膳を食べたいもの。時間のあるときにかんたんなつくりおきをしてみてはいかがでしょうか。つい省いてしまいがちですが、薬味にはとくに薬効があります。買い物した後にすぐ下ごしらえをしておけば、いつでも食べられますよ。

あると便利！　薬味の下ごしらえ

◆ショウガ

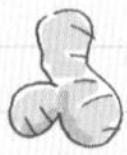

①1個分をすりおろして密閉瓶に入れる。お酒をひたひたになるまで入れ、酢（小さじ1/2）を加える。冷蔵で約3週間保存可能。

→みそ汁、豆腐、納豆などに。

②すりおろして大さじ1杯分ずつラップで包む。冷凍で約1カ月保存可能。

→ショウガ湯やココアに加える。

◆ネギ

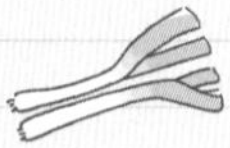

青ネギなら小口切り、白ネギならみじん切りにする。密閉容器の下に乾いたキッチンペーパーをしき、ネギを入れる。上からもキッチンペーパーをかぶせてふたをする。冷蔵で7～10日保存可能。

→豆腐、納豆、炒め物や煮物に。

◆ニンニク

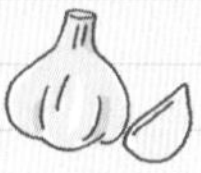

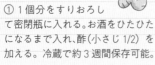

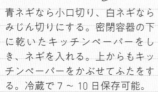

1個分をみじん切りにし、密閉瓶に入れて、グレープシードオイルをたっぷり注ぐ。冷蔵で約1カ月保存可能。

→オイルごとスプーンで取り、中華やイタリアンの炒め物に。

11月16日

豚肉と大豆のつくりおきが便利

豚肉や大豆は栄養価も高く、薬膳でも大活躍する食材です。安いときに多めに買って、左のように半調理しておけば保存もきき、いろいろな料理に使えますよ。食材は空気に触れると劣化しやすくなるので、ガラスやホーロー、ステンレスの密閉容器で保存するとプラスチックより持ちがよくなりますよ。

お役立ち！　豚肉と大豆のつくりおき

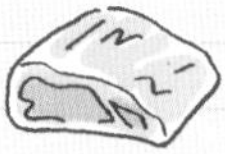

♦豚肉

ブロック肉を買い、重さの１％の塩をすりこんでおく。冷蔵で約４日間保存可能。ゆでて密閉容器に保存しても。冷蔵で約４日間保存可能。

→きざんでチャーハンなどに。またスライスして、タレ（薬味とごま油、塩）をかけ、レタスで巻いてもおいしい。

→煮汁は、カットワカメや豪快に切った野菜（大根の乱切り、キャベツの四つ割りなど）と一緒にスープに。

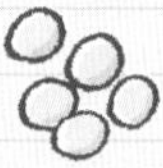

♦市販のゆで大豆

市販のゆで大豆、鶏ひき肉、ショウガ、酒、みりん、しょうゆ（好みでラー油もプラス）で炒め煮しておき、冷めたら密閉容器で保存。冷蔵で約５日間保存可能。

→ごはんにのせてそぼろ丼にしたり、弁当に入れても◎。

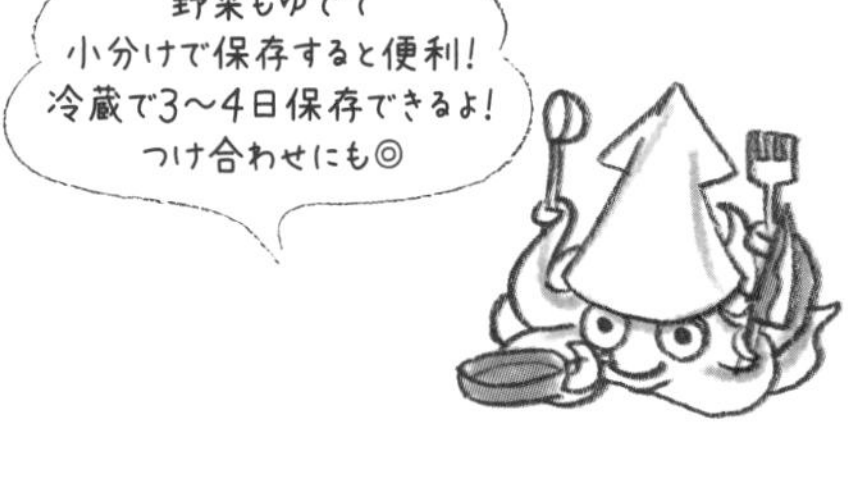
野菜もゆでて
小分けで保存すると便利！
冷蔵で3〜4日保存できるよ！
つけ合わせにも◎

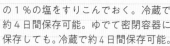

11月17日

タイプ別 月経トラブルの解消①

本来、女性の月経は痛みがなく、定期的に訪れるのが正常ですが、何らかの月経トラブルを抱える女性が増えています。ここでは、4つの原因に分け、症状を改善する食材を紹介します。月経痛をやわらげる方法はP221〜223を参照してください。

①「栄養不足」タイプ

- □ 月経周期が乱れがち
- □ 月経量が少ない
- □ 月経後半に鈍痛やだるさがある

→血が足りていない！

血を増やす赤い食材

- 赤身の肉（牛肉、羊肉など）、レバー
- 赤身の魚（カツオなど）
- ナツメ、クコの実、トマト、小豆

②「巡り悪化」タイプ

- □ 子宮内膜症などの婦人科疾患がある
- □ 月経前にイライラ、乳房の張りなどがある
- □ 月経痛が強めで、月経血に血の塊がある

→体の巡りが滞っている！

気血の巡りをよくする食材

- かんきつ類の皮（ミカン、ユズ、レモンなど）
- 香りのよい野菜（シソ、セロリ、三つ葉など）
- 青い魚（サバ、イワシなど）
- 赤い色の食材（小豆、トマト、紅花、ローズ、ハイビスカスなど）

11月18日

タイプ別月経トラブルの解消②

食生活に偏りのある「栄養不足タイプ」とストレスが多い「巡り悪化タイプ」、疲れやすい人に起こる「エネルギー不足タイプ」と、40代後半以降に多くみられる「エイジングタイプ」があります。普段から心がけて食べるようにすると体が変わってきますよ。

③「エネルギー不足」タイプ

□ 月経が早まりがちで、疲れやすい
□ 冷えが強く、高温期の体温が上がらない（または低温期が36度以下）
□ 経血が薄く、月経が長引きやすい
→体を温める力が足りていない！

エネルギーを補充する食材

- 骨付き肉
- ナッツ類、ドライフルーツ(ナツメなど)
- 山芋、里芋
- きのこ類
- ショウガ、ニラ、ニンニク、玉ネギ

④「エイジング」タイプ

□ ほてりやのぼせがある
□ 経血が少なく、粘りがある
□ 月経中や月経後に腰のだるさがある
□ おりものが少なく、陰部がかぶれやすい
→腎精（腎のエネルギー）不足！

腎精をチャージする食材

- 海の食材（イカ、タコ、貝類、海藻類など）
- 黒い食材（黒豆、黒ごまなど）
- 大豆製品　● 山芋、里芋
- ナッツ類、ドライフルーツ（ナツメなど）

11月19日

リンゴは下痢にも便秘にもよい

風邪をひいて熱を出したときに、リンゴのすりおろしを食べた記憶はありませんか。リンゴの健康パワーは昔から注目されており、中国のことわざでは「リンゴを食べると医者いらず」というものまであるほどです。

胃腸の働きを高めて、消化を促進。疲労を回復して、咳や痰、喉の渇き、下痢などの改善にもいいですよ。不溶性と水溶性、両方の食物繊維を多く含んでいるので便秘の改善にも効果的です。リンゴは体を冷やさない食材なので、子どもや高齢者、冷え性の人も安心。ポリフェノールも含まれており、抗酸化作用と老化防止効果が期待されています。

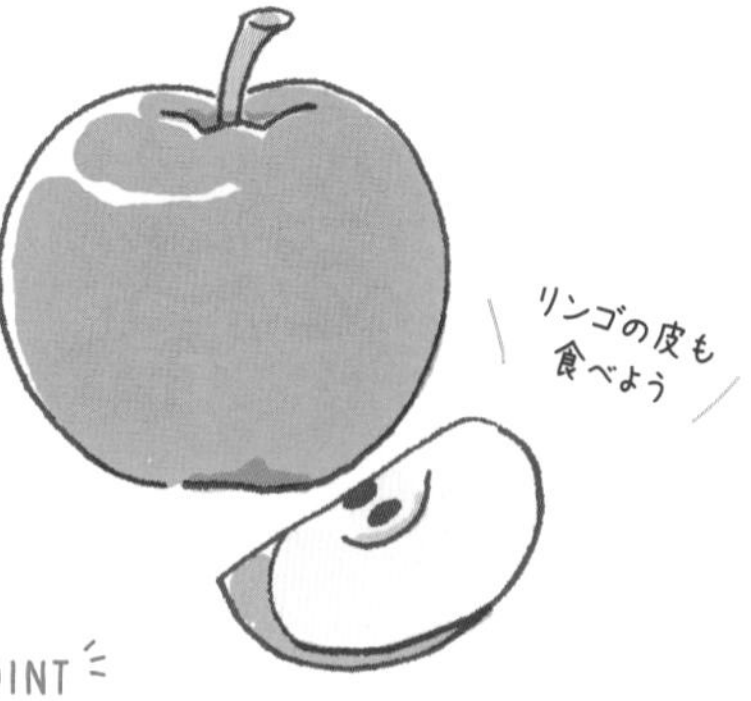
リンゴの皮も食べよう

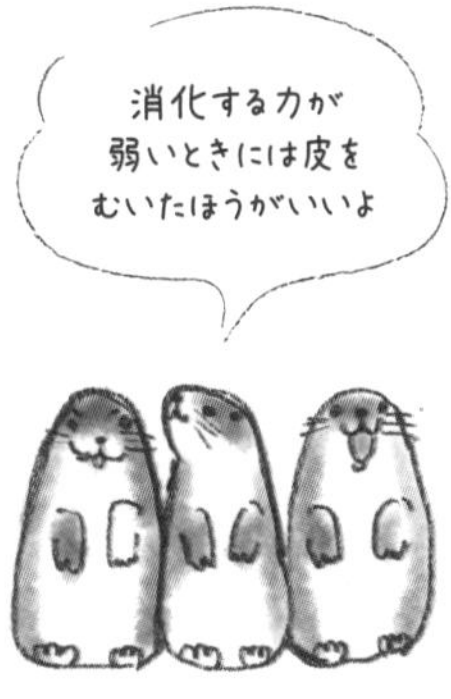
消化する力が弱いときには皮をむいたほうがいいよ

POINT

皮の近くには、ビタミンやポリフェノール、食物繊維が豊富です。健康な人は皮も一緒に食べましょう。

11月20日

冷え性を改善するへそヨガ

冷え性の人は、筋肉が硬くなって、うまくポーズがとれない場合があります。背骨の両脇の筋肉には、内臓にアプローチするツボがたくさんあるので刺激しましょう。とくに命門の両側は腎臓の働きを整えて、冷えや腰痛を改善してくれます。

冷え性改善のポーズ

※■は神闕、★は関元（丹田）、▲は命門の位置です。

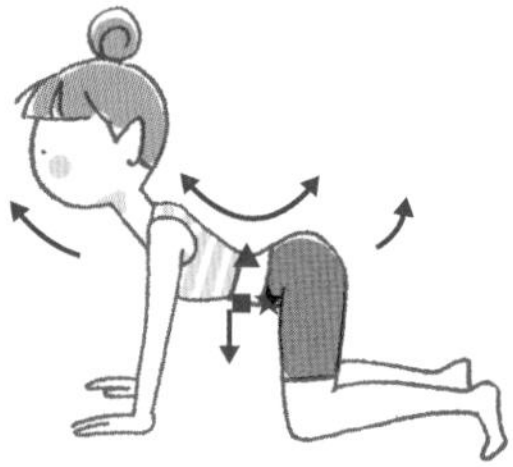

1 四つんばいになり、つま先を立て、息を吸いながらおへそを下にさげて背中をそらせる。

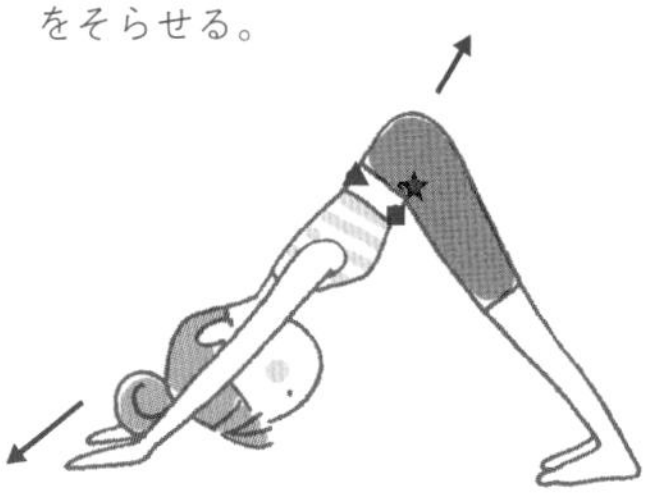

2 息を吐きながらお尻を天井方向に上げて、膝とおへその真後ろ（腰）を伸ばす。頭を下げず腰を伸ばすと丹田に気血が集まり効果的。

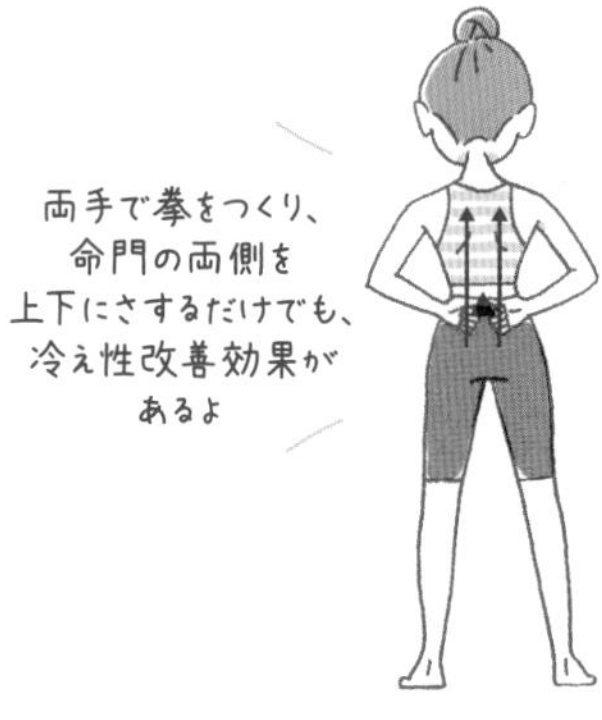
両手で拳をつくり、
命門の両側を
上下にさするだけでも、
冷え性改善効果が
あるよ

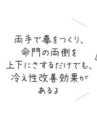

11月21日

体のヘドロを出す食材

中国医学では、中性脂肪や高脂血症、脂肪肝、痛風などは、「痰飲」という毒で引き起こされると考えます（Ｐ268参照）。また、痰飲は瘀血（Ｐ110参照）と同じく循環器系の疾患の原因にもなります。

痰飲は、消化できなかった食べ物や水分が「食積」「水毒」となって体に負担をかけ、それが蓄積されて毒となります。左の食材はとくにデトックス効果の高い食材です。食事のときに、これらの食材から食べはじめるのも効果的です。習慣にするとよいですよ。

体の毒（痰飲）を排出する食材

大根
デトックスに効果的

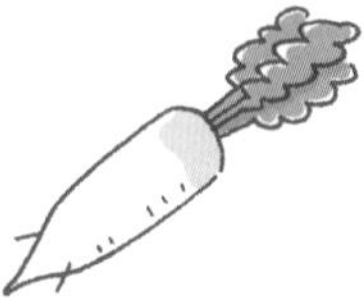

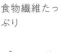

玉ネギ
玉ネギの皮のお茶も効果的

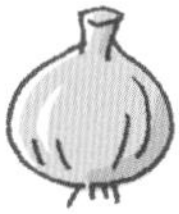

きのこ類
食物繊維たっぷり

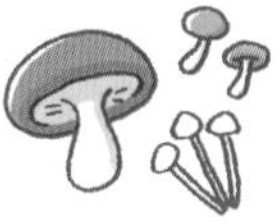

ゴボウ
食物繊維たっぷり

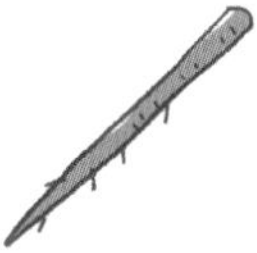

ブロッコリー
アブラナ科の野菜が効果的

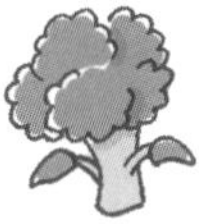

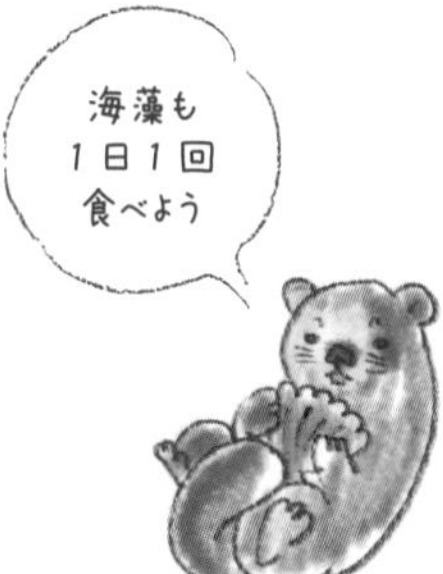

11月22日

小雪《しょうせつ》

風邪の予防には「魚際《ぎょさい》」を温めて

風邪は「ひく」といいますが、吹く風が運んでくる邪気を体が引き込むという中国医学の考え方から、この言葉のいいまわしが生まれました。

二十四節気では冷え込みが増してくる小雪。外の気温が10℃を下回ると、免疫力が低下してきます。皮膚・粘膜には、邪気から体を守るバリア機能がありますが、冬はこのバリア機能が低下します。あわせて呼吸器の機能も低下傾向になり、風邪をひきやすくなります。

皮膚・粘膜のバリア機能を高める「魚際」のツボへのお灸がおすすめです。

魚際

親指を軽く曲げて親指のはらのシワの中でいちばんへこんでいるところ。

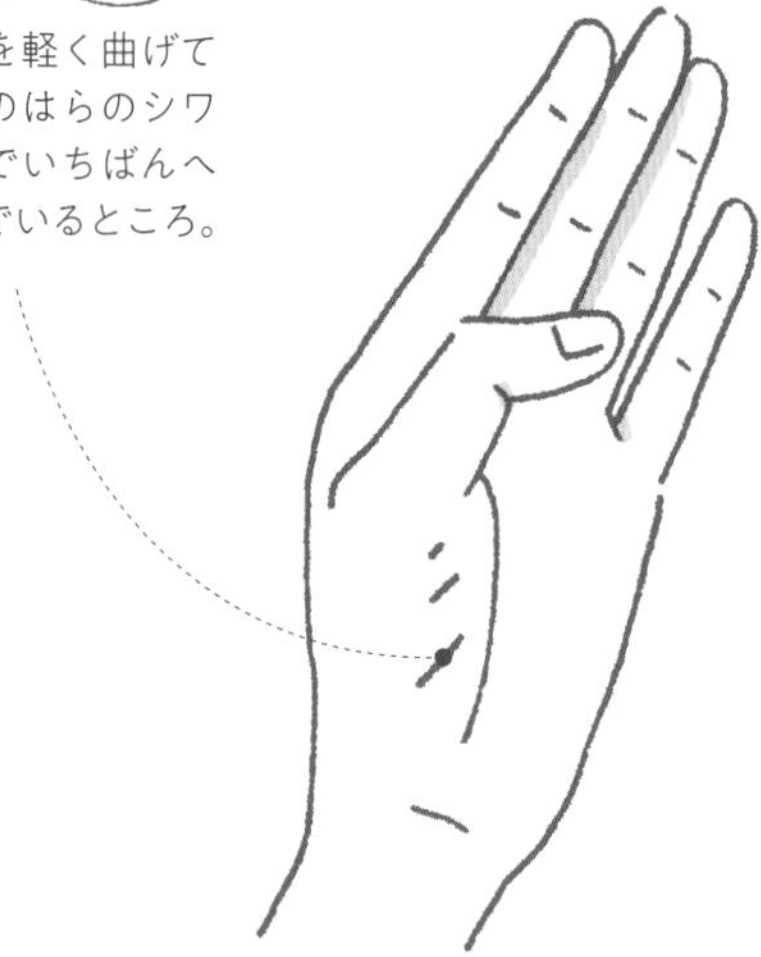

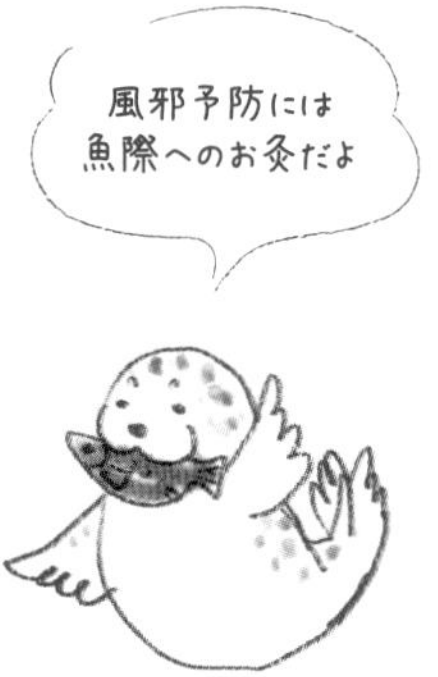

11月23日 ♥

気持ちが落ち込んだら 葉酸でケア

冬になると、なんとなく元気が出ないという人が多いと思います。冬は日照時間が減るので、気持ちが落ち込む傾向があるのです。できるだけ日中は日光に当たるようにしましょう。

また、そんなときに取りたい栄養素は葉酸です。葉酸は、葉もの野菜やレバー、納豆などに多く含まれ、ビタミンB12とともに赤血球をつくります。また、DNAをつくる手助けをしたり、記憶力の衰えやもの忘れの予防にも役立ったり、心を前向きにしてくれる栄養素なのです。

サプリメントでは体に吸収されにくいので、天然の食材から取るように心がけましょう。

葉酸を多く含む食材

イチゴ
葉酸は熱に弱いので、生食できるイチゴは◎。

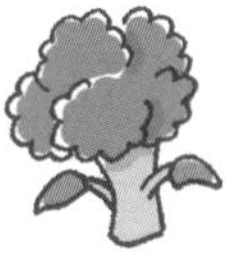

ブロッコリー
野菜の中でも葉酸をとくに多く含む。ホウレンソウやモロヘイヤも◎。

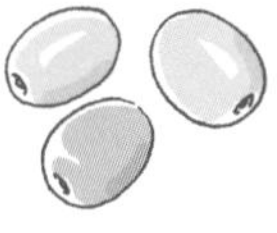

ナツメ
栄養豊富。女性の味方。

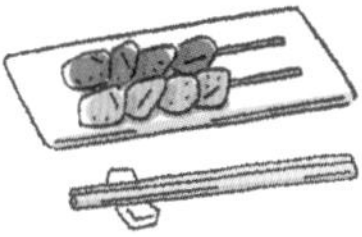

レバー
牛よりも鶏のほうが多く含む。
焼き鳥などで♪

11月24日

意外と多い隠れたんぱく質不足

たんぱく質は筋肉や骨、臓器、髪の毛や爪などの体づくりに使われる栄養素です。また、ホルモンや酵素など、体を守るために働く免疫をつくる材料でもあります。たんぱく質が不足すると、筋力が衰え、体の機能が低下し、体調を崩しやすくなります。たんぱく質不足は、すぐに症状として現れにくいので、気づいていない人も多いのです。

ここで紹介する半熟お茶卵は、お茶とスパイスの働きで、味がさっぱりしているうえ、体も温まります。保存しやすいので、お弁当のおかずとしても重宝しますよ。

手軽に取れるたんぱく質

半熟お茶卵

①市販の烏龍茶（300cc）、しょうゆ（大さじ2）、酒（大さじ1）、塩（小さじ1）、八角（適量）を加えてひと煮たちさせ、冷ます。

※八角がなければ、ショウガの薄切り2～3枚でもOK。

②鍋にたっぷりの水を入れ、沸騰したら、酢（小さじ1）を入れ、卵（10個）をそっと沈める。ときどき転がしながら再び沸騰させ、弱火にして7分ゆでる。冷水に取って、しっかり冷まし、皮をむく。

③密閉容器に②の卵を入れて、①を注ぎ、そのまま冷蔵で1日おく。味が染みたらできあがり。

※冷蔵で約5日保存可能。
※①の汁は、一度沸騰させれば再度使えます。

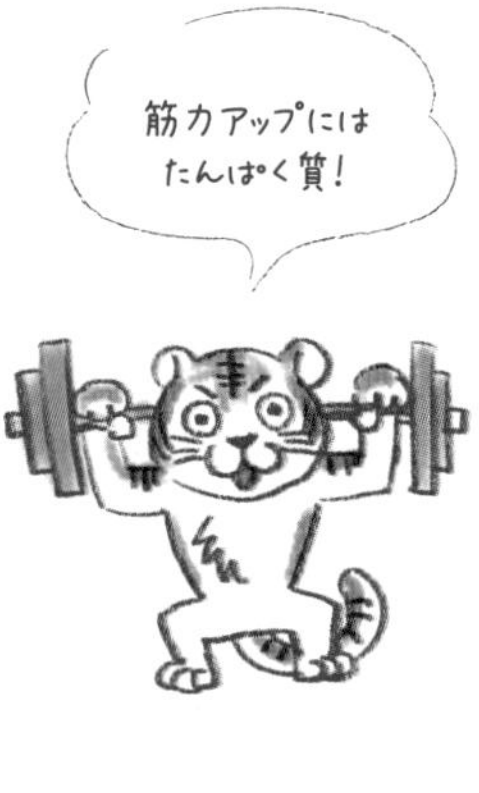

11月25日

首を温めて自律神経を整える

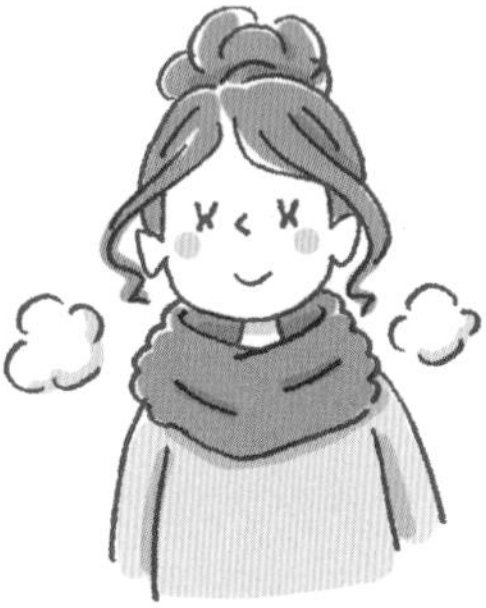

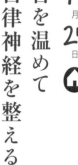

POINT

首元を温かくしてくれるネックウォーマーの着用がおすすめ。締めつけの少ない、ゆるいものを選びましょう。

成人の頭の重さは約6kg。首は常に頭を支えているので、負担のかかる姿勢を長時間とっていると、血の巡りが悪くなって筋肉が固まり、首や肩に痛みやこりが発生します。

首には太い血管や神経が通っているので、負担がかかると自律神経にも影響を及ぼし、さまざまな不調を引き起こします。首を温めて血流をよくしましょう。デスクワークの多い人は、1～2時間おきに首回しをするだけでも違いますよ。

首を温めると体とこころにいい影響が

- 疲労物質が流れ、痛みやこりがやわらぐ
- 酸素や栄養が全身に届けられ、免疫力が高まり、風邪予防になる
- 体全体が温まり冷えが改善
- 自律神経が整い、質のよい睡眠が得られて、美肌に

11月26日

鶏肉は良質なたんぱく質

鶏肉は、「気」を補いおなかを温める作用があります。ほかの肉に比べて低カロリーで高たんぱく質であり、必須アミノ酸をバランスよく含んでいます。疲労回復に役立ち、エネルギーを増強させてくれる身近な食材といえます。消化吸収がいいので、体力のない人にもおすすめです。

とくにむね肉は、イミダゾールジペプチドという抗疲労物質を多く含んでいるので、疲れたときに食べるといいですよ。やわらかく仕上がり、日持ちのするゆで鶏のつくり方を下記に紹介します。ソースで味を変えれば、飽きずにおいしく食べられます。

しっとりやわらか

ゆで鶏

①ボウルに水（100cc）、塩（小さじ１）、砂糖（小さじ１）を入れ、鶏むね肉（300g）を一晩漬け込む。

②鶏むね肉を取り出し、鍋に水と鶏むね肉を入れて、火にかけ沸騰したら、ふたをして弱火で８分ゆでる。

③火を止めたらそのまま冷ます。

※冷蔵で約４日間保存可能。

POINT

スパイスやナッツをたくさん入れた辛いソースと合わせて「よだれ鶏」としてもおいしく食べられます。

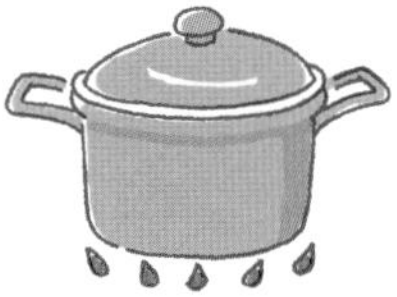

11月27日

自律神経を整える陰陽の呼吸

「陰陽の呼吸」という片鼻呼吸を知っていますか？気持ちを落ち着けたり、自律神経を整えたりする呼吸法です。

頭痛をやわらげる効果もあるので、頭痛に悩んでいる人はスネたたき（P329参照）とあわせて試してみてください。

陰陽の呼吸

1 あぐらの姿勢で座り、背筋を伸ばし、口は軽く閉じる。

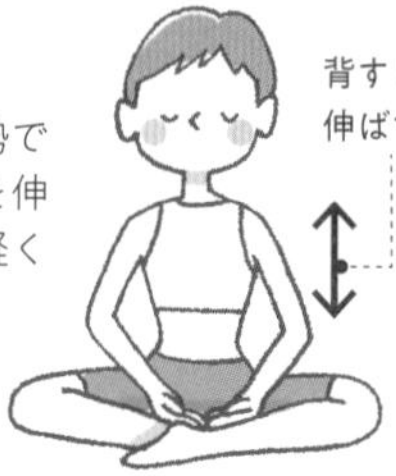

2 鼻の右側を指で押さえ、4秒間かけて左側で息を吸い、4秒間呼吸を止める。

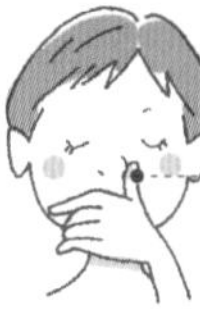

3 鼻の左側を指で押さえ、右側で息を吐く。4秒間呼吸を止める。鼻の左側を手で押さえたまま、右側で息を吸い、4秒間呼吸を止める。

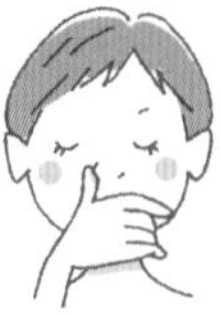

4 鼻の右側を指で押さえ、4秒間かけて、左側で息を吐く。**2**～**4**を数回くり返す。5～7分間行うと頭がクリアになる。

11月28日

「気」を高めてがん予防

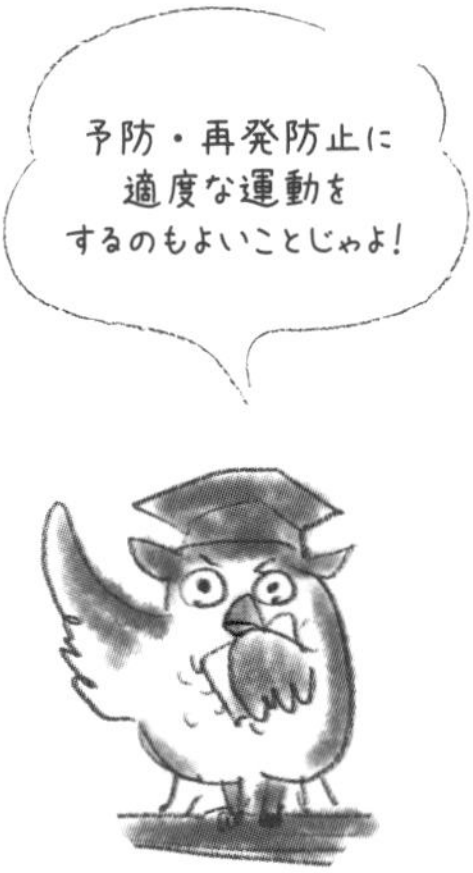
予防・再発防止に
適度な運動を
するのもよいことじゃよ！

がんの原因はいろいろなものがありますが、生活習慣病でもあるといわれています。予防や再発を防ぐために私が考える大事なポイントを紹介します。

それは「気」を大切にすること。中国医学の「気」とはその人のこころと体をつくるエネルギーのこと。気が減ると、気持ちが落ち込むだけでなく、免疫力や抵抗力が下がり、病と戦う力が落ちます。少し弱っているなと感じたときには、「補気」の食材でエネルギーを高めましょう。きのこ類や薬味などを取るといいですよ。漢方ではウコギ科の人参が効果的です。

また、ライフスタイルでは気を消耗することは極力手放しましょう。忙しすぎる仕事、気の進まない人間関係、誰かに認めてもらいたいからがんばるという考え方などです。とくに女性特有のがんの予防・再発防止には「安心・リラックス・ゆっくりできる」時間をたっぷりとることが大切です。

11月29日

シイタケで免疫力をアップ

中国医学ではきのこ類を薬用に使ってきました。16世紀に書かれた『本草綱目《ほんぞうこうもく》』という書には「脾と胃の気を補い、飢えさせない。血流、水分代謝、気の流れを整える。おいしさを増し、食を助ける」と書かれています。

シイタケに含まれるレンチナンという成分は、免疫力を高める力があり、胃がんの抗がん剤にも使われています。また、カルシウムの吸収を促すビタミンDが豊富。ビタミンDは脳神経の発達を助ける作用があり、不足するとイライラの原因にも。こころをサポートする食材としても役立ちます。天日干しの干しシイタケはうまみも栄養素もアップします。

一言レシピ

干しシイタケと玄米のスープ

干しシイタケと昆布のだし（P264参照）を鍋に入れ、煎り玄米と、細切りにしたシイタケと昆布、一口大に切った鶏肉を入れて具がかぶるくらいの量の水を足して煮込む。疲労回復とリラックス効果が抜群の養生スープ♪　生活習慣病予防にも療養中の養生食にも◎。

POINT

シイタケは日光に当てて乾燥させると、栄養素が大幅に増えます。とくにビタミンDは20～30倍にも。また、グアニル酸という特有のうまみ成分が大幅にアップします。

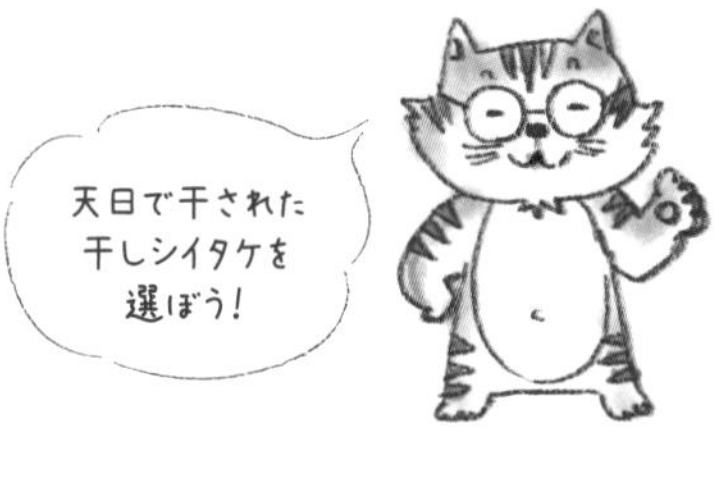

11月30日 冬はとにかくよく寝ること

冬になると、どうにも眠くて困る……という人がいますが、じつは当たり前のことなのです。

人間の体は、冬になると、寒さに負けないように、自律神経が体温や血圧を一定に保つためにフル活動しています。それだけで体は十分がんばっている状態。また、体が日に当たる時間が短くなると、睡眠は浅くなり、生活リズムに影響が出ます。冬は普段より長めの睡眠時間が必要なのです。

冬眠をするクマやリスなどの哺乳類は、冬眠をしない種よりも寿命が長いことが知られています。クマの冬眠と同様、冬はゆったりと過ごし、睡眠でエナジーをチャージしましょう。

冬の過ごし方の心得

冬の間は休息をしっかりとることを意識し、予定を詰め込みすぎず、「ゆったり活動モード」を心がけると健康に過ごせます。

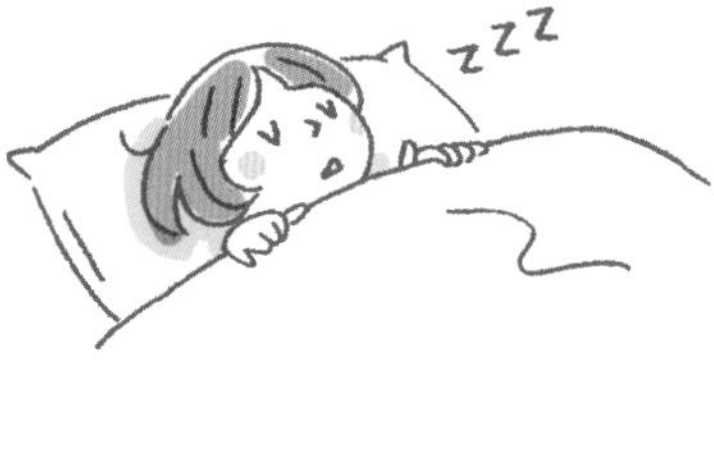

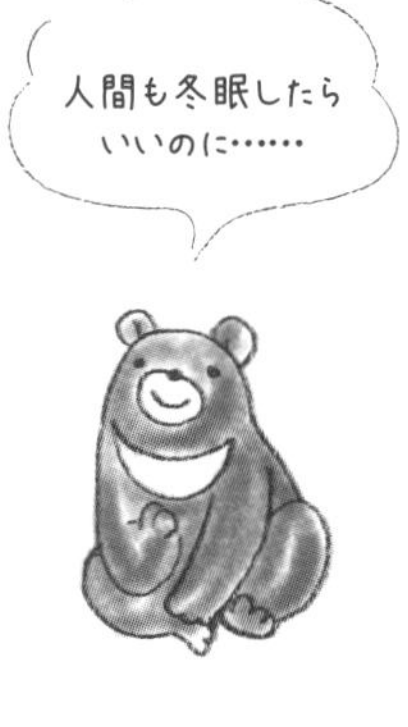

COLUMN 05

もっと知りたい 経絡とツボ

「経絡」は気血水が流れる道のことで、体の内（五臓六腑）と外（頭、体幹、四肢、体表）を結んでいます。経絡の要所にある気の出入り口が「経穴」であり「ツボ」といわれます。ツボを刺激することで臓腑の働きを助け、不調の改善につながります。

全身を巡る14の経絡

全身を巡る経路は14本あります。そのうちの12本は六臓六腑に結び付いています。六臓とは、五臓（肝、脾、心、肺、腎）に心包が加わったものです。六腑とは、胆のう、胃、小腸、大腸、膀胱、三焦のことです。ツボを押して気持ちよい痛みを感じたら、対応する内臓器官の不調の改善になります。

あとの２本は、任脈と督脈で体の中心を流れています。任脈は体の前面を通り、関元（丹田）、神闕（おへそ）などの重要なツボがあります。督脈は体の背面を通り、命門（おへその真後ろ）などのツボがあります。

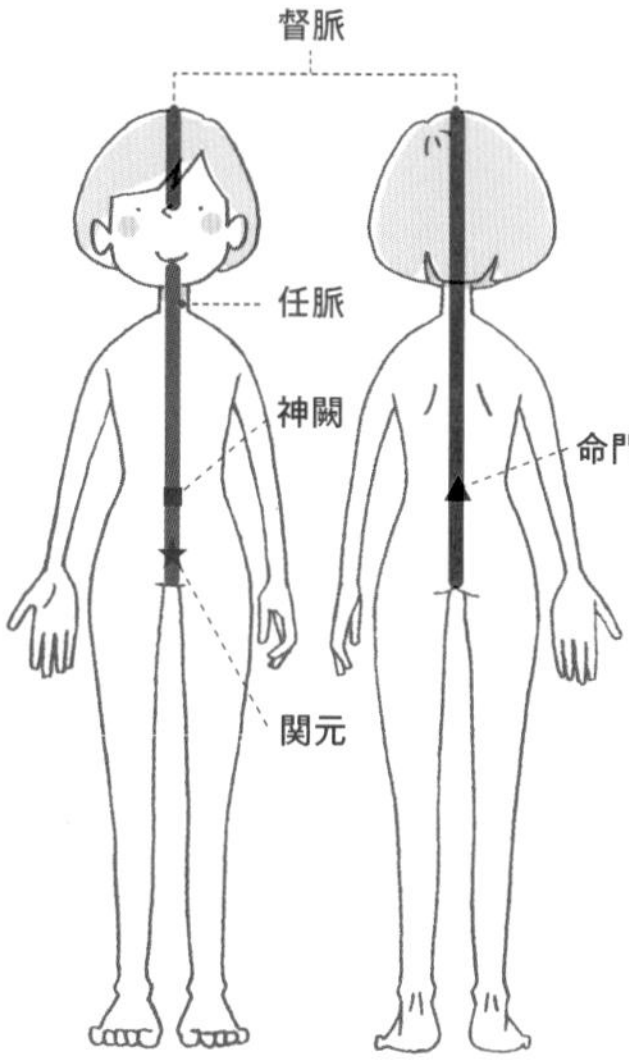

任脈と督脈を刺激できるへそヨガ

３つのツボ、関元（丹田）、神闕（おへそ）、命門（おへその真後ろ）に意識を集中して行うへそヨガは、体の中心である任脈と督脈の流れをよくするので、全身の巡りがよくなります。へそヨガを学びたい人は教室も開催されています。

●アンシー's ストレッチヨガスタジオ　ホームページ http://stretch-yoga.jp/

12月1日

「腎」を元気にするコツは胃腸を整えること

師走ですね。冬は植物が葉を落とし、根に力を蓄えるように、人間も1年分のエネルギーを蓄えるべき季節です。五行で冬に対応している臓器は「腎」。忙しい年内を元気に乗り切るために、この時期はとくに腎のケアをしましょう。

人間の生命力のバッテリー電池は腎にある「腎精」です（P18参照）が、その働きを支えているのは、胃腸をはじめとする消化器系の「脾」です。脾が元気だと後天的な精が腎にチャージされるので（P235参照）腎精の目減りを防ぎます。腎だけでなく、脾がすこやかになる食材も合わせて取りましょう。また、腎も脾も寒さに弱いので温めることを意識しましょう。

脾と腎の関係

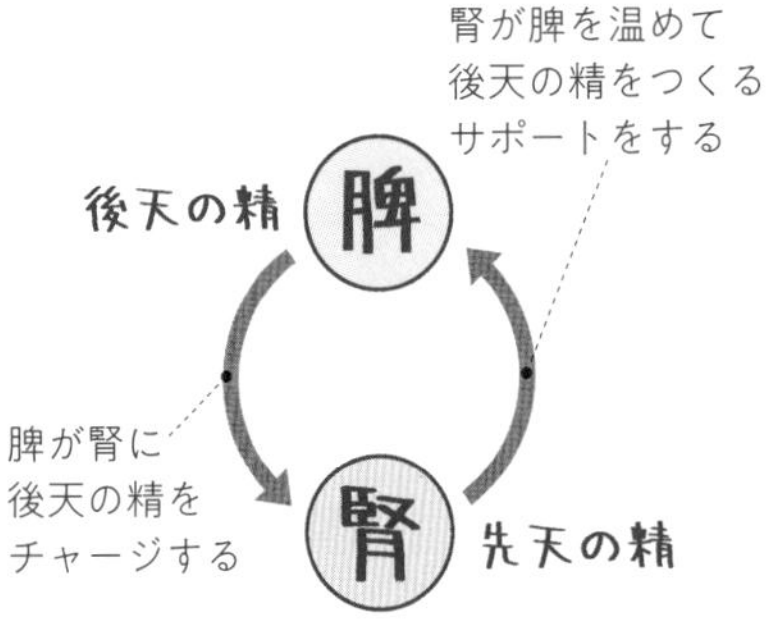

腎が脾を温めて
後天の精をつくる
サポートをする
後天の精
脾
脾が腎に
後天の精を
チャージする
腎
先天の精

◆脾をすこやかにする食材

穀類（米、雑穀、麹）

イモ類（ジャガイモ、サツマイモ、山芋）

豆類（大豆、ひよこ豆）

野菜（キャベツ、コマツナ、カボチャ、ニンジン）

果物（オレンジ、リンゴ）

消化のよい肉（鶏肉）

12月2日

タイプ別頭痛の養生①

頭痛は全身の「気血」の巡りの悪化や栄養不足、体に余分な水分がたまることなどから起こると考えられます。要因によって対処法が異なるので、まずは自分の頭痛がどのタイプなのかを知ることが大切です。

①「気血の巡り悪化」タイプ

ストレスを感じるときや、緊張したとき、集中して勉強したとき、スポーツした後、月経前などに起きる。痛みが強く、張ったような痛みや、ガンガンするような痛み、ズキンズキンと脈打つような痛みを感じる。

【予防法】

- 首、背中、ふくらはぎなど、体をほぐして経絡の流れをよくする。脇腹を伸ばす。スネ叩き（P329参照）、がおすすめ。
- 自律神経の働きを整えることで頭痛が改善しやすくなる。陰陽の呼吸（P344参照）が効果的。
- お風呂から出るときに、膝から下に15秒ぐらい水をかけてから出る。

【対処法】

◆温めて楽になる場合

- 目の上、首の後ろを温めてほぐす。
- 薬膳茶（ローズ＋ショウガのスライス）を飲む。

◆冷やして楽になる場合

- 冷却まくらで額を冷やして鎮静する。
- 薬膳茶（焙じハブ＋菊花＋緑茶）を飲む。

※巡りの改善には温めますが、熱が上昇している場合には冷まします。気持ちよく感じるほうを選びましょう。

12月3日

タイプ別頭痛の養生②

それぞれの頭痛のタイプで共通している予防策は、睡眠をよくとり定期的に運動すること、体を温めることです。頭痛は慢性化することもあるので、ここで紹介している方法を参考に予防を心がけましょう。

②「栄養不足」タイプ

月経の終わりや疲れたとき、睡眠不足のときに痛みが出やすい。鈍い痛み、常に頭が重く、めまい、立ちくらみなどもある。血の栄養が不足することで、痛みが出る。

【予防法】

- 12時までに寝る。
- 血を補う食材（P242参照）を取る。

【対処法】

- 薬膳茶（ナツメ（ちぎる）＋小豆（フライパンで空煎りする）＋クコの実）を飲む。

※小豆はフライパンで炒ることでよく出ます。

③「水の巡り悪化」タイプ

悪天候、台風の前、梅雨の時期などに痛みが出る。はちまきで縛ったような痛み、体のだるさ、むくみがある。不要な水が気血の巡りをせき止めることで、痛みが出る。

【予防法】

- 定期的に運動して発汗し、余分な水を排出する。

【対処法】

- 水の代謝を高める漢方（五苓散）を飲む。
- 薬膳茶（焙じハト麦＋焙じ黒豆＋ショウガ）を飲む。

12月4日

風邪や二日酔いの予防に白菜を

鍋物がおいしい季節になりました。鍋物に欠かせない野菜のひとつである白菜は、中国の精進料理において大根や豆腐と合わせて「養生三宝」といわれています。白菜はビタミンCを豊富に含んでいるので、冬の風邪予防や体力と免疫力を高める養生に最適なのです。胃腸の働きを整えて、消化吸収を高めてくれます。

さらに、水分代謝を促し余分な水分を排出するので、むくみや二日酔いの予防にも最適な食材。宴会の機会が増えるこの時期にぴったりですね。

ぎっしりつまっていて、外側の葉が緑色、切り口が白くてみずみずしいものを選びましょう。

一言レシピ

ユズ香る白菜の塩もみ

白菜をせん切りにして、ビニール袋に入れ、塩をふり、軽くもみましょう。千切りにしたユズの皮を加え、さらにもんだらできあがり♪かんたんにつくれて消化不良やむくみの解消に効く一品です。

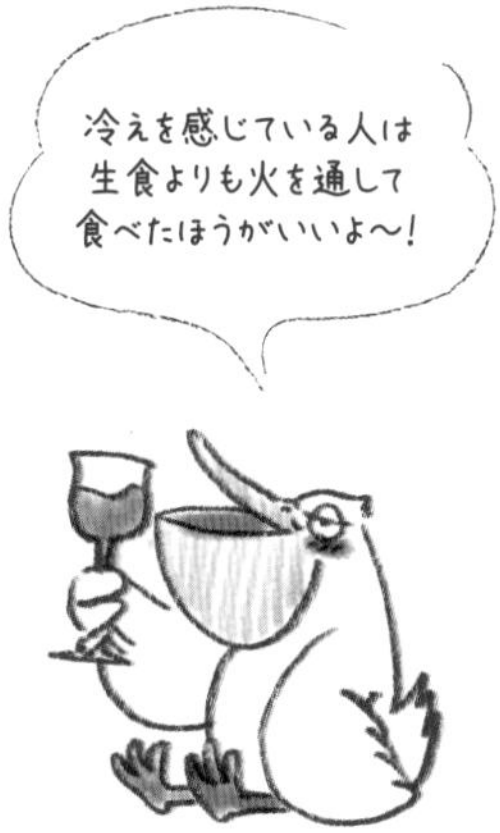
冷えを感じている人は生食よりも火を通して食べたほうがいいよ～!

12月5日

大雪《たいせつ》

腰痛には「然谷《ねんこく》」へのお灸

現代人はスマホやパソコンを使うので、前かがみの姿勢の人が多くいます。さらに冬本番の大雪のころには、寒さで背中が丸くなり、背中や腰がカチコチの人も多いはず。前屈の姿勢が続くと筋肉のバランスがくずれて、腰に無理な負荷がかかります。意識的に股関節の曲げ伸ばしをしましょう。

また、背骨を支える筋肉は内臓を支えており、内臓が不調を抱えると「腰の痛み」にも影響します。宴会などで食べ過ぎが重なって胃腸の働きが低下すれば、胃もたれだけでなく、背中や腰の張り、重だるさも引き起こします。「然谷」へのお灸は腰痛のほか、足のだるさにも効果的です。

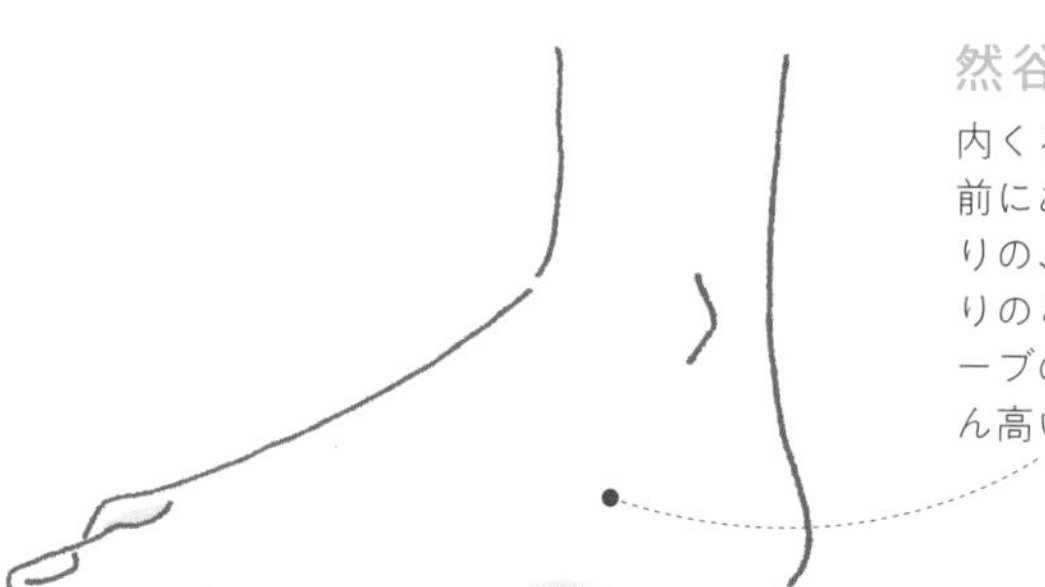

然谷

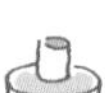

内くるぶしのななめ前にある骨の出っぱりの、ややかかと寄りのところ（骨のカーブの下端でいちばん高いところ）です。

12月6日

牛肉の赤身で貧血を改善

牛肉の赤身には「血」を補う作用があり、貧血を改善して血行を促進します。日本人の女性に不足しやすい鉄分や、造血ビタミンのB12が豊富に含まれているので、貧血の人は積極的に食べましょう。消化吸収がよいので、疲労回復や体力をつけたいときに食べるのにも向いています。

また、牛肉には「強筋骨《きょうきんこつ》」の効果があるとされ（P279参照）、筋肉で骨の衰えを予防する効果もあります。ランナーやアスリートの故障予防にもおすすめ。

注意が必要なのは、薬膳で使うのは赤身肉です。霜降り肉は脂肪分が多く、血行不良の原因となるので、薬膳には不向きとされています。

一言レシピ

牛モモ肉とナツメのスープ

鍋に水を入れて火にかけ、牛モモ肉、ナツメ、長ネギ（青い部分）、ショウガ、ニンニク、鶏ガラスープを入れて煮込む。牛もも肉がやわらかくなったら、刻んだネギを散らしてスープの完成♪

血を補って体を温める
効果がある組み合わせ！
虚弱体質の改善や
疲労回復、貧血の改善に
効果あり！

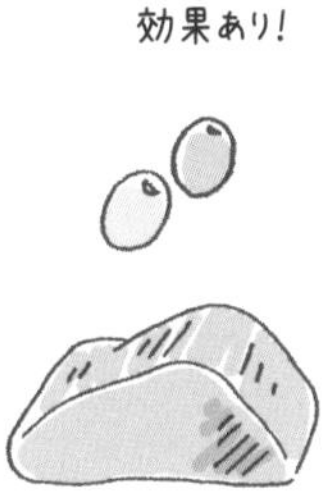

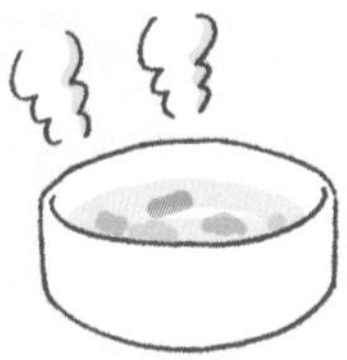

12月7日 ユズ茶でほっこりリラックス

ユズのさわやかな香りでほっとしたことはありませんか。ユズには、気を巡らせて消化機能を高め、水分代謝を改善する働きが。咳や吐き気など風邪の症状や疲労回復にもよく、この時期にぴったり。

お気に入りのハチミツを使って自家製ユズ茶をつくってみませんか。ユズの皮にはリラックス効果があるので、お風呂に入れるのもおすすめですよ。

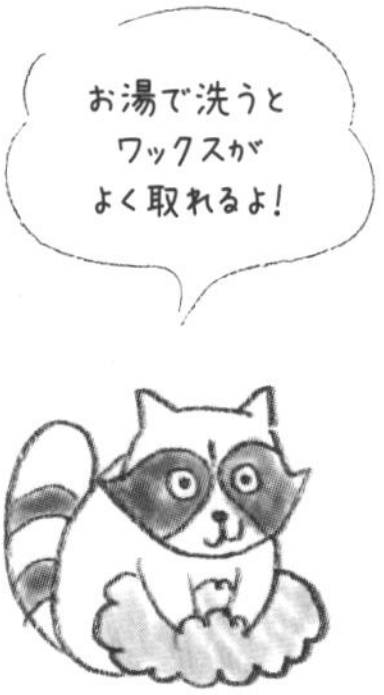

POINT

ワックス不使用・無農薬のユズを選びましょう。手に入らない場合は、50度以上のお湯（1ℓ）に重曹（小さじ1）を入れて沈めて洗います。

一言レシピ

自家製ユズ茶

よく洗ったユズ（300g）を半分に切って、種を取り、皮ごと薄く刻みます。煮沸滅菌した瓶に入れ、ハチミツ（400～450g）を注ぎます。ときどき上下をひっくり返しながら2週間ほど漬けて。好みの量を湯に溶かしていただきます。

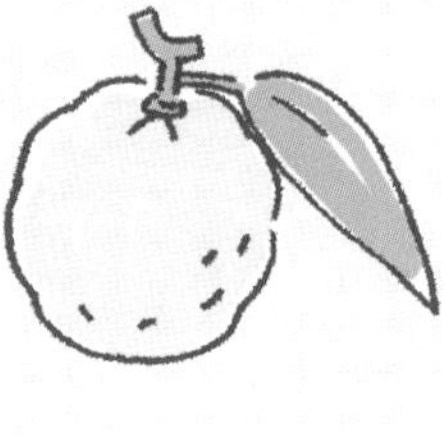

12月8日

羊肉を食べて体の中からポカポカ

北海道でジンギスカンがよく食べられていますが、おいしいだけではありません。羊肉は内臓を温める力が強いため、寒い冬を元気に乗り切るために最適な食材なのです。中国でも、冬に羊鍋を食べる習慣があります。

羊肉は寒さから起こる胃腸の冷えや手足や腰の冷え、痛みに効果的。鉄分を多く含んでいるので、貧血気味の人や産後の回復期にもおすすめです。

最近は、羊肉の健康パワーに注目が集まり、スーパーで手に入るようになりました。羊肉の香りが気になる人はカレー粉で炒めると食べやすくなり、冷えの改善も期待できます。

一言レシピ

羊肉のシチュー

シチューを羊肉でつくってみては。羊肉に塩、コショウ、クミンパウダーをまぶして鍋で炒め、カットトマトと玉ネギをたっぷり入れて味つけを。すりおろしたショウガをプラスすると、さらに体がポカポカに♪

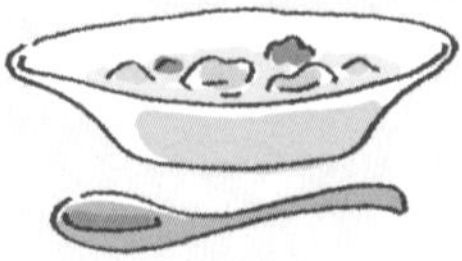

POINT

のぼせやすく暑がりの人は食べ過ぎに注意が必要です。

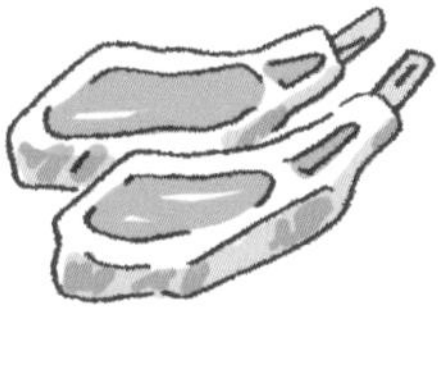

12月9日

ウイルスや細菌対策に解毒効果のあるハーブティー

ウイルスや細菌による感染を最小限に抑えるハーブティーがあります。代表的なものが中国でよく飲まれている板藍根《ばんらんこん》です。藍染に使われるアブラナ科の植物「大青《タイセイ》」の根の部分をお茶に使います。板藍根はウイルスの活動を抑制するといわれ、ノロウイルス、インフルエンザ、風邪などの予防に効果的です。

蒲公英根《ほこうえいこん》は、タンポポの根を干したもの。体の余分な熱を取り、炎症を鎮める働きがあります。炒ったものはタンポポコーヒーと呼ばれ、産前産後にも安心して飲めるお茶です。免疫力アップには、「肺」の力を高める白い食材（P288参照）や「脾」をすこやかにする食材（P349参照）も食べましょう。

解毒効果のあるハーブティー

●板藍根
藍の根を乾燥させたもの

●蒲公英根
タンポポの根を乾燥させたもの

●ドクダミ
十薬《じゅうやく》という名前で生薬としても使う

●スイカズラの花（金銀花）
スイカズラのつぼみを乾燥させたもの

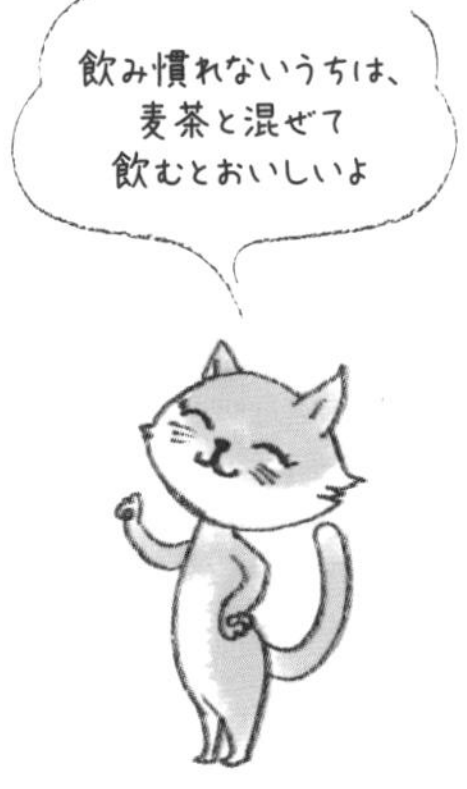
飲み慣れないうちは、
麦茶と混ぜて
飲むとおいしいよ

12月10日

「風寒《ふうかん》」の風邪には体を温める食材を

中国医学では、風邪は邪気によって起こるという考え方をします（P173参照）。邪気には6つあるので、どの邪気によって起きているのかを見分け、対処していくことが大切です。

冬に多いものは、風邪《ふうじゃ》と寒邪《かんじゃ》が合わさって起こる「風寒」の風邪です。症状の特徴は、首の後ろのこりや、頭痛、悪寒、軽い発熱、くしゃみ、鼻づまり、舌が白っぽくなるというものがあります。このタイプの症状には、体を温める食材がおすすめです。漢方では、葛根湯《かっこんとう》、麻黄湯《まおうとう》、麻黄附子細辛湯《まおうぶしさいしんとう》が効きます。水のような鼻水が出るときは、小青竜湯《しょうせいりゅうとう》がよいでしょう。

「風寒」の風邪に効く食材

ネギ、ショウガ、玉ネギ、ニラ、ニンニク、シソ、パクチー、シナモン、山椒、トウガラシ、コショウ

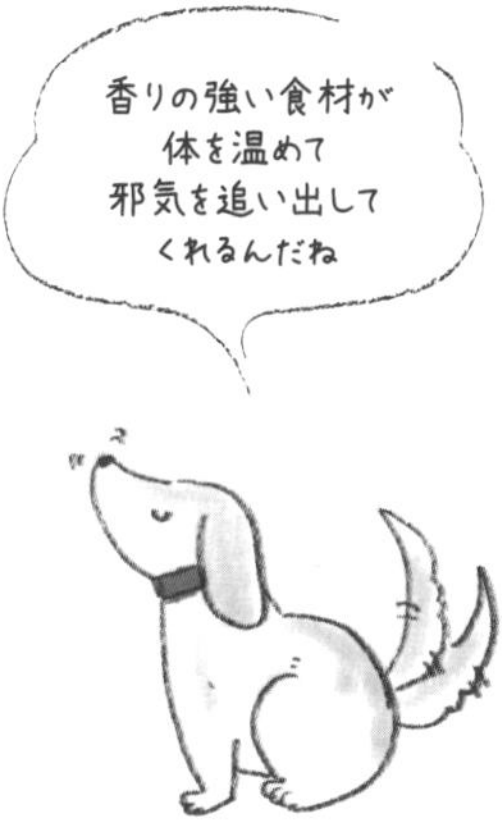

香りの強い食材が
体を温めて
邪気を追い出して
くれるんだね

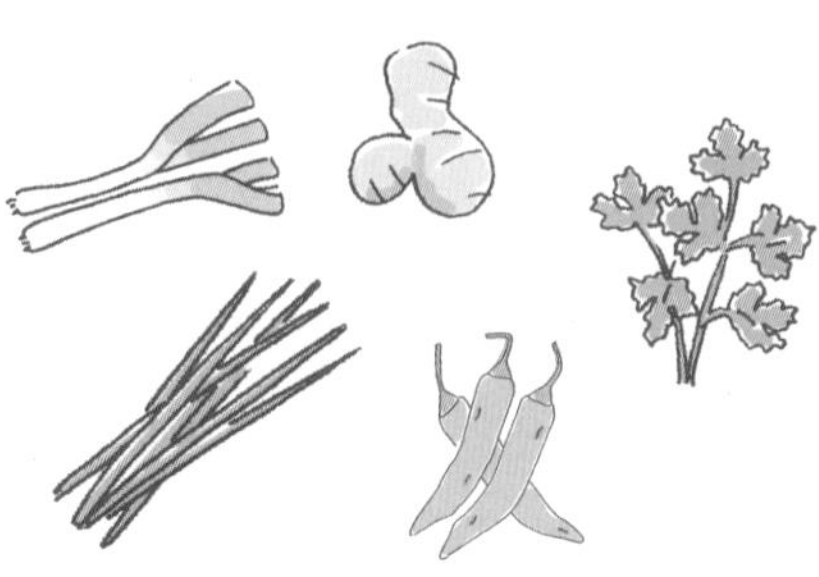

12月11日

「風熱《ふうねつ》」の風邪には体の熱を取る食材を

「風熱」の風邪は、風邪《ふうじゃ》と熱邪《ねつじゃ》（火邪《かじゃ》ともいう）が合わさって起こります。この邪気は冬だけではなく、1年を通して起こります。

熱邪の症状には、その名の通り、熱を帯びるものが多くみられます。たとえば、喉の痛み、発熱、発汗、咳、熱感、舌先が赤くなるなどの症状です。風熱の風邪には、体の熱を取る大根やレンコン、ゴボウなどの食材がおすすめです。漢方では、銀翹散《ぎんぎょうさん》、麻杏甘石湯《まきょうかんせきとう》などが効きます。

また、風熱は水分が不足しがちなので、こまめに水分を取るようにしてください。

「風熱」の風邪に効く食材

ペパーミント、桑の葉、ゴボウ、大根、菊花

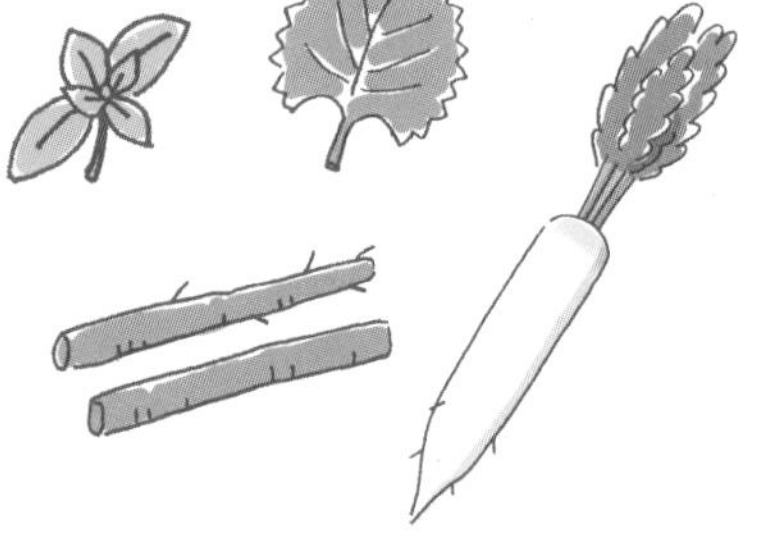

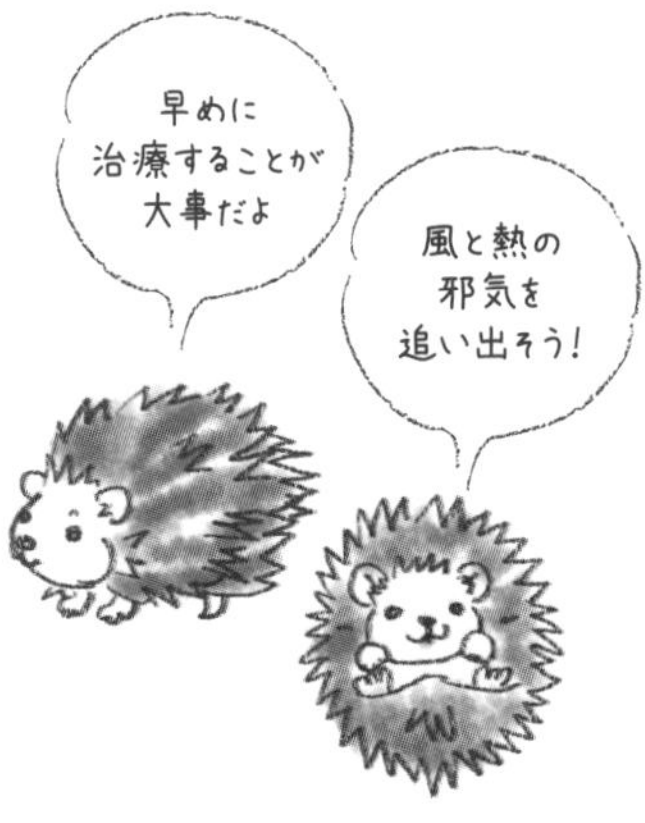
早めに治療することが大事だよ
風と熱の邪気を追い出そう!

12月12日

春菊は生で食べよう

春菊は多くの栄養素やミネラルを含んでいます。青い野菜が減るこの時期、ビタミン補給に最適な野菜です。

鍋の食材として一般的ですが、生でも食べられます。あの独特のさわやかな香りは気の巡りをよくして、イライラした気持ちを抑えてくれます。また、不眠や高血圧も解消してくれます。

葉をちぎって、蒸し鶏などと一緒にドレッシングであえれば、かんたんでおいしいサラダのできあがりです。

おすすめの組み合わせ

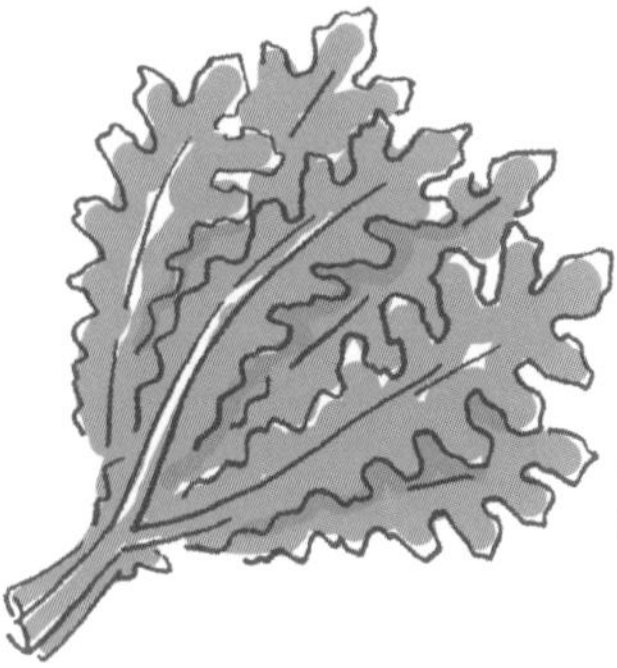

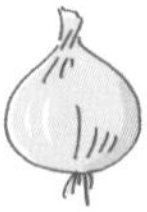

玉ネギ
デトックス効果がアップ！

ユズ
リラックス効果

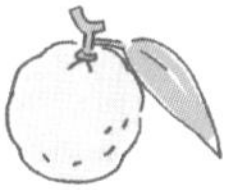

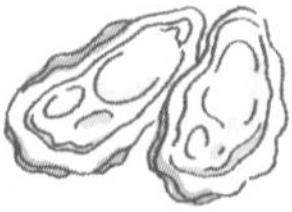

カキ
不眠やイライラを解消

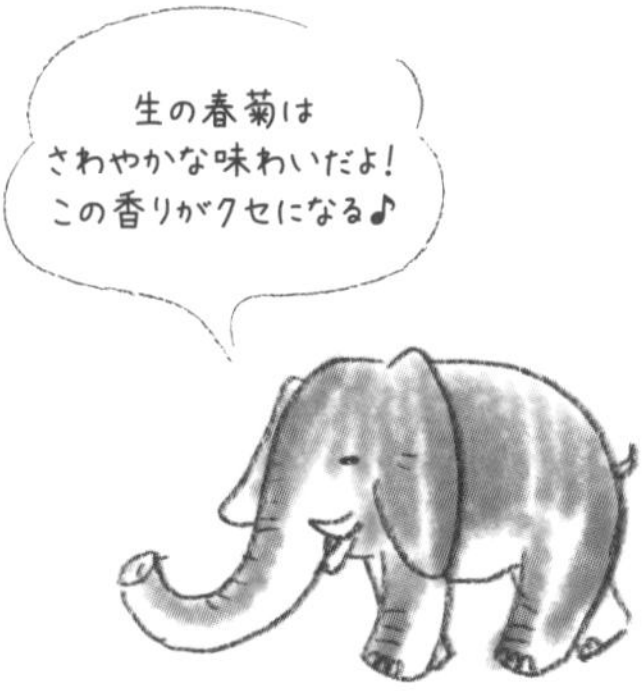
生の春菊は
さわやかな味わいだよ！
この香りがクセになる♪

12月13日

冬はダイエットをやめよう

暴飲暴食がすすむ年末年始に備えて、ダイエットをするという人を見かけますが、養生の考えでは冬のダイエットはおすすめできません。

冬はエネルギーを蓄える時期です。冬に弱りがちな腎を補う食材を取り、よく睡眠をとり、体を休めてエネルギーを蓄えましょう。もし、無理をして冬のダイエットで体重が減らせたとしても、本来蓄えるべきエネルギーを消耗してしまい、春や夏に疲れやすい体になってしまうのです。

冬場は体重を減らすのではなく、キープすることを考えましょう。冬にエネルギーチャージができると、年配の方も若々しくいられますよ。

一言レシピ

腎精チャージふりかけ

腎を補う食材のふりかけで、毎日少しずつ腎精チャージができますよ♪　アミエビ、じゃこをフライパンで香ばしい香りが立つまで炒って、熱が取れたら、アオサ海苔、黒ごま、塩と混ぜ合わせて、密閉瓶に入れるだけ。ごはんにふりかけて食べたり、青菜の炒め物に使ってもおいしいですよ。

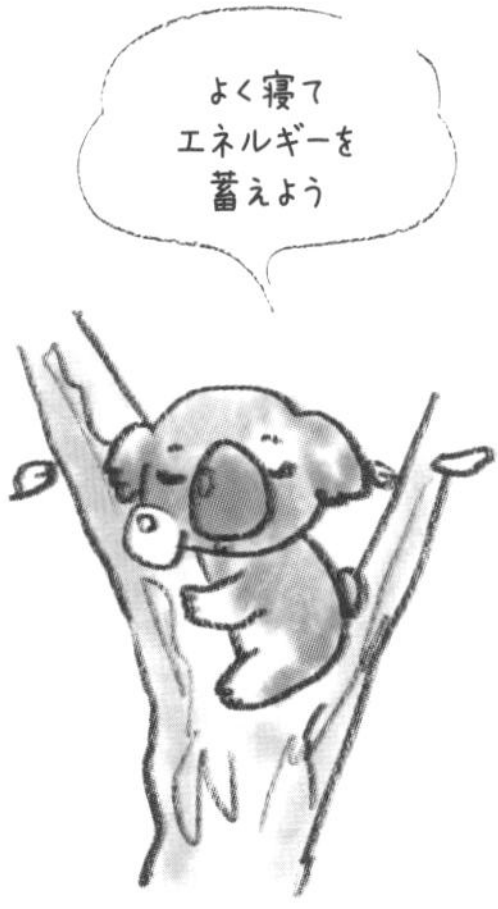

12月14日

カブはおなかを温める

カブは味にクセがなく、幅広い料理に活用できる食材です。正月明けに食べられる七草粥のスズナとしてもおなじみですね。カブには五臓を補って体の中を温める効果があります。冷えによる胸や腹部の痛みをやわらげ、消化不良や便秘にも効果的です。

カブの根には大根と同じように、消化を促進させる効果が期待できるジアスターゼが豊富に含まれ、葉酸も豊富です。宴会の重なるこの時期にはうれしい食材ですね。葉にもβ-カロテンやビタミンCなどの栄養が含まれています。みそ汁に入れたり塩もみにしたりして楽しみましょう。

おすすめの組み合わせ

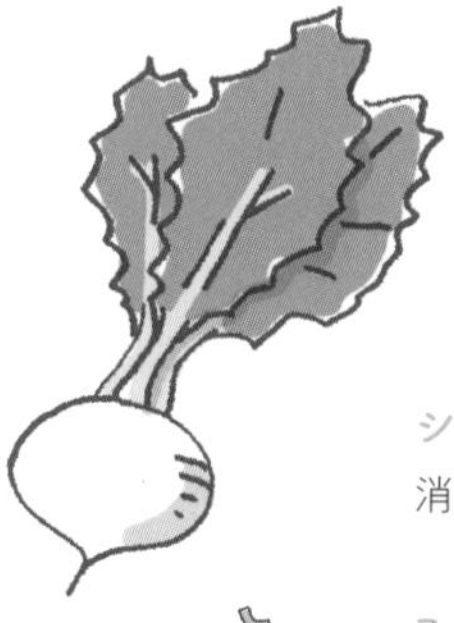

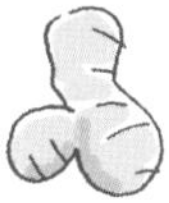

ショウガ

消化促進、冷え症

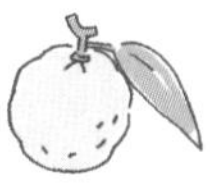

ユズ

イライラやのぼせの解消に

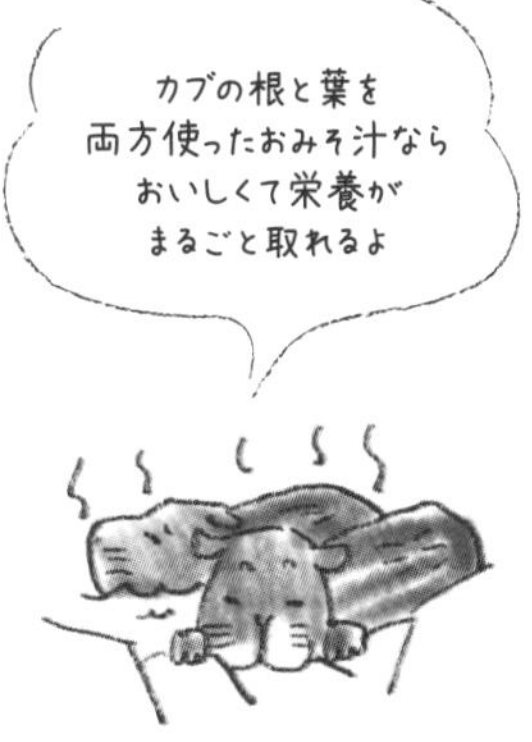
カブの根と葉を
両方使ったおみそ汁なら
おいしくて栄養が
まるごと取れるよ

12月15日 半断食でデトックス

消化をするのにも体はエネルギーを使います。宴会続きで胃腸の疲れを感じたときには、半断食をしましょう。時間を決めてあえて食べないことが養生につながります。

やり方はとてもかんたん。12時間以上、何も食べずにおなかをからっぽにすることです。そうすると、体が解毒を進めます。水や白湯、お茶、コーヒーなど、水分は摂取しても大丈夫です。

半断食でこんな効果が

1. 美肌

腸の中の老廃物や毒素がなくなり、スッキリします。血行がよくなり、栄養が全身に行きわたるので、肌のくすみも取れます。

2. 便秘改善

胃腸を休めることで、消化力もアップします。空腹を感じると腸のぜん動運動を促す酵素が出るので、便秘改善にもなります。

3. 体重減

おなかを休めることが本来の目的ですが、カロリーを抑えることで結果的にダイエットにつながります。

4. 体質改善

本来の体の機能を取り戻し、体にいいものを求める体質になります。少量で満腹感を得られたり、味つけの好みが変わったりします。

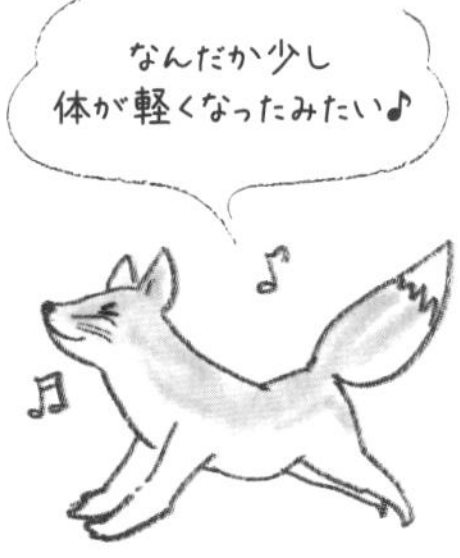

12月16日

タイプ別めまいの解消①

中国医学では、めまいはストレスや緊張による気血の巡りの悪化、気候やライフスタイルの偏りによる水の巡りの悪化、頭部の栄養不足などから起こると考えられています。

ただし、めまいはストレスや栄養だけではなく、耳(内耳)や脳に原因があることもあります。重大な病気のサインの場合があるので、心配なときは早めに病院に行き、検査を受けることをおすすめします。

①「ストレス」タイプ

長引くストレスによって起こる。休みがない、緊張を強いられるなど交感神経が高ぶりやすい環境にいる人、まじめな性格の人に多い。耳なり、浅い眠り、頭痛、目の充血を伴うこともある。

【食材】 セロリ、セリ、クレソン、大根、そば、クラゲ、貝類、ハブ茶、菊花茶
【漢方】 釣藤散、柴胡加竜骨牡蠣湯

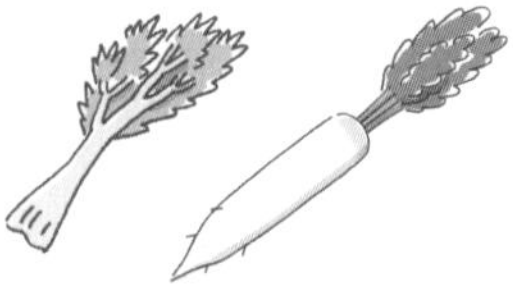

②「栄養不足」タイプ

胃腸が弱い人、貧血がある人に起こりやすい。顔色につやがなく、疲れやすい。爪や唇の血色不良、動悸や不眠がある。心身疲労が強くなると、めまいも悪化する。

【食材】 ドライフルーツ（ナツメ、レーズン、クコの実)、赤身の肉や魚（鴨肉、カツオ、レバー)、穀類
【漢方】 帰脾湯

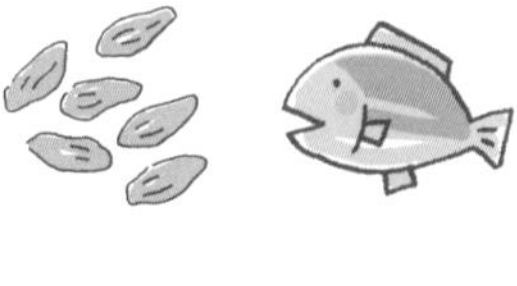

12月17日

タイプ別めまいの解消②

中国医学では、「痰がなければ、めまいは起きない」といわれます。「痰」というのは、体内で発生した毒素のことで、味の濃いもの、脂肪分や糖分の多いもの、お酒などを取り過ぎることでつくられます。この痰が気血の流れを阻害してめまいの原因になるのです。前ページの2つのタイプの人も、痰が関係していることがあります。めまいの原因になる痰をつくらない生活を心がけましょう。

③「痰飲」タイプ

耳鳴りがしたり、水がちゃぽちゃぽするような音がする。ときに閉塞して聞こえにくくなる。頭が重くぼんやりする、眠気が強い、みぞおちがつかえた感じや、むくみがある。

【食材】海藻類、大根、シソ、ショウガ、ユズ、シナモンなどの薬味やスパイス

【漢方】苓桂朮甘湯
半夏白朮天麻湯

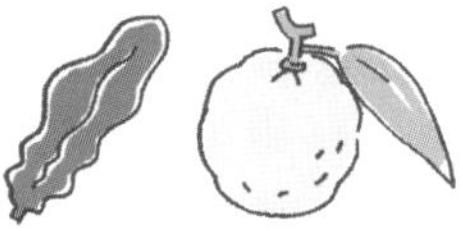

一言レシピ

せん切り大根と陳皮のサラダ

痰飲タイプの人の症状を改善するかんたんサラダ。大根をせん切りにして、陳皮（ミカンの皮を乾燥したもの）を合わせる。ショウガのすりおろしをたっぷり入れたドレッシングをかけると◎。

12月18日

声に出して自分をほめてあげよう

日本人には、謙遜の文化があります。それはそれですばらしいのですが、人の幸せと比べてしまいがちな昨今、ポジティブなナルシストになることをおすすめします。

「私ってすごいから」「自分のこと好きだから」というセルフトークで自分の価値を上げましょう。まずは、自分だけの空間で言ってみて慣れてきたら、人と話しているときにも使いましょう。はずかしいと感じる人もいるかもしれませんが、自己評価が上がると何ごとも前向きに取り組めるようになり、できないと思っていたことができるようになることも。まわりからの評価も自然と上がりますよ。

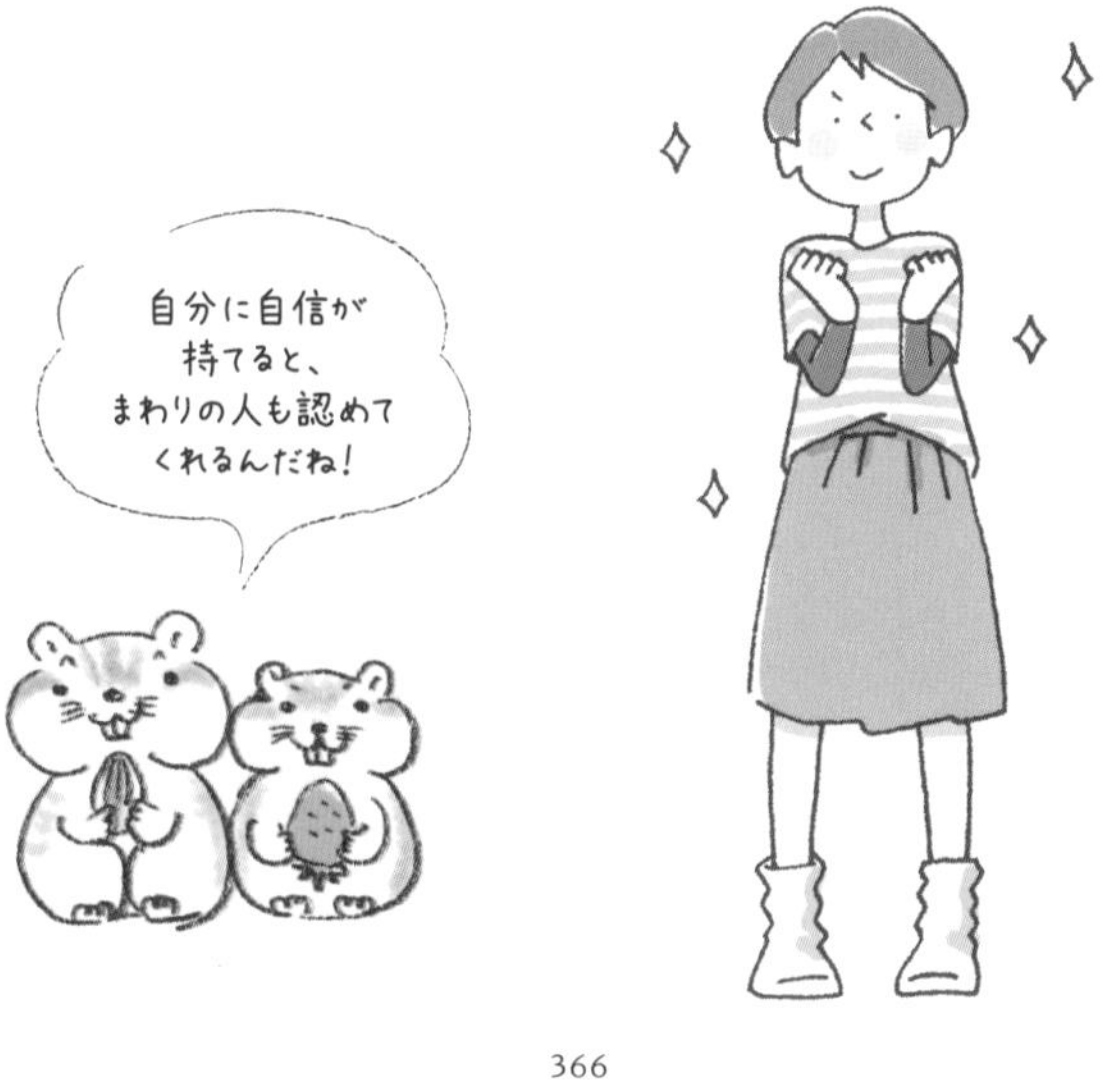
自分に自信が
持てると、
まわりの人も認めて
くれるんだね!

12月19日

へそヨガで姿勢をきれいに

全身の代謝と柔軟性をアップして、きれいな姿勢につながるポーズです。1年の体のゆがみをリセットしましょう。

体が硬くて前屈が苦手な人もくり返し行うことで柔軟性があがります。へそ呼吸（P67参照）をして、呼吸のリズムを大切にして行いましょう。

姿勢をきれいにするポーズ

※■は神闕、★は関元（丹田）、▲は命門の位置です。

1

足をそろえて、両手を胸の前で合わせる。肛門を引き締めて、丹田に意識を集中する。

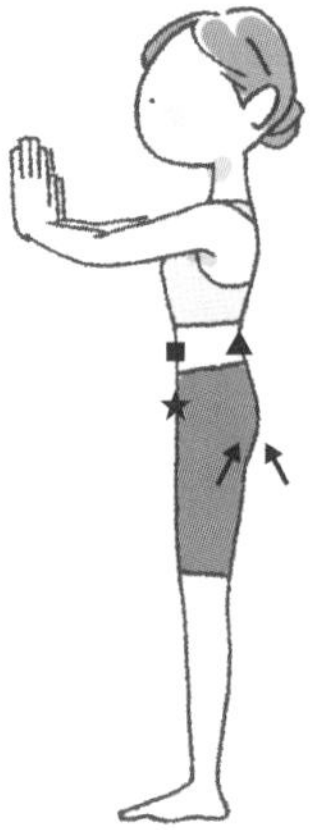

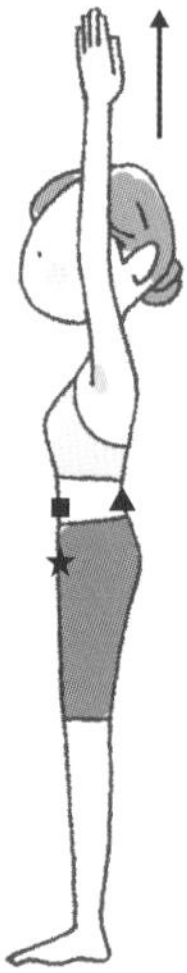

2

息を吸いながら両手を上に伸ばす。

3

息を吐きながら上体を前へ倒し、両手を肩の下へ置く。息を吸いながら体を起こす。丹田に意識を集中する。息を吐いて再び前屈する。3～5回くり返す。

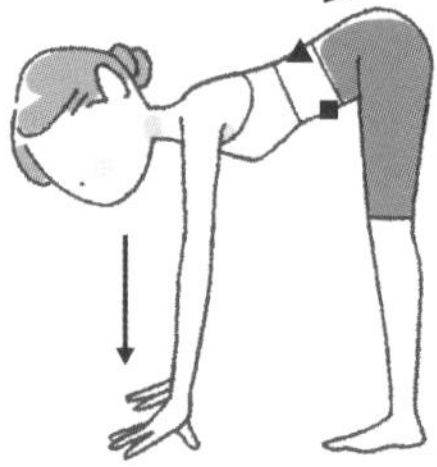

12月20日

お風呂から出るときは足首に水をかける

冬に注意したいことのひとつに、湯冷めがあります。実は、湯冷めが原因で風邪をひいてしまうことが多くあります。湯船で温まった体をそのままにして発汗を続けると、体が冷えます。体が冷えると粘膜などの炎症が発生し、ウイルスへの抵抗力が弱くなって風邪をひいてしまうのです。

それを防ぐためにも、お風呂から上がるときには汗腺を引き締めましょう。方法はかんたんです。湯船から出てすぐに、膝から下に水のシャワーを約15秒かけること（足首から下でもＯＫ）。汗が出続けるのを防ぎ、湯冷めしにくくなります。サウナから出たときも効果的。のぼせにくくもなります。

湯冷め対策

水をかけてから上がるほか、バスルームで体を拭いてから出たり、湯上りにすぐ髪を乾かすことで急激に体を冷やさないようにしましょう。風呂上がり後は、首元と足先を冷やさないようにしてくださいね。

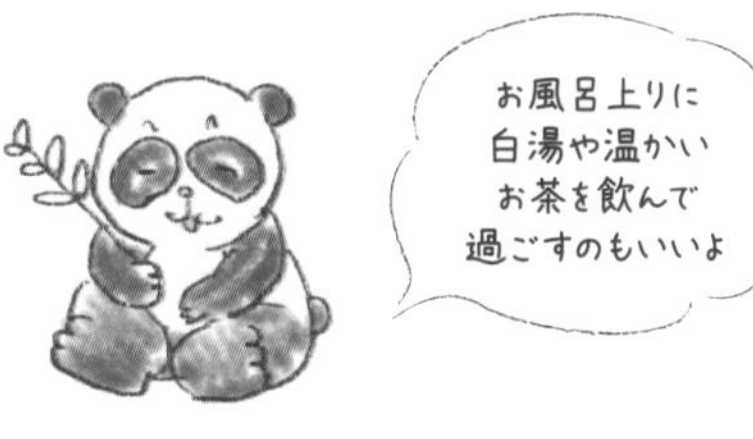
お風呂上りに
白湯や温かい
お茶を飲んで
過ごすのもいいよ

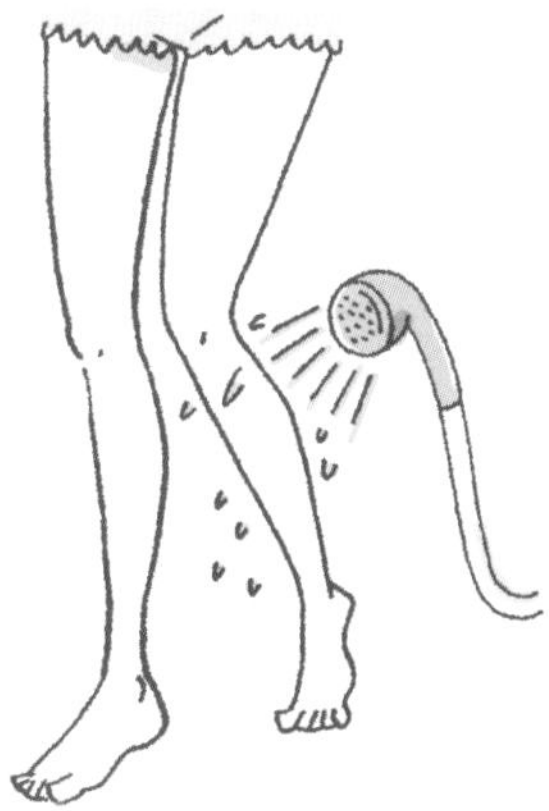

12月21日

カボチャの力で疲労回復

カボチャは疲労回復に効果があります。抗酸化作用のあるビタミンA・ビタミンC・ビタミンE（ビタミンエース）をバランスよく含んでいます。昔から風邪をひかないようにという意味を込めて、冬至にカボチャを食べる習慣もありますね。

ところで、カボチャの種をそのまま捨てていませんか。中国医学では、種は「南瓜子《なんかし》」と呼ばれ、生薬としても使われています。天日干しにしてフライパンで炒ると、おつまみとしても食べられます。種のまわりのワタにも栄養がたっぷり含まれているので、煮物にするときは、ワタの部分も捨てずに食べましょう。

体をいたわる

やさしいカボチャがゆ

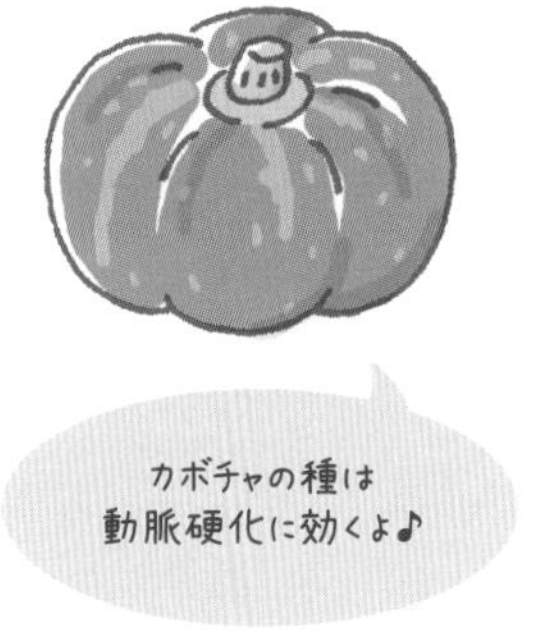

①米（1/2カップ）を研いで、水（3カップ）とともに鍋に入れる。

②カボチャは種を取り、皮を薄くむいて1cm角に切って鍋に入れる。

③鍋に火をかけ沸騰したら弱火にしてかき混ぜながら10分程たく。やわらかくなったら火を止め、ふたをして10分蒸らす。松の実、カボチャの種、ごまなどを好みでちらす。

※フードプロセッサーですりつぶすとクリーミーな味わいになります。

12月22日

冬至《とうじ》

胃もたれ、胸やけには「大陵《だいりょう》」でケア

年末年始は、食生活の乱れにより胃もたれや胸やけを訴える人が多い季節。飲み会などで暴飲暴食が続くと、口から腸へと続く途中で渋滞が起き、後から入った食べものは前へ進めなくなって、おなかにいつも食べ物があるような感覚、重苦しい状態となります。それが胃もたれです。悪化すると、下から上へ食べ物が逆流したり、胃腸の粘膜が傷んだり、胸やけが起こります。

「大陵」のツボへのお灸で胃腸の血行を促し、しっかり消化するように働きかけましょう。

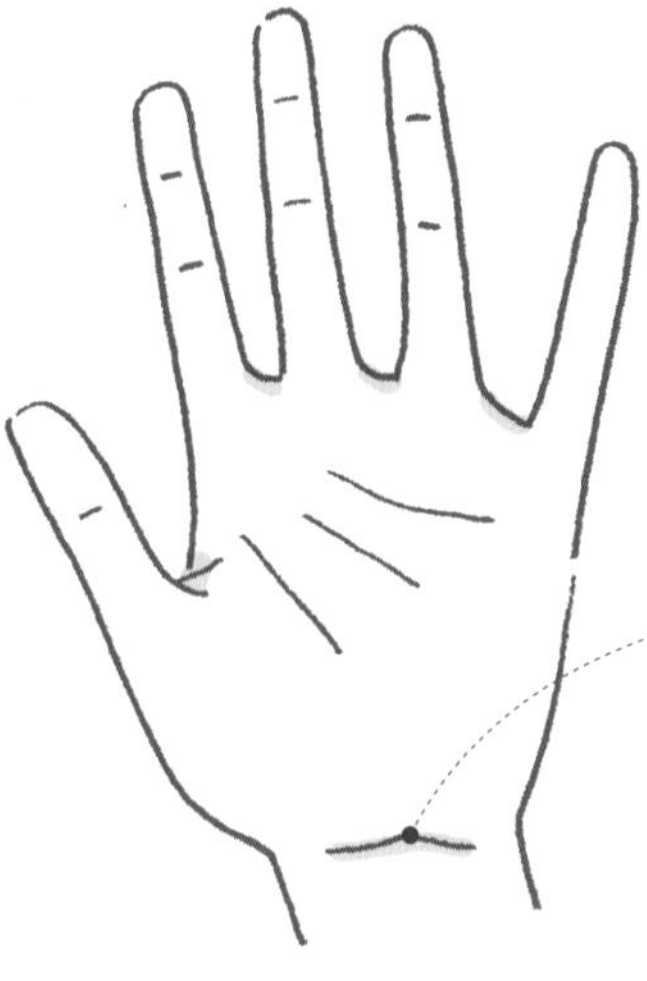

大陵

手のひらを上にして、手首にできる横じわ線上の中央。

12月23日

世界を広げると人生の糧になる

マネジメントの発明者であるピーター・ドラッガーは、「人生が長くなり、さらに変化が速い今の時代は、ひとつの仕事だけで一生を生きていくのはむずかしい」と語っています。

江戸時代の日本は、ひとりで3つほどの職業をもっていました。Aの仕事がないときはBの仕事、ヘルプでCの仕事に行くなど、いろいろなことをやって生計を立てていたそうです。

趣味や得意なものはありますか。仕事以外の場所で人間関係を持っていますか。少し視野を広げるだけで将来の糧になるものが見つかるかもしれません。人生は長いので、自分の世界を広げましょう。

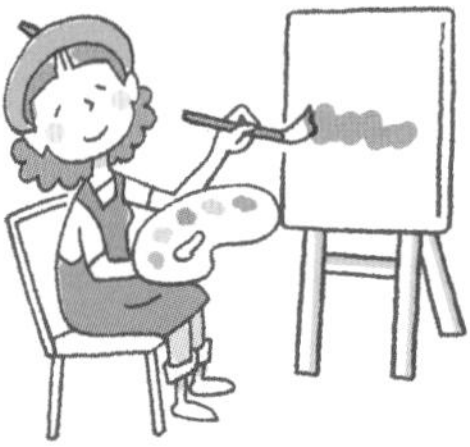

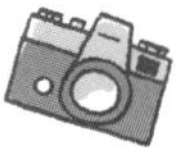

世界を広げるには

興味のある新しい分野のレッスンに行ってみたり、子どものころにやりたくてもできなかったことにチャレンジするのもおすすめ。新たな場所に出かけてみると、出会いや発見がありますよ。

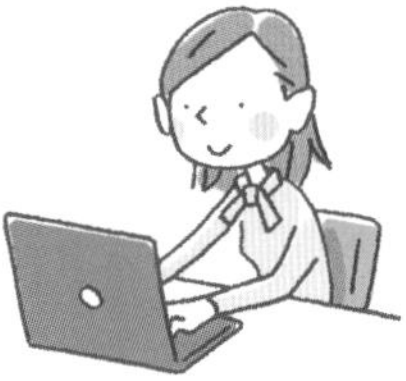

12月24日

冬こそ食べたい栄養満点のブロッコリー

冬になると旬のブロッコリーがたくさん出回りますね。ブロッコリーは、五臓の機能を高め、胃腸の働きを整えてくれる食材。ビタミンCはレモンより多く、ミネラルやたんぱく質、食物繊維などの栄養素が豊富です。寒い冬を元気に乗り越えるために、積極的に食べて生命力を高めましょう。

今日はクリスマスイブ。緑のブロッコリーに、赤いクコの実をあしらった、クリスマスカラーの薬膳グラタンはいかがですか。ベースにする山芋も薬膳ではよく使われる食材です（P311参照）。今年は体がよろこぶクリスマスメニューで、エネルギーチャージしましょう。

一言レシピ

薬膳グラタン

すりおろした山芋に、塩、コショウをふったホタテを混ぜる。オリーブオイルを塗ったグラタン皿に入れて、小房に分けてゆでたブロッコリーをのせる。パン粉とオリーブオイルをかけたら、220℃のオーブンで15～20分焼く。焼きあがったらクコの実をちらす。

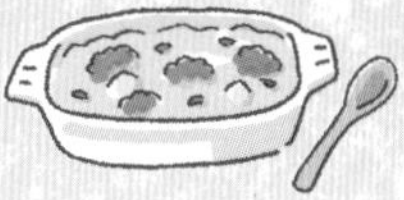
好みで粉チーズを
加えてもおいしい

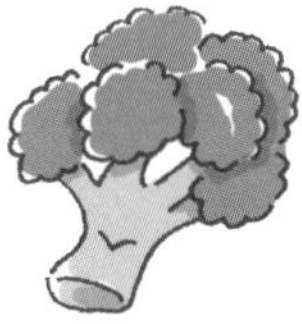
ブロッコリーは
抗酸化力が高く
生活習慣病の
予防にも◎

12月25日

クリスマス

美肌になるクリスマスチキン

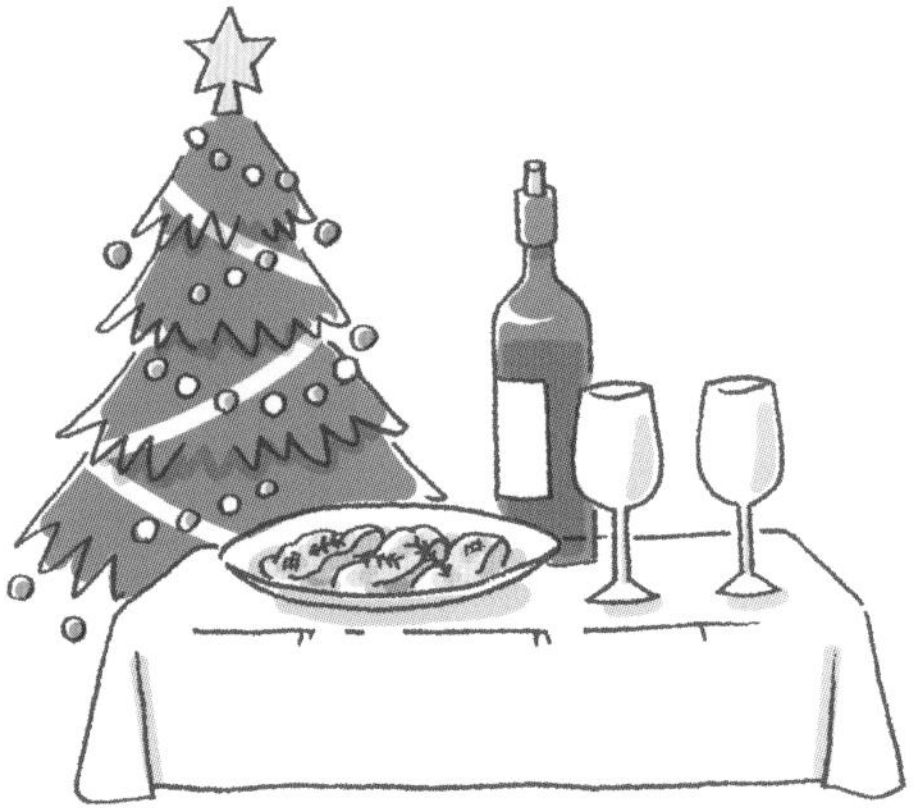

クリスマスといえば、鶏肉のイメージが強いですね。肌を潤す効果の高い皮つきの鶏肉は、消化吸収力をアップさせるオレンジの皮と、食物繊維やビタミンCが豊富なサツマイモと組み合わせるのがおすすめ。美肌効果の高い1品になりますよ。

一言レシピ

鶏モモ肉のさわやかなグリル

鶏モモ肉に薄くむいてせん切りにしたオレンジの皮、すりおろしたニンニク、ローズマリーをのせ、塩・コショウをして軽くもみ、1時間程おく。オリーブオイルをしいたフライパンに、皮目から鶏モモ肉を入れて焼く。輪切りにしたサツマイモに塩・コショウをして、両面焼く。焼き上がった肉に、オレンジの3分の2個を半月切りにして添え、残りのオレンジは鶏モモ肉に絞りかける。

12月26日

タイプ別腰痛のツボ①

寒くなると、腰痛がひどくなる人も多いと思います。そんなときにはお灸がよく効きます。腰痛のタイプ別に、効果的なツボがありますので紹介します。

「寒の邪気」「湿の邪気」タイプの症状や食の改善法（P275参照）と合わせて、実践してください。

①「寒の邪気」が原因のタイプ

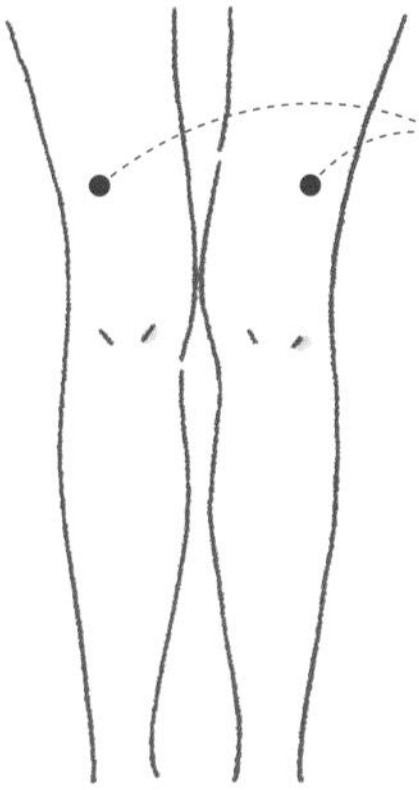

梁丘《りょうきゅう》

膝のお皿の外側、指幅3本分上のところ。

②「湿の邪気」が原因のタイプ

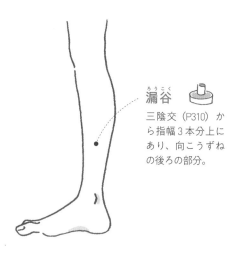

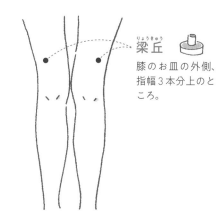

漏谷《ろうこく》

三陰交（P310）から指幅3本分上にあり、向こうずねの後ろの部分。

12月27日

タイプ別腰痛のツボ②

ストレスなどにより血行が悪くなって痛みが出る「気血の巡りの悪化」と「加齢」が原因のタイプのツボを紹介します。じっくり温めることで痛みがやわらぎます。食の改善法（P275、276参照）と合わせ、実践してください。

③「気血の巡りの悪化」が原因のタイプ

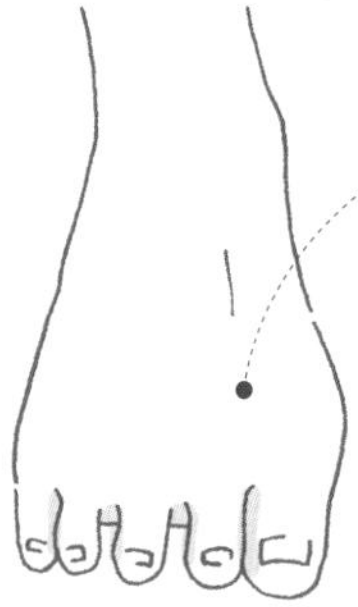

太衝《たいしょう》

※気のつまりが強い場合

足の親指と人差し指の骨が接している部分の少し手前のへこんだところ。

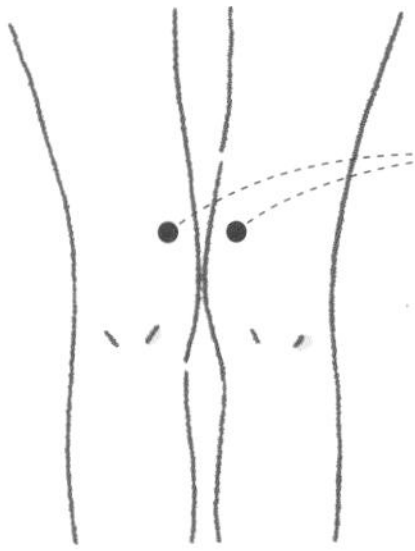

血海《けっかい》

※瘀血が強い場合

膝のお皿の内側、指幅3本分上にある。

④「加齢」が原因のタイプ

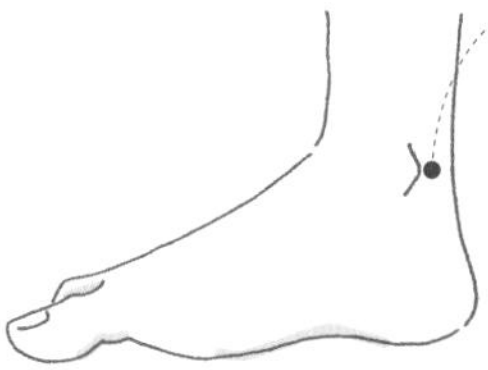

太渓《たいけい》

内くるぶしとアキレス腱の間のへこみ。

（へこみを押して、指先に動脈の拍動を感じるところ）

12月28日

残り野菜のスープでかんたん薬膳

年末に向けて忙しく過ごしている人が多い時期ですね。コンビニで買ってきたお弁当やパン、インスタント食品などですませていませんか。時間に余裕がないときには、つい食事をおそろかにしがちですが、そんなときこそ養生が必要です。

休日に、大鍋で2~3日食べられる量のスープをつくっておきましょう。冷蔵後の残り野菜を使ってもよいですよ。外食が続いたときこそ、スープを食べて体をリセット！　手づくりものをしっかり食べれば、こころも体もどっしりと落ち着き、1日を元気に過ごせますよ。

薬膳大鍋スープの楽しみ方

冷蔵庫に残っている野菜や、豆なども使って、薄味スープをつくりましょう。2日目以降は、トマト缶やカレー粉を加えると味が変わり、飽きずにおいしく食べられます。

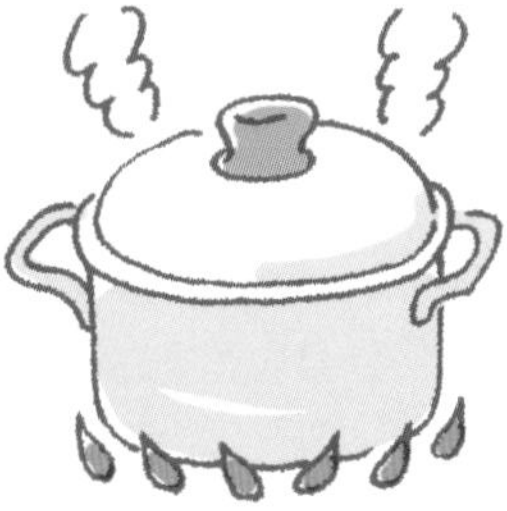

◆疲労回復に

キャベツ、玉ネギ、ニンジンとシーフードミックスをたっぷりと入れて♪

◆風邪予防・免疫力アップに

たっぷりの長ネギと鶏肉をメインに！　きのこ類を入れても◎。

12月29日

健康維持の秘訣「身土不二《しんどふじ》」でいこう

「身土不二」とはもともとは仏教用語で「身と土、二つにあらず」といい、人間の体と人間が暮らす土地は切っても切れない関係にあるという意味です。

いろいろな食材が手に入る時代ですが、体調がいまいちだと感じたときには、生まれ育った土地の伝統食を食べましょう。なぜなら伝統食は、祖先たちがその土地で収穫できる食材をおいしく、かつ最大限の栄養が取れるように生み出した、最高のごちそうだからです。

祖先が食べてきたものを食べることは、あなたの体を守ることにつながるのです。

土地に合わせて変わる人間の体質

長い時間をかけ、人間の体はその土地に適応するように体を進化させてきました。遊牧民族や北欧の人は、牛や山羊のミルクをたくさん飲んでいたので、何歳になっても乳を分解する酵素を出し続けることができるそうです。日本人を含むアジア人は米などのでんぷんを分解する酵素が多いといわれています。

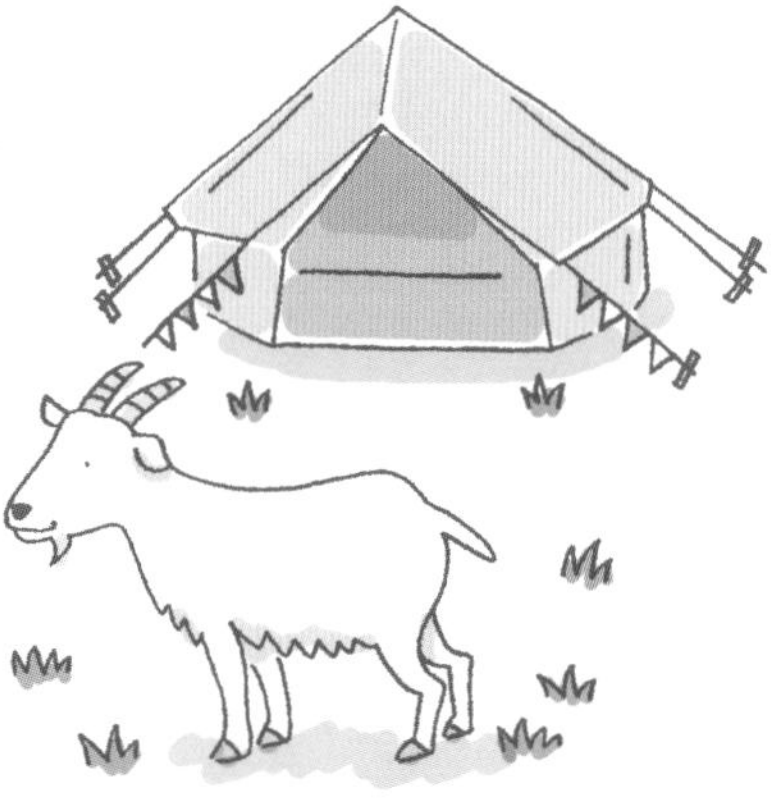

12月30日

年越しそばの健康パワー

年越しそばの準備はできましたか。そばは昔、天候不順で作物があまりとれないときに食べられていました。強い植物なので、雨や風に打たれても、日光を浴びれば元気を取り戻します。そこから、そばを食べて健康になろうという縁起担ぎが生まれたともいわれています。そばは細く長いので、「細く長く生きる」につながり、みんなが健康で長生きできるように願いをこめるようになりました。

そばに含まれるルチンという成分は、毛細血管を丈夫にして血圧を下げ、生活習慣病の予防にも役立ちます。消化吸収力を高めて、胃もたれなどを改善し、食欲を増進させてくれます。

薬味をプラス

体を温める効果のある長ネギ、ショウガ、シソなどの薬味をたっぷり入れましょう。ユズの皮を添えても◎。

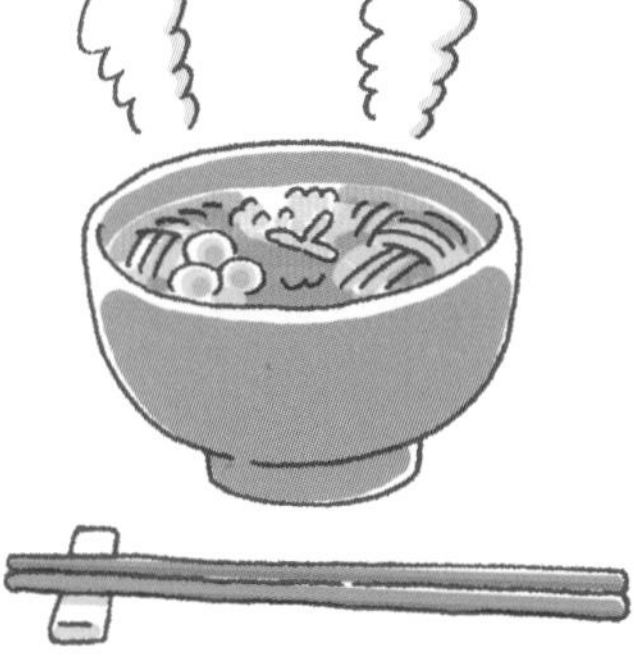

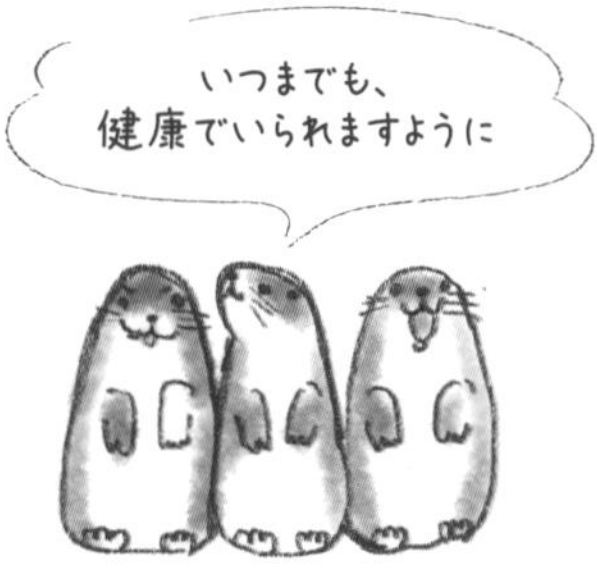

12月31日

大晦日《おおみそか》

大晦日にはゆる養生生活を見直そう

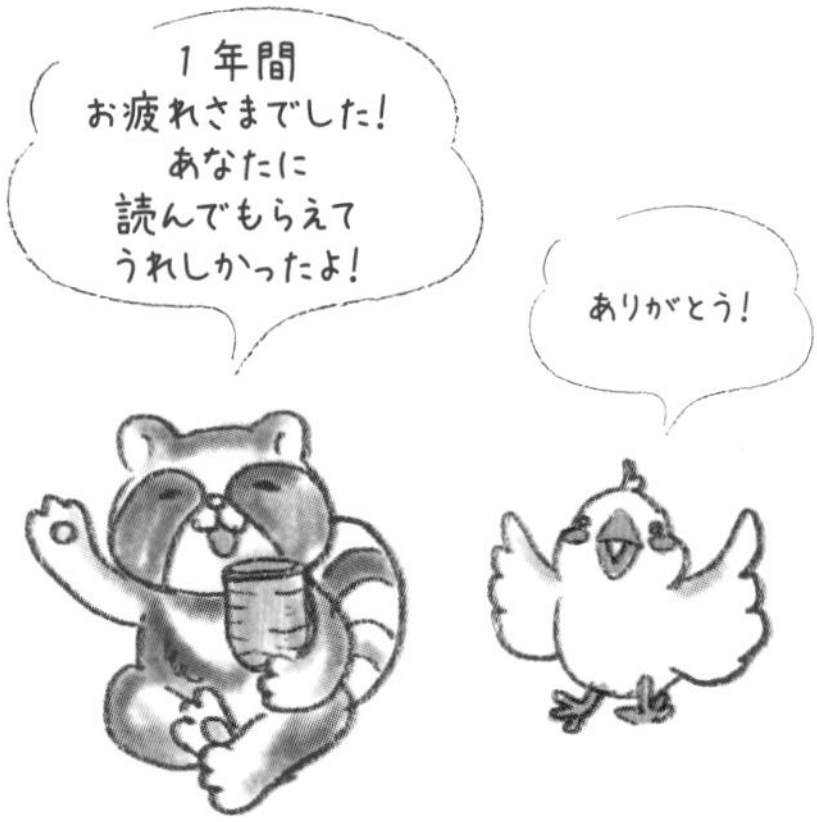

1年間
お疲れさまでした!
あなたに
読んでもらえて
うれしかったよ!
ありがとう!

本書をここまで読んでくださり、ありがとうございます。今日は大晦日、1年を振り返りましょう。

養生を取り入れたことで、あなたの体やこころに変化はありましたか。食材、暮らし方、こころの持ち方、ヨガやツボなど、いろいろなテーマの提案をしてきました。体のサインを観察して応えること、自然の美しさを感じること、おもしろいと思うことをやること、あなたにつながる人間関係に感謝すること、これらすべてが養生です。何かひとつでもピンときたことがあり実践できていたら、1年前よりも自分とまわりの人を大切にできたということです。

中国医学は、自分がどういう体質で、どういう人間かを知るための方法論です。自分との対話を通し、弱点や強さを知ることが、身心ともに健康に過ごすコツでもあります。あなたにとって、よい発見がひとつでも多くあればうれしいです。今年取り入れたことは、来年にも生かし、自分らしくハッピーに生きるための助けにしてくださいね。

【お悩み別インデックス】

【食材インデックス】

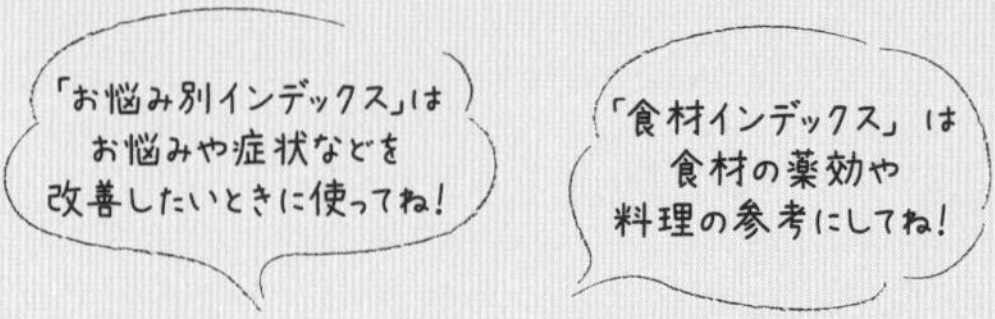
「お悩み別インデックス」は
お悩みや症状などを
改善したいときに使ってね！
「食材インデックス」は
食材の薬効や
料理の参考にしてね！

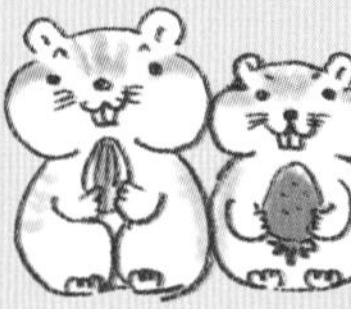

※本書で紹介している食材・生薬の効能は一般的なものです。体質や症状によって、効果は異なります。また、病気や体調不良の方は、医師や専門家にご相談することをおすすめします。

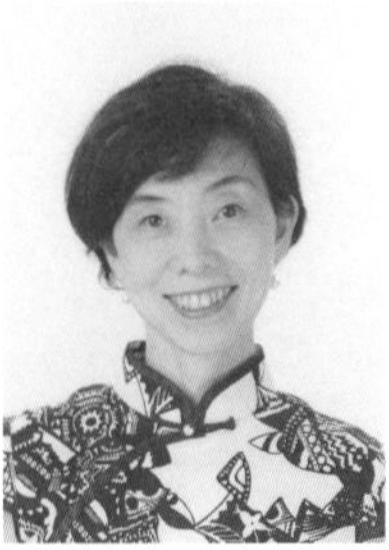

阪口珠未（さかぐちすみ）

株式会社漢方キッチン代表。国立北京中医薬大学提携・日本中医学院講師。日本薬科大学講師。文部省（現文部科学省）国費留学生として、北京中医薬大学で中国医学を学び、同大付属病院にて臨床と実習を行う。1999年、株式会社漢方キッチン設立。東京・恵比寿にて薬膳スクールと薬店を経営しながら、薬膳セラピストを育成し、楽しく、おいしい薬膳の普及活動を行う。企業や自治体の社員教育、コンサルティング実績も多い。著書に清代の西太后の宮廷薬膳を研究した『西太后のアンチエイジングレシピ』（主婦の友社）、『毎日使える薬膳&漢方の食材事典』（ナツメ社）、『老いない体をつくる中国医学入門』（幻冬舎新書）などがある。

〈ホームページ〉http://kanpokitchen.com

〈YouTube チャンネル〉阪口珠未の漢方キッチン

取材協力

●せんねん灸発売元　セネファ株式会社

（P15.29.45.59.75.90.105.120.137.152.168.184.199.216.232.247.263.278.294.310.324.339.353.370.374.375）

1949年創業のお灸専門メーカー。銀座・名古屋・大阪・京都・福岡・長浜（滋賀）に直営のショールームがあり、お灸体験会が好評。銀座「せんねん灸お灸ルーム」ではお灸専門の治療を行っている。

〈ホームページ〉https://www.senneng.co.jp

●ヨガメソッド研究家 アンシー

（P64.67.89.118.154.177.237.265.277.306.337.367）

アンシー 's ストレッチヨガスタジオ代表。中国医学や気功を学び、日本人の体質に合う「へそヨガ」のメソッドを考案。全国各地でワークショップや講演を多数行う。

著書に『体と心をととのえるへそヨガ』（池田書店）がある。

〈ホームページ〉http://stretch-yoga.jp

365日のゆる養生

2020年7月11日　初版第一刷発行

2021年1月25日　　第二刷発行

著者　阪口珠未

発行者　澤井聖一

発行所　株式会社エクスナレッジ

〒106-0032 東京都港区六本木 7-2-26

https://www.xknowledge.co.jp/

問合わせ先　編集　TEL：03-3403-6796

FAX：03-3403-0582

info@xknowledge.co.jp

販売　TEL：03-3403-1321

FAX：03-3403-1829

無断転載の禁止

本誌掲載記事（本文、図表、イラストなど）を当社および著作権者の承諾なしに無断で転載（翻訳、複写、データベースへの入力、インターネットでの掲載など）することを禁じます。